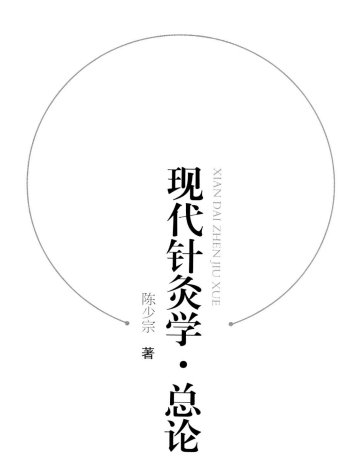

现代针灸学·总论

XIAN DAI ZHEN JIU XUE

陈少宗 著

青岛出版社
QINGDAO PUBLISHING HOUSE

作者简介

陈少宗 1985 年毕业于山东中医药大学,现任山东中医药大学研究员、教授,美国中医学院兼职教授,山东针灸学会常务副会长兼秘书长,山东针灸学会疼痛与神经运动性疾病专业委员会主任委员,中国中医药研究促进会针灸康复分会副会长,中国中西医结合学会时间生物医学专业委员会副主任委员,中国针灸学会理事,中国针灸学会学科与学术建设工作委员会委员,中国针灸学会耳穴诊治专业委员会委员,中国医学哲学专业委员会常务理事,《国际针灸临床杂志》副主编,《医学哲学》编委,《上海针灸杂志》编委,《中华中医药杂志》编委。

主要从事现代针灸学研究及临床工作,倡导建立以"神经－内分泌－免疫网络学说及腧穴作用规律、针刺作用的四大规律"为核心的"现代针灸学体系",拓展了基于现代科学背景下的全息生物医学及现代时间针灸学体系。以首位作者或通讯作者发表论文160 余篇,出版著作 10 余部。

出版者按

任何科学认识、科学技术都是时代的产物,传统针灸学的形成和发展也是与中国传统历史文化背景相适应的结果。人类文明已经跨过了三次工业革命,并迈向了第四次工业革命和互联网时代,传统针灸学在与这四次科技革命的碰撞中,既展现了自身伟大的历史文化价值和重要的实用价值,同时也展现出了自身理论体系越加不服水土的一面,特别是在如何更加科学、更为安全、更为有效的指导临床以提高疗效方面遇到了瓶颈。

中国针灸学会 2016 年 12 月发布的《针灸发展 2030 纲要》中就十分明确地指出:"针灸学基础理论与中医药(辨证施治)理论基本重合,没有突出和分离出自身的理论特质(体系);针灸基础研究与临床严重脱节,其成果难以回归和促进、提高临床疗效;临床研究的病种比较局限,整体研究水平有待进一步提高;针灸在西传(国际化)过程中为适应本土化而发生的嬗变反过来挑战中国针灸",加之传统理论与临床实践的脱节,教材体系严重滞后于当前研究水平与临床实际需要等问题,引发了韩济生院士的如下感慨:若干年后,中国针灸的大旗也许要插到国外的土地上。对于传统针灸学理论、传统针灸学课程体系与临床实际需要严重脱节的现状,黄龙祥、陈少宗、梁繁荣、刘保延等专家教授都曾提出过警告或批评。

由于传统针灸学理论体系远离现代医疗环境下的临床实践,并面临着欧美针灸学本地化的嬗变所带来的严重挑战,在此背景下,本着"临床实用,理论前沿"的基本原则,我社约请了长期从事临床工作,并一直致力于现代针灸学研究的陈少宗教授撰写了"现代针灸学理论与临床丛书"(六卷本)。陈少宗教授是构建现代针灸学体系的主要倡导者和践行者,在针刺治疗方案关键共性技术优化及腧穴作用规律(基于神经节段支配规律)、针刺作用时效规律、针刺时机作用规律、针刺双向调节规律等方面,均做出了奠基性工作,被誉为针灸学体系创新的四大代表之一 [巩昌镇 . 科学革命的结构与针灸医学的发展 . 山东中医药大学学报,2017,41 (S1)]。特别值得一提是,陈少宗教授的现代针灸学体系已被纳入了"国家十三五规划(研究生)教材"《针灸医学导论》一书(人民卫生出版社 2016 年出版),并被主编团队评价为针灸学发展可能的重大趋势之一。这是自我国建立中医学教育体系至今 60 多年来,在针灸学体系的创新发展方面,山东省唯一被纳入教材体系的研究成果。"现代针灸学理论与临床丛书"(六卷本)是现代针灸学领域从理论到临床第一套较为系统的丛书,汇聚了陈少宗教授团队几十年来的主要研究成果。立足于现代临床和已有的科学研究成果,按照神经节段支配理论取穴和辨病治疗是本套丛书的临床特色。

本书作者在尊重传统针灸学体系的同时,倡导创建现代针灸学体系;前者以经络学说为指导,后者以"神经-内分泌-免疫网络学说和腧穴作用规律、针刺作用的四大规律"为理论核心。

本书作者反对在传统体系与现代体系的基本概念之间画等号,既不赞成在现代逻辑体系中混杂传统体系的基本概念,也不赞成用经典学说揭示现代体系中的概念或研究结果。强调传统针灸学与现代针灸学的逻辑体系分属于不同的范式。强调在构建现代针灸学体系的同时,应当尊重、保持传统针灸学体系的纯洁性。坚持认为新构未必要解构,原味保护"传统老城"与旁侧另建"现代新城"才是正确的发展方向,砸掉"老城"原址建设"新城",这种以否定乃至湮灭历史为前提或代价的做法是一种愚蠢行为,传承与创新是针灸学发展的两条互补之路,不应当将二者对立起来。

本社出版这套"现代针灸学理论与临床丛书"(六卷本),既是为了更好地推动现代针灸学临床与现代针灸学理论的健康发展,也是为了探索针灸学的发展方向和发展趋势所做的一种努力,并在总体上积极回应了《针灸发展 2030 纲要》所提出的各种尖锐问题。

序

一门学科的生命力在很大程度上取决于其适应科学发展要求的能力和适应社会需要的能力,而这种适应能力又取决于其自身的创新能力及发展潜力,针灸学也不例外。

针灸疗效的提高主要取决于两个方面的因素,一是临床经验的积累;二是指导理论的创新。临床经验的积累既包括自己临床经验的总结,也包括对他人临床经验的传承和学习。临床经验的积累对于一个医生诊疗水平的提升是非常重要的,可以说经验积累过程伴随着临床医生的整个职业生涯。但经验往往有其片面性、复杂性,我们需要从繁纷复杂的经验中寻求规律,这一过程就是理论升华、理论发展的形式之一。比如取穴组方规律问题,我们曾对针灸疗法的几十种适宜病种的取穴组方规律进行过循证研究,研究结果令人振奋,虽然一种疾病的针灸治疗往往涉及数条乃至十余条经脉上的几十个乃至上百个穴位,粗看上去混乱、不易掌握,其实这些纷繁复杂的经验背后隐含着一定的规律性,如:

（1）针灸治疗胆系疾病的118篇文献中,涉及13条正经、61个穴位。而胆道系统接受来自$T_{7\sim10}$节段的交感神经的支配。通过对相关文献统计可以得知,使用频次前10位的穴位中有两组,一组穴位(临近部位的穴位)胆俞、期门、日月、肝俞、中脘等均分布在$T_{2\sim10}$神经节段区;另一组(远隔部位的穴位)阳陵泉、胆囊、太冲、足三里等分布在$L_2\sim S_3$节段区,但这一组穴位(阳陵泉、胆囊、太冲、足三里)都有着较为一致的节段神经支配,并通过脊髓固有束上行与$T_{7\sim10}$神经节段相联系。因此,支配胆道系统的神经节段完全重叠在支配第二组穴位的神经节段范围之内。这说明使用频次前10位的两组穴位之所以在治疗胆系疾病中被广泛使用,是因为都具有一定的神经解剖及生理学基础。

（2）针灸治疗偏头痛的144篇文献中,涉及11条经脉、68个穴位。支配头面部血管平滑肌的交感神经均来自$T_{1\sim5}$节段。临近部位的穴位(风池、太阳、率谷、百会、头维、阿是)分布着来自$C_{1\sim4}$节段的躯体神经和/或来自$T_{1\sim5}$的交感神经。另外一组为远隔部位的穴位(合谷、太冲、外关、阳陵泉),但其中位于上肢的合谷、外关分布着来自$C_5\sim T_1$节段的躯体神经,与头面部血管之间也具有密切的解剖生理学联系;而太冲、阳陵泉则分布着来自 L_4~S_3 节段的躯体神经,与头面部血管之间分别处于相距较远的神经节段支配区内,二者之间似乎没有密切的解剖生理学联系。其实,传入到 L_4~S_3 节段的躯体感觉神经信号可以通过脊髓固有束上行对 $T_{2~10}$ 节段神经的功能产生影响。

(3)针灸治疗乳腺增生的 83 篇文献中,涉及了 12 条经脉、73 个穴位。乳腺部位分布着来自 $T_{1~5}$ 节段的交感神经,使用频次居前 10 位的穴位中,有 8 个穴位(膻中、乳根、屋翳、肝俞、期门、合谷、肩井、天宗)分布在上部胸髓节段支配区或与之相近的节段区内,故奠定了用胸髓节段支配区的穴位治疗乳腺疾病的生理学基础。这与处在相同或相近神经节段支配区内的腧穴有类同调节作用的理论相吻合。而足三里、太冲则对内分泌系统的功能具有一定调节作用。况且,传入到 L_4~S_3 节段的躯体感觉神经信号可以通过脊髓固有束上行对 $T_{2~10}$ 节段神经的功能产生影响。

(4)针灸治疗颈椎病的 725 篇文献中,涉及多达 14 条经脉、213 个穴位,通过对相关文献统计可以得知,使用频次前 10 位的穴位均集中分布在 $C_{1~8}$ 和 T_1 神经节段支配区内,而颈肩部的软组织主要接受来自 $C_{1~8}$ 节段的神经支配,即针刺治疗颈椎病的常用穴位均分布在与颈肩部的软组织相同或相近的神经节段支配区内。

(5)针灸治疗便秘的 240 篇文献中,涉及 13 条经脉、72 个穴位。使用频次前 10 位的穴位以任脉和胃经为主,并且其中的 9 个穴位的神经支配与 T_8~L_4 神经段密切相关,而胃主要接受 T_6~T_{10} 节段的神经支配,结肠主要接受 T_{11}~L_2 节段的神经支配,即针灸治疗便秘的常用穴位多数分布在与支配胃肠相同或相近的神经节段支配区内。

(6)针灸治疗肠梗阻的 92 篇文献中,涉及 10 条经脉、45 个穴位,通过对相关文献统计可以得知,足三里、天枢、上巨虚等使用频次居前 10 位的穴位集中分布在 T_9~S_2 支配区内,而这一区域与肠梗阻的发生部位具有密切的解剖生理学联系,正是上述联系奠定了这些穴位治疗肠梗阻的生物学基础。

(7)针灸治疗肠易激综合征的 58 篇文献中,涉及 12 条经脉、52 个穴位,通过对相关文献统计可以得知,使用频次较高的这 10 个穴位均集中分布在 T_5~S_1 神经节段支配区内,而肠易激综合征的主要病变部位接受来自胸髓下端、腰骶髓交感和副交感神经的支配,正是这些常用穴位与肠易激综合征的病变部位之间的神经节段联系奠定了其治疗本病的生理学基础。

从大量临床经验中提炼出的这一取穴规律与近 60 年来的大量科学研究结果高度吻

合,相互佐证,进一步奠定了以"神经－内分泌－免疫网络学说和腧穴作用规律、针刺作用的四大规律"作为现代针灸学体系理论核心的基础地位。针灸学的研究成果最终是要回归到临床,理论研究应当对临床实践有指导作用,即有助于提高疗效,又要安全、方便,这就涉及针刺治疗方案关键共性技术的优化、评价等问题。每一个针刺治疗方案都涉及如下几项关键共性技术:(1)取穴组方;(2)留针时间;(3)针刺频次;(4)针刺时机;(5)针刺手法。这五大关键共性技术的优化与确定的科学依据正是腧穴作用规律、针刺作用的四大规律,但这几个规律的研究依然任重道远。

目前,针灸疗法已经在全世界180多个国家和地区获得广泛应用,在针灸疗法国际化的大趋势下,同时还伴随着针灸学的本地化过程,也就是针灸学在不同国家的发展,特别是在欧美地区,随着传统针灸学的广泛传播,从针灸技术到针灸学理论在异国领域的本地化,脱离了中国传统文化环境的影响,展现出来的是超越文化差异、并与现代科学、现代医学相适应和相融合的鲜明特征。这一挑战在中国针灸学会2016年12月发布的《针灸发展2030纲要》中曾被明确提及。2017年4月13号,应中国中医科学院中医基础理论研究所所长胡境清教授邀请,我参加了由国医大师路志正教授担任执行主席的第五期"敁厅讲坛",本次讲坛的主题是"当前形势下中医药发展函待解决的基础性问题",在本次讲坛上,除了安徽中医药大学王键教授的主讲之外,从美国赶来的学者更为全面、具体的报告了针灸学在欧美本地化的趋势和与现代医学相融合的特征。针灸学在欧美的这一发展趋势和发展方向与我们多年来倡导建立的以"神经－内分泌－免疫网络学说和腧穴作用规律、针刺作用的四大规律"为理论核心的现代针灸学体系是完全同向的。

关于"现代针灸学体系"的建立,虽然其破壳是近几十年的事件,但却经过了数代人的努力、上百年的孕育期,特别是以著名针灸专家朱琏教授、陈汉平教授、朱兵教授为代表的一批专家学者在这一过程中发挥了重要作用,他们不但倡导呼吁而且践行,受他们的影响,几十年来我们一直行走在现代针灸学的探索之路上,同时也对传统文化心存敬畏,并多次发表文章为传统文化进行辩护。中医针灸学的人文特质与其科学价值没有逻辑上的等值性,既不能以科学视角代替人文视角,也不能以人文视角代替科学视角;既不能以科学性不足为由否定人文价值,也不能以彰显人文价值为由掩盖科学性的欠缺。中医针灸学中科学真理的发展是无止境的,中医针灸学内独特的人文内涵的传承与弘扬也是永恒的。

自1990年笔者的《现代针灸学理论与临床应用》及《全息生物医学理论与临床应用》

正式出版至今又经过了近 30 年的发展,与几十年前的雏形相比,今天的现代针灸学理论体系正在逐步走向完善,并且"现代模式已经被世界认同","被越来越多的国内外同行所接受"[孙忠人,等.从针灸学理论体系的两种模式看引循征医学入传统针灸模式的必要性.中医药信息杂志,2002,(6)][衣晓峰.循证医学让传统针灸与世界接轨——与黑龙江针灸学家孙忠人教授一席谈.中国医药报,2002.12.12][王永洲.现代中国针灸学的三大突破性进展.中国针灸,2002,(6)]。

本套"现代针灸学理论与临床丛书"(六卷本)是在以往出版的《现代针灸学理论与临床应用》(1990 年黄河出版社出版)、《现代针灸学》(2011 年郑州大学出版社出版)、《全息生物医学理论与临床应用》(1990 年黄河出版社出版)、《全息生物医学理论与现代耳针疗法》(2011 年青岛出版社出版)等著作的基础上,结合新近的研究成果而完成的一套面向现代针灸临床,并且更为系统、全面、实用的针灸著作。10 年前我们曾出版一套"中华针灸临床精粹系列丛书",这套"丛书"虽然倡导建立现代针灸学理论指导下的针灸治疗体系,但因为受制于编委不同倾向的平衡,使其成为"辨病"与"辨证"相结合的产物,有些内容不免形式化,影响实用性。与此相比较,"现代针灸学理论与临床丛书"(六卷本)在建立现代针灸学理论指导下的针灸治疗体系方面更加系统,特色更为鲜明,临床取穴组方更为简洁实用,操作性更好。另外,临床卷本的每种疾病后面所附的"文献摘要"和"医案举例"均为近几十年来的现代针灸临床治疗总结,也为读者提供了更为丰富、生动的技术参考。张擎宇、张优华、宋佳颖等医师分别承担了部分"文献摘要"和"医案举例"资料的整理工作。本套丛书的基本框架曾和青岛出版社的医学编审傅刚反复进行过讨论,在此一并表示感谢!另外,由于时间比较紧迫,书中缺点、错误在所难免,欢迎读者批评、指正!

陈少宗

2018 年 9 月

内容提要

现代针灸学的理论体系完全不同于传统针灸学,第一,前者是以运用现代科学技术、方法对相关问题的研究所获取的现代科学意义上的规律作为指导理论,机理的阐明完全立足于现代科学意义的相关知识体系,并以神经－内分泌－免疫网络学说及腧穴作用的基本规律、针灸作用的四大规律为该体系的理论核心;而传统针灸学则是以阴阳五行学说、脏腑气血学说、经络学说等为基本理论;第二,在临床上,现代针灸学充分利用现代诊疗技术和方法,以辨病为主导,针刺手法注重的是强弱刺激与针刺效应的关系;而传统针灸学则是借助四诊八纲以辨证为主导,针刺手法强调的是补泻。

本书系统介绍了现代针灸学的理论体系,即针灸双向调节作用的生理学机制(也就是神经－内分泌－免疫网络系统在针灸双向调节中的作用)、腧穴作用的基本规律、针灸作用的四大规律,这一理论体系能够为现代针灸临床治疗方案的制定提供科学指导。本书适用于在校学生及广大针灸临床医生阅读、参考。

目　录
Contents

第二篇 经穴系统及经穴疗法的基本理论

第四篇 穴位的定位与作用

第十章 经穴的定位与作用

第十一章　耳穴的定位和作用

第一篇

总　论

正确辨病是现代针灸临床的基础和方向

在古代历史文化背景下，由于对疾病认识存在着很大的局限性，辨证施治体系曾发挥过十分积极的作用，但在现代科学文化背景下，辨证施治体系已不适应当前针灸临床的实际需要。既不能与时俱进，淘汰也就成为历史的必然，取而代之的应当是辨病治疗。正确辨病是现代针灸临床的基础和方向，这是由现实需要和现代针灸学发展的内在要求所决定的。

（一）疾病的复杂性要求正确辨病

明确疾病诊断是进行合理干预的基础，针灸学也不例外，但现代针灸临床决不能满足于传统的辨证施治，辨病治疗或辨病基础上的分型治疗才是针灸临床的发展方向，这是由疾病的复杂性所决定的。在古代，受限于技术手段的落后，对于疾病的认识比较肤浅，这一背景下的辨证施治有其十分积极的意义。随着现代科学技术的发展，对于疾病的认识也越加深刻，在此背景下依然固守于两千年前的辨证施治已与时代脱节，并会带来巨大的安全风险。比如"胃脘痛"作为中医学的一个常见症候在许多著作中都作为针灸疗法的主要适宜病候进行介绍，但"胃脘痛"并非特指胃痛，亦非针对某一种特定的胃病。"胃脘痛"实际就是上腹部疼痛，上腹痛在多个器官的多种疾病中都是主要症状之一，比如慢性胃炎、胃溃疡、十二指肠炎、十二指肠溃疡、胃癌、胃穿孔、单纯性胃痉挛、胰腺炎、胰腺癌、胆囊炎、胆结石、胆管癌等等，这些疾病都会有上腹疼痛这一症状，都属于中医"胃脘痛"的范畴，但这些疾病各有不同的病理生理学基础，它们的转归和预后存在重大差异，干预的方式方法也有很大不同。就针灸临床而言，针对"胃脘痛"如果不去详细辨病，而去追求所谓的"异病同治"那是极不严肃的。将胃穿孔当作单纯性胃痉挛进行治疗会给病人的生命安全带来巨大危险，将胃癌当作慢性胃炎、胃溃疡进行治疗同样

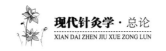

会给患者造成难以挽回的损失。任何疗法都并非万能,针灸疗法也具有自己的适应症,单纯的辨证治疗无助于适应症的辨析,所以蕴藏了巨大的安全风险,而这种情况完全背离了我们的专业追求,也不符合伦理学要求。

(二)职业高风险性要求正确辨病

如前所述,一证可以包括多种疾病,而这多种疾病的病情会各有不同,有的病情较缓,有的病情则较急,有的疾病预后较好,而有的疾病预后较差。如果单凭辨证治疗,有时不可能对"一证下的多种疾病"的轻重缓急作出恰当判断,在给患者带来巨大安全风险的同时,医者自身也面临着更多、更严重的医疗纠纷。可以说单凭辨证施治为医者自身带来了巨大的职业风险,如果因为单纯运用辨证施治技术而发生了不可逆转或不可挽回的临床事件、而这些事件在辨病治疗中又是可以避免的话,医者的辨证施治行为不但得不到法律保护,反而在可能发生的医疗纠纷中面临十分被动的地位。面对法律时,辨证施治的任何理论依据都不能成为支持自身行为的合理要件。例如:北京某中医门诊部聘用的一位中医教授接诊一位下肢水肿的女性患者时,在没有正确辨病的情况下开出了中药方,患者遵医嘱服用中药,病情未见好转反而日益加重。针对这一病情变化,教授的助理告知患者,需用药半个月才能起效,于是患者在家中继续服中药治疗。几天后患者突然子宫大出血,急送医院后当即诊断为良性葡萄胎致出血性休克,十几天后救治无效死亡并引发官司。针对患者死亡,北京市丰台区人民法院一审判决:被告中医门诊部在对患者诊疗过程中存在对其疾病认识不足,缺少必要检查及没有尽到告知义务的过错行为,该过错行为在其死亡后果中占有轻微责任,应对患者的损害后果承担20%的过错责任,赔偿原告218963.87元。事发3个月后被告中医门诊部被相关部门核准注销(据Findlaw.cn)。在这一案例中,如果不考虑原因,中医专家辨证为"水肿"是符合中医诊断的,但中医门诊部依然被判"对其疾病认识不足,缺少必要检查及没有尽到告知义务的过错行为。"面对这样的现实问题,保护"辨证施治"的特色只能停留在口号上,而不可能得到临床实践活动的支持。远离社会实践需要的东西注定要归位历史,纯中医和纯中医院的逐步减少、萎缩不是很好的例证吗?

（三）现代针灸学发展要求辨病治疗

现代针灸学体系完全不同于传统针灸学。首先，现代针灸学的理论基础与传统针灸学完全不同，前者是以神经–内分泌–免疫网络学说及腧穴作用规律、针刺作用的四大规律为该体系的理论核心，可以说该体系是以运用现代科学技术、方法对相关问题的研究所获取的现代科学意义上的规律作为指导理论，机理的阐明完全立足于现代科学意义的相关知识体系；而传统针灸学则与此完全不同，是以阴阳五行学说、脏腑气血学说、经络学说等为基本理论；第二，在临床上，现代针灸学充分利用现代诊疗技术和方法，以辨病为主导，弄清是否属于针灸疗法的适宜病种，针刺手法注重的是强弱刺激与针刺效应的关系；而传统针灸学则是借助四诊八纲以辨证为主导，针刺手法强调的是补泻[1,2]。

现代针灸学强调针灸治疗方案的科学化、规范化，这是提高针灸疗效的基础。针灸治疗方案的关键内容包括取穴组方、针刺时机、针刺手法、留针时间、针刺频次等几个方面，这些关键因素的确定均应当遵循腧穴作用的基本规律和针刺作用的基本规律。但制定合理的针灸治疗方案的前提是要有正确的临床诊断，这是现代针灸学的基本要求。如果没有清晰的临床诊断，就无法科学地进行取穴组方，也难以精准确定针刺手法、留针时间、针刺频次等。

（四）国际交流要求辨病治疗

14 年前，我受美国医学专业出版社阿勒顿公司总裁（Allerton Press, INC）迈克（President Michael）先生的聘请，出任了《国际针灸临床杂志》（International Journal of Clinical Acupuncture）的主编，从 2007 年改任副主编至今。该杂志是一份主要面向欧美的英语国家发行的针灸学术刊物。从我接任主编以来，迈克总裁一直在要求编委提高翻译水平。事实上，翻译人员已经尽力了，而且就国内的同行评价来看，文章翻译的已经比较流畅、准确了。但是，从欧美同行反馈的信息来看，我国作者的一些文章仍难以被他们读懂，费解的部分主要集中于文章的辨证治疗和讨论，也就是读不懂关于针灸疗法的取穴组方依据，即取穴组方与辨证的关系及该方法为何能够治疗疾病的理论说明，而这类理论揭示大多运用经络脏腑学说、阴阳五行学说，或是引经据典。我曾向对方解释，由于文化背景差异所造成的理解困难问题，对方也表示认可这一原因，但后面的转折令人警

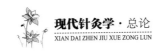

醒：针灸疗法治病的有效性必有其超越文化差异的科学基础，希望能有更多这方面的讨论和解释。

在与欧美同行的讨论、沟通过程中，我清晰地感觉到他们盼望中国的作者能运用一种他们能够理解的表达方式与他们交流，或者说他们渴望中国的学者能够发展一种他们能够理解的理论体系。我们认为欧美同行所期盼的这个体系就是超越文化差异的现代针灸学体系。中国针灸学需要以传统的文化角色影响世界，也需要以超越文化差异的科学角色影响世界，毕竟针灸技术治疗疾病的有效性是建立在科学基础之上、而非传统文化基础之上。

虽然中国针灸疗法传入美国始于20世纪70年代，至今只有半个世纪左右的时间，但美国的同行已明显不再满足于传统针灸学理论对相关问题的揭示，并着手按照他们的思维方式和目的开始了广泛探索，虽然总体上与我国还有一定的差距，但如果我们还不警醒，仍在过去的辉煌里面孤芳自赏，就极有可能发生韩济生院士所担心的事件：许多年后，针灸的大旗也许会落到别人的手里，那时候中国仅仅是针灸的故乡。

（五）针灸临床客观现状要求辨病治疗

我们曾对国内针灸学领域的四大专业杂志《中国针灸》《针刺研究》《上海针灸》《针灸临床杂志》近10年来的临床类文献进行过初步统计，单纯辨证施治的针灸文献比例不足十分之一，而且越来越少，即便标题是"辨证"，但正文内容也明确表明了"证"所包括的病种、病例。这一现实说明"辨证施治"体系已在针灸临床实践中被逐步淘汰。事实上，一些重要的针灸著作已经采纳了"辨病治疗"体系[3,4]。

我曾与部分基层的针灸临床医师讨论过针灸学的继承与发展问题，在山东枣庄从事针灸临床工作20多年的王省医师曾在多处进修，也阅读过大量针灸学著作，他对我国的针灸学术的现状提出了强烈批评，并特别提到如下两点：（1）凡是给他讲过课的专家教授，几乎都是理论是一套，临床实践是另外一套，即理论上讲的是气血辨证、脏腑辨证、经络辨证，但讲课人在临床实践中和发表的有关学术论文大都是以辨病为主，鲜有按照辨证体系的要求进行施治的。（2）他认为95%以上的针灸著作大同小异，不但缺乏创新性，而且存在一个共性的问题：理论与实践严重脱节。这些著作的理论章节部分讲得很丰富，但临床部分对病症治疗的介绍缺乏前述理论的指导，或者著作的临床应用部分大讲实践中很少有人使用的辨证施治,而写书人自己和他们的学生、弟子发表的文章都不以自己著作中介绍的辨证施治为主体,而是以辨病治疗为主体。王省医师认为,这样的现象也从另一个侧面反映了"辨证施治"体系在针灸临床实践中已经被抛弃的客观状况。

王省医师曾就上述现实问题给多位专家、教授写信求教,但均未得到答复。令王省医师甚感困惑的是,自己作为一名普通的基层临床医生能够看到的问题,为什么没有专家提出来纠正或引导?! 针对王省医师的上述疑问,他的同事们在讨论中认为:或许有的专家根本没有考虑过这些问题,或许有的专家不敢正视这些问题,或许有的专家一直在这种理论与实践的分裂中治学而没有勇气自我否定。

发现并提出问题是重要的,弄清问题发生的原因也是重要的,但最终目的还是要解决问题。辨病治疗被临床针灸医生广泛使用的现实,是否意味着王省医师所关心的问题正在逐步获得事实上的解决? 大家没有说要抛弃"辨证施治"体系,却在针灸临床实践中广泛接受了"辨病治疗",是否标志着辨病治疗已经成为现代针灸临床的方向?

总之,"辨证施治"体系在针灸学的发展史上曾经发挥过积极作用,但在科学技术已经深入人心的大背景下,辨病治疗被广泛应用的现实表明,中医针灸学只有与时俱进,不断吸取现代科学成果才能更好地发挥其防治疾病的作用,才能使自身体系获得良性发展。假如以继承、保护传统为由拒绝创新和发展,或者为特色而特色拒绝直面现实,均等同于自捆手脚、自废功力。

▶ **参考文献** ◀

[1] 陈少宗. 建立现代针灸学理论指导下的针灸治疗体系 [J]. 针灸临床杂志,2008,24(10):1-3.

[2] 陈少宗. 现代针灸学 [M]. 郑州:郑州大学出版社,2011:1.

[3] 裴沛然,陈汉平. 新编中国针灸学 [M]. 上海:上海科学技术出版社,1992:1.

[4] 臧郁文. 中国针灸临床治疗学 [M]. 青岛:青岛出版社,2003:1.

(该文发表于《医学与哲学》2015 年第 3 期)

中国针灸学的两种发展模式

——21世纪青岛针灸发展论坛随想

一、中国针灸学面临的挑战

参加新世纪伊始的这次青岛针灸发展论坛，让我想起了1999年10月在杭州举办的那次针灸发展论坛，杭州的针灸发展论坛是与腧穴、耳穴诊治学术讨论会一并举办的，虽然有一百多位与会代表，但只有4位专家在论坛上作了相关演讲。在那次论坛上，我作了题为"现代针灸学理论体系的形成与现代化研究50周年"的报告。会后，时任中国针灸学会副会长兼秘书长的李维衡教授与我有两次长谈，李维衡教授说他拟订了一个计划，即在世纪之交打算组织一次高水平的针灸发展论坛。那么，为什么要举办这样一个高水平的针灸发展论坛呢？李维衡教授向我谈到，进入20世纪90年代后，美国在10余所著名大学和研究院所成立了10余个替代疗法研究中心，这些替代疗法研究中心大都以研究针灸疗法为主，往往一个中心研究一个专题。虽然这些研究中心的工作在短时间内很难超越我国的研究水平，但从长远来看，这些研究中心在某些方面对我国针灸学研究的领先地位构成了一定挑战，特别是1997年美国国立卫生研究院组织主办了有关针灸疗法的听证会之后，形势变得更加不能忽视。为了能够从容地应对挑战，必须要有应对挑战的战略准备，这一过程应该发挥我国中青年专家的作用。李维衡教授的这些谈话内容恰好能够反映举办这次青岛发展论坛的背景、意义和目的。

要想从容地应对挑战，仅仅举办一次这样的青岛针灸发展论坛是远远不够的。因为任何事物都是发展变化的，我们在针灸学领域中所受到的挑战的来源及受到挑战的具体层面，也会随着时间的推移而有所变化，这就要求我们必须要有灵敏的学术动向方面的战略嗅觉。

二、针灸学理论体系的两种模式

纵观针灸学发展的现状，可以清晰地看出，针灸学理论体系的发展已形成了两种模式，一种是传统模式，另一种便是现代模式。传统模式就是以经络脏腑学说为理论核心的体系，也就是近 50 年来我国中医院校的针灸教科书中所倡导的体系。现代模式则是指近 50 年来有关现代化研究的成果所构成的理论体系，也就是以神经学说及神经－内分泌网络学说、神经－免疫网络学说为理论核心的体系。讲到针灸学理论体系的这两种模式，我想先谈一谈欧美同行的一些感受。从 2001 年起，我接受美国著名医学专业出版社阿勒顿公司（Allerton Press，INC）总裁迈克（President Michael）先生的聘请，出任了《国际针灸临床杂志》（International Journal of Clinical Acupuncture）的主编。该杂志是 12 年前创刊的一份英文版的针灸学术刊物，主要面向欧美的英语国家发行。多年来，迈克总裁一直在要求翻译人员要提高翻译水平。

事实上，有关的翻译人员自认为翻译的文章已经比较流畅、准确了，然而，令人遗憾的是许多欧美同行仍难以读懂我国作者的一些文章，读不懂的地方主要是文章的讨论部分，也就是读不懂关于针灸疗法为何能够治疗疾病的理论揭示，而这类理论揭示大多运用经络脏腑学说、阴阳五行学说，或是引经据典。在与欧美同行的沟通过程中，我清晰地感觉到他们盼望中国的作者能运用一种他们能够理解的揭示方式，他们渴望中国的学者能够发展一种他们能够理解的理论体系。我个人的看法是，自中国针灸疗法于 20 世纪 70 年代开始传入美国，至今虽然只有半个世纪左右的时间，但美国的同行已不再满足于运用传统针灸学理论对相关问题的揭示，如果他们从外部世界无法获得新的理论，他们必然会自行探索下去。那么，欧美同行所期盼、所渴望的理论体系是怎样的呢？我认为这个理论体系应当建立在现代科学背景的基础上，或者说这个理论体系应该能够被现代科学体系所接纳。这就是前面所讲到的针灸学理论体系的第二种模式，也就是以神经－内分泌－免疫网络学说为核心的体系。关于这个体系的理论框架，在 2 年前的杭州论坛上我曾作过总结。客观地讲，针灸学经过了半个世纪的现代化研究，已经探明了许多相关的基本环节，譬如：针刺信号产生的生理学基础、针刺信号传入的外周途径、针刺信号在中枢内的基本作用过程、针刺效应的外周传入途径以及腧穴作用的空间分布规律、针刺手法的强弱影响针刺效应的规律性、针刺的时间因素影响针刺效应的规律性、机体的机能状态影响针刺效应的规律性等等，这些问题多数已基本探明。正是已经初步探明的

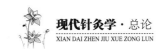

这些结果构成了现代针灸学理论体系的基本框架。这里要说明的一个问题是,对探索上述诸多问题做出重大贡献的人员,他们大多数是从事西医教学或研究西医、研究生物学的人员,或者是具备现代生物医学知识结构的中医针灸专业人员。

三、科学主义的极限与针灸学两种模式的并存发展

自西学东渐以来,可以说传统中医学、传统针灸学一直受到西医学的排斥,出于一种本能,中医界人士也一直在尽心竭力维护传统的中医学、针灸学理论体系,并且这一过程还掺杂着十分复杂的专业情感乃至民族情感等社会问题。西医学处处标榜自己的科学性,可以说是唯科学至上,唯科学至尊。的确,科学能够产生非凡的力量,科学具有非凡的作用,今天的人类文明无一不与科学密切相关。但是科学真的能够至尊至上吗?科学的价值标准能够成为人类知识体系中压倒一切的标准吗?回答是否定的。同样,西医学所遵循的价值标准也不是惟一的,不能只用西医学所推崇的价值标准来衡量、评判中医学。那么是什么原因使人产生了一种科学万能的信念呢?

17世纪之后,随着人类对大自然探索的不断深入以及各门具体自然科学从自然哲学的分化,科学主义逐渐泛化,按照科学主义的理解,世界图景是按照物理、化学、数学原则构造的。因此,认识世界的唯一途径就是高举科学主义的旗帜,按照物理、化学、数学等相关原则去进行探索。与这种哲学意志相适应的便是科学主义的泛化。科学方法作为科学活动的核心和灵魂,最值得骄傲的标志是在众多领域内实现了实验化、数学化的追求。这种成功不仅仅在无机界,在有机界也有辉煌表现。正是这种辉煌进一步加剧了科学主义及其相关方法的空前泛化。在这种大背景下,便出现了如下倾向:科学的价值标准是衡量人类知识体系的唯一标准。对科学的这种崇拜,很容易使人产生一种科学万能的信念。西医学作为现代科学体系的延伸和发展,处处体现了唯科学至上的哲学意志,可以说是科学的价值标准支撑了西医学的发展。中医学、针灸学现代化研究的50年,实际也是以科学的价值标准为支撑的。事实上,科学并非万能,科学也并非人类知识体系的唯一构成。从宽泛的文化背景来讲,除了科学形态的知识之外,还有人文形态的知识。而科学的发展必须要有文化层面的人文思考为其提供范导,这种范导有利于避免科学世界的自我繁衍可能导致的消极作用。科学是把双刃剑,如果缺少人文思考为其提供的文化层面的范导,仅仅是科学,不可能创造文明的今天。虽然普遍认为,邓小平提出的"科

学技术是第一生产力"是一种伟人的思想,但是,科学技术与人文思考相比,后者对生产力的影响更为强大。对生产力问题的研究不是一个传统意义上的科学问题,而是人文学科的研究范畴。如果没有人文思考,如果没有思想解放,如果没有掌握科学技术的人,怎么会有"科学技术是第一生产力"的伟人思想呢? 科学的独尊倾向在我国的现阶段有极为强烈的具体表现,有一个耐人寻味的事实是,自我国建立院士制度以来,一直将人文领域的专家排除在这一行列之外,这在国际上是一个特例。我们应当承认并尊重知识体系的二重构成。另外,从研究方法上来讲,无论是科学的实证主义,还是科学的证伪主义,相关的方法往往都不能直接用于人文学科的研究,因为二者分属于两个有着重要区别的领域。而中医学、针灸学的现代化研究恰恰在这方面犯了一些错误。对传统中医学、传统针灸学理论体系学术性质认识上的错位,导致了 50 年来的现代化研究在总体上不能获得预期成果。形成于两千多年以前的中医学理论体系和针灸学理论体系,与其说属于自然科学,不如说是自然认识与人文认识的混合体,这种混合体既有科学成分,更具有人文成分,二者的混杂与胶着构成了独具特色的传统中医学和传统针灸学理论体系,这种特色便是自然哲学的典型特征。从事针灸学现代化研究及推崇针灸学现代模式的部分学者,他们并不真正了解传统中医学理论体系、传统针灸学理论体系的产生与当时文化背景的关系,不了解传统中医学理论体系、传统针灸学理论体系所具有的文化学特征,只是狭隘地从科学主义的角度来审视这些传统,简单地运用自然科学的一般方法来丈量这些传统,结果是许多问题既难以被证实,也难以被证伪。这样一种尴尬的结局加剧了某些人对传统中医学理论体系、传统针灸学理论体系的排斥,也动摇了一部分缺乏文化视野的中医界人士对传统理论体系的信心,对传统理论体系的这种排斥和信心的丧失,也导致了中医界、针灸界的部分学者在维护传统理论体系的过程中,不能客观地、全面地看待中医学、针灸学的发展。

总之,对不同文化认同上的差异,以及对价值标准的不同选择,造就了针灸学研究的两个不同阵营,形成了针灸学发展的两种模式或两种潮流。前面曾谈到许多欧美同行难以理解和接受传统针灸学理论体系其根本原因就在于文化背景和价值趋向的差异。可以这样讲,传统模式更注重传统针灸学理论体系的文化学价值,而现代模式所追求的则是现代针灸学理论体系的科学价值。建立在现代科学背景下的针灸学理论体系应该进一步研究和发展,其价值和意义是容易理解的。与现代科学背景不能相容的传统针灸学理论体系也应该进一步继承和发扬这又是为什么呢? 在"科学主义的尴尬与中医学的

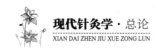
多向度发展"(《医学与哲学》2000年第7期)一文中,我曾指出,原有形态的传统中医学理论体系的存在应当受到尊重,主要原因有三:第一,临床治疗的有效性是其存在应该受到尊重的基础;第二,传统中医学内丰富的人文内涵是其存在下去的另一重要原因;第三,融于传统中医学内浓烈的民族情感是其继续存在下去的又一重要原因。出于同样的理由,传统针灸学理论体系的存在也应该受到尊重。总之传统针灸学理论体系作为中华民族独有的传统文化的重要组成部分,其实用价值、文化价值及融于其中的复杂民族情感,注定这一体系将会长期存在下去。

小结:关于针灸学发展的两种模式,从总体上讲,很难分清孰轻孰重,应该说这两种发展模式相关的两类研究群体或者说两个研究阵营之间,应该彼此认同相互尊重。当然,对于大多数的研究个体而言,要做到既要在传统理论体系内求得学术发展,又要打破传统模式,努力发展针灸学的现代理论,这是非常困难的。我在这里所强调的是,无论你赞成何种发展模式,都应当保持一种开放的心态。既倾注于自己所努力的方向,同时也应对另外一种发展模式给予相当的关切。每个人的知识结构都不能确保他能够理解一切,倾注于自己所努力的方向或发展模式,并不一定要以否定另外一种模式为前提,我们需要用一种豁达、宽容的文化心态彼此善待对方。

（该文发表于《医学与哲学》2002年第1期,
原名"中国针灸学的基本走向"）

三 建立现代针灸理论 指导下的针灸治疗体系

从新中国建立算起,中医现代化研究已经走过了近七十年的历程,在科学主义旗帜高悬的半个世纪中,中医学的许多重大理论问题一直未能从根本上得到解决,由此使今天的许多人对中医现代化研究的方向提出了质疑和批评。与人们原来的愿望相比,可以说科学主义在此遭到了空前的"惨败"。当然,这一过程并非毫无收获,从非先验的角度来看,科学主义在中医学的"泛化"亦有其辉煌的一面。如果抛开先验的目标,全面看待这五十年的中医现代化研究,针灸学的发展就是一个例子,可以说历经半个世纪的中医现代化研究,促成了现代针灸学体系的形成。讲到现代针灸学体系,应当明确这一概念与传统针灸学的区别。首先,现代针灸学的理论基础不同于传统针灸学,前者是以运用现代科学技术、方法对相关问题的研究所获取的现代科学意义上的规律作为指导理论,机理的阐明完全立足于现代科学意义的相关知识体系,并以神经 – 内分泌 – 免疫网络学说及针灸效应的四大规律为该体系的理论核心;而传统针灸学则是以阴阳五行学说、脏腑气血学说、经络学说等为基本理论;第二,在临床上,现代针灸学充分利用现代诊疗技术和方法,以辨病为主导,针刺手法注重的是强弱刺激与针刺效应的关系;而传统针灸学则是借助四诊八纲以辨证为主导,针刺手法强调的是补泻 [1-4]。另外,现代针灸学也不同于实验针灸学,但实验针灸学的工作构成了建立现代针灸学体系的基础内容之一。

(一)腧穴作用的基本规律与临床取穴组方

针灸治疗方案涉及的取穴组方应当遵循腧穴作用的基本规律,或者说取穴组方应当以腧穴作用的基本规律为指导。

最近七十年的大量研究证实,腧穴作用的基本规律与神经的节段性支配密切相关,即某一腧穴的主要作用范围取决于与之相同或相近的神经节段的支配空间,也就是说处

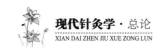

在相同或相近的神经节段支配区内的腧穴具有类同的调节作用。根据这些研究,我们将腧穴的特异性定义为:处在相同或相近的神经节段支配区内的腧穴在治疗或调节作用上与较远的神经节段支配区的腧穴的差异性。大量研究表明,针刺某一腧穴所产生的主要调节作用的范围都是由与之相关的神经节段的支配空间所决定的。事实上,如果把十四正经上的各个腧穴按文献记载的主治作用逐一与神经节段性支配关系进行核查时,从总体上来看,大多数腧穴的主治病症与神经节段性支配关系相吻合,这一规律位于躯干部的腧穴尤为典型。位于四肢的少部分腧穴除了能够治疗与之相关神经节段支配区内的病症之外,还可以治疗与之相距较远神经节段支配区的疾病,这种情况主要是由超分节结构的高位中枢及内分泌机制所决定的。这就是说现代针灸学在总结腧穴作用规律时,也注意到了由超分节结构的高位中枢所决定的个别腧穴的某些特殊作用,但这些特殊作用的存在并不是否定腧穴作用基本规律的依据,而是这一基本规律的补充[2,3,5]。

针刺腧穴所产生的调节作用虽然十分复杂,但从针刺腧穴所产生的作用范围来讲,可将针刺效应概括为两大主要类别:一类是节段性效应,另一类是整体性效应。针刺任何一个传统腧穴,这两类效应均同时产生,区别只是二者的范围、强度有所差异。针刺某一腧穴时,分布于相关神经节段支配区内的器官系统所受到的影响,往往是节段性效应与整体性效应的叠加;而分布于与该穴相距较远的神经节段(非相关的神经节段)支配区内的器官系统所受到的影响,往往只有整体性效应。腧穴作用的这一基本规律是腧穴特异性的本质反映,因而此规律决定了现代针灸临床的基本取穴原则,即临床上应当取用与发病器官系统处在相关神经节段支配区内的腧穴。当然,这一取穴原则并不适用于另外一类穴位,即耳穴等全息穴位。腧穴包括两个系统:一个是传统经穴系统,另一个是全息穴位系统。全息穴位系统在临床上的运用遵循着全息生物医学的有关理论。全息生物医学是一门介于传统中医学、针灸学及现代生物学、现代医学之间的边缘学科[3,6]。

穴位作用规律的研究,不但要弄清楚作用于每个器官系统的穴位分别是哪一些,还要弄清楚作用于各器官系统的穴位的作用强度,并依据穴位作用强度的大小及安全风险或操作的方便与否,将作用于各器官系统的穴位区分为第一线穴位、第二线穴位乃至第三线穴位(或只分为第一线穴位、第二线穴位两类),第一线穴位是临床治疗中的首选穴位,第二线穴位和第三线穴位则属于备选穴位[5]。

另外,中药组方讲究君、臣、佐、使,即不同的中药在同一个组方中所起的作用是不同的。针灸处方也应当注意这个问题,由于穴位组合在一起的联合作用比较复杂,在没有弄清是发挥协同作用、还是拮抗作用的情况下,我们主张选用的穴位越少越好,无论是一线穴位,还是备选穴位均要少而精[5]。

（二）针刺作用的基本规律与针灸治疗方案中的关键因素

针灸治疗方案涉及的针刺时机、针刺手法、留针时间、针刺频次等关键因素的确定均应当以针刺作用的基本规律为指导。

2.1　针刺的双向调节规律

传统针灸学认为针刺疗法既有"补"的作用,也有"泻"的作用。最近六十年的大量研究表明,针刺效应的产生主要取决于机体的机能状态。如果针刺某一腧穴能够对某一器官的机能产生影响,在一般刺激量的情况下,这种作用是兴奋性的还是抑制性的,最主要的是由该器官所处的机能状态所决定的。如果该器官的机能处于亢奋状态,那么针刺效应多是抑制性的;如果该器官的机能处于低下状态,那么针刺效应多是兴奋性的;如果该器官的机能处在正常稳定状态,则针刺效应往往既不呈现出明显的抑制,也不呈现出明显的兴奋,但具有稳定该器官机能,增强该器官抗扰动的作用。这就是针刺的双向调节规律,此可谓针刺作用的第一定律。我们的研究还表明,不但针刺效应的性质主要取决于机体的机能状态,而且针刺效应的强度也与机体的机能状态具有一定的相关规律性,也就是说,在一定范围之内,针刺效应的强度与机能状态偏离正常水平的程度呈现出正相关关系[7-9]。

2.2　针刺手法的基本作用规律

传统针灸学强调针刺手法的补泻。现代研究证实,生物体对刺激的反应有两种形式,即兴奋与抑制,而反应性质是兴奋性的还是抑制性的主要取决于生物体的机能状态,其次是取决于刺激量的大小,较强的刺激往往产生抑制性反应,较弱的刺激往往产生兴奋性反应。针刺腧穴也是一种刺激,这种刺激作用到机体所产生的反应性质与刺激量之间也呈现出类同的关系,一般说来,机能低下的疾病宜用较弱的刺激手法,使用较弱的刺激手法多产生兴奋性效应;机能亢进的疾病宜用较强的刺激手法,使用较强的刺激手法多

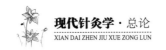

产生抑制性效应。这一基本规律已被许多实验所证实。不过针刺手法的作用是一个较为复杂的问题,因为个体差异较大,针刺刺激的强弱只是相对而言,很难找到一个划分的基准,至少目前还无法做到这一点,临床上也只是依靠患者的主观感觉和医生本人的经验而定[2]。

2.3 针刺时间的基本作用规律

针刺时间的基本作用规律也就是针刺的时间生物学效应产生的基本规律,也可称之为针刺时机的基本规律、针刺时间与针刺效应的相关规律。传统针灸学十分重视针刺疗效与施术时间的关系,并形成了一门独具有特色的、以子午流注法、灵龟八法、飞腾八法等针刺疗法为主要构成的针灸学分支 – 时辰针灸疗法。大量研究表明,针刺疗效与针刺时间之间的确具有极为密切的关系。另外,生理学、生物化学的研究已经证实,机体的各种生理机能在一天不同时间内的状态是不一样的,并且这种差异遵循着一定的模式,也就是说各种生理机能在一天之内的变化各自遵循着一定的节律性。我们的工作表明,如果需要增强或提高某种低下状态的生理机能就应在该机能的谷值期内进行针刺,在谷值期内针刺往往能够获得更好的兴奋性效应;如果需要抑制某一亢奋状态的生理机能就应在该机能的峰值期内进行针刺,在峰值期内针刺往往能够获得更好的抑制性效应。这便是针刺的时间生物学效应产生的基本规律。对针刺效应与针刺时间的相关规律性的研究已形成了一门现代科学意义上的边缘学科 – 现代时间针灸学。现代时间针灸学在临床上运用的关键,首先是要弄清楚所要调节的生理机能的昼夜节律模式,找出其谷值时相和峰值时相[10,11]。

2.4 针刺作用的时效规律

所谓针刺作用的时效规律也就是针刺作用的时效关系,是指针刺作用或针刺效应随时间变化的规律,可以用时效关系曲线来表达针刺作用的显现、消逝过程。弄清针刺作用时效关系,对于指导制定临床治疗方案,提高针刺治疗的效果具有重要意义。针刺的留针时间、针刺的频次是针刺治疗方案的重要内容,也是影响针刺疗效的关键共性因素。我们认为留针时间、针刺频次的确定均应以针刺作用时效关系研究为主要依据,前二者对后者具有不可分割的依赖关系。在没有弄清针刺作用时效关系之前,对针刺的留针时间、针刺频次的任何选择都有很大的盲目性,或者说缺乏足够的科学依据[12]。

我们根据有关文献所提供的信息来分析,针刺的最佳诱导期(即最佳留针时间)主要取决于所观察的指标和选取的穴位,在选取的穴位与观察指标密切相关的情况下,最佳诱导期多在10~60分钟之间,一般情况下,观察指标的反应性越敏感,针刺的最佳诱导期、半衰期也就越短;反之,针刺的最佳诱导期、半衰期也就越长。直接作用于神经系统、平滑肌系统的穴位,最佳诱导期较短,其针刺作用的半衰期也相对较短;而对于内分泌系统、免疫系统、血液系统或其他生化指标来讲,其最佳诱导期、针刺作用的半衰期相对较长,但半衰期似乎多在2~6小时之内。根据这样的基本结论,我们认为从获取最佳疗效的角度来讲,将针刺频次确定为每天1次并不是最合理的选择,而每天针刺2次比每天针刺1次则更具有科学性。需要指出的是由于针刺频次的增加,随之出现的问题是穴位的疲劳性也相应地增加,为了克服这个问题,我们主张临床取穴实行2~4分组的方法,几组穴位交替使用,确保同一组穴位在1~2天内最多只取用1次。另外,为了解决针刺频次与穴位的疲劳性问题,亦可将体针疗法与耳穴贴压疗法相结合,耳穴的贴压也是左右交替 [12]。

留针时间的长短应当以最佳诱导期为依据,如果留针时间明显短于最佳诱导期,则达不到最佳治疗作用;如果留针时间明显长于最佳诱导期,不但不能增强疗效,反而使穴位容易产生疲劳而降低疗效,特别是使用电针疗法时更容易产生这样的问题 [12]。

(三)针灸治病的生理学机制

针灸治病不同于服药疗法,并没有外来化学成分的干预,而是通过调动自身调节系统的功能发挥纠正偏差的作用。针刺治病或针灸治病是通过"神经-内分泌-免疫网络"系统实现的,由于穴位的特异性问题,针灸不同的穴位所通过的调节途径也有不同,有的穴位主要通过"神经系统"发挥调节作用,有的穴位主要通过"神经-内分泌系统"发挥调节作用,有的穴位主要通过"神经-内分泌-免疫网络"系统发挥调节作用。

3.1 针感产生(得气)及其外周传入的生理学基础

得气是产生针刺疗效的重要基础。大量研究发现,体穴针感的产生基础主要是深部感受器,深部感受器基本上有五种类别:肌梭、腱器官、环层小体、关节感受器及游离神经末梢。这几类感受器在不同部位体穴处的分布有所不同,也就是说不同部位的体穴各

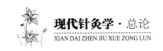

有其为主的感受器,一般说来,肌肉丰厚处的腧穴,其针感感受器以肌梭为主;在肌肉与肌腱接头处的腧穴,其针感感受器以腱器官为主;在肌膜处的腧穴,其针感感受器主要是环层小体;在关节囊处的腧穴,其针感感受器主要是关节感受器;在头皮处的腧穴,其针感感受器是以游离神经末梢为主。腧穴处的感受器受到针刺刺激所产生的信号传入中枢之后才能产生调节作用,大量研究证实,针刺信号的外周传入的主要通路是支配腧穴的躯体感觉神经,其中中等粗的Ⅱ、Ⅲ类纤维在针刺信号的传入中起决定作用,特别是刺激强度引起Ⅲ类纤维的兴奋时,可产生良好的针刺镇痛效应[13]。另外,近些年的研究还发现了背根节分叉传入系统在针刺调节中具有重要作用。

3.2 针刺信号传导的中枢机制及针刺治病的中枢原理

针刺信号传入脊髓之后,在脊髓水平就已与病灶部位传入的疼痛信号或病理信号发生相互作用。根据生理学的研究,在 Rexed 第一层只有对疼痛刺激反应的神经元,在 V 层有一种细胞,对于触、压、温及伤害性刺激等多种刺激都能发生反应,并且对伤害性刺激的反应呈现为高频持续放电,这种细胞被称为广动力型细胞。研究发现,针刺腧穴或重复刺激Ⅱ、Ⅲ类传入纤维,对于细胞体大部分位于背角第Ⅳ、V层的脊颈束或背外侧纤维的单位电反应,具有显著抑制作用,能使 74% 的背角 V 层神经元,对伤害性热刺激的反应减少一半以上。针刺效应在脊椎动物的另一个特点,是针刺的节段性效应比已观察过的高位中枢部位所产生的效应要明显得多。针刺的腧穴和病灶处在相同或相近节段的情况下,针刺效应大大明显于二者远属节段情况下的效果,这就是说针刺的节段性效应是一种最基本的效应[2,14]。

针刺信号虽然是由较粗的纤维传入脊髓,但研究表明,针刺信号在脊髓内的上行传导并不是通过背索,而是作用于脊髓背角,并经腹外侧索传向高位中枢的。研究表明,针刺对内脏躯体反射的抑制效应,在切断双侧腹外侧索后才完全消失。如果只损毁单侧腹外侧索,只能取消对侧后肢的针刺效应,而同侧后肢的针刺效应仍然能够保持,只有切断双侧腹外侧索,才能完全取消针刺镇痛效应。这些实验结果与神经科在临床上的观察结果是一致的。总之,多种实验表明,针刺信号进入脊髓就地与病理信号相互作用之后,是经过前联合交叉到对侧,然后沿外侧(主要是前外侧索)向上传导的。前外侧索的上行纤维主要有旧脊丘束、脊网束、脊顶盖束等[13]。

针刺信号在脊髓内与病理信号相互作用之后继续上行抵达脑干。研究表明,针刺腧穴对高位中枢痛敏神经元抑制的重要途径就是通过脑干网状结构。在高位中枢,丘脑是感觉上升到意识之前的一个整合中枢,痛觉信号进入意识领域,必须经过丘脑。丘脑中与痛觉有关的神经元主要位于内髓板核群,特别是束旁核、中央外侧核一带,这些细胞对伤害性刺激引起持续的长时间放电,且潜伏期较长。除了丘脑,中脑内侧网状结构上也有类似的神经元,针刺腧穴可以有效地抑制这类痛敏经元的放电,其中"Ⅱ、Ⅲ类传入纤维－延髓巨细胞核－丘脑中央中核－束旁核"便是针刺效应产生的重要中枢通路之一,该通路的兴奋可明显抑制丘脑束旁核的痛敏神经元放电。除了延髓巨细胞核外,在脑干水平,针刺信号还可到达脑干网状结构、中缝核、中央灰质、中央被盖束。运用放射自显影技术追踪中缝核的纤维走向,可以看到中脑中缝背核的一部分纤维投射到丘脑束旁核,表明"中缝核－束旁核"是针刺效应产生的另一条中枢通路。另外,尾核是与痛觉调节有关的另一个结构,该结构在针刺效应的产生过程中也有重要作用。用辣根过氧化酶和 Nauta 氏纤维变性法,观察到尾核与中缝核之间存在着双向纤维联系,表明"中缝核－尾核"也是针刺作用的重要环路[13,15]。

针刺信号在脑干内经过加工后上传到丘脑,其传导途径是中央被盖束,即"巨细胞核－中央被盖束－丘脑中央中核"。中央中核紧靠束旁核,但中央中核对束旁核的抑制却需要一个较长的潜伏期,表明中央中核可能是通过包括前间脑在内的一个回路对束旁核发生抑制的,并且尾核、丘脑后核群等部位亦可观察到电针腧穴的诱发反应和(或)电针抑制效应[16]。

针刺信号在丘脑经过加工后可进一步抵达边缘系统。痛觉生理学研究表明,痛觉冲动可以传送到边缘系统的不同部位,边缘系统也参与了针刺镇痛的调制,假如损毁扣带、海马、下丘脑的某些核,均对针刺效应产生一定影响。由此可见,可能存在着丘脑、前间脑的一个重要通路:丘脑中央中核－大脑皮层－尾核－束旁核疼痛抑制通路,该通路在针刺效应的产生方面具有重要作用[13]。

另外,自从 Hagbarth 与 Kerr 发现体感觉传入冲动的下行抑制通路以来,已有许多研究表明,该下行抑制系统在针刺效应的产生过程中起重要作用。研究证实,人体内存在一个以中缝大核为主的下行抑制系统,通过背外侧索下行,对脊髓背角的有关神经元进行突触前抑制。进一步运用辣根过氧化酶逆行传输和放射自显影技术研究发现,中缝大核下行到脊髓背角的第Ⅰ~Ⅴ层,其纤维有节段分布关系,即靠近中缝大核头侧的细胞投射到项髓,靠尾侧的细胞投射到腰髓。还有一些研究提示,边缘系统及其他高级部位的

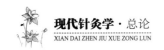

活动,都有可能通过中缝大核对脊髓痛觉冲动的传递产生影响[17]。近些年的研究还发现,脊髓背索突触后双投射系统在针刺效应的产生过程中发挥作用。

除了上述谈到的之外,许多中枢神经介质和生物活性物质也广泛参与了针刺效应的产生过程。目前已有丰富的资料表明:中枢内 5- 羟色胺有加强针刺镇痛的作用,针刺可增加中枢内 5- 羟色胺的含量;儿茶酚胺有对抗针刺镇痛的作用,针刺可降低中枢内某些部位的儿茶酚胺的含量;阻断中枢乙酰碱的合成或胆碱能受体,都可降低针刺镇痛的效果,针刺可增加中枢内乙酰胆碱的含量;针刺可使脑的内啡肽含量显著增加,且与针刺效应密切相关;研究还表明,P 物质、环核苷酸的浓度高低也与针刺镇痛的效果有一定关系。

3.3 针刺效应的外周传出通路

针刺腧穴能够控制疼痛反应或产生其他调节作用,尚需通过相应的传出通路才能实现,外围传出途径主要是植物神经或"神经 – 内分泌 – 免疫网络",如针刺某些穴位可激活"下丘脑 – 垂体 – 肾上腺皮质系统"的功能,从而产生广泛的调节作用。

(四)小结

总之,现代针灸学体系以神经 – 内分泌 – 免疫网络学说及腧穴作用规律、针刺作用的四大规律为该体系的理论核心。现代针灸学理论要求针灸治疗方案的科学化,即取穴组方及针刺时机、针刺手法、留针时间、针刺频次的确定,要以腧穴作用规律及针刺作用的四大规律为指导。当然,由于腧穴作用规律及针刺作用的四大规律(特别是针刺作用的时效规律)尚需做进一步研究,因此每个具体的针灸治疗方案涉及的取穴组方及针刺时机、针刺手法、留针时间、针刺频次的确定也要有一个逐步完善的过程,毕竟这是一项具有里程碑意义的工作,不可能一蹴而就。

◤ 参考文献 ◢

[1] Chenshaozong.An Important Outcome in Scientific Research:Establishmentof Modern Acupuncture Theory and Clinical Acupuncture.International Journal of Clinical Acupuncture,2001,11（1）:1.

[2] 陈少宗 . 现代针灸学理论与临床应用 [M]. 济南 : 黄河出版社 ,1990,1.

[3] 陈少宗 . 试论针灸学现代化研究的成就 [J]. 中外医学哲学 , 1998,（ 2):61.

[4] 陈少宗 , 等 . 从传统针灸学到现代针灸学 [J]. 医学与哲学 ,2006,27（ 9):57.

[5] 陈少宗 , 郭振丽 , 郭珊珊 . 现代针灸学研究迫切需要解决的两大问题 [J]. 医学与哲学 ,2007,28(12):54.

[6] 陈少宗 . 全息生物医学理论与临床应用 [M]. 济南 : 黄河出版社 ,1990,1.

[7] 陈少宗 , 刘清新 . 针刺效应与机体机能状态数量关系的初步观察 [J]. 中国针灸 , 1993,（ 5):41.

[8] 陈少宗 , 胡皓 , 李艳梅 . 申时酉时电针对脑血栓患者 TXB_2、$PGF_{1\alpha}$ 的影响与其基础状态的数量关系 [J]. 针灸临床杂志 ,2007,23（ 9):4 .

[9] 陈少宗 , 李艳梅 , 郭珊珊 , 等 . 辰时巳时电针对脑血栓患者 TXB2PGF1 A de 影响与其基础状态的数量关系 [J]. 针灸临床杂志 ,2008,24（ 3):6.

[10] 陈少宗 . 现代时间针灸学理论与临床应用 [M]. 济南 : 黄河出版社 ,1990,1.

[11] Chenshaozong.Research on Correlation between Acupuncture Time and Acupuncture Effect.International Journal of Clinical Acupuncture,2002;12（ 2):117.

[12] 陈少宗 . 针刺作用时效关系研究的临床意义 [J]. 针灸临床杂志 ,2008,24（ 6):1.

[13] 吕国蔚 . 穴位针刺效应的神经传导通路 . 针灸研究进展(中医研究院编)[M]. 北京 : 人民卫生出版社 ,1981,141.

[14] 杨枫 , 等 . 经络穴位和神经节段的相关规律性 . 针灸针麻研究(张香桐等主编)[M]. 北京 : 科学出版社 ,1986,441.

[15] 何莲芳 , 等 . 尾核在针刺镇痛中的作用 . 针灸针麻研究(张香桐等主编)[M]. 北京 : 科学出版社 ,1986,111.

[16] 张香桐 . 来自穴位与痛区的传入冲动在丘脑内的相互作用 . 针灸针麻研究(张香桐等主编)[M]. 北京 : 科学出版社 ,1986,17.

[17] 沈锷 . 下行抑制在针刺镇痛中的作用 . 针灸针麻研究(张香桐等主编)[M]. 北京 : 科学出版社 ,1986,24.

（ 该文发表于《针灸临床杂志》2008 年第 28 卷第 10 期）

四 针灸双向调节的本质 与机体的自组织原理

针灸疗法治病、防病的方式与药物疗法存在着本质不同,前者并没有向机体输送任何的化学物质,也没有向机体输送任何特别的巨大能量,并且针灸疗法对机体施加影响的最大特点是"双向良性调节作用",这被称之为针灸作用的"第一定律"[1,2]。现代针灸学研究已经证实,针灸疗法对许多疾病的治疗效果具有可靠的生理学或生物化学方面的证据。然而,这种独特疗法促进机体康复的内在机制在传统生理学与生物化学后面更深层次的探索并不深入。传统生理学与生物化学等微观层面的深入研究有助于对针灸疗法作用过程的认识,内在机制在整体系统方向的探索则有助于对针灸疗法调节机制本质的认识。杨永清、朱兵等提出从系统生物学角度研究针灸学问题[3,4],对此我们也曾从系统科学的角度做过探索[5],认为针刺双向调节作用的内在机制就在于触发机体自组织系统的自稳定机制,触发或强化了自组织系统的反馈调节功能。

一、系统自组织原理

人体的自主性是一种客观存在,医学需要充分地认识和掌握它,现代系统科学的系统自组织理论为这个方面的研究提供了最新的理论和方法,把系统自组织原理运用于人的研究,有助于深刻理解健康的维持、疾病的发生、自愈能力等医学问题,有助于深刻地阐明针灸双向调节作用的原理。

(1)什么是自组织原理:系统自组织理论所研究的是系统有序化的自组织机制和规律。自组织原理是现代系统论关于系统自组织规律的理论,指在自然条件下,系统有序化结构的建立和维持,是通过系统的自组织实现的。

关于自组织原理的经典表述,有代表性的是哈肯在《协同学导论》中提出的观点:某种能够支配存在于各类系统中的自组织现象的一般原理,这种一般原理与系统组成部分的性质无关。钱学森院士的观点是:"系统自己趋向有序结构就可称为系统自组织,这个理论也可称为系统自组织理论。"[6]显然，人体是十分典型的自组织系统，它具有自我调节能力使自身趋向有序稳定这一目标的特点。

（2）系统自组织理论的主要成就：系统自组织理论是研究系统的自组织机制和规律的学说，是现代系统科学的重要组成部分，其主要学科是耗散结构理论、协同学、超循环理论等。

贝塔朗菲的一般系统论的动态性原理实际上已经提出了系统的自组织问题。他指出，系统的有序稳定的建立和维持是一个动态过程，其源泉不在上帝或什么外力，而在于过程本身；系统的类似机器的结构不是系统有序稳定的最终理由，其真正根源在于系统内部的非线性相互作用及其与外部涨落之间的相互作用。系统有序稳定的建立和维持作为一个动态过程，负反馈调节是系统内部最为广泛的调控方式[7]。20 世纪 60 年代以来，系统科学特别是系统自组织理论对系统有序化的自组织机制和规律的认识越来越深入，主要成果有普利高津的耗散结构理论、哈肯创立的协同学、艾根创立的超循环理论。

自组织原理对于系统自组织机制的揭示，大大深化了对系统的有序化的建立、有序稳定的保持的认识，其意义重大。该原理揭示了系统有序化的源泉，揭示了自组织机制的本质及人的自组织特性。

（3）自组织理论的特点：由于组织机制不同，自组织系统与他组织系统的许多特性也存在着原则性的差别，其特点有[5]：自动性，即组织过程是一种"自己控制运动的过程"；方向性，即在同一条发展轨迹上是一个不可逆的过程；目的性，即自身达到某种"预设"的目标值后就在那里稳定下来；自稳性，即系统在内外条件变动的冲击下能然保持相对稳定；自调性，即系统的自稳性是由其自调性决定的；自主性，即系统对外来作用的反应是自主性的。

总之，自组织，是指动力、指令、调节都来自系统自身内部的组织机制和过程。例如，生物大分子的自我复制、细胞的分裂繁殖、胚胎的发育、机体的修复、机体的应急反应等等，都是系统自我发动、自我设计、自我调节的。

二、人是典型的自组织系统

机体的调节机制和防卫反应机制的活动原则是什么？这既是发病学的问题，也是治疗学的问题，现代科学已为深化这方面的认识提供了重要的支持，现代系统自组织理论的成就对于上述问题的认识具有更为深刻的意义。

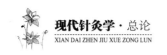

在现实世界上,生命是最高级的自组织系统,而人是自组织的最高典范,自组织的几个基本特点,在人身上都充分地表现出来[5]:

(1)人的生命有典型的自动性:人最典型地具备生命的自我更新、自我复制、自我调节的本质特性,3个"自我"是自动性的集中表现。

(2)人的生命有典型的方向性:受精卵的发育是不可逆的,个体的生、长、壮、老、已是不可逆的,在生命全过程中的物质和能量代谢是不可逆的。

(3)人的生命有典型的自稳性:在不断变动的环境条件中,人的生命具有了应对环境变化而保持自身稳定的能力和机制,这种机制也就是自我调节。

(4)人的生命有典型的自主性:人体对于外来的所有作用因素都自主性地做出反应。存在着排斥、适应、吸收、转化(同化、异化、缩小、放大)、积累、滞留等机制,外来的物质、能量不经过机体自身的同化或异化过程,就不能对机体产生作用,不能被机体所用。

总之,机体对于外来作用所做出的反应,是机体进行自组织的结果或产物,而机能状态的自我调节、自我修复以维持目标值的稳定是最重要的标志。

三、针灸的双向调节机制源于对人体自稳调节功能的触发与强化

(1)针灸的双向调节作用规律及其价值

针灸疗法完全不同于药物疗法,既没有任何外来物质的输入,也没有特种能量的补充,对机体施加影响的最大特点是"双向良性调节作用",这是针灸调节作用四大规律的核心,并表现为三种形式[2]。第一种形式是对不同性质疾病的双向良性调节,即针灸某一腧穴会根据机体所处的机能状态产生兴奋或抑制效用,如针灸内关穴可以调节心动过速或心动过缓;第二种形式是对同一种疾病不同机能或不同功能生物活性物质的双向良性调节,即在一定范围内,针刺效应的强度与机能状态偏离正常水平的程度呈现出正相关关系;第三种形式是对同一种功能在不同时间状态的双向调节,即在功能低下的时区内针刺往往产生兴奋性效应,在功能亢奋的时区内针刺往往产生抑制性效应,而在越接近正常水平的时区针刺,针刺效应越趋于微弱。

杜治政教授明确指出,在慢性疾病的防控十分迫切的形势下,医学目标不能只限于治疗疾病,应当延伸至促进和维护健康[8]。而中医"治未病"的思想和"自然、顺势、调节"

的思想在医学目标的这种延伸中具有重要的现实意义。"治未病"的思想也就是预防重于治疗的思想,这一思想早在《黄帝内经》中就得以确立。"治未病"应当包括三个方面的内涵,一是"未病先防";二是"亚健康的调节",即控制"亚健康"的转归;三是指疾病的再预防,即临床治愈后预防复发。只有落实"治未病"的思想,才能从根本上解决"被动应战"治疗模式所造成的低效率、高成本,克服看病难、看病贵的困境,才能从根本上降低"高技术"治疗模式所带来的安全风险。"自然、顺势、调节"的思想也就是"非对抗"的思想,这一思想及相关方法在"治未病"中具有独特意义,无论是"未病先防",还是"亚健康的调节",及临床治愈后再复发的预防,中医的针灸、推拿、拔罐等等具有双向良性调节作用特征的非对抗的干预方法具有独特的作用。

(2)针灸的双向调节机制源于对人体自稳调节功能的触发与强化

针灸疗法的这种独特的调节方式在本质上就是通过对人体自稳调节功能的触发与强化而完成双向调节作用的,是对人体自稳调节功能的充分利用。

人作为典型的自组织系统,生理学、病因病机学、防治学都应当研究人的这种自组织特性,掌握和运用其自组织机制和规律。俞梦孙院士认为,从人的健康和疾病的角度看,人的自组织功能可以概括为三个方面:维持健康功能、对环境变异的适应能力、机体发生疾病时的自我修复能力[9]。当这种自我修复能力达到极限或受到某些因素的制约而无法发挥应有的作用时,疾病状态就会持续或进一步发展。机体的自组织机制和过程作为发病的枢机、治疗的枢机,针灸双向良性调节作用正是充分发挥了这一枢机的作用,增强了这一枢机的能力,即在生理性应急反应状态下,增强了机体的抗干扰能力,强化了系统的稳定性;在病理状态下,则是调动、激发机体的自我修复能力,促进自组织功能的重建。前者体现在针灸、按摩、拔罐的保健作用,后者体现在针灸、按摩、拔罐的治疗作用。

在慢性疾病防控十分迫切的当前形势下,杜治政教授特别强调了"医学目标不能只限于治疗疾病,应当延伸至促进和维护健康"[8]。在这种医学目的需要转型的过程中,从机体自组织系统的自稳定原理来认识针灸双向良性调节作用具有十分重要的意义。

亚里士多德在几千年前就提出了"生命力"概念,到现在人们也还没有认识清楚,而系统自组织理论为解决这一问题开辟了道路。"生命力"在发病和愈病过程中怎样作用、怎样表现?医学现有的回答仍不清楚。神经学说、内分泌学说、免疫学说等对机体的自我调节机制和在防病、祛病中的作用,各自作了具体的揭示和说明,在针灸疗法防治疾病的机制解释中已发挥重大作用,但这毕竟不是针灸调节机制的本质,更深层次机制的本

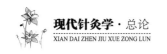
源应当是自组织原理和机制。

系统自组织理论对医学有重要的启示,它深刻地揭示了人是最典型的自组织系统,揭示了自组织机制在人的发病和愈病中的中枢性地位和作用,揭示了科学地调控人的自组织机制是防病和治病的一条根本性规律。它提出了"非平衡导致有序"、"耗散导致有序"、"涨落导致有序"、"协同导致有序"、"超循环导致有序"等重要理论,为研究和揭示人的具体的自组织机制开辟了道路。基于机体的机能状态而呈现出的针灸双向良性调节作用,就是通过"神经–内分泌–免疫网络系统"运用"穴位的放大效应"适度地调控人的自组织机制实现的。

作为当前的权威性研究结论,"神经–内分泌–免疫网络"系统在机体调节中发挥着决定作用,针灸的调节作用也主要是通过这个系统完成的,但对机体自身调节机制及针灸调节机制认识的深化,需要向神经学说、内分泌学说、免疫学说之后开拓和深入,研究和揭示比这些学说更深层次的本质和规律,自组织机制的研究将为此提供了重要方向。机体调节机制不但要研究由专门化的调节系统所实现的调节,更要注意不由专门调节系统所实现的自我调节;不但要注意特异性的调节机制和作用,更要注意非特异性的调节机制和作用;特别要注意研究和认识由最一般的相互作用关系所实现的自我调节机制和过程。涉及机能调节的问题,针灸推拿学有自己的优势,其理论和实践实际上已经掌握或运用着人体更深刻的自组织机制,"针灸的双向良性调节作用"是十分典型的反映。

自组织机制是外部条件与系统之间的中介环节,它自主地对外部条件:针灸、按摩、拔罐等干预手段发挥组织作用,不经过自组织的作用过程,外来作用因素就不能直接进入系统的内部,也不能改变系统的状态。经过自组织的作用过程,系统对外部条件会做出多种多样的不同反应,系统可以完全排斥外部条件,可以吸收外部条件组织为自身,可以对外部条件进行耗散转化,可以利用外部条件来保持自身的目标值,可以把外部条件在系统内滞留、积累、记忆,若干时间后再做出某种反应等等。针灸疗法是机体自组织系统利用外部条件来保持自身的目标值稳定性的典型例子。在内外环境条件的变动中,人的生命活动会发生波动,一些生理指标会偏离正常值,但在一般情况下,机体的自调节机制会进行主动调节,把机体状态再调回到正常值水平,以保持健康状态。当机体的自调节机制无法完成这一任务时就成为疾病状态。"针灸的双向良性调节作用"就是机体利用外部条件,通过触发与强化自我调节机制来恢复、保持自身目标值的稳定性,机体自组织系统的自稳定原理是针灸双向良性调节作用的内在机制。

◤ 参考文献 ◢

[1] 陈少宗 . 现代针灸学 [M]. 郑州 : 郑州大学出版社 ,2002:99.

[2] 陈少宗 . 针刺双向调节作用的三种形式 [J]. 针灸临床杂志 ,2008,24（6）:1–3.

[3] 杨永清 , 尹磊淼 , 等 . 系统生物学与针灸学 [J]. 上海针灸杂志 ,2009,28（10）:616–618.

[4] 朱兵 . 系统针灸学 [M]. 北京 : 人民卫生出版社 ,2002:202.

[5] 祝世讷 , 陈少宗 . 中医系用论与中医系统工程学 [M]. 北京 : 中国医药科技出版社 ,2002:309,312,313.

[6] 钱学森 . 论系统工程 [M]. 长沙 : 湖南科学技术出版社 ,1982:212.

[7] 张彦 . 系统自组织理论 [M]. 南京 : 南京大学出版社 ,1990:2.

[8] 杜治政 . 医学的转型与医学整合 [J]. 医学与哲学 ,2013,34（3）:14–18.

[9] 俞梦孙 . 系统·生命·疾病·路线 [J]. 医学与哲学 ,2013,34（3）:1–5.

（该文发表于《医学与哲学》2017 年第 1 期）

五 现代针灸学与
传统针灸学的对话

▼ 编者按 ◢

《中国针灸》杂志 2002 年第 6 期刊文介绍了中国针灸学有三大突破性进展,其中两项分别是以实验针灸学为基础的现代针灸学体系的建立、以耳针疗法为代表的全息生物医学体系的拓展。传统针灸学已有几千年的历史,现代针灸学则只有几十年的历史,二者对立吗?二者是一种什么样的关系?现代针灸学的基本形态是什么?站在现代针灸学是如何看待、如何评价传统针灸学?……发表于美国《华兴报》《中医药导报》的这篇对话文章涉及这方面的诸多问题。

(一)现代针灸学是学术发展的必然产物

巩昌镇:针灸是一种古老的医术,已经有三千年的历史,如何产生了现代针灸学?

陈少宗:传统针灸学理论体系已臻完美,但现时代对针灸学领域有关问题的答案有更高标准的要求。

1 传统针灸学理论体系已臻完美的依据

自《内经》到《甲乙》,再到《大成》《铜人》,又到"承淡安之学",针灸学从未停止过发展,但这种发展在既有的范式内已经达到了极点,其概念、范畴、规律等理论已经没有发展空间,临床诊疗体系也已远离现实需要。三个方面的证据:

1.1 传统针灸学理论已臻历史完美

传统针灸学的基本理论 – 经络学说、脏腑学说、气血学说等自创立至今,历经两千余年,这一过程虽有发展,但主体是"解经""注经",除了众说纷纭、各家学说林立之外,并

28

无概念体系的实质性的创新与发展。这一事实表明,在既有范式内,传统针灸学理论体系已经达到了其应有的完美。除了十四正经之外,为什么没有提出其他新的经脉? 既有五输穴,为什么没有发展出六输穴? 一言以蔽之,传统针灸学理论体系在既有范式内已经没有了发展空间 [1],犹如古典物理学没有再发现牛顿四定律、五定律,在惯性系内也是一个完美的体系,但这不代表物理学的终点。

1.2 传统针灸学辨证施治体系已经完成历史使命

我们曾对国内针灸学领域的四大专业杂志《中国针灸》《针刺研究》《上海针灸》《针灸临床杂志》近 10 年来的临床类文献进行过初步统计,单纯辨证施治的针灸文献比例不足十分之一,而且越来越少,即便标题是"辨证",但正文内容也常常明确表明"证"所包括的病种、病例。这一现实说明"辨证施治"体系已在针灸临床实践中被逐步淘汰 [2]。

严格地讲,以往流行的针灸学的"辨证施治体系"是在 50 年前对中医内科学的"辨证施治体系"的拷贝,这一做法虽然满足了当时院校教育的需要,但并不符合针灸临床的实际需要。而在干预方式、治病原理方面,针灸疗法也完全不同于药物疗法(包括西药、也包括中药),药物疗法有一个天然的或人工的化学品的输入过程,而针灸疗法则完全不同。

1.3 传统针灸学辨证施治体系的终结者是法律困境

在古代,受限于技术手段的落后,对于疾病的认识比较肤浅,这一背景下的辨证施治有其十分积极的意义。随着现代科学技术的发展,人们对于疾病的认识也越加深刻,在此背景下依然固守于两千年前的辨证施治已与时代脱节,在给患者带来巨大的安全风险的同时,也为医者自身带来了巨大的职业风险,如果因为单纯运用辨证施治技术而发生了不可逆转或不可挽回的临床事件,而这些事件在辨病治疗中又是可以避免的话,医者的辨证施治行为不但得不到法律保护,反而在可能发生的医疗纠纷中面临十分被动的地位。面对法律时,辨证施治的任何理论依据都不能成为支持自身行为的合理要件。这种法律困境决定了排他性地保护"辨证施治"的特色只能停留在口号上,而不可能得到临床实践活动的支持。远离社会实践需要的东西注定要归位历史 [2]。

2 现时代对针灸学领域有关问题的答案有更高标准的要求

传统针灸学体系在既有范式内的完美,并不能取代现时代的更高要求,不能掩盖针灸学领域从理论到临床许多问题与时代科学文化背景的不适应的事实,腧穴的本质是什么? 针刺信号的产生与传导机制是什么? 针灸治病的机理是什么? 腧穴的配伍规律

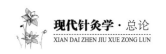

是什么？取用单穴为好？还是取用多穴为好？如果取用多穴有无数量的最佳要求？采用浅刺为好？还是采用深刺为好？每次留针多长时间为最佳？每天针刺一次或两次为好？还是数天针刺一次为好？可以说上述所有的理论问题、临床问题在传统针灸学内都没有得到很好的解决，而这些问题的解决只能是现代针灸学的任务[1]。

由传统针灸学向现代针灸学的转化是一种历史的必然，任何认识都是时代的产物，任何人都无法超越时代所能提供的环境、条件、手段、方法而进行超越时代的探索，也就很难总结出超越时代的认识，所以任何认识都有一定的历史局限性，而时代的进步促使认识的深化也就成为了历史的必然。因此背离时代进步而固步自封必然导致学术停止不前，唯有开放才能保障针灸学不断获得营养、发展壮大，而现代科学文化背景下的开放需要超越既有范式。

谈到开放问题、发展问题，我想到了"微信圈"内谈到的"干针事件"，为什么人家说"干针"不属于"针灸"？原因似乎是"干针"与"经络学说"无关。我的问题是：在"干针"没有形成气候的阶段，我们的同行排斥过"干针"吗？是否是我们自己将"干针"推向了独立之路？其实，无论"针具"形状如何，"针刺点"是固定穴点还是非固定穴点，都属于"针灸疗法"的范畴，至于这种疗法的原理或理论基础是什么，这只是一个认识问题。我的问题是：经络学说角度的认识、解剖学/组织学/生理学角度的认识、其他生物学角度的认识，为什么要相互排斥？哪种理论需要捍卫？理论需要捍卫吗？理论是在捍卫中发展，还是在批判、质疑、检验中发展？

巩昌镇：现代针灸学是相对于古典针灸学来讲的吗？现代针灸学和古典针灸学的分水岭是什么？

陈少宗：现代针灸学体系完全不同于传统针灸学，可以说现代针灸学是相对于古典针灸学来讲的，但更准确地说应当是对应于现代科学文化背景来讲的，是与现代科学文化背景相适应的产物。

现代针灸学体系完全不同于传统针灸学，二者的分水岭既有宏观标志，也有微观标志。宏观方面，形成两种体系的历史文化背景完全不同，而对同一问题的认知要求、认知水平、认知手段、思维方法都是与时代相适应的产物。

微观方面，首要标志是现代针灸学的理论基础不同于传统针灸学，前者是以运用现代科学技术、方法对相关问题的研究所获取的现代科学意义上的规律作为指导理论，机理的阐明完全立足于现代科学意义的相关知识体系，并以"神经－内分泌－免疫网络学说"及腧穴作用规律、针刺作用的四大规律为该体系的理论核心；而传统针灸学则是以阴阳五行学说、脏腑气血学说、经络学说等为基本理论；第二，在临床上，现代针灸学充分利用现代诊疗技术和方法，以辨病为主导，针刺手法注重的是强弱刺激与针刺效应的关系；而传统针灸学则是借助四诊八纲以辨证为主导，针刺手法强调的是补泻[3-5]。

巩昌镇：现代针灸学取得了哪些重要成就？

陈少宗：现代针灸学取得了很多重要成就。

1 依据现代解剖学－生理学（生物学）角度的相关研究对腧穴作用的基本规律进行了总结

针灸治疗方案涉及的取穴组方应当遵循腧穴作用的基本规律，或者说取穴组方应当以腧穴作用的基本规律为指导。最近六十年的大量研究证实，腧穴作用的基本规律与神经的节段性支配密切相关，即某一腧穴的主要作用范围取决于与之相同或相近的神经节段的支配空间，也就是说处在相同或相近的神经节段支配区内的腧穴具有类同的调节作用。根据这些研究，我们将腧穴的特异性被定义为：处在相同或相近的神经节段支配区内的腧穴在治疗或调节作用上与较远的神经节段支配区的腧穴的差异性。大量研究表明，针刺某一腧穴所产生的主要调节作用的范围都是由与之相关的神经节段的支配空间所决定的。事实上，如果把十四正经上的各个腧穴按文献记载的主治作用逐一与神经节段性支配关系进行核查时，从总体上来看，大多数腧穴的主治病症与神经节段性支配关系相吻合，这一规律位于躯干部的腧穴尤为典型。现代针灸学在总结腧穴作用规律时，也注意到了由超分节结构的高位中枢所决定的个别腧穴的某些特殊作用，但这些特殊作用的存在并不是否定腧穴作用基本规律的依据，而是这一基本规律的补充[3-5]。

2 依据现代解剖学－生理学－生物化学（生物学）角度的有关研究对针刺作用规律进行了总结

针刺腧穴所产生的调节作用虽然十分复杂，但从针刺腧穴所产生的作用范围来讲，可将针刺效应概括为两大主要类别：一类是节段性效应，另一类是整体性效应。针刺任何一个传统腧穴，这两类效应均同时产生，区别只是二者的范围、强度有所差异。针刺某一腧穴时，分布于相关神经节段支配区内的器官系统所受到的影响，往往是节段性效应与整体性效应的叠加；而分布于与该穴相距较远的神经节段（非相关的神经节段）支配

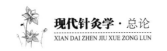

区内的器官系统所受到的影响,往往只有整体性效应。腧穴作用的这一基本规律是腧穴特异性的本质反映,因而此规律决定了现代针灸临床的基本取穴原则,即临床上应当取用与发病器官系统处在相关神经节段支配区内的腧穴。当然,这一取穴原则并不适用于另外一类穴位,即耳穴等全息穴位。腧穴包括两个系统:一个是传统经穴系统,另一个是全息穴位系统。全息穴位系统在临床上的运用遵循着全息生物医学的有关理论[3-5]。

穴位作用规律的研究,不但要弄清楚作用于每个器官系统的穴位分别是哪一些,还要弄清楚作用于各器官系统的穴位的作用强度,并依据穴位作用强度的大小及安全风险或操作的方便与否,将作用于各器官系统的穴位区分为第一线穴位、第二线穴位乃至第三线穴位(或只分为第一线穴位、第二线穴位两类),第一线穴位是临床治疗中的首选穴位,第二线穴位和第三线穴位则属于备选穴位[3-5]。

另外,中药组方讲究君、臣、佐、使,即不同的中药在同一个组方中所起的作用是不同的。针灸处方也应当注意这个问题,由于穴位组合在一起的联合作用比较复杂,在没有弄清是发挥协同作用、还是拮抗作用的情况下,我们主张选用的穴位越少越好,无论是一线穴位,还是备选穴位均要少而精[3-5]。

3 结合有关的临床与基础研究对针刺作用的基本规律与针灸治疗方案中的关键因素进行了分类总结

针灸治疗方案涉及的针刺时机、针刺手法、留针时间、针刺频次等关键因素的确定均应当以针刺作用的基本规律为指导。

(1)针刺的双向调节规律

传统针灸学认为针刺疗法既有"补"的作用,也有"泻"的作用。最近六十年的大量研究表明,针刺效应的产生主要取决于机体的机能状态。如果针刺某一腧穴能够对某一器官的机能产生影响,在一般刺激量的情况下,这种作用是兴奋性的还是抑制性的,最主要的是由该器官所处的机能状态所决定的。如果该器官的机能处于亢奋状态,那么针刺效应多是抑制性的;如果该器官的机能处于低下状态,那么针刺效应多是兴奋性的;如果该器官的机能处在正常稳定状态,则针刺效应往往既不呈现出明显的抑制,也不呈现出明显的兴奋,但具有稳定该器官机能,增强该器官抗扰动的作用。这就是针刺的双向调节规律,此可谓针刺作用的第一定律。我们的研究还表明,不但针刺效应的性质主要取决于机体的机能状态,而且针刺效应的强度也与机体的机能状态具有一定的相关规律性,也就是说,在一定范围之内,针刺效应的强度与机能状态偏离正常水平的程度呈现出正相关关系[3-5,7-9]。

（2）针刺手法的基本作用规律

传统针灸学强调针刺手法的补泻。现代研究证实,生物体对刺激的反应有两种形式,即兴奋与抑制,而反应性质是兴奋性的还是抑制性的主要取决于生物体的机能状态,其次是取决于刺激量的大小,较强的刺激往往产生抑制性反应,较弱的刺激往往产生兴奋性反应。针刺腧穴也是一种刺激,这种刺激作用到机体所产生的反应性质与刺激量之间也呈现出类同的关系,一般说来,机能低下的疾病宜用较弱的刺激手法,使用较弱的刺激手法多产生兴奋性效应;机能亢进的疾病宜用较强的刺激手法,使用较强的刺激手法多产生抑制性效应。这一基本规律已被许多实验所证实。不过针刺手法的作用是一个较为复杂的问题,因为个体差异较大,针刺刺激的强弱只是相对而言,很难找到一个划分的基准,至少目前还无法做到这一点,临床上也只是依靠患者的主观感觉和医生本人的经验而定[3-5]。

（3）针刺时间的基本作用规律

针刺时间的基本作用规律也就是针刺的时间生物学效应产生的基本规律,也可称之为针刺时机的基本规律、针刺时间与针刺效应的相关规律。传统针灸学十分重视针刺疗效与施术时间的关系,并形成了一门独具有特色的、以子午流注法、灵龟八法、飞腾八法等针刺疗法为主要构成的针灸学分支 – 时辰针灸疗法。大量研究表明,针刺疗效与针刺时间之间的确具有极为密切的关系。另外,生理学、生物化学的研究已经证实,机体的各种生理机能在一天不同时间内的状态是不一样的,并且这种差异遵循着一定的模式,也就是说各种生理机能在一天之内的变化各自遵循着一定的节律性。我们的工作表明,如果需要增强或提高某种低下状态的生理机能就应在该机能的谷值期内进行针刺,在谷值期内针刺往往能够获得更好的兴奋性效应;如果需要抑制某一亢奋状态的生理机能就应在该机能的峰值期内进行针刺,在峰值期内针刺往往能够获得更好的抑制性效应。这便是针刺的时间生物学效应产生的基本规律。对针刺效应与针刺时间的相关规律性的研究已形成了一门现代科学意义上的边缘学科 – 现代时间针灸学。现代时间针灸学在临床上运用的关键,首先是要弄清楚所要调节的生理机能的昼夜节律模式,找出其谷值时相和峰值时相[3-5,10,11]。

（4）针刺作用的时效规律

所谓针刺作用的时效规律也就是针刺作用的时效关系,是指针刺作用或针刺效应随

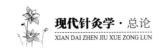

时间变化的规律,可以用时效关系曲线来表达针刺作用的显现、消逝过程。弄清针刺作用时效关系,对于指导制定临床治疗方案,提高针刺治疗的效果具有重要意义。针刺的留针时间、针刺的频次是针刺治疗方案的重要内容,也是影响针刺疗效的关键共性因素。我们认为留针时间、针刺频次的确定均应以针刺作用时效关系研究为主要依据,前二者对后者具有不可分割的依赖关系。在没有弄清针刺作用时效关系之前,对针刺的留针时间、针刺频次的任何选择都有很大的盲目性,或者说缺乏足够的科学依据[5,12]。

我们认为从获取最佳疗效的角度来讲,将针刺频次确定为每天1次并不是最合的理选择,而每天针刺2次比每天针刺1次则更具有科学性。需要指出的是针刺频次的增加,随之出现的问题是穴位的疲劳性也相应地增加,为了克服这个问题,我们主张临床取穴实行2~4分组的方法,几组穴位交替使用,确保同一组穴位在1~2天内最多只取用1次。另外,为了解决针刺频次与穴位的疲劳性问题,亦可将体针疗法与耳穴贴压疗法相结合,耳穴的贴压也是左右交替[5,12]。

留针时间的长短应当以最佳诱导期为依据,如果留针时间明显短于最佳诱导期,则达不到最佳治疗作用;如果留针时间明显长于最佳诱导期,不但不能增强疗效,反而使穴位容易产生疲劳而降低疗效,特别是使用电针疗法时更容易产生这样的问题[5,12]。

4 针灸治病的有效性得到了解剖学 – 生理学 – 生物化学(生物学)多环节的证据支持

针灸治病不同于服药疗法,并没有外来化学成分的干预,而是通过调动自身调节系统的功能发挥纠正偏差的作用。针刺治病或针灸治病是通过"神经 – 内分泌 – 免疫网络"系统实现的,由于穴位的特异性问题,针灸不同的穴位所通过的调节途径也有不同,有的穴位主要通过"神经系统"发挥调节作用,有的穴位主要通过"神经 – 内分泌系统"发挥调节作用,有的穴位主要通过"神经 – 内分泌 – 免疫网络"系统发挥调节作用。

5 探明了针刺得气的解剖学 – 生理学(生物学)原理以及针刺信号传导的基本通路

(1)针感产生(得气)及其外周传入的生理学基础

得气是产生针刺疗效的重要基础。大量研究发现,体穴针感的产生基础主要是深部感受器,一般说来,肌肉丰厚处的腧穴,其针感感受器以肌梭为主;在肌肉与肌腱接头处的腧穴，其针感感受器以腱器官为主；在肌膜处的腧穴，其针感感受器主要是环层小体；在关节囊处的腧穴，其针感感受器主要是关节感受器；在头皮处的腧穴，其针感感受器是以游离神经末梢为主。腧穴处的感受器受到针刺刺激所产生的信号传入中枢之后才能产生调节作用，大量研究证实，针刺信号的外周传入的主要通路是支配腧穴的躯体感觉神经，其中中等粗的 Ⅱ、Ⅲ 类纤维在针刺信号的传入中起决定作用，特别是刺激强度引起 Ⅲ 类纤维的兴奋时，可产生良好的针刺镇痛效应[13]。另外，近些年的研究还发现了背根节分叉传入系统在针刺调节中具有重要作用。

（2）针刺信号传导的中枢机制及针刺治病的中枢原理

针刺信号传入脊髓之后，在脊髓水平就已与病灶部位传入的疼痛信号或病理信号发生相互作用。研究发现，针刺腧穴或重复刺激 Ⅱ、Ⅲ 类传入纤维，对于细胞体大部分位于背角第 Ⅳ、Ⅴ 层的脊颈束或背外侧纤维的单位电反应，具有显著抑制作用。针刺的腧穴和病灶处在相同或相近节段的情况下，针刺效应大大明显于二者远属节段情况下的效果，这就是说针刺的节段性效应是一种最基本的效应[4,14]。

针刺信号是由较粗的纤维传入脊髓，作用于脊髓背角，并经腹外侧索传向脑干。研究表明，针刺腧穴对高位中枢痛敏神经元抑制的重要途径就是通过脑干网状结构，并经过丘脑。除了丘脑，中脑内侧网状结构上也有类似的神经元，针刺腧穴可以有效地抑制这类痛敏经元的放电，其中"Ⅱ、Ⅲ 类传入纤维－延髓巨细胞核－丘脑中央中核－束旁核"便是针刺效应产生的重要中枢通路之一，该通路的兴奋可明显抑制丘脑束旁核的痛敏神经元放电。除了延髓巨细胞核外，在脑干水平，针刺信号还可到达脑干网状结构、中缝核、中央灰质、中央被盖束。另外，尾核是与痛觉调节有关的另一个结构，该结构在针刺效应的产生过程中也有重要作用。用辣根过氧化酶和 Nauta 氏纤维变性法，观察到尾核与中缝核之间存在着双向纤维联系，表明"中缝核－尾核"也是针刺作用的重要环路[13,15]。

针刺信号在丘脑经过加工后可进一步抵达边缘系统，研究表明存在着丘脑、前间脑的一个重要通路：丘脑中央中核－大脑皮层－尾核－束旁核疼痛抑制通路，该通路在针刺效应的产生方面具有重要作用[13]。

另外，自从 Hagbarth 与 Kerr 发现体感觉传入冲动的下行抑制通路以来，已有许多研究表明，该下行抑制系统在针刺效应的产生过程中起重要作用。

除了上述谈到的之外，许多中枢神经介质和生物活性物质也广泛参与了针刺效应的产生过程。

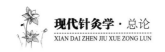
（3）针刺效应的外周传出通路

针刺腧穴能够控制疼痛反应或产生其他调节作用，尚需通过相应的传出通路才能实现，外围传出途径主要是植物神经或"神经－内分泌－免疫网络"，如针刺某些穴位可激活"下丘脑－垂体－肾上腺皮质系统"的功能，从而产生广泛的调节作用。

当然，由于腧穴作用规律及针刺作用的四大规律、特别是针刺作用的时效规律尚需做进一步研究，因此每个具体的针灸治疗方案涉及的取穴组方及针刺时机、针刺手法、留针时间、针刺频次的确定也要有一个逐步完善的过程，毕竟这是一项具有里程碑意义的工作，不可能一蹴而就。

巩昌镇： 您多年工作在现代针灸学这个领域，如何总结您自己所做的研究性工作？

陈少宗： 我 1989 年正式出版《现代针灸学理论与临床应用》[4]一书，书中提出了"现代针灸体系"的基本概念和基本框架，经过 20 余年的发展，这个体系又获得了有一些补充，整个体系在我们 2011 年出版的《现代针灸学》[5]内有比较完整的体现。

只从结果来看，"现代针灸学体系"的形成似乎是近几十年来的一个事件，但严格来讲这个体系的形成经历了一百余年的曲折历史，可以说，创建"现代针灸学体系"的进程自"西学东进"之后就已开启。如果将目前的"现代针灸学体系"比喻一只"雏鸟"，这只"雏鸟"则是经过了两个阶段：一个是漫长的孵化期，一个是艰难的破壳期。"西学东进"之始到《现代针灸学理论与临床应用》及《现代针灸学》出版之前的一百多年间，"现代针灸学体系"一直处于孵化期，这个阶段数代人付出了曲折、艰辛的探索，唐容川、朱琏、鲁之俊、承淡安、韩济生、陈汉平、朱兵等一大批学者都为这个孵化过程提供了十分宝贵的温度。从这个意义上讲，"现代针灸学体系"的构建并非个别人的一日之功，而是数代人共同努力的结果。如果要总结我自己的作用，我认为只是在其破壳之时自己努力助其完成了破壳过程而已。客观地讲，破壳之后的成长过程依然漫长。

（二）现代针灸学与传统针灸学并不对立

巩昌镇： 经典针灸学经络中的气血和现代针灸学中枢内的针刺信号只是语言上的更新还是有本质上的差异？

陈少宗： 传统针灸学中的气血和现代针灸学内的针刺信号远不是语言上的转换更新，要是那样的话，问题就简单了。

严格来讲，由于传统针灸学体系和现代针灸学体系属于完全不同的两种范式，所以二者是不可通约的，传统针灸学体系的任何一个基本概念、基本范畴，在现代针灸学体系乃至整个现代科学体系内都难以找到与之对等的总结和发现。经络并不等同于神经或其他管道结构，气血也不等同于针刺信号，气血的运行也不等同于针刺信号的传导。所以，不能将传统针灸学体系和现代针灸学体系的基本概念、基本范畴做简单比较。不是一个坐标系内的东西没有比较的基础，牵强比较的结论是不科学、不可靠的，而针灸学现代化研究中的许多失败正源于此。我们总是希望将远去的一个坐标系的某一个位点，转移到眼前的这个坐标系内并确证其在该坐标系内的位置，以便能够看的更为清晰、更为真切。但因为这两个坐标系之间没有转换关系，所以根本无法确证这个点转移到眼前的这个坐标系内的位置，我们也就永远无法实现这一愿望。

巩昌镇：针灸穴位是针灸医生施术的地方。古典针灸学和现代针灸学对经典针灸穴位有不同的理解吗？

陈少宗：现代针灸学承认传统穴位存在着三维坐标结构，认为传统穴位是更容易产生或发挥调节作用的区点，但这样的区点并不限于传统的 360 余个经穴。另外，现代针灸学对于穴位分布规律有自己的认识，认为腧穴包括两个系统：一个是传统经穴系统，另一个是以耳穴为代表的全息穴位系统。全息穴位系统在临床上的运用遵循着全息生物医学的有关理论。全息生物医学是一门介于传统中医学、针灸学及现代生物学、现代医学之间的边缘学科 [3,6]。全息穴位系统和传统经络穴位系统是一种并列关系的依据有如下四点。第一，这两个穴位系统的分布特点不同。就全息穴位来讲，其特点是功能、主治不同的许多穴位分布在机体的特定局部（即全息元），彼此相邻的穴位之间没有明显的空间间隔，它们在这些特定局部的分布使得这些特定的局部犹如整体的缩影，即呈现出整体的缩影式分布（如耳穴的分布）；而传统的经络穴位呢？传统经穴的特点是功效、主治相似的许多穴位分布在机体的广泛区域（即沿经脉的循行部位分布，根据经络学说，同一条经脉上的穴位具有相似的功效和主治），彼此相邻的穴位之间有较大的空间间隔，即呈现为大跨度的长条状或长带状分布。第二，这两个穴位系统与整个机体的关系不同。全息穴位系统中的一个小系统（即分布在一个全息元上的穴位），可以反映机体"各个"器官的情况；而传统经络穴位系统中的一个小系统（即分布在一条经脉上的穴位），主要是反映本脏或本腑及其表里经的疾病。第三，这两个穴位系统的命名方式及涉及的一些基本概念的内涵也有着本质区别。全息穴位都是以各自所对应的器官的解剖学名称来

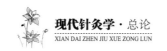
命名的；而传统经络穴位系统中，心经、心包经、三焦经等概念中的心、心包、三焦并不是单纯的解剖学概念。传统腧穴的命名多是根据阴阳五行、脏腑气血、经脉流注、腧穴功能、取穴方法、骨度分寸以及天文地理、八卦算数等方法来进行的。第四，全息穴位的大小与传统经穴的大小不同。全息穴位作为解剖器官的投射区，为大小不等、形态各异的小区域；而传统经穴的大小及形态至今没有定论（20 世纪 80 年代中期，日本曾有人报道，传统经穴为直径 0.5 厘米的加圆面）[4-6]。

现代针灸学认为，全息穴位系统与传统经络穴位系统在上述四个方面的差异，从根本上决定了这两个系统的并列关系，任何一方都不能包容另一方，任何一方都不是另一方的子系统。

巩昌镇：经络理论是古典针灸学的核心。经络理论在现代针灸学中还有它的位置吗？

陈少宗：经络理论作为传统针灸学理论体系的核心，在现代针灸学中没有它的位置。这就属于前面讲过的没有转换关系的两个坐标系的问题。经络理论只存在于传统针灸学体系内，现代针灸学体系内没有经络、气血、辨证以及井穴、荥穴、输穴、经穴一类的概念。历史的产物只会适应于当时的科学文化背景，一旦超越其特有的历史文化背景就会不服水土，这就是为什么不同范式的概念体系只存在于自己的范式之内，著名的事例就是牛顿物理学只适用惯性系，而不适用于非惯性系，所以才有了古典物理学、现代物理学之分。

必须说明的是，在现代针灸学内没有经络理论的任何地位，并不等于否定经络理论的价值，而经络理论的价值则寓于传统针灸学体系中，而传统针灸学体系就好比一座"古城"。

运用"拆老城建新城"与"护老城建新城"两种不同的发展思路，来说明发展现代针灸学的同时对传统针灸学进行保护的基本态度。近几十年来，中国的城市建设大体有两种模式，一种模式是拆掉老城原址建设新城，另一种模式是保护老城另址建设新城。前者是拆旧之后的原地立新，后者则是老城旁侧的另址新建。两种模式所展现的主体基调都是发展，但前一种模式将本地原有的历史文化载体湮灭在了发展的背影之中，后一种模式则将本地原有的历史文化载体镶嵌在了发展的历史长廊之中。后者是我们的基本态度[1]。

总之，传统针灸学体系经过两千余年的发展，在既有范式内已经形成了一个比较完美的体系,而现代针灸学体系作为完全不同的范式犹如破壳不久的"雏鸟",之后的成长道路依然漫长。

巩昌镇:您一生致力于建设新城(现代针灸学)的工作,但您坚持老城(传统针灸学)不能废弃,而且要保护,也就是说现代针灸学和传统针灸学有着各自的临床应用范围和临床使用价值。如何界定现代针灸学和传统针灸学之间的临床使用范围呢?

陈少宗:比较现代针灸学和传统针灸学的临床应用范围具有一定的困难,或者说比较二者的应用范围并不恰当。由于辨证施治体系的高度概括性,"一种证"往往包括"多种病",如传统针灸学的"胃脘痛"可以包括消化性溃疡(胃溃疡、十二指肠溃疡)、慢性胃炎(浅表性胃炎、萎缩性胃炎、肥厚性胃炎)、胃痉挛、胃癌,等等;再如传统针灸学的下肢"萎证"可以包括肌萎缩性侧索硬化、进行性肌萎缩、坐骨神经损伤、腓总神经损伤、脊髓损伤、格林巴利综合征、脊髓灰质炎后遗症,等等;再如传统针灸学的"胸痹证"可以包括心肌炎、胆心综合征、心脏神经官能症、心绞痛、心肌梗死、胸膜炎,等等。所以如果从"数量"的角度来比较现代针灸学和传统针灸学的临床应用范围,显然,现代针灸学治疗的"病种"要远远多于传统针灸学治疗的"证类";但是,从内涵的角度来比较,则现代针灸学远远不及传统针灸学的临床应用范围更为广泛。所以,比较现代针灸学和传统针灸学的临床应用范围并不妥当,毕竟没有比较的标准。我曾多次指出,现代针灸学体系和传统针灸学体系处于完全不同的历史文化坐标系内,而这两个坐标系之间没有转换关系,所以不适合进行概念上的"一对一"比较。

不能简单地比较现代针灸学和传统针灸学的临床应用范围,但不是说现代针灸学和传统针灸学不能进行某种比较,就临床角度来讲,现代针灸学的"辨病治疗体系"能够让临床医生对所要解决的问题有一个相对更为清晰的认识,包括疾病的性质、病情的轻重如何? 预后情况如何? 是否是针灸疗法的适应症? 是否可以单用针灸疗法就能够获得较好的疗效? 是否需要针药结合? 是否需要中西医综合治疗? 是否可以作为有效的辅助手段? 如果查明"胃脘痛"是癌症,如果查明"萎证"是肌萎缩性侧索硬化、进行性肌萎缩,如果查明"胸痹"是心肌梗死,针灸医生应当清楚这对患者来讲意味着什么! 这种情况下针灸医师会做何选择? 会首选针灸疗法吗? 会单用针灸疗法吗? 现代针灸学则让临床医生能够尽可能看清自己所面对的临床问题。

如果患有胃癌、患有肌萎缩性侧索硬化、患有心肌梗死,但没有查明"胃脘痛"是胃癌,没有查明"萎证"是肌萎缩性侧索硬化,没有查明"胸痹"是心肌梗死,针灸医生是否

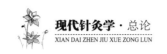

清楚这对患者来讲又意味着什么吗？这种情况下针灸医师的临床处理决策又会如何？会首选针灸疗法吗？会单用针灸疗法吗？

现代针灸学的"辨病治疗体系"既是对患者生命负责的要求，也是对自身职业安全负责的要求，而这一切都是时代的要求。

我坚持不能废弃"老城"（传统针灸学体系），并且要保护好"老城"（传统针灸学体系），既有历史文化角度的原因，也有现实角度的原因，包括传统针灸学体系的临床应用价值、临床使用习惯、知识结构差异等方面的客观存在，这就是我一再强调开放、包容的原因之一，为什么只允许自己存在、而不允许别人存在？

（三）现代针灸学不是现代生物医学的一个分支学科

巩昌镇：经典针灸学以其独特的经络学说，气血理论，穴位组合，补泻手法建立了一个完整的针灸医学体系。这个医学体系独立于现代生物医学体系之外，并实现了其临床价值。现代针灸学还可以保持它的独立性吗？现代针灸学会不会变成了现代生物医学的一个分支学科？

陈少宗：传统针灸学体系的确独立于现代生物医学体系，而现代针灸学体系却无法"完全"独立于现代生物医学体系之外，因为现代针灸学关于针灸原理、机制的探索完全建立在现代生物医学（包括系统生物学）体系基础之上，概念、范畴构筑的逻辑体系与现代生物医学体系也是能够通约的。

但是，现代针灸学会不会变成了现代生物医学的一个分支学科，我认为这不是一个"会"与"不会"的简单问题，这涉及两个体系的历史发源问题、核心理念或核心思想方面的本质差异等多方面的问题。

第一，现代针灸学依然属于针灸学范畴，研究的问题依然是针灸疗法的治病规律、治病原理问题。研究的对象、研究的问题依旧，这就决定了现代针灸学的独立性，研究方法的移植与借鉴一般不会改变原有学科在学科体系中的门类归属。生物物理学、量子生物学、生物控制论、系统生物学，等等，依然属于生物学的范畴，并没有因为常规物理学、量子物理学、一般控制论、一般系统科学研究方法的移植和渗透而改换学科门庭。

第二，针灸疗法的发源与历史不会因为现代针灸学体系的建立而改变，依然是独立的。针灸学的任何发展变化，都是针灸之路的历史，这一历史不会被现代生物医学的历史取代或淹没。

第三，针灸疗法作为治病、保健的干预方法之一，与现代生物医学的化学药物干预是完全不同的，可以说现代生物医学完全缺失这类干预。

第四，针灸疗法作为治病、保健的干预方法之一，产生的作用是双向良性调节（现代针灸学内将其视为针刺作用的第一定律），是通过激发、调动自身的修复功能而实现的，理念上强调的是天然、顺势、调节。现代生物医学并没有这样的理念，现代生物医学的核心理念是对抗性的，杀菌、补充激素、抑制或破坏代谢环节、手术等措施，无一不体现着"对抗"精神，而"对抗"往往是一把"双刃剑"，与针灸疗法的"双向"良性调节有本质差异。

所以，如果将现代针灸学作为现代生物医学的一个分支学科，很显然，那会大大降低现代针灸学的价值和意义。

总之，现代针灸学作为大学科研究的成果具有交叉学科的基本特点，而交叉学科的特点是既独立又与其他学科相关，不再具有原来的"纯洁性"。可以说现代针灸学具有针灸学的"独立性"，但不具有传统针灸学的"纯洁性"。

巩昌镇：近年来针灸临床上出现了众多新技术，像铍针、小针刀、浮针等，这些技术对行医者的解剖知识提出了很高的要求。医学理论上，传统针灸学的经络理论难以容下它们，现代针灸学的神经－内分泌－免疫理论也难以装下。因此以筋膜或肌筋膜为代表的结构理论便迅速崛起，如何评论？

陈少宗：筋膜或肌筋膜只不过是一种结缔组织而已，并没有超越现代生物医学的认识水平和范畴。毫无疑问，应当鼓励、支持研究筋膜或肌筋膜在针刺治疗中的作用。就目前的研究结果来看，在针刺作用的过程中，结缔组织只是在机械性针刺信号的启动环节发挥一定作用，但这种作用并不是核心性质的，所谓的这种以"核心"面貌出现的"结构理论"并未得到现代生物医学的研究证实，远没有可能构成针灸学的理论核心。在针灸疗法广泛治疗的肌肉／运动系统疾病、许多慢性疼痛类疾病中，临床病理学、病理生理学都没有证实单一的筋膜或肌筋膜的病理性改变的关键作用。不仅是结缔组织，其他任何一种单一的组织都不可能是针灸原理或机制中发挥作用的唯一结构。针灸的双向良性调节作用的发挥有赖于多系统的协同，"神经－内分泌－免疫网络"是关键环节。

现代针灸学的"神经－内分泌－免疫网络"理论是从针灸的双向良性调节机制来讲的，并不是整个现代针灸学理论体系的全部。关于现代针灸学原理或机制的研究方法，既有解剖学的，也有组织学的，还有生物化学的、组织化学的、生理学的，等等；除此之

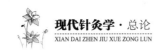

外,还有生物控制论的、系统生物学的等横断学科的研究方法。

像铍针、小针刀、浮针等所谓的"新技术",在临床疗效、安全性评价等方面尚未得到全面、系统而严格的检验,有的在推广过程还出现了不少安全问题(将另文专题讨论),虽然算得上是针灸技术的发展,也应当鼓励这类发展,但这类发展无法取代普通针灸技术,只能作为补充,并且需要在发展中逐步规范适应症和操作标准。

另外,铍针、小针刀作为毫针的拓展,在治疗原理方面却完全不同于毫针疗法,前者重在机械剥离、分离,并不在双向调节;而后者并不具有直接的机械剥离、分离的作用,主要作用是双向调节。

巩昌镇:第十一个问题,您已经指出了辨证论治在现代针灸学中的位置。这一统治中医针灸教育五十年的核心方法受到了前所未有的挑战。这一诊断和辨证方法得到了很多针灸理论家和针灸临床家的分析和评论。辨病论治,辨脉论治,辨肌论治,辨神论治等新说纷起。如何看待这种现象?

陈少宗:正确辨病是现代针灸临床的基础[1],疾病的复杂性要求正确辨病,职业高风险性要求正确辨病,现代针灸学的内在发展要求辨病治疗,国际交流要求辨病治疗,针灸临床客观现状要求辨病治疗。所以说正确辨病是现代针灸临床的基础,这是由现实需要和针灸学术发展的内在要求所决定的[1]。因此"辨病论治"是针灸临床的大方向。

辨脉论治、辨肌论治、辨神论治等也都有各自的积极意义,但当下与其说是"新说"不如说是几种不同的观点或认识可能更为客观,能否成为具有生命力的"学说",还需要历史的检验。

事实上,十多年前就有专家公开批评传统针灸学套用内科学的"辨证论治"体系,批评传统针灸学"辨证论治"体系脱离临床实际,持此观点的代表性专家有中国针灸学会会长刘保延教授[2]、成都中医药大学校长梁繁荣教授[3]。梁繁荣教授强调针灸临床应当放弃传统意义上的"辨证论治"体系,改为以"经络辨证"为主体,以"局部辨证"为重点,以"八纲辨证"为指导,以"脏腑辨证"为基础。我并不完全赞成他们提出的针灸临床的治疗体系,毕竟与现代针灸学的"辨病治疗"体系有很大的距离,但十分赞成他们对统针灸学"辨证论治"体系的评价[1]。

在现时代,无论是传统针灸学"辨证论治"体系,还是"辨经论治"体系,在临床中继续发挥作用的过程,或多或少都离不开现代针灸学的"辨病论治"。传统针灸学的某一证多是包括现代医学的几种病,而这几种疾病的性质可能有很大不同。只有在辨病明确之后,再进行辨证施治,才能消除"证"与"病"错综交织所造成的混乱,并在最大程度上做到临床决策的科学化[4],最大程度上降低临床风险。

巩昌镇:我们知道在传统针灸学中存在着很多"万能"穴位,像合谷,足三里,关元等。您提出了一线穴位,二线穴位,三线穴位的概念体系,我也曾提出过每个穴位主治的一类疾病,二类疾病,三类疾病的概念。这种提法理论上有意义吗? 临床上能精确化吗?

陈少宗:严格地讲,穴位的作用规律、穴位的配伍组方作用规律并没有得到很好地解决。在教材中,很多穴位都有类似的作用,我的问题是: 这些穴位的作用强度或作用程度都一样吗? 有没有强弱之分? 所有作用类似的穴位具有叠加效应吗? 穴位之间没有拮抗作用吗? 有的穴位作用范围比较广泛,这些作用没有主次之分吗?

我曾专门撰文,将穴位的作用规律、穴位的配伍组方作用规律作为"现代针灸学迫切需要解决的两个基本问题"进行讨论。许多疾病的针灸治疗涉及几十个穴位组方,上百个的穴位。取穴、穴位处方丰富有其积极的一面,显示针灸临床经验的丰富性。但也有不利的一面,这么多穴位、这么多处方,哪个或哪几个处方的疗效最好? 是否都具有很好的疗效? 由此引申出来的问题就是针灸临床穴位处方有没有基本的原则或规律可以遵循? 另外,针灸治病时,只选用一个或几个穴位为好? 还是选用十几个乃至几十个穴位为好? 面对这样的问题,虽有具体情况具体对待的灵活性,但就总体而言,这是困扰临床医师的一个普遍问题。我们认为,穴位作用规律的研究就是需要弄清楚各个穴位主要作用于哪个器官系统,或者说作用于每个器官系统的穴位各有哪一些? 即哪些穴位对心血管系统的功能有明显的调节作用? 哪些穴位对呼吸系统的功能有明显的调节作用? 哪些穴位对消化系统的功能有明显的调节作用? 那些穴位对泌尿生殖系统的功能有明显的调节作用? 哪些穴位对造血系统的功能有明显的调节作用? 等等,很有必要根据穴位作用强度的大小对其进行第一线、第二线的分类[5]。

如果都选用第一线的穴位治疗疾病,一线穴位的数量与针刺效应之间有没有一种必然的关系? 是一线穴位越多越好? 还是一线穴位越少越好? 多个穴位针刺效应的叠加有没有一个限度? 达到这个限度的穴位数量应该是多少? 这些问题也都是以往研究没有系统触及的问题,但却是临床医师每天都要面对的问题[5]。所以,取穴组方的精准化、精确化是现代针灸学的目标要求之一,但这是一个漫长的研究过程。

巩昌镇:在传统针灸学中,时间因素被嵌入到选穴和治疗的过程中。子午流注、灵龟八法、飞腾八法可能是传统时间针灸学的顶峰之作吧。如何评价这一发展?

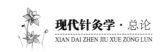

陈少宗：传统时间针灸学所体现的基本思想是：人体机能存在着一定的节律性，在使用针灸疗法时应当考虑到时间因素对疗效的影响，也就是所谓的"气血应时而至为实，气血过时而去为衰"，"泻则乘其实，补则乘其虚"。这样的临床时间医学思想比现代医学的有关认识早了上千年，如果从"时间生理学"的角度来看，则比现代医学早了两千多年。所以，这一思想是非常了不起的，作为体现这一思想的传统时间针灸疗法是对医学发展的巨大贡献。但传统时间针灸疗法在具体操作层面上失去了现实意义。第一，传统时间针灸疗法在具体操作层面上过于复杂；第二，有前瞻的思想，而且是正确的思想，也有系统的理论，但具体指导临床实践的理论已无法适应现时代科学文化背景的要求。传统时间针灸学作为传统针灸学体系的重要组成部分或分支，在既有的范式内，或者说在传统文化坐标系内也达到了其应有的"完美"；但作为不断实践的一门应用学科，在现代科学文化坐标系内则没有她的位置。

巩昌镇：以"生物钟"为代表的时间生物学也进入了现代针灸学的研究与适用范围。如何评价时间针灸学在现代针灸学中的地位？

陈少宗：现代时间针灸学是专门研究针刺时机对针刺疗效影响的规律性及其临床应用的一门学科，是现代针灸学的一个重要分支。任何一个针刺治疗方案都涉及如下五大关键共性技术或共性因素：取穴组方、留针时间、针刺频次、针刺手法、针刺时机，而其中"针刺时机"的选择就属于时间针灸学的研究范畴。"生物钟"研究也就是生理节律或时间生理学的研究，是现代时间生物医学的基础内容。生理节律或时间生理学的研究成果也是现代时间针灸学的重要基础。

巩昌镇：时间因素能把传统针灸学和现代针灸学联通起来吗？我是说以子午流注为代表的时间模型和以生物钟为代表的时间模型有没有通约因素？

陈少宗：是否能够通约取决于二者在理论体系层面的核心概念是否具有某种内在联系，并不取决于二者的研究对象或研究要素是否相同。其实，无论是传统针灸学还是现代针灸学，研究的基本对象都是穴位（包括阿是穴）、穴位刺激方式、临床疗效（或作用规律）等问题，也可以说传统针灸学、现代针灸学所研究的对象和基本环节是相同的，二者不能通约的层面是指它们的理论，即逻辑体系。传统时间针灸学与现代时间针灸学，都是研究的"针刺时机"对临床疗效影响的规律性，但传统时间针灸学与现代时间针灸学在理论层面也是不可通约的。以子午流注为代表的传统时间针灸学，与以时间生物学（时间生理学/时间生物化学）为基础的现代时间针灸学，二者在逻辑体系上没有通约因素,二者分属于科学文化背景完全不同的两个坐标系内。

巩昌镇: 二十世纪后半叶,以耳针为代表的微针系统迅速崛起,随后出现了头针、手针、腹针、腕踝针、眼针等多种微针系统,促进了针灸学的发展,如何看待这一趋势?

陈少宗: 两千多年来,针灸学从未停止过发展。但是,我认为对于穴位分布规律的认识和对穴位作用规律的认识仍然不够深入,十四正经的穴位只有360余个,大量的穴位并不归属于十四经脉,这一现实说明了什么? 说明传统针灸学的十四正经理论(即经络理论)对于穴位分布规律及穴位作用规律的总结存在着极大的局限性。无疑,经络理论在十四正经及其统帅的穴位系统内是有效的、完美的,但超越了这个边界就力不从心了,运用经络学说或脏腑学说所做的有关解释也牵强附会,没有足够的说服力。比如:运用"心与小肠相表里""肺与大肠相表里"等传统理论来指导"耳针疗法"的取穴组方规律,但遗憾的是,六十余年的研究从未获得过相关的研究证据。其实,以耳穴为代表的"微针穴位系统"或"全息穴位系统"的分布规律完全不同于传统经穴的分布规律,二者属于完全不同的两个穴位系统,临床的运用规律也有本质差异,这一点已在前面的讨论中做过说明。

所以,穴位分布全息律的发现,使得各种类型的全息穴位系统得到了统一,以穴位分布全息律为基础的全息生物医学理论,十分明确地限制了经络理论的应用范围,也使得经络学说更为健康和完美了。在临床上应用方面,全息穴位系统与传统经穴系统具有互补作用。

巩昌镇: 经络理论是传统针灸学的基础,我们可以说全息理论是各种微针疗法的基础吗? 您如何评价全息理论在针灸学甚至在中医学中的地位?

陈少宗: 可以说全息生物医学理论是各种微针疗法的基础理论,至少在没有更好的理论出现之前,全息生物医学理论在各种微针疗法中的地位不会发生根本性变化。如上所讲,以穴位分布全息律为基础的全息生物医学理论,十分明确地限制了经络理论的应用范围,也使得经络学说更为健康和完美了。

巩昌镇: 针灸医学的一大类适应症是痛症。传统针灸理论是用经络不通、气血淤滞、阴阳失衡、表里不和等解释,医学针灸用炎症来解释,结构针灸理论用力的失衡来解释,这些理论有相互补充的一层意义吗?

陈少宗: 疼痛有很多类别:包括内脏疼痛、躯体疼痛;神经性疼痛、软组织(肌肉、筋膜、韧带,等)疼痛;内生性疼痛,外伤性疼痛;等等。不同种类的疼痛往往有不同的原

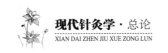

因、不同的病理生理学、不同的病理解剖学、不同的病理组织学变化,虽然针灸疗法对于多种类别的疼痛都有一定或较好的治疗作用,但对于不同种类疼痛的治疗原理是不尽相同的,无论是"炎症论"、还是"结构说",都不是针灸治疗疼痛性疾病原理的全部,都只对某一类情况的解释有意义,从这一角度来讲,这些解释具有一定的互补意义。

巩昌镇:如何评价"现代针灸学"的发展及其学术影响?

陈少宗:学术界将"现代针灸学"视为正常的学术发展,并不是什么特别的事件,因为近二十几年来,多数人在临床上已经自觉或不自觉地接受着"现代针灸学"理念的支配,典型的标志是多数针灸医师采用的是"辨病治疗"为主,而这正是"现代针灸学"的临床核心。从针灸界发表的有关论文来分析,采用"辨病治疗"为主的文献高达 95% 以上,而采用"辨证治疗"为主的文献不足 5%,这一趋势和全国的情况相类似。这一现实说明了什么?说明"现代针灸学"已经深入人心。当然,也有个别人在临床实践中运用着"辨病治疗",享受着"辨病治疗"的优势,但在理论认知层面又无法自我超越。

关于"现代针灸学"的发展趋势及其学术影响,2016 年 12 月人民卫生出版社出版的"国家卫计委十三五规划教材"(研究生教材)《针灸医学导论》有很多评论,代表性的评论是:针灸学的现代化是其历史的必然;建立现代针灸学是针灸现代化的必然结果。

巩昌镇:针灸学近年来还有很多其他发展,像彭静山以五轮学说为基础的眼针,左长波的以针释道,齐勇以后天八卦为基础的脐针,潘晓川以古天文星象为基础的针灸体系,当然还有以象数、河书、洛图为基础一些针灸理论和针灸实践。这些不同的流派都获得了一定甚至很大的影响。这不说明中国的传统原创文化还是针灸发展的一个源泉吗?

陈少宗:就我本人的看法,您提到的这些内容都属于传统针灸的内容和发展,但是否属于真正的发展,并不取决于个别人的看法,而是取决于这些认识本身的真实性、学术价值及学术共同体的认知。如果将这一些内容作为传统针灸学的发展,我还没有看到这方面的严肃评论,这些提法能否得到传统针灸学体系的接纳也还需要历史来回答,毕竟在中国目前的教材体系内难觅它们的踪影。传统针灸学体系是在中国传统文化背景下,经过两千多年积淀的结果,优秀的东西应该能够纳入其中。

有一点可以肯定,您谈到的这些内容作如果将其作为传统针灸学的不同"流派"显然还需要历史的检验。学术流派必须备有如下几个条件:(1)必须有学术上的代表人物;(2)在学术共同体内必须有一群学术上的拥戴者和传播者;(3)必须有反映代表人物和独特学术思想的著作;(4)代表人物和独特学术思想必须有相当的学术影响力;(5)必须有形成学术流派后所产生并公认的流派名称;(6)必须是在学术发展历史中自然形成而并非人为划分,只是为了便于称述才将其称谓某某学派。

为了学习您提到的这些内容,我在"中国知网"下了一些功夫,但非常遗憾,很少查到有关严谨的研究报告。如果说这些不同的内容"都获得了一定甚至很大的影响",不知道是指的是在什么范围内的影响?微信圈?某个华人圈?欧美学术界?中国学术界?

我个人认为,如果有一天您谈到的这些内容得到了传统针灸学体系的接纳,这些内容也难以成为传统针灸学体系的核心部分,只能作为这个体系外周的填充,它们既无法与经络学说、气血理论、脏腑学说等并驾齐驱,更无法取代经络学说、气血理论、脏腑学说等在传统针灸学体系构建中的作用。从这个角度讲,您谈到的这些内容在本质上体现的不是中国传统原创文化在现时代的作用,不能认定中国传统文化在现时代还是针灸发展的源泉,充其量体现的只是中国传统文化影响的一种历史惯性。推动针灸学发展的源泉是社会需要,针灸学生存的状态取决于自身发展对社会需要的适应性。

巩昌镇:您说传统针灸学体系是完美的,这一评价是否是有"拔高"嫌疑?有人总认为传统针灸学体系有很多、很严重的问题,您如何看待这样的分歧?

陈少宗:这两种相反的认识缘于看待问题的两种不同的角度。我所讲的传统针灸学体系是完美的,是站在传统文化背景下,在传统范式内,按照"中医思维"的认识结果,在这个角度看不出这个体系有很多、很严重的问题。认为传统针灸学体系有很多、很严重的问题,一定是站在现代科学文化背景下,从现代范式角度或者说从现代科学角度审视的结果,在这个角度看到的是整个体系处处都有严重问题。这两种不同角度的认识一定会得出大相径庭的认识结果,所以不能运用一种角度得出的认识去否定另一种角度的认知,但令人遗憾的是,这是我们经常触犯的一个错误。总认为自己站的角度是对的,自己得出的认识也是正确的,不去考察别人看待问题的角度,只去简单比较认识结果的不同并否定异己,这一做法并不可取。

巩昌镇:有人与我交流时认为,不存在现代针灸学一说,充其量是近代针灸学。您如何看待这一观点?

陈少宗:关于"现代"一词含义的解释,哈贝马斯的说法最具代表性,他指出:"人的现代观随着信念的不同而发生了变化。此信念由科学促成,它相信知识无限进步、社会

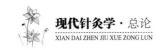

和改良无限发展。"所以,所谓的"现代"所反映的其实是一个动态过程,并且包含了进步与开放。今天称谓的近代针灸学在昨天就是昨天那个时代称谓的"现代针灸学",今天称谓的现代针灸学到了明天再看时就变成了未来那个时代称谓的"近代针灸学"了。知识体系的发展、更新与进步并不依某个人的意志为转移,只有"近代针灸学"的认识是对历史的一种割裂,也是对近一个世纪以来针灸学发展变迁的一种无视。暂且不论现代针灸学的合理性或科学性,只就其特征与发展趋势而言,至少反映了这个体系所具有的时代性、开放性、进步性,就像《针灸医学导论》(2016年12月人民卫生出版社出版)的观点:针灸学的现代化是其历史的必然;建立现代针灸学是针灸现代化的必然结果。

我曾反复强调,关于现代针灸学体系与传统针灸学体系的这两种模式,从总体上讲,很难分辨孰轻孰重,应该说这两种发展模式相关的两类研究群体或者说两个研究阵营之间,应该彼此认同相互尊重。当然,对于大多数的研究个体而言,要做到既要在传统理论体系内求得学术发展,又要超越传统模式,努力发展现代针灸学,这是非常困难的。我在这里所强调的是,无论你赞成何种发展模式,都应当保持一种开放的心态。既倾注于自己所努力的方向,同时也应对另外一种发展模式给予相当的关切。每个人的知识结构都不能确保他能够理解一切,倾注于自己所努力的方向或发展模式,并不一定要以否定另外一种模式为前提,我们需要用一种豁达、宽容的文化心态彼此善待对方。

◢ 参考文献 ◢

[1] 陈少宗.大科学研究是发展现代针灸学的必由之路[C].中国科协第18届年会·16分会场:针灸学大科学研究高峰论坛论文集(西安),2016.

[2] 陈碧玮,陈少宗.正确辨病是现代针灸临床的基础和方向[J].医学与哲学,2015,36(3):75-77.

[3] 陈少宗.建立现代针灸学理论指导下的针灸治疗体系[J].针灸临床杂志,2008,24(10):1-3.

[4] 陈少宗.现代针灸学理论与临床应用[M].济南:黄河出版社,1990,1.

[5] 陈少宗,巩昌镇.现代针灸学[M].郑州大学出版社:黄河出版社,2011,3-6,109.

[6] 陈少宗.全息生物医学理论与现代耳针疗法[M].青岛:青岛出版社,2001,1-6.

[7] 陈少宗,刘清新.针刺效应与机体机能状态数量关系的初步观察[J].中国针灸,1993.(5):41.

[8] 陈少宗,胡皓,李艳梅.申时酉时电针对脑血栓患者 TXB_2、$PGF_{1\alpha}$ 的影响与其基础状态的数量关系[J].针灸临床杂志,2007,23(9):4.

[9] 陈少宗,李艳梅,郭珊珊,等.辰时巳时电针对脑血栓患者 TXB2PGF1A de 影响与其基础状态的数

量关系 [J]. 针灸临床杂志 ,2008,24（3）:6.

[10] 陈少宗 . 现代时间针灸学理论与临床应用 [M]. 济南 : 黄河出版社 ,1990,1.

[11] Chenshaozong.Research on Correlation between Acupuncture Time and Acupuncture Effect.International Journal of Clinical Acupuncture,2002.12（2）:117.

[12] 陈少宗 . 针刺作用时效关系研究的临床意义 [J]. 针灸临床杂志 ,2008,24（6）:1-3.

[13] 吕国蔚 . 穴位针刺效应的神经传导通路 . 针灸研究进展(中医研究院编)[M]. 北京 : 人民卫生出版社 ,1981,141.

[14] 杨枫 , 等 . 经络穴位和神经节段的相关规律性 . 针灸针麻研究(张香桐等主编)[M]. 北京 : 科学出版社 ,1986,441.

[15] 何莲芳 , 等 . 尾核在针刺镇痛中的作用 . 针灸针麻研究(张香桐等主编)[M]. 北京 : 科学出版社 ,1986,111.

（该文发表于 2017 年的《中医药导报》，

连载于美国 2016 年 8 月的《华兴报》）

第二篇

经穴系统及经穴疗法的基本理论

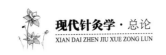

针灸疗法治病、防病的方式与药物疗法存在着本质不同,前者并没有向机体输送任何的化学物质,也没有向机体输送任何特别的巨大能量,并且针灸疗法对机体施加影响的最大特点是"双向良性调节作用",这被称之为针灸作用的"第一定律"。现代针灸学研究已经证实,针灸疗法对许多疾病的治疗效果具有可靠的生理学或生物化学方面的证据。

毫无疑问,针灸疗法治病、防病的基本原理或者说基本路径必然是通过影响人体自身的调节系统的功能而实现的。就目前的研究,所能确定的主要调节系统只有神经系统、内分泌系统、免疫系统。

人和高等动物有十多个系统构成,即消化系统、呼吸系统、循环系统、泌尿系统、生殖系统、运动系统、皮肤系统、听觉系统、视觉系统、嗅觉系统、免疫系统、内分泌系统和神经系统。这十多个系统构成了一个完整的生命体,而这个生命体必须通过神经 – 内分泌 – 免疫网络系统,才能实现互相联系、互相制约,共同完成整个生物体的全部生命活动。

神经系统(nervous system)是人体内起主导作用的系统。内、外环境的各种信息,由感受器接受后,通过周围神经传递到脑和脊髓的各级中枢进行整合,再经周围神经控制和调节机体各系统器官的活动,以维持机体与内、外界环境的相对平衡。神经系统是由脑、脊髓、脑神经、脊神经和植物性神经,以及各种神经节组成。能协调体内各器官、各系统的活动,使之成为完整的一体,并与外界环境发生相互作用。神经调节作用的实现有赖于反射弧的完整性,神经反射弧的基本组成包括感受器、传入神经、神经中枢、传出神经、效应器。

内分泌系统(endocrine system)是一种整合性的调节机制,通过分泌特殊的化学物质来实现对有机体的控制与调节。内分泌系统也是机体的重要调节系统,它与神经系统相辅相成,共同调节机体的生长发育和各种代谢,维持内环境的稳定,并影响行为和控制生殖等。

免疫系统(immune system)是机体执行免疫应答及免疫功能的重要系统。该系统的主要作用有 如下三个方面:(1)识别和清除外来入侵的抗原,如病原微生物等;(2)识别和清除体内发生突变的肿瘤细胞、衰老细胞、死亡细胞或其他有害的成分;(3)通过自身免疫耐受和免疫调节使免疫系统内环境保持稳定。修补免疫细胞能修补受损的器官和组织,使其恢复原来的功能。

现代针灸学理论体系是以运用现代科学技术、方法对相关问题的研究所获取的现代科学意义上的规律作为指导理论，也就是以"神经－内分泌－免疫网络学说及腧穴作用规律、针刺作用的四大规律"为该体系的理论核心，机理的阐明完全立足于现代科学意义的相关知识体系。

在临床上，现代针灸学以辨病为主导，强调针灸治疗方案的科学化、规范化，包括取穴组方、针刺时机、针刺手法、留针时间、针刺频次等几个方面，这些关键因素的确定均应当遵循腧穴作用的基本规律和针刺作用的基本规律。

第一章
穴位与神经的形态学关系

第一节 穴位局部的神经分布

20 世纪 50 年代开始,为了弄清楚穴位的形态基础,国内外学者运用层次解剖、断面解剖或二者结合的方法在人类尸体或动物身上对大多数穴位进行了广泛研究,获得了大量关于穴位局部的神经分布的资料。

几十年来的大量研究表明,穴位局部具有丰富的神经分布,其中靠近神经干的穴位就占到穴位总数的 55% 左右。在穴位周围、直径为 1.0cm 的范围内有神经干或有较大的神经分支通过者,可占到穴位总数的 95% 左右[1-9]（详见表 1-1）,而非穴位区内的神经干、神经支的分布明显少于穴位区[10]。

表 1-1 穴位局部的神经干、神经分支的分布情况

研究者	穴位数	有关神经干、神经支的分布情况
徐州医学院[1]	361	有 205 穴靠近神经主干（56.8%）,其中靠近皮神经主干者有 104 穴（38.8%）,靠近深部神经主干者有 122 穴（33.8%）。
上海第一医学院[2]	324	有 323 穴与神经有关（99.6%）,其中与浅层皮神经有关者 304 穴（93.8%）,与深部神经有关者有 155 穴（47.8%）,与深浅神经均有关者 137 穴（42.3%）。
北京市结核病研究所[3]	312	有 217 穴与神经干或皮神经有关（69.5%）;位于四肢的 141 个穴位中,有 139 个穴位与神经干或皮神经有关（98.5%）。
上海中医学院[4]	309	有 152 穴可直接刺中神经干（49.19%）,针刺点旁开 0.5cm 内有神经干者 157 穴（50.81%）。

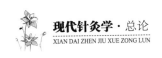

（续表）

研究者	穴位数	有关神经干、神经支的分布情况
大连医学院[5]	307	直接刺中或距针刺点 3mm 以内有神经干、神经支的穴位 108~142 个（35.2%~46.1%），与针刺点相距 4~9mm 之间有神经干、神经支的穴位有 52~72 个（17.2%~23.0%）。
河南医学院[6]	300	半数穴位下面有神经通过，另外一半的穴位附近也都有神经分布。
福建医学院[7]	141	有 72 穴可直接刺中神经干（51.0%），58 个（41.1%）针刺点附近有神经干分布的穴位。
南京第一医学院[8]	114	上肢 97% 的穴位与神经有关，下肢 95.4% 的穴位与神经有关。
兰州医学院[9]	66	1/10 同身寸内有神经分布的穴位 35 个，1/10~2/10 同身寸内有神经分布的穴位 19 个。
周沛华[9]	323	所有穴位处均有神经分布。

边长泰、王汉卿等人[11]（1974 年）则在 8 具尸体上，按循经解剖的方法，将胃经、膀胱经、肾经、肝经、心包经、大肠经等 7 条经脉的 295 个主要穴位进行了断层解剖和象限解剖，结果表明：七条经脉的主要穴位及其循行路线，与神经的关系较为密切，并且也与穴位所在部位的某些血管及血管周围的植物神经有关。同时还发现：胃经的足三里穴（ST36），分布有来自腓深神经及腓总神经至胫前动脉的血管支；肾经的复溜穴分布着来自胫神经到胫前动脉的血管支；心包经劳宫穴（PC8）分布着来自正中神经及尺神经的血管支；大肠经的合谷穴（LI4）分布着来自第一指掌侧总神经的血管支；大肠经的三间穴（LI3）分布着来自指掌侧固有神经的血管支。某些躯体神经与血管周围植物神经丛之间的吻合支的存在，对于沟通躯体神经与植物神经之间的联系可能有重要作用。另外，活体上电生理学研究发现，当针刺内关穴（PC6）或神门穴（HT7），受试者产生"得气"感觉的同时，在肘部及腋部正中神经上几乎同步地出现电变化，说明针刺的感觉信号是由神经传导的，这与在尸体上所作的解剖学研究的结果是吻合的。安徽医学院[12]（1976 年）也对 8 例成年男尸进行过解剖，对交感干、交–脊联系点与膀胱经背部内侧线的穴位之间的关系进行了观察。发现：交感干、交–脊联系点的体表投影与膀胱经背部内侧线的重合率高达 80%；其中交感干的体表投影点有 164 个与膀胱经背部内侧线的穴位重合

在一起,交－脊联系点的体表投影点有 184 个与膀胱经背部内侧线的穴位重合在一起,重合率为 66%。这一观察结果表明,膀胱经背部内侧线上的穴位与交感干、交－脊联系点有非常密切的解剖学关系。另外,沈阳医学院曾研究过胸腹部的穴位分布与神经分布的相关性,方法是先由体表取穴,用帽头针刺入各穴点,并留针不动,然后将整个腹壁切下,翻转过来,由深面向浅面逐穴解剖各神经支,考察它们与穴点的关系。结果:胸腹部的穴位分布与神经分布具有密切的相关性,全部穴位均位于神经支末梢处。

20 世纪 80 年代以后,穴位与周围神经关系的解剖学研究工作较前有所减少,但有关的研究工作却较以往更为细致深入。锦州医学院的胡佩儒和赵志远即在 1980 年对穴位的神经支配作过大量的系统研究[13],结果完全支持以往关于穴位与神经关系的研究结论。50 年来的解剖学研究表明,90% 以上的穴位附近(直径 1.0 厘米的范围内)有神经干或较大的神经分支通过。但是针刺时直接刺中神经干或其主要分支的机会并不是很高,根据我们的经验来判断,针刺穴位时刺中神经干或其主要分支的概率只有10%~20% 左右,而且这种情况主要发生在关节附近的穴位,譬如位于手腕关节附近的大陵(PC6)、内关(PC6)、神门(HT7)、灵道(HT4)、通里(HT5),位于足腕关节附近的太溪(KI3)、三阴交(SP6),位于膝关节附近的委中(BL40)、阳陵泉(GB34)。有人估计,虽然针刺穴位直接刺中神经干或其主要分支的概率不是很高,但运用提插捻转等一般刺激手法针刺时,可牵动周围组织而间接影响到神经干或其主要分支[14,15]。

总之,大量的人体解剖、显微解剖或电泳－X 线显微摄影等研究表明,穴位在形态结构上与神经的关系最为密切。另外,伴随血管广泛分布的植物神经与穴位的解剖关系也受到许多学者的关注。当然,这并不是说神经是穴位的唯一结构基础,事实上穴位的结构基础包括皮肤、皮下结缔组织、肌肉、神经、血管及肌腱、骨膜等等。

第二节　穴位局部的组织学特征

20 世纪 60 年代,中国的一大批杰出的医学和生物学工作者,为了检验"金风汉小体"的存在,对穴位部位的组织学特征进行了广泛研究,在否定了"金风汉"工作的同时,也逐步弄清了穴位局部的组织学基本特征。安徽医学院(1961 年)、福建医学院(1961 年)、中国科学院动物研究所(1966 年)、西安医学院(1976 年)等许多单位[16-32]在人类尸体或病人截除的肢体上,对不同部位的众多穴位及非穴位区的组织学特征进行了广泛观察

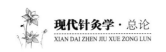

和比较,观察发现:穴位部位从表皮、真皮、皮下、筋膜、肌肉以及血管的组织中往往都存在着丰富而多样的神经末梢、神经束和神经丛,而且几乎所有穴位处都有多种神经末梢的感受器装置分布。这些感受器装置与针刺穴位所产生的针刺效应是密切相关的。

神经末梢的多少及其类型,因穴位所处的部位及该部位组织层次的不同而异。根据王仲涛等人[33](1962年)的研究,一般无毛部和易与外界接触的部位较多,譬如易与外界接触的指尖部:表皮基层细胞间,有新月状或小环状游离神经末梢;真皮乳头层内,有构造复杂而多样化的触觉小体。在染色较好的切片中,可以看到在六个连续相邻的乳头层内都含有该种神经末梢;在真皮网状层中,有游离神经末梢、露菲尼氏小体和克氏终球;皮下组织与真皮交界处,可见到大量环层小体;在血管周围可看到由粗细两种纤维构成的神经束与血管并行。足趾与外界接触的机会远较手指尖部为少,位于此处的穴位,如隐白(SP1)、大敦(SP2),显微镜下所见到的主要是触觉小体和游离神经末梢。位于有毛部位的穴位,神经末梢主要分布在毛囊及真皮结缔组织中。但在足三里(ST36)、三阴交(SP6)、内关(PC6)等穴位处,却含有无囊及有囊感受器,如各种游离神经末梢、露菲尼氏小体[33]、麦氏小体、克氏小体、环层小体、高尔基-马楚尼氏小体等[16]。有些部位的穴位(如耳廓部位的穴位),虽然只观察到毛囊里的感受器和结缔中的游离神经末梢,但这些部位也能感受到冷、热、触、压、疼痛等各种刺激信号[23,34-36]。进一步对人类皮肤的神经组织学研究表明,每一平方毫米内有一百多个神经末梢,它们来源于多种不同的神经纤维,即便是极为细小的点状刺激,也会同时刺激到众多的神经末梢[37]。

每一个穴位处不但有多种神经末梢,还有多种不同的组织,那么针刺穴位时可刺到哪些组织呢?针刺穴位时所产生的酸、麻、胀、重等感觉(即所谓"得气")又与哪些组织结构有关系呢?为了弄清这方面的问题,20世纪70年代中后期,我国的形态学研究工作者建立了一种独特的实验方法,该方法是利用要截肢的患者,在麻醉之前,患者能够正常辨别针感性质的情况下,测定待截肢体的针感性质,同时设法将颜色标记在产生针感的组织里,待肢体截下之后,找出被标记的有关组织,然后用组织学方法对穴位处的形态结构进行鉴定。这种方法既可以探明针刺穴位时所刺中的组织结构,同时也为了解与针感有关的组织结构提供一定的依据。在以往研究中,通用的标记方法有:蓝点法、改良蓝点法、美蓝法及墨汁法等。蓝点法与改良蓝点法是根据铁离子-普鲁士蓝反应原理设计的,这两种方法定位准确;美蓝法与墨汁法是用微量注射器直接向待观测穴位注射无害性染料,这两种方法使用简便。

在我国,上海中医药研究所[38]（1974年）率先用蓝点法研究了35个针感点的标记情况,观察发现:蓝点全部分布于深部组织。在以蓝点为中心、直径为1.5mm的视野内,有4个穴位分布着神经束,有26个穴位分布着血管,因而认为针感的产生与血管有一定关系。针刺足三里对肠蠕动影响的实验研究结果也提示,血管壁上的植物神经很可能与针刺效应的产生有关[39]。随后,安徽中医学院[40]（1976年）及西安医学院、山东医学院等单位[41]（1979年）又用改良蓝点法观察了足三里（ST36）、内关（SP6）等16个针感点的标记结果。观察发现:产生针感的部位也全部位于深部组织中,并发现酸与胀的针感主要与骨骼肌有关。在以蓝点为中心、面积为1.0~4.0mm²的视野内,见到的几种组织结构的比例是:神经束占35.2%,游离神经末梢占14.8%,肌梭占4.5%,血管占45.5%。据此观察结果推测,针刺穴位时,可刺中神经束、深部的多种感受器及血管壁上的神经装置。

上海中医药研究所在以往工作的基础上,又与上海中医学院附属龙华医院、上海市第六人民医院合作[42]（1977年）用美蓝法标记针感点,结合手术中直接刺激某些结构,记录患者感觉主诉等方法,观察了偏历（LI6）、郄门（SP4）、间使（SP5）、少府（HT8）、天井（SJ10）、清冷渊（SJ11）、阳池（SJ4）、小海（SI8）、阴谷（KI10）、委中（BL40）、风市（GB31）、解溪（ST41）、太冲（LR3）13个穴位中的30个针感点,同时还观察了在手术中用直接刺激方法证实有针感的4块组织。材料大小在1.0mm×1.0mm×0.96mm和3.0mm×6.0mm×0.37mm之间。观察发现:30个针感点中,只有6个针感点位于皮下结缔组织中,其余24个均位于深层组织中（详见表1-2）。

表1-2　30个针感点的分布情况

大体分布	腱膜	骨膜	神经	肌肉	血管神经	血管	肌腱或韧带间结缔组织	皮下结缔组织	合计
出现次数	7	5	4	4	1	1	2	6	30

有针感的34块组织中,镜下观察的结果是:一般结缔组织中或肌纤维间均可见到大小不一、数量不等的小血管;其中26块有粗细各异、数量不等的小神经束、神经末梢（包括3层环层小体）和神经干及其分支;未见到其他特殊的结构。根据手术中,128次直接刺激各种不同的组织时,听取患者感觉主诉的频数分析,发现:刺激不同组织引起的酸、麻、胀、重等不同感觉出现的频次不同,刺激神经多引起麻感,刺激血管多引起痛

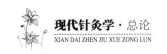

感,刺激肌腱、骨膜多引起痠感,刺激肌肉多引起酸、胀感。另外还看到:同一条神经干,手术器械碰撞它时产生麻感,针刺时产生痠胀感,手术刀分解它的鞘膜时产生麻感,手搓它时产生重感。在针感点所标记的这些组织中,参与针刺反应的显微结构主要是大小不同、数目不一的神经束、游离神经末梢和某些包囊感受器、血管及血管壁上的神经结构等。在这些观察中,没有看到引起痠、麻、胀、重等不同感觉的部位分布有某一种单一的、特异的神经感受器。因此,有些学者认为,产生针感的结构基础是多方面的,它应包括神经干、支及小神经束、游离神经末梢和某些包囊感受器、血管和血管壁上的神经结构等。针刺时产生针感的过程,应该是这些结构中多种结构综合反应的结果[23,25,43]。后来,上海针灸经络研究所的林文注等人[44](1986年)又运用类似的方法,在42例待截肢的成年男女身上共标记了足三里(ST36)、三阴交(SP6)、内关(PC6)、偏历(LI6)等29个穴位,共66个蓝点,其中针感点50个,非针感点16个。50个针感点的针感性质大多数为痠、胀感,少数为重、麻、触电感。这些针感点分别位于肌肉、肌腱、肌腱周围的结缔组织、骨膜、血管、神经干与神经支、关节囊和皮下结缔组织中(见表1-3)。对以蓝点为中心、直径为1.5mm的范围内组织结构进行镜下观察,发现:除了肌纤维和结缔组织外,还有粗细不一、数量不等的有髓与无髓小神经束、游离神经末梢、环层小体、肌梭和小血管。针感点内与非针感点内的神经结构的出现率分别为82.00%和23.08%,差异非常显著(P<0.01);血管的出现率分别为68.00%和69.28%,无显著差异(P>0.05)。在一个针感点内有的只见到一种神经结构,有的可同时见到几种神经结构。各种神经结构的出现率以小神经束为最高,为57.9%;游离神经末梢的出现率次之,为22.81%。针感点内各种有髓神经束的大小及其含有的神经纤维的数目也不一样,最大的神经束有几百条纤维,最小的神经束则只有几条纤维。神经束内纤维的直径多在1~10微米之间,以6微米以下的居多。另外,观察还发现:小神经束和游离神经末梢在观察的所有穴位中普遍存在,而神经干、神经支、环层小体、肌梭则仅在个别穴位中见到。这表明小神经束和游离神经末梢可能是多数穴位产生针感的主要结构基础。观察中还发现:以痠、胀、重为主的针感点,其小神经束内的神经纤维多为细纤维,而以麻为主的针感点多位于以神经干、神经支或以粗纤维为主的神经束上。这提示不同性质的针感可能与针刺时所兴奋的神经纤维的数量或类别不同有关。观察中还注意到:针感点内血管壁或血管旁结缔组织中往往有丰富的神经末梢或神经束分布,结合Gross报道的疼痛与植物神经传入有关的一些证据,推测血管壁上的植物神经也可能参与针感的形成。

表 1-3　50 个穴位针感点的大体分布

针感点所在组	针感性质					合计
	痠	胀	重	麻	触电感	
肌肉	6	9	1			16
腱和腱周	10	5				15
神经干、神经支	1	1		3		5
血管	1					1
关节囊		1			1	2
骨膜	4	2				3
皮下组织	2	3	4	2		8
合计	21	21	2	5	1	50

　　吴淑兰、曹玉纯等[45]（1979 年）运用如下三种标记方法：改良蓝点法、注射消毒墨汁法、保留银针法，对合谷（LI4）、内关（PC6）、涌泉（KI1）、三阴交（SP6）等穴位、共 23 个针感点进行了观察。观察发现：这些针感点大都位于 1~3cm 的深度。在以针感点为中心、直径为 1.5mm 的范围内，均可见到小神经束、游离神经末梢及小血管、小血管壁上的神经；另有 15 个针感点可同时见到肌肉、7 个针感点同时见到肌梭；还有的针感点处可同时见到环层小体和神经干等。根据组织结构与针感关系的分析，也认为针感的形成是针感点周围多种神经结构综合性反应的结果。

　　赵霭峰[46]（1979 年）亦曾用改良蓝点法对足三里（ST36）、内膝眼（EX-LE4）、外膝眼（EX-LE5）等 14 个穴位、共 44 个针感点的形态结构进行了研究，发现：共产生 11 种不同性质的针感，这些针感可分别出现在自皮肤至骨膜的各种组织以及关节囊内、外的各种组织中，但主要产生于深层组织中（约占 91%）。在以蓝点为中心、直径为 1.8mm 的范围内，全部分布有神经干、神经支和血管，其中 54% 的针感点分布着游离神经末梢（不含血管壁上的游离神经末梢），37% 的针感点分布着肌梭，只有少部分针感点分布有腱梭、环层小体、克氏终球。根据定位于肌肉内的 24 个针感点的结构与针感的关系分析，神经干和神经支及游离神经末梢、血管这三种组织结构与针感呈平行关系，肌梭与针感大致平行，环层小体在以结缔组织为主的穴位中成群出现。同时还见到病变结构对针感的如下影响：1 例患者的病变主要涉及血管、神经及其末梢感受器，针刺时针感反应极

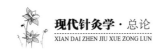

差；1 例患者的肌肉组织几乎全被破坏，但血管、神经及其末梢感受器无明显病变，针刺时则针感良好。这些观察提示，神经干、支及血管、游离神经末梢三者，是穴位所在部位的主要感受器，共同组成了穴位针感的形态学基础。

根据人体解剖学的研究，血管与穴位的关系仅次于神经，有关的组织学研究也表明，针感点的周围往往有血管分布，因而有理由认为，与之伴行的交感神经的节后纤维也是构成穴位的组织结构之一。Rabischong 和 Coabt（1975 年）曾对动物和人类穴位部位的血管及伴行的神经进行过组织学研究[47]，观察发现：真皮内有螺旋状的血管网，在血管网的周围分布着无髓胆碱能神经纤维，它们相互交织成网状。我国学者文琛等人[48,49]（1981 年，1993 年）则运用组织化学的方法对这一问题进行了观察，发现：在人和动物某些穴位部位的小动脉树周围，既有肾上腺素能神经和胆碱能神经形成的动脉周围丛，也有毛细血管前动脉旁丛。研究表明，这两种末梢都是交感神经节后纤维，有控制总外周阻力和调节局部血液的作用。同时还发现，由脊神经无髓纤维构成的胆碱酯酶阳性的小神经束，它们沿细小动脉、静脉走行，直至毛细血管前动脉附近，才形成游离神经末梢，终止于结缔组织的基质中，并加入到毛细血管前动脉旁丛，形成了躯体神经和植物神经在末梢的吻合。虽不能肯定广泛分布的与细小血管相伴行的交感神经节后纤维在针感产生过程中的确切作用，但将其视为穴位的组织结构之一是妥当的。

总之，与针刺效应有关的组织结构或与穴位针感点有关的组织结构的研究，虽然各种报道不尽一致，但实质性的结果是相同的，即针感形成于自皮肤到骨膜的各种组织中，但以深部组织为主。与针感或针刺效应有关的结构，主要是神经、血管壁上的神经装置及穴位深部的多种感受器。穴位浅层的感受器与针感的产生或针刺效应的形成也有一定关系，有力的证据是：各种灸疗方法及各种穴位贴敷疗法也有一定的疗效。当然，这尚需进一步的研究。

▶ 参考文献 ◀

[1] 石中梁 . 全身针灸穴位与神经的关系 [C]. 中国解剖学会 1962 年学术年会论文摘要 ,25,1962

[2] 上海第一医学院人体解剖学教研组 . 经络俞穴与神经关系的研究 [C]. 全国中西医结合研究工作经验交流会议资料 ,1960

[3] 北京市结核病研究所 . 十二经脉穴位与周围神经的关系 [G]. 针麻资料汇编 ,114,1976

[4] 姜凯采, 等. 十二经循行部位及其穴位与人体结构关系的解剖观察 [J]. 上海中医学院学报,1960,（1）:57

[5] 大连医学院解剖教研组, 等. 十二经络穴位解剖部位检视 [J]. 大连医学院学报,1960,（2）:139

[6] 河南医学院附属医院针麻组. 关于针刺麻醉原理的一些看法. 针刺麻醉资料综述（中医研究院编）[M]. 北京：人民卫生出版社,1,1973

[7] 福建医学院针灸经络研究室. 针灸作用机制及经络实质的探讨 [J]. 福建医学院学报,1960,（3）:1

[8] 南京第一医学院解剖教研组. 肢端部位（114 个）穴位的局部解剖以及神经联系关系的解剖观察 [J]. 南京第一医学院学报,1959,（4）:360

[9] 周佩华, 等. 经络俞穴与周围神经的关系 [C]. 全国针灸针麻学术讨论会论文摘要（一）,233,1979

[10] 上海第一医学院人体解剖学教研组. 关于针灸经穴形态基础研究的初步报告 [G]. 全国中医经络针灸学术座谈会资料选编,213,1959

[11] 边长泰, 等. 针刺麻醉原理的形态学研究 [J]. 新医药研究,1974,（4）:32~40

[12] 安徽中医学院针麻经络研究室. 膀胱经背部内侧线俞穴与交感神经干关系的观察 [G]. 针麻原理经络实质研究资料（内部资料）,11~17,1976

[13] 胡佩儒, 等. 手少阳三焦经主要穴位的局部解剖学研究 [J]. 锦州医学院学报,1980（3）:1~10

[14] 上海中医学院教研室. 手三里的解剖观察 [G]. 科学研究论文汇编（上海中医学院. 第二卷）,1959

[15] 肖慕莲, 等. 对探讨经络实质的几点看法 [G]. 同 [10]

[16] 安徽医学院针灸研究小组. 经络穴位及针刺作用机制的初步研究 [J]. 安徽医学院学报,1961,（1）:1

[17] 福建医学院解剖学教研组. 四肢经络穴位的局部解剖学研究 [C]. 福建省针灸经络学术座谈会论文摘要选编,22,1961

[18] 中国科学院动物研究所组织学研究室. 合谷穴位神经分布的初步观察 [G]. 针麻研究工作座谈会资料,1966

[19] 西安医学院针麻基础理论研究协作组. 关于合谷穴位的形态学、生理学研究及其"得气感"传入脊髓的路径 [G]. 同 [6]

[20] 张沛棠, 等. 对某些穴位的神经装置及针刺后有机体内若干反应的研究. 庆祝建国十周年医学科学成就论文集（上卷）[M]. 北京：人民卫生出版社, 58,1959

[21] 陈义蔚, 等. 人手第一背侧骨间肌肌梭分布和结构的观察 [C]. 福建医学院第三届学术讨论会论文摘要,58,1963

[22] 中山医学院. 有关针刺麻醉解剖生理基础的一些看法 [J]. 新医学,1971,（4）:38

[23] 中国科学院动物研究所针麻研究组. 针麻穴位里感受器的若干观察 [G]. 全国针麻学习班资料,55,1972

[24] 西安医学院针麻基础理论研究组. 合谷区穴位针感感受器及其传入纤维类别. 全国针刺麻醉研究资料选编 [M]. 上海：上海人民出版社, 316,1977

[25] 江家元. 针刺治疗高血压的主穴（内关、三阴交）的形态学观察 [G]. 高血压综合研究论文集（安徽

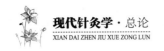

医学院），1959

[26] 安徽医学院. 人前臂手厥阴心包经组织里感受器的初步观察 [G]. 针刺麻醉原理研究资料,25,1973

[27] 山东医学院经络针麻原理研究组形态组. "内关"穴区针感感受器的形态研究（单行资料）[A].1976

[28] 西安医学院针麻基础理论研究组. 以合谷穴为典型研究穴位与针感的进展情况 [G]. 经络针麻原理研究资料,7,1976

[29] 西安医学院针麻基础理论研究组. "穴位与针感"专题研究进展情况 [J]. 针刺麻醉,1977,（2~3）:1

[30] 上海中医研究所经络针麻研究室一组. 家兔针刺"得气"与穴位组织结构的观察 [J]. 针刺麻醉,1977（2~3）:29

[31] 同［30］. 人体穴位针感的形态学观察（论文摘要）[J]. 针刺麻醉,1977,（2~3）:11

[32] 张保真,等. 承山区穴位形态学观察 [J]. 陕西医药资料（陕西省医药卫生科技情报站）,1978,（4）:40

[33] 王仲涛,等. 对针灸穴位皮肤内神经末梢之观察 [C]. 中国解剖学会 1962 年学术年会论文摘要,36,1962

[34] 雷琦. 外耳的神经和动脉的解剖 [J]. 解剖学报,1963,（1）:39

[35] 江家元. 耳廓的神经末梢形态学观察 [J]. 安医学报,1960,（2~3）:62

[36] 医用人体学教研组. 人耳根皮肤内神经末梢的初步观察 [J]. 医药科技资料（遵义医学院医药科技资料编辑组）,1972,（2）:40

[37] 上海生理研究所针麻组. 近年痛觉生理文献概述 – 简介几种疼痛学说 [G]. 同 [23].152

[38] 上海中医研究所形态组. 穴位"针感"部位的组织结构观察 [J]. 新医药学杂志,1974,（12）:23~24

[39] 上海中医研究所生理组. "足三里" – 肠蠕动的传入途径分析. 全国针刺麻醉研究资料选编 [M]. 上海：上海人民出版社,296~300,1977

[40] 安徽中医学院针麻经络研究室. 针感定位之"蓝点法"的改良 [G]. 针麻原理经络实质研究资料（安徽中医学院）, 18~22,1976

[41] 西安医学院,等. 穴位针感结构的形态学观察 [J]. 针刺麻醉,1979,（2）:59~64

[42] 上海中医研究所经络针麻研究室一组,等. 人体穴位针感的形态学观察. 针刺麻醉临床和原理研究资料选编 [M]. 上海：上海人民出版社,205~209,1977

[43] 四川医学院人体解剖教研组,等. 家兔"足三里"及"合谷"穴位组织结构的初步观察 [J]. 针刺麻醉,1977,（2~3）:28

[44] 林文注,等. 人体穴位针感的感受器和传入径路的观察. 针灸针麻研究 [M]. 北京：科学出版社,323~330,1986

[45] 吴淑兰,等. 对人体穴位"针感"部的形态学观察 [J]. 针刺麻醉,1979,（2）:65~68

[46] 赵霭峰,等. 人体穴位针感的形态学研究 [A]. 全国针灸针麻学术讨论会交流资料（单行本）,1979

[47] 王本显. 国外对经络问题的研究 [M]. 北京：人民卫生出版社,170~175,1984

[48] 文琛,等. 以大白鼠针刺镇痛模型探讨针感传入的形态学基础 [J]. 针刺研究,1981,（6）:141~150

[49] 文琛. 对经络实质问题的讨论 [J]. 中国针灸,1993,（11）:75~79

第二章
针刺信号的产生与针刺信号的外周传入

第一节 针感产生的生理学基础

传统针灸学认为,穴位是人体脏腑之气输注于体表而形成的一些特定部位,针刺这些部位能够调节机体的各种功能。用针刺疗法治病时,传统针灸学强调,针刺点要准确,并且要求得气,也就是要产生针感。这个过程涉及两个问题:一是如何认识穴位的空间位置;二是针刺穴位时的针感是怎样产生的。下面就系统介绍这方面的研究情况。

一、穴位具有特定的空间位置

多数人认为,针刺点是否准确是影响针刺疗效的一个重要因素。近些年来的许多研究表明,穴位的确具有特定的空间位置。

吕国蔚等(1979 年)按照正交设计法进行研究时发现,针刺足三里(ST36)时,有 78.2% 的动物产生显著的镇痛效应,而针刺相距足三里(ST36)仅 0.5cm 的非穴位点,则不产生明显的镇痛效应[1]。Chan 与 Fung(1975 年)也发现,针刺足三里(ST36)能够明显抑制去大脑皮层猫的皮肤多突触反射,而针刺相距足三里(ST36)仅 0.5cm 的非穴位点则没有这种作用[2]。Man 和 Baragar(1973 年)曾对 40 例患者进行研究,结果发现,准确针刺外膝眼(EX-LE5)、内膝眼(EX-LE4)和冲阳(ST42)三个穴位时,有 37 例患者能够获得显著的镇痛效果;而针刺点偏离了这三个穴位时,只有 2 例患者产生了微弱的镇痛效果[3]。Bresler(1973 年)以脑电图、心电图、肌电图、皮肤电反应、呼吸、心率和体温等作为指标,对针刺穴位和针刺穴位邻近的非穴点的反应进行比较,也发现反应具有显著差异[4]。

除了穴位与非穴位在生理效应方面存在着明显差异之外,穴位与非穴位在生物物理特性方面也存在着许多差异。早在二十世纪 50 年代,日本学者中谷(1956 年)在实验中

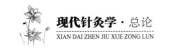

发现,当12伏的直流电通过人体的皮肤时,皮肤上某些点的导电量明显高于另外一些部位,他把这些高导电量的点称为良导点。令人惊奇的是,这些良导点的位置与中国针灸学中所记载的穴位位置高度吻合[5]。Matsumoto(1974年)报道,应用类似中谷氏的探测装置,能够将80%以上的穴位检查出来[6]。类似这方面的工作还有很多,这些工作都证实,穴位具有低阻特性或良导特性[7-17]。

为了进一步弄清楚穴位的坐标位置,有必要从多种角度、多个层次对这一问题进行研究。对人体穴位的研究要如此,对动物穴位的研究也应如此。在动物实验中,只依靠拟人化选取动物身上的穴位,可能会影响实验结果的可靠性。

二、穴位的感受器

在上一章介绍穴位局部的组织学特征时曾谈到,大量的研究表明,穴位局部分布有神经束、游离神经末梢、包囊感受器、血管,等等。那么,在这些组织当中,哪些属于穴位感受器呢? 也就是说,针刺穴位之后,刺到什么结构才会产生针感呢?

(一)感受器的分类

在介绍穴位感受器之前,先介绍生理感受器的一些基本知识。感受器是一种换能器(transducers),能够把各种形式的刺激转化为细胞的膜电位变化,膜电位形成的神经冲动由神经纤维传向中枢神经系统。感受器有多种分类方法,譬如,根据感受器细胞可接受和转化的刺激性质,可将感受器分为三类:第一类分布广泛,是脑神经和脊神经第一级传入神经的纤维分枝,在末梢形成简单的游离神经末梢和具有被囊的复杂小体。第二类是特化的感觉细胞,一级传入纤维与它形成突触,如味蕾和内耳的感受器。第三类也是特化的神经细胞,即神经上皮(neurepithelial cells),如视网膜和鼻黏膜的感觉细胞。还有一种分类方法,是根据感受器在体内的分布及其感受作用划分的,分为外感受器(exteroceptors)、本体感受器(proprioceptors)和内脏感受器(interoceptors)。前二者是躯体神经传入成分的末梢,内脏感受器是内脏传入成分的末梢。还有一种分类方法,是根据感受器细胞与周围其他细胞的关系进行分类的,也分为三类,第一类是游离感觉神经末梢,神经纤维的终末分支形成丛状或自由穿行,与周围的细胞不形成特殊的联系。第二类是表皮中的特殊神经末梢,感觉末梢与特殊的细胞有密切联系。第三类是有被囊的感觉神经末梢,这些被囊是由结缔组织或特殊细胞构成的,它们的复杂程度各不相同。下面就按照这一种分类方法介绍感受器。

1. 游离感觉神经末梢

游离感觉神经末梢简称游离神经末梢,是体内分布最广泛的感受器。这类感受器主要分布在皮肤中,也可见于黏膜、浆膜、肌肉、深筋膜和许多内脏的结缔组织中。皮肤中的游离神经末梢由皮神经的有髓纤维和无髓纤维供应。这些有髓纤维多数较细,它们失去髓鞘后,在真皮深层和表皮下分枝形成广泛分布的神经丛。由表皮下的神经丛发出细支穿入表皮,再反复分枝,末端多呈小结节状,止于上皮细胞间。关于游离神经末梢感受刺激的机理,目前所知不多。从种系发生上看,它们比有被囊的神经末梢古老,感受功能的专一性较差,能感受痛觉,也能感受温觉、触觉及本体觉、振动觉。

2. 表皮中的特殊神经末梢

毛发有极丰富的神经末梢,这类神经末梢是非常精细的感受器。有人统计,皮神经中的细有髓鞘纤维的 80% 分布于毛发。毛发的神经末梢来自真皮神经丛的有髓纤维,这些纤维的直径为 1~5 微米。随毛囊的大小和类型的不同,分布于其中的神经末梢的数量、粗细和形状也有差别。这类神经末梢走向毛囊,在皮脂腺导管下方分支,进入毛囊纤维鞘中,顺长径分布,形成栅状末梢。也有些神经纤维分枝呈环行状,在胶原纤维间形成末梢。还有些纤维分枝穿入玻璃膜,再分枝纵行。分布到毛囊的这类感受器主要接受毛发触动和摆动时的刺激,引起灵敏的触觉。

3. 有被囊的感觉神经末梢

这类神经末梢具有一定的构造,但它们的大小和形状不一。这类感受器的共同构造特点是神经末梢外有被囊包裹。这类感受器有触觉小体(tactile corpuscles of meissner)、环层小体(pacinian corpuscles)、神经腱器(neurotendinous organs)、神经肌梭(neuromuscular spindles)和关节感受器等。这些感受器各有自己的结构特点和分布特点。另外,还有几种别的有被囊的末梢,但目前对它们的了解较少。

（1）触觉小体: 这种感受器分布在手和足的皮肤、前臂前面、口唇、睑结合膜和舌尖等处,但以无毛皮肤中最多。成熟的触觉小体为柱状,它的长轴与表皮基底面垂直,长约 80 微米,宽约 30 微米,由被囊和内芯构成。神经纤维在小体内分成许多细支,呈螺旋状穿行于细胞间。有髓鞘的分支多见于小体的真皮端,无髓鞘的分支主要在小体的表皮端。小体内的神经分支都有神经膜细胞包被,轴突并不裸露。随着年龄的增长,触觉小体逐渐减少,到老年约消失 80%,供应小体的神经纤维也减少,只留在内芯深处。触觉小体是低刺激阈的快适应感受器,接受机械刺激,对触觉非常敏感,能提供两点辨别觉。

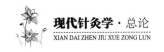

（2）环层小体：这种感受器分布于手、足的掌蹠面及手指和足趾的皮下组织中，也见于上肢、颈部、骨膜、四肢骨间膜、关节附近、肠系膜等处。环层小体较大，长可达 2 毫米，宽 0.5~1 毫米，有的环层小体肉眼即可见到。每个环层小体往往由一条较粗的有髓鞘纤维供应。神经纤维临近小体时失去髓鞘，在进入中轴时神经膜细胞终止。赤裸的轴突纵贯中轴全长，不分支，末端膨大成球，内含许多大线粒体。

环层小体的被囊约有 30 层，在小体的横切面上呈同心圆状结构。环层小体的各层被囊之间含有液体，维持着相当的内压。许多电生理的研究表明，这种末梢为一种快适应的机械感受器，只对突然施加的机械刺激起作用，尤其对振动很敏感。

（3）神经腱器：这种感受器主要分布在肌与腱连接附近，长约 500 微米，直径约 100 微米。神经腱器也称腱器官，每个腱器官内有几束腱纤维，外包较薄的被囊。整个被囊外还有薄层胶原纤维。一条或几条较粗的有髓纤维进入囊内分叉成花枝状（flower-spray），末端膨大成叶状或钩状，内有许多小泡和线粒体。这种感受器对腱的主动或被动牵拉非常敏感，以减低肌肉收缩时发生的过大张力。形态学和生理学的研究表明，当腱发生张力时，腱器官内的腱纤维更趋于密集平行排列，使末梢变形而产生刺激信号。

（4）关节感受器：这种感受器分布在滑膜关节的关节囊内或其周围，主要提供关节的位置觉、运动觉及作用于关节的应力信息。关节感受器又分为以下四型。

Ⅰ型末梢为 Ruffini 小体，位于纤维囊的浅层，常数个聚在一起，由有髓纤维供应。它是慢适应的感受器，产生有意识的关节位置变化和运动的感觉。这种末梢在髋关节等部位分布较多。

Ⅱ型末梢为 Pacini 样小体，这种小体比结缔组织中的环层小体小，往往成群分布在关节囊，尤以关节囊深层较多。这种末梢为快适应的低阈感受器，对运动和压力变化非常敏感，由Ⅱ类或Ⅲ类有髓传入纤维供应。

Ⅲ型末梢分布于关节韧带中，但不在关节囊中。这是一种慢适应高阈感受器，当邻近的肌肉活动受抑制时，它能够防止对关节的过度牵拉。这种末梢由粗传入纤维供应。

Ⅳ型末梢由细神经纤维的分支形成，分布于关节囊、脂肪垫和滑膜层的血管周围，也是慢适应高阈感受器，可能感受关节的过度运动和关节痛。

（五）神经肌梭：骨骼肌内除了有许多游离的神经末梢外，还有一类结构非常复杂的感受器，称为神经肌梭或肌梭。肌梭呈梭形，长约 1.5mm，直径约 0.5 毫米。肌梭存在于所有的骨骼肌中，但有时有的肌肉中没有。一般情况下，做精细动作的肌肉中分布较多，如眼肌、手肌、颈肌中较多,臀大肌和背阔肌中较少。

每个肌梭主要由几条较细小的梭内肌纤维和分布在其上面的感觉神经末梢、运动神经末梢构成,梭内肌纤维外包有能够扩张的长形被囊。被囊由结缔组织构成,分为内外两层。梭内肌纤维分为两型,分别称为核链纤维(nuclear chain fiber)和核袋纤维(nuclear bag fiber)。核袋纤维赤道区较粗,内含多个细胞核,聚集成团。核链纤维中,细胞核位于肌纤维中段排成一行。核袋纤维较粗且长,两端伸出被囊外,止于梭外肌纤维间的肌内膜。核链纤维较短,多不超出被囊,两端止于被囊的结缔组织中。每个肌梭内含有一条或两条核袋纤维及数条核链纤维。

肌梭的感觉神经末梢有两种类型,均属于躯体感觉有髓纤维的分枝。每个肌梭接受一条粗有髓传入纤维,其直径为 12~20 微米,称 Ia 类传入纤维。Ia 类传入纤维临近梭内肌时失去髓鞘,分成几枝,每枝呈螺旋状分别缠绕在核袋纤维或核链纤维的赤道部,称为初级末梢(primary endings)或螺旋状末梢(annulospiral endings)。许多肌梭还接受一条或几条细有髓传入纤维,其直径约为 6~8 微米,称为 Ⅱ 类传入纤维。Ⅱ 类传入纤维伸入被囊内分支时失去髓鞘,大多数在核链纤维上形成次级末梢(secondary endings)或花枝状末梢(flower-spray endings),位于初级末梢的两端。

肌梭的运动末梢有三个类型,两型是 r 传出纤维末梢,另一型是 ß 传出神经纤维的末梢。肌梭的功能是提供骨骼肌的长度、收缩速度和速度变化等的信息。

需要说明的是,有被囊的感觉神经末梢大多属于本体感受器,如被囊感受器中的神经腱器、神经肌梭、环层小体、关节感受器均属于本体感受器。本体感受器负责感受发生在深部组织的刺激,主要是感受运动系统的刺激,如运动、位置和压力等。所以,这些感受器也称为深部感受器。深部感受器也包括一部分游离神经末梢。

另外,大血管和内脏器官也有很丰富的机械感受器。许多部位有伤害性感受器。有些器官分布有与该器官功能有关的特殊感受器。因这些感受器与针感的产生没有关系,在此不多作介绍。

（二）穴位感受器

针刺穴位时,往往产生酸、麻、胀、重、痛等多种不同的感觉,称为针感或得气。而生理感受器有多种,那么穴位感受器属于什么类别呢? 或者说,针刺穴位时刺中的是哪种感受器呢? 由于各种感受器的分布部位及分布深度不同,所以要弄清产生针感的感受器,就应先弄清针感点的深度。为了探索针感点的分布深度,西安医科大学的研究小组

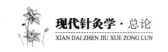

（1976年）对合谷（LI4）、足三里（ST36）、承山（BL57）、尺泽（LU5）、中脘（RN12）产生针感的深度进行了观察，在131穴次的观察中，产生针感的部位（即针感点）在5毫米以内者有2穴次，产生针感的部位深度在5-10毫米者有22穴次，产生针感的部位深度在10毫米以上者有107次。如果以10毫米为深度界限，针感发生在深部者占81%。如果以5毫米为深浅界限，针感发生在深部者则占98.5%[18]。上海针灸研究所林文注等人（1986年）曾观察了50个穴位针感点的分布情况，80%以上的针感点分布在深层。为了进一步研究针感点发生的部位，他们还在针刺麻醉状态下进行手术的患者身上进行了直接观察，观察用针或眼科镊直接刺激血管、神经、肌肉、肌腱、骨膜时感觉反应的性质，并与针感的性质进行比较，按照各种性质的针感进行分类。用这种方法共观察了56例、128次直接刺激各种深层组织的感觉反应，结果如表2-1所示。

表2-1　刺激深部不同组织引起的各种性质的反应

受刺激的组织	酸（例数）%	麻（例数）%	胀（例数）%	重（例数）%	热（例数）%	痛（例数）%	合计（例数）%
神经	6 10.7	30 53.57	13 3.57	2 1.79	1 7.15	4 100.00	56 100.00
血管	3 15.00	4 20.00	1 5.00	0 0	0 0	12 60.00	20 100.00
肌肉	3 33.33	1 6.67	6 40.00	0 0	0 0	3 20.00	15 100.00
肌腱	8 40.00	3 15.00	3 15.00	0 0	0 0	6 30.00	20 100.00
骨膜	10 58.82	1 5.88	2 11.77	0 0	0 0	4 23.53	17 100.00

由表2-1可见，分别刺激血管、神经、肌肉、肌腱、骨膜等深部组织，会产生与针感性质类同的各种感觉反应，但刺激的深部组织不同，各种感觉的出现率不同。刺激神经干多引起麻感，刺激血管多引起痛感，刺激肌腱、骨膜多引起酸感，刺激肌肉多引起胀感、酸感[19]。这些研究表明，针感的产生同深部感受器密切相关，深部感受器可能是决定针感的物质基础。介绍生理感受器时，曾谈到深部感受器主要有以下5种：神经肌梭、神经腱器、环层小体、关节感受器及游离神经末梢，在不同的部位，这些感受器的分布不同，但

遵循着一定的规律。西安医科大学的研究小组（1976 年）提出并逐步证实,穴位的针感性质与穴位所在部位的感受器的分布种类密切相关。他们根据 5 种深部感受器的不同分布规律,将穴位所处的位置分成了 5 种不同的环境,根据这 5 种不同的环境,将穴位分成了 5 类。

　　I 类是肌肉丰满处的穴位。这类穴位的深部感受器以神经肌梭为主,譬如运用电生理学的分离神经细束法,对合谷（LI4）、内关（PC6）、足三里（ST36）、承山（BL57）等穴位进行研究发现,这几个穴位的深部感受器都是以神经肌梭为主,详细结果如表 2-2 所示。

表 2-2　某些穴位的深部感受器分布比例

感受器 穴位	肌梭 %	腱器官 %	压力感受器 %
合谷（LI4）	81.8	2.6	15.6
内关（P6）	75.4	11.5	13.1
足三里（S36）	68.5	5.5	26.0
承山（B57）	76.5	17.7	5.8

　　西安医科大学的研究小组根据这些材料认为,凡是肌肉丰满处的穴位,特别是四肢肌肉丰满处的穴位,产生针感的感受器虽然有多种,但以神经肌梭为主[20-22]。现代生理学认为,电生理学的分离神经细束法是研究感受器的较好方法,所以研究结果是可靠的。另外,针刺穴位产生针感的同时,穴位局部产生肌电的比例占 65%~80%,与表 2-2 中肌梭所占的比例大体一致。运用组织学方法进行的研究也证实,这类穴位所在的部位肌梭密集。

　　II 类是肌与腱接头处的穴位。这类穴位的深部感受器以神经腱器官为主。运用电生理学的分离神经细束法在猫的承山（BL57）穴进行观察,发现神经腱器官占 17.7%（如表 2-2）,这个比例远远高于足三里（ST36）、内关（PC6）的神经腱器官所占的比例。而且,神经腱器官在承山（BL57）处的分布集中于该穴位的中心,而肌梭分布于神经腱器官的周围[23]。

　　III 类是肌腱附近的穴位。这类穴位的深部感受器以环层小体为主,譬如用组织学方法对昆仑（B60）进行研究时,观察到环层小体密集,有一侧多达 7 个环层小体密集在一处[23,24-25]。

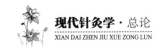

Ⅳ类是头皮等处的穴位。这类穴位的感受器主要是游离神经末梢。譬如人中（DU26）穴处便可见到密集的游离神经末梢[26]。运用组织学方法对头面部的印堂（EX-HN3）、神庭（DU24）、上星（DU23）、囟会（DU22）、前顶（DU21）、百会（DU20）、攒竹（BL20）、丝竹空（SJ23）等穴位进行观察，未观察到带有包囊的感受器[27]。

Ⅴ类是关节囊处的穴位。这类穴位的感受器主要是关节感受器，可能包括 Ruffini 小体、Pacini 小体及游离神经末梢，其中 Ruffini 小体可能是主要的穴位感受器。

上海生理研究所的研究小组（1974 年）用剥离神经细束的方法还证明，针刺穴位时可兴奋位于肌肉和结缔组织中的压力感受器和牵张感受器[28]。

总之，大量的研究表明，穴位处没有特殊的感受器，针感的产生不是特殊感受器的作用。某一穴位处也没有专一的感受器，因穴位所处的环境不同，往往某一类穴位处分布着以某种感受器为主的多种神经末梢。前不久，史学义和张清莲[29]（1996 年）以单向捻针法针刺豚鼠足三里（ST36），使手下产生沉紧样的针感，制备得气穴位的整体冰冻切片和扫描电镜标本，通过研究证实，穴位处只存在已知的组织结构成分，多种已知组织结构在穴位处的组合构成了穴位的形态基础，也就是构成了针刺穴位得气的结构基础。

第二节　针刺信号外周传入的生理学机制

一、传入针刺信号的外周神经通路

在第一章中曾谈到，穴位的组织结构与神经、血管、肌肉、骨膜等都有关系，那么针刺穴位产生的针刺信号通过什么样的途径传入的呢？曾有人提出[30,31]，针刺信号是通过血管平滑肌和血管壁的交感神经传导的。但许多研究提示，交感神经与躯体神经在针刺信号的传入中均发挥作用，而后者的作用似乎更为重要。

（一）足三里（ST36）的针刺信号的外周传入途径

针刺动物的足三里（ST36）可产生多种不同的针刺效应。如：家兔注射毛果芸香碱后，针刺足三里（ST36）可使其胃收缩波持续时间缩短[32]。针刺足三里（ST36）还可使小肠[33]、大肠[34,35]运动功能增强，等等。而切断迷走神经或用局麻药阻断坐骨神经[36-40]或腓神经[41]，或于腰髓 3~7 和骶髓 1~3 切断背根[35]，针刺足三里（ST36）时便不再产生针刺效应。也有报告指出，必须同时切断坐骨神经和股神经，才能消除足三里（S36）的针刺效应[34-40,42]。

上海第二医学院（1979年）对家兔进行急性、慢性实验，研究发现，切断动物的坐骨神经、股神经后，针刺足三里（ST36）对肠管运动的影响在多数动物身上不再出现，只有少数动物仍可观察到部分针刺效应，但形态学研究表明，这可能与未完全切断神经有关。观察中发现，直接刺激股动脉也能引起肠管的运动。如果只保留足三里（ST36）部位与股动脉、股静脉的联系，也能观察到针刺足三里（ST36）的部分效应。牵拉股动脉也能观察到类似的效应。因此，分布到血管壁上的植物神经在针刺信号的传入过程中，也起到一定作用[43]。

浙江医科大学（1977年）的研究也证实，切断相关的躯体神经后，还能保留部分针刺效应，而在此时再破坏血管壁的交感神经纤维后，才能完全阻断针刺效应[44]。常业基等人（1979年）专门观察过家兔交感神经外周传入纤维在针刺镇痛中的作用，观察中发现，切除一侧腰交感神经链后，针刺同侧后肢足三里（ST36）的镇痛效应大大降低，而对侧后肢足三里（ST36）的针刺效应不受影响。切断灰交通支也明显影响针刺效应。这表明交感神经的确参入了针刺信号的传入[45]。

（二）人中（DU26）、四白（ST2）的针刺信号的外周传入途径

电针或针刺家兔、猫、狗、大白鼠的人中（DU26），对失血、创伤、异型输血等多种原因引起的实验性休克动物，均能抑制血压的下降速度[46-53]。在针刺状态下，实验动物需要较多的失血量和较长的失血时间才能进入休克期。在失血停止后，针刺人中（DU26）可使动物的血压迅速升高，甚至可以恢复正常水平，因而降低了实验动物的死亡率，死亡的时间也向后延迟。如果在针刺的同时对休克的实验动物进行输液治疗，那么使血压恢复到正常水平所需要的补液量，也远远少于对照组[46,47]。但是，当切断支配人中（DU26）的眶下神经以后，再针刺实验动物的人中（DU26）时，升高血压的效应大大减弱或完全消失[48-52]。这时如果再刺激眶下神经中的中枢段，则升高血压的效应又重新出现[51]。这表明人中（DU26）的针刺信号的外周传入途径是眶下神经。研究证实，四白（ST2）的针刺信号的传入途径也是眶下神经[53,54]。

（三）合谷（LI4）的针刺信号的外周传入途径

上海生理研究所的研究小组（1972年）发现，电针正常人的合谷（LI4），能够分别从正中神经、尺神经和桡神经在前臂行走的皮肤表面上，记录出复合动作电位，其中以正中神经电位最大，尺神经次之，桡神经最小[55]。用普鲁卡因阻滞支配合谷（LI4）皮肤的皮

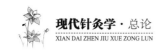

神经,并不影响合谷(LI4)的针刺效应,而阻滞合谷(LI4)深部组织的尺神经深支和正中神经后,针刺合谷穴的镇痛效应才消失[56,57]。

动物实验发现,无论是压迫还是针刺家兔的合谷(LI4),都能从剥离的尺神经掌侧枝的细束上,引出节律性放电[58,59]。切断家兔前肢的全部臂丛神经后,针刺合谷(LI4)的效应被去消[60]。这些研究表明,针刺合谷(LI4)产生的针刺信号,主要由深部的躯体神经传入的。

(四)内关(PC6)、间使(PC5)、大陵(PC7)的针刺信号的外周传入途径

针刺人和动物的内关(PC6)能够产生多种效应。针刺动物的内关(PC6),能够升高痛阈。注射肾上腺素使动物的心率加快,针刺其内关穴,能够减慢心率。如果用药物阻断正中神经[61]或臂丛神经[62]或用手术方法切断动物的臂丛[60]或于颈6~7切断脊神经后根[63],都能取消内关(PC6)的针刺效应。刘瑞庭等人(1986年)结扎猫冠状动脉前降支,造成急性心肌缺血动物模型,针刺内关(PC6)能促进急性缺血性心肌功能的恢复,切断支配内关的正中神经后,这种针刺效应明显减弱[64]。这表明,内关穴的针刺信号的传入途径主要与正中神经有关。

也有研究报告得出不完全相同的结论,譬如兰州医学院的研究小组发现,切断动物的臂丛,并不影响内关穴的针刺效应,再用石碳酸破坏前肢血管壁的交感神经纤维后,才能使内关的针刺效应显著减弱,表明内关(PC6)的针刺信号的外周传入途径还与前肢血管壁的交感神经有关[65]。间使(PC5)、大陵(PC7)与内关(PC6)都是心包经的穴位,有关研究表明,间使(P5)、大陵(P7)的针刺信号的外周传入途径主要是血管周围的交感神经[66]。

(五)耳廓穴位的针刺信号的外周传入途径

耳廓上分布着近百个穴位,耳廓的神经分布也十分复杂,既有脊神经分布,也有脑神经分布;既有躯体神经分布,也有植物神经分布。分布在耳廓上的脊神经有耳大神经和枕小神经。耳大神经来自颈丛,由2~4颈神经形成。耳大神经由耳垂前面上行,并分成耳上支和耳下支。耳上支主要分布在耳轮、对耳轮、三角窝等处,耳下支主要分布在耳垂后侧及耳轮、耳舟、对耳轮、对耳屏、三角窝、耳甲腔、耳甲艇等部位。枕小神经也来自颈丛,主要由第2颈神经组成,并常有第3颈神经加入。枕小神经主要分布在耳廓外侧面及耳廓内侧面边缘。

分布在耳廓上的脑神经有三叉神经、舌咽神经和面神经。三叉神经的下颌支发出耳

颞神经,耳颞神经分三个分支进入耳廓,主要分布在耳轮脚上方及附近的耳甲部、耳屏周围、耳轮脚、耳轮升部、三角窝等处。

迷走神经和脑神经中的舌咽神经、面神经的分支形成的一个混合支分布到耳廓,这是耳廓神经分布的一个特征。位于颈内静脉孔内的迷走神经的颈静脉神经节发出一个分支,这个分支和舌咽神经的一个分支合成耳支,在颈乳孔处与面神经交叉,互有神经交换,形成了迷走神经与舌咽神经、面神经混合的耳支。这个混合支穿出鼓乳裂后分成两支,其中一枝穿过外耳道软骨,分布在耳甲区;另一枝与茎乳孔处的面神经的耳后支吻合,其主干位于耳廓内侧中下部和耳后肌中,有 3~4 个分支从耳后深部组织穿过软骨,分布于耳轮脚根部及附近的耳甲区、三角窝。一般认为,这些来自迷走神经颈静脉节的感觉神经细胞,与脊神经节细胞是同源的,属躯体传入神经元,其中枢突终止于三叉神经脊束核。但是,也有一些颈静脉神经节的感觉细胞的中枢突进入脑部之后,向后内侧加入孤束,终止于孤束核。所以,虽然通常认为分布到耳廓上的这些神经分支都属于躯体神经,但是否存在副交感传入纤维有待于进一步研究。另外,耳廓的血管壁周围还分布着丰富的交感神经。

关于耳廓穴位的针刺信号的传入途径,直接的研究材料较少,但从耳廓的组织特点、神经分布特点及针感特点综合分析,应以躯体神经为主,但交感神经纤维在耳穴针刺信号的传入中可能也起一定作用。

总之,多方面的研究表明,在针刺信号的外周传入过程中,躯体神经起主要作用。但是,在穴位处分布有动脉干的情况下,沿动脉壁分布的交感纤维也参与了针刺信号的传导。

二、传入针刺信号的外周神经纤维的类别

前面谈到,针刺信号的外周传入途径主要是躯体神经,而躯体神经纤维有多种类别,那么,传入针刺信号的神经纤维的主要类别是什么呢? 在介绍这方面的研究之前,先简要介绍一下神经纤维的分类。

(一)神经纤维的分类

神经纤维的分类方法有两种,一种方法是根据神经纤维电生理学的特性进行分类,另一种方法是根据神经纤维的直径大小及其来源进行分类。

1. 根据神经纤维电生理学的特性进行分类

主要是根据神经纤维的传导速度(复合电位内各波峰出现的时间)和后电位差异,

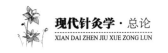

将哺乳类动物的周围神经纤维分为 A、B、C 三类。

A 类：包括有髓鞘的躯体传入纤维和有髓鞘的躯体传出纤维。根据其平均传导速度，A 类纤维又分为 α、β、γ、δ 四类。

B 类：是指有髓鞘的植物神经的节前纤维。

C 类：包括无髓鞘的躯体传入纤维（drC）及植物神经节后纤维（sC）。

2. 根据神经纤维直径的大小及来源进行分类

根据这一分类方法，传入神经纤维可分为 Ⅰ、Ⅱ、Ⅲ、Ⅳ四类，详见表 2-3。Ⅰ类纤维中包括 Ia 和 Ib 两类。

表 2-3　传入神经纤维的分类

纤维类别	来源	直径（μm）	传到速度（m/s）	电生理学上的分类
Ⅰ类	肌梭及腱器官的传入纤维	12~22	70~120	A_α
Ⅱ类	机械感受器传入纤维（触、压、振动感受器传入纤维）	5~12	25~70	A_β
Ⅲ类	痛、温觉传入纤维，肌肉的深部压觉传入纤维	2~5	10~25	A_δ
Ⅳ类	无髓的痛觉纤维，温度、机械感受器的传入纤维	0.1~1.3	1	C

这两种分类方法在实际应用中都存在一些问题，例如 C 类纤维和Ⅳ类纤维都可用来表示无髓纤维，Aα 纤维和Ⅰ类纤维又常常用来表示传导速度最快的纤维，这就造成了一些混乱。为了解决这个问题，目前，对传出神经纤维的分类多采用第一种方法，对传入神经纤维的分类多采用第二种方法。

（二）传入针刺信号的外周纤维的类别

西安医科大学（1974~1981 年）对针刺信号的传入纤维类别进行了大量研究[68-74]。他们模拟电针疗法，用逐步增强刺激强度的方法，依次兴奋各类传入神经纤维，然后观察每一类神经纤维兴奋后的镇痛效应，或者用直流电阳极阻滞法，依次阻滞各类传入神经纤维,然后观察每一类传入神经纤维兴奋后的镇痛效应。具体方法是,选择体重为 2.5 公斤左右的家兔,雌雄均可,将家兔头部固定,仅让其下颌可以自由运动。将家兔的下颌运动与应变装置相连,然后输入示波器进行显示。在家兔后肢暴露腓神经,切断邻近的神经。制作油槽。在腓神经上从远端到近端,分别安放电针电极、Ag-AgCL 电极、记录电极及痛刺激电极。电针电极、痛刺激电极分别经隔离器与刺激器相连,记录电极经前置放大器输入示波器,显示动作电位。手术中在皮下、肌肉层浸润少量 1% 奴佛卡因,术后休息 1~2 小时,待动物稳定后开始实验。痛刺激为单个方波,波宽 0.3 毫秒,强度以能兴奋 A 波或 C 波,并出现稳定的下颌运动为限。每次痛刺激间隔为 2 分 30 秒。电刺激用每秒 5 次、波宽 0.2 毫秒的连续电脉冲,刺激支配足三里(S36)的腓神经。用不同的刺激强度分别兴奋 I 、II 类;I 、II 、III 类;I 、II 、III 、IV 类纤维。每次模拟电针刺激 15 分钟,观察不同组合的神经纤维兴奋后的镇痛效应。阳极阻滞法是通过 Ag-AgCL 电极通以阳极直流电,精细调节电流强度分别阻滞 I 、II 类及 I 、II 、III 类纤维的活动,然后分别观察各类纤维兴奋后的镇痛效应。各种动作电位变化均在示波器上显示,并进行照相记录,同时输入计算机进行处理。每次实验的过程分为对照期、针刺期及去针期。针刺镇痛的效应分为四级:I 级为完全抑制,即下颌运动完全消失或平均幅度下降 80% 以上;II 级为明显抑制,即下颌运动大部分消失或平均幅度下降 50%~80%;III 级为轻度抑制,即下颌运动部分消失或平均幅度下降 20%~50%;IV 级为无抑制作用,即下颌运动基本无变化或平均幅度下降小于 20%。用逐步增强刺激的方法,模拟电针足三里(ST36)兴奋不同类型纤维的镇痛情况如表 2-4 所示 [70,71]。

表 2-4 兴奋不同类型传入神经纤维的镇痛效应

纤维类别	镇痛效应的分级及例数(百分率)				有效率(%)	优良率(%)
	I 级	II 级	III 级	IV 级		
I.II 类	1(4.5)	7(32.0)	4(18.0)	10(45.5)	54.5	36.5
I.II.III 类	3(19.0)	7(44.0)	5(31.0)	1(6.0)	94.0	63.0
I.II.III.IV 类	3(21.5)	9(64.5)	1(7.0)	1(7.0)	93.0	86.0

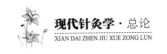

表 2-4 中的结果表明,只兴奋Ⅰ、Ⅱ类传入神经纤维就能产生镇痛效应。在兴奋Ⅰ、Ⅱ类纤维的基础上,再兴奋细纤维,可明显提高镇痛效应,而且兴奋的神经纤维的种类越多,镇痛效应越明显。

用直流电阳极阻滞法的步骤是:第一步,先观察兴奋Ⅰ、Ⅱ类纤维的镇痛效应;第二步,第一步完成后,用直流电阳极法阻滞Ⅰ、Ⅱ纤维,观察兴奋Ⅲ类纤维的镇痛效应;第三步,第二步完成后,再阻滞Ⅲ类纤维,观察兴奋Ⅳ类纤维的镇痛效应;第四步,阻滞Ⅰ、Ⅱ类纤维,观察同时兴奋Ⅲ、Ⅳ类纤维的镇痛效应。实验结果如表 2-5 所示[72]。

表 2-5　兴奋不同类型传入神经纤维的镇痛效应

纤维类别	镇痛效应的分级及例数				实验次数	有效率（%）	优良率（%）
	Ⅰ级	Ⅱ级	Ⅲ级	Ⅳ级			
Ⅰ，Ⅱ类	1	4	7	11	23	52.0	21.7
Ⅲ类	2	6	5	4	17	76.5	47.1
Ⅳ类	7	7	2	2	18	89.0	77.8
Ⅲ，Ⅳ类	4	1	0	0	5	100.0	100.0

表 2-5 的结果表明,兴奋任何一类传入神经纤维均能够产生镇痛效应,但以镇痛的优良率来分析,Ⅰ、Ⅱ类<Ⅲ类<Ⅳ类<Ⅲ、Ⅳ类。

我们认为,虽然上述研究表明,兴奋任何一类传入神经纤维都能够产生镇痛效应,而且兴奋细纤维的镇痛效应好于兴奋粗纤维的镇痛效应,但是,这并不是证明针刺人体上的穴位能够同时兴奋各种类别的传入神经纤维,也不能证明针刺人体上的穴位能够兴奋细神经纤维。因为在针灸临床实际操作中,针刺穴位所产生的酸、麻、胀、重等针感,要求保持一个适当的程度,并不是针感越强烈越好。我们在针灸临床工作中发现,强烈的针感或伴有明显疼痛样的针感,几乎所有的患者都难以忍受。所以,在针灸临床实际操作中,对于针感强度的把握,往往以病人能够接受为原则,也就是以患者感觉适中为原则,否则,病人就会因为难以忍受而拒绝接受针刺疗法。按照针感适度的原则针刺穴位,一般情况下可能很难以兴奋Ⅳ类神经纤维,因为粗神经纤维的阈值与细神经纤维的阈值相差 2~5 倍,以临床实际针刺操作来看,在病人能够忍受的范围内,轻刺激针刺法与重刺激针刺法的刺激强度远远没有如此大的差别。许多研究材料与临床实际情况是吻合的[19,75-78],这些研究表明,传递针刺信号的纤维主要是Ⅱ类纤维,其次是Ⅲ纤维。

北京第二医学院的研究小组(1986 年)曾研究过针感强度与所兴奋的纤维类型的关系[76],他们以人为研究对象,将电针内关穴(PC6)产生的针感强度分为三级:Ⅰ级为轻度针感,即内关穴局部有轻度麻、胀或沉紧、跳动样针感,并向中指、拇指或食指方向传导;Ⅱ级为中度或适度针感,即不仅内关穴(PC6)局部有较明显的麻、胀或沉紧、跳动样针感,而且前臂的中部也有较明显的类同针感,这种较明显的针感还传向指尖。但是,适度或中度针感并不伴有疼痛,受试者也并不感觉难以忍受;Ⅲ级为强烈针感,即受试者整个前臂有强烈的麻、胀、跳动样针感,而且伴有难以忍受的疼痛。研究中发现,当电针人的内关(PC6)引起轻度针感时,约有半数受试者可在正中神经处记录到振幅较低、平均速度为76.4m/s 的电反应。其波形呈现为先负后正的双相波,有时还出现正 – 负 – 正三相波或单相波。所有受试者在产生轻度针感的情况下,均未记录到可见的慢电位变化(见表 2–6)。

表 2–6　产生轻度、中度针感时正中神经复合动作电位的均值

针感分级	受试人数（人）	记录到电位的人数（人）	潜伏期（ms）	振幅（μv）	时程（ms）	传导速度（m/s）	
						>36	<36
Ⅰ级	13	6	3.05	28.4	1.61	76.4	0
Ⅱ级	13	13	3.13	53.8	1.82	73.7	0

适当增强电针内关穴(PC6)的刺激,受试者产生中度或适度针感时,全部受试者均可记录到正中神经的电反应,其平均速度为 73.7m/s,呈双向、单相或三相波形。所有受试者在产生中度或适度针感时,也均未记录到可见的慢电位反应(见表 2–6)。进一步加强电针内关穴的刺激,受试者产生强烈针感时,偶尔记录到平均速度小于 36m/s 的慢电位,12 例中有 5 例记录到 7 例次振幅较低的慢电位,其传导速度分别为 36.8m/s,14.5m/s,10.7m/s,7.8m/s,4.6m/s,1.9m/s,1.8m/s。波形呈单相或双相。这项研究表明,在临床常见治疗中,所使用的针刺穴位的刺激强度很难兴奋细纤维,特别是很难兴奋Ⅳ类纤维。

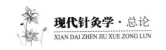

为了从临床角度研究传入针刺信号的纤维类别,北京第二医学院的研究小组(1986年)还观察过用止血带压迫上肢过程中、硬膜麻醉过程中、蛛网膜下腔麻醉过程中针感及有关感觉的变化[76]。用止血带压迫上肢过程中,合谷穴(LI4)的针感及有关感觉的变化如表2-7所示。

表2-7 电针组15例健康人平均针感阈值与痛阈值

时间(S)	前对照		用止血带压迫后				后对照	
时间(S)	0	10	0	10	20	30	0	10
针感阈(V)	24	29	2.5	2.8	9.1	10.4	4.2	3.1
痛阈	0.96	0.93	0.96	0.82	0.95	0.84	1.26	0.69

注:* 与前对照平均阈值相比 P<0.05

电针组15例,用止血带压迫上肢后,电刺激合谷穴(LI4)引起的深痛觉、合谷穴(LI4)区皮肤的浅痛觉和冷觉的平均消失时间分别为32分钟、29.5分钟、26.5分钟,第四指位置觉、合谷(LI4)穴区皮肤触觉的平均消失时间分别为25分钟和24.5分钟。电针合谷穴的针感平均消失时间为23.5分钟。在上肢压迫后30分钟内,电刺激合谷(LI4)穴所致的深痛觉阈值没有明显变化,而合谷(LI4)穴的电针感阈值在压迫后20分钟、30分钟时明显提高,与压迫前比较有明显差异(P<0.01)。手针感的变化比较分散,针感的消失时间与触觉、位置觉较近,离痛觉较远。只有深痛觉的消失时间比其他感觉消失时间为长(P<0.001),其他感觉之间无显著差别[76]。

硬膜外麻醉过程中,所有29例受试者病例,浅痛觉与深痛觉首先消失,触觉和位置觉消失时间均晚于深浅痛觉。多数病人的针感在痛觉消失之后出现减弱和消失,只有少数受试者的针感在观察期间未见消失。以电针针感消失时间为标准进行比较,29例受试者中,有5例针感同浅痛觉同时消失;24例针感的消失时间明显晚于浅、深痛觉;有3例针感同深痛觉同时消失;26例针感的消失时间均明显地晚于浅、深痛觉。29例受试者中,只有个别受试者的针感与触觉、位置觉同时消失,大多数受试者的针感消失时间早于触觉、位置觉。针感的变化介于深痛觉、浅痛觉与触觉、位置觉之间,三者之间有明显的统计学差异(P<0.01)。手针感消失时间比较分散,但多数晚于深痛觉,浅痛觉、早于或接近触觉、位置觉的消失时间[76]。

蛛网膜下腔麻醉过程中,40例受试者的浅痛觉、深痛觉、针感、触觉、位置觉也是依次消失,其平均消失时间与硬膜外麻醉规律相似,针感变化介于深痛觉、浅痛觉和触觉、位置觉之间,三者之间具有明显差异(P<0.05)[76]。

上述三项观察表明,虽然止血带压迫上肢引起的感觉变化同硬膜外麻醉、蛛网膜下腔麻醉所引起的感觉变化顺序相反。但是,电针感的变化却介于痛觉、温觉和触觉、位置觉之间,而且较接近触觉、位置觉的变化,这种变化提示,电针感的传入主要由Ⅱ、Ⅲ类纤维完成,并以Ⅱ类纤维居多。手针感的变化也大致介于痛觉、温觉、触觉与位置觉之间,但分布较分散,这可能与针刺手法的轻重有关,即刺激较轻时主要引起Ⅱ类纤维的兴奋;刺激较重时,除兴奋Ⅱ类纤维外,还兴奋了一些Ⅲ类纤维[76]。有一点必须说明,在硬膜外麻醉或蛛网膜下腔麻醉过程中观察针感的变化,所用的针刺刺激强度可能要强于临床实际应用中的针刺刺激。

吕国蔚等人(1986年)还在动物身上观察了足三里(ST36)针刺镇痛点传入纤维的速度谱和直径谱,结果如表2-8和表2-9所示。由表2-8可见,针刺足三里(ST36)诱发的传入纤维速度谱不同于无效点(无针刺镇痛效应的点)、非穴点。

表2-8　足三里(ST36)与对照点(无效点、非穴点)
A类传入纤维中各类传入纤维单位放电的百分数

	记录点数 (个)	记录到的纤维数 (个)	各类纤维的 %			$A_\alpha \beta_\gamma$: A_δ
			A_α	$A_{\beta\gamma}$	A_δ	
足三里	4	529	7.9	67.8	24.3	3.10
无效点	4	389	6.4	47.6	46.0	1.17
非穴点	7	563	6.2	55.5	38.3	1.61

表2-9　足三里(ST36)与对照点(无效点、非穴点)
有髓传入纤维中各类传入纤维的百分数

	取材点数 (个)	测定的纤维数 (条)	各类纤维的 %			(Ⅰ、Ⅱ):Ⅲ
			Ⅰ	Ⅱ	Ⅲ	
足三里	5	970	22	52	26	2.8
无效点	1	66	10	31	59	0.7
非穴点	2	192	15	36	49	1.0

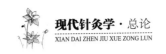

针刺足三里（ST36）兴奋的传入纤维以Ⅰ、Ⅱ类居多，为Ⅲ类纤维的3.1倍；Ⅱ类纤维占有髓传入纤维总数的67.8%。与此不同，在同样的针刺条件下，针刺无效点和非穴点所兴奋的传入纤维分布比较均等，都以Ⅲ类纤维为中心分布；Ⅰ、Ⅱ类与Ⅲ类的数量比例分别降至1.16和1.61；Ⅱ类纤维与Ⅲ类纤维的数量几乎相等。表2-9显示，足三里（ST36）的传入纤维以粗纤维为主，Ⅰ、Ⅱ类纤维也相当于Ⅲ类纤维的3倍，其中Ⅱ类纤维占有髓纤维总数的半数以上。与此不同，无效点和非穴点处，Ⅰ、Ⅱ类纤维的数量下降到同Ⅲ类纤维相同的水平，Ⅱ类纤维仅占1/3左右。这项研究表明，针刺信号或针感的传入纤维是以Ⅱ类纤维为主。

林文注等人（1986年）用电位叠加法研究了电针感的传入纤维类别[79]。他们在25名成年人身上进行试验，其中包括6名颈椎损伤病人。具体方法是：让受试者仰卧，右上肢尽量放松，用32号针灸针刺入内关穴，不捻转，慢慢下插，产生针感后连接电刺激器。将7cm×3.5cm的银片置于外关（SJ5）穴区作为无关电极。电针刺激脉冲为方波，通过隔离器输出，波宽为0.5ms左右，频率为每秒1次，强度为20~50V不等，产生的针感以受试者能忍受为度。记录电极用一对针灸针，分别插入曲泽穴和曲泽上方1cm处，深度以得到针感为止。电针刺激电极与记录电极之间放一接地电极。电针刺激引起的电反应经交流放大器输入叠加仪，用刺激器触发叠加仪，叠加50~500次后，显示、照相或用函数记录仪记录。实验中发现，针灸针刺入内关（PC6）穴后，产生的针感以酸、胀为主，接通电脉冲后，针感转为麻、麻胀或酸麻感，拇食两指特别是拇指明显跳动，此时，在所有受试者的曲泽（PC3）穴处都能够记录到一个三相波（正－负－正）或双相波（负－正），这种波的潜伏期为3ms左右，传导速度为55~78m/s，波的持续时间为1~2ms，波幅在2.22~69.00mv之间。其中7例还可记录到一个传导速度为42~52m/s、持续时间为1~2ms、波幅在1.2~11.98mv的第二波。如果增加刺激强度，可有更多的人记录到42~52m/s的电反应，但此时，受试者往往主诉针感太强，在此基础上，再增加刺激强度，则受试者不能忍受。但颈椎损伤导致上肢感觉缺失者，能够接受比正常人强得多的电针刺激量，从而能够记录到Ⅲ类纤维的活动。这项研究表明，在临床实际应用中，所有的电针刺激强度主要兴奋Ⅰ、Ⅱ类神经纤维[79]。这一结果与Collins及Bland等人的研究结果是吻合的[80,81]。

综合上述研究材料，可以得出这样一个基本结论：Ⅰ、Ⅱ、Ⅲ、Ⅳ类纤维都能够传导针刺信号，但条件不同，当针刺穴位的刺激强度为中等偏下时，主要兴奋Ⅰ、Ⅱ类纤维；

当针刺穴位的刺激强度为中等偏上,但产生的针感能忍受时,在兴奋Ⅰ、Ⅱ类纤维的基础上,还能兴奋Ⅲ类纤维;当针刺穴位的刺激强度超过能忍受的程度时,Ⅰ、Ⅱ、Ⅲ、Ⅳ类纤维均能够被兴奋。在临床实际应用中,针刺穴位的刺激强度一般都在病人能够忍受的范围内,所以,被兴奋的纤维主要是Ⅰ、Ⅱ、Ⅲ类,而Ⅳ类纤维被兴奋的机会是非常少的。

在临床实际应用中,虽然Ⅰ、Ⅱ、Ⅲ类纤维在传入针刺信号的过程中起主要作用,但各类纤维传入的针刺信号所产生的效应有何不同尚不清楚。目前,只知道Ⅱ、Ⅲ类纤维传入的针刺信号在镇痛方面具有重要作用,而且Ⅲ类纤维传入的针刺信号产生的镇痛效应,优于Ⅱ类纤维传入的针刺信号产生的镇痛效应。

▶ 参考文献 ◀

[1] 吕国蔚,等.足三里针刺镇痛点传入神经纤维组成的研究 [C]. 全国针灸针麻学术讨论会论文摘要（二）（北京）.79,1979

[2] Chan SHH & Fung SJ.Suppression of the polysynaptic reflex by electro-acupuncture and a possible underlying mechanism in the spinal cord of the cat .Exp Neurol.1975,（48）:336

[3] Man SC & Baragar FD.Local skin sensory changes after acupuncture.Canad Med Associ J.1973,（109）:609

[4] Bresler DE. A comparison of the effects of acupuncture,local alsthetic and systemic analgestic drugs and hupnosison experimental pain thre sholds.Proc NIH Acup Res Comp.1973,50~51

[5] 中谷义雄.良导络研究的全貌 [J]. 汉方的临床,1956,（7）:54

[6] Matsumoto T. Acupuncture for physician.Charles C Thomas,Springfield,Illinois,1974

[7] 福建中医药研究所,等.经络实质问题探讨 [J]. 中医杂志,1959,（10）:9

[8] 张协和,等.经络测定仪的诊病原理及其使用方法 [J]. 中医杂志,1958,（9）:579

[9] 曾兆麟.皮肤穴位导电量与温度正常值的测定及其在全身分布情况的研究 [J]. 上海中医药杂志,1958,（12）:33

[10] Kripper S et al. Galaxies of Life, Gordon and Breach,Science publisher,Inc.New York.1973

[11] Kaslow AL et al.A new technique for acupuncture point finding and stimulation, Am J Acup.1975,（2）:157

[12] Fieldman EJ.Diagnostic acupuncture using a new skin conductance monitor.Am J Acup.1975,（2）:161

[13] Czaplicki R.Acupuncture:5000 years of healing art. Library of Congress,USA.140~144,1975

[14] Hyvarinen J et al.Low resistance skin points that may coincide with acupuncture loci Med Biol.1977,（2）:88

[15] Voll R.Topographic positions oi the measurement points in electro-acupuncture, Am J Acup.1977,（2）;97

[16] Noordergraaf A et al. Electro-acupuncture, IEEE Trans.Biomed Eng BME.1973,（20）:364

[17] Reichmanis M et al. DC skin conductance variation at acupuncture loci , Am J Chin Med.1976,（4）:69

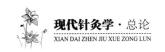
[18] 西安医学院针麻原理研究室 [J]. 西安医学院学报 ,1976,（ 4 ）:1

[19] 林文注 , 等 . 针灸针麻研究 [M]. 北京 : 科学出版社 , 323~330,1986

[20] 魏仁榆 , 等 . 科学通报 ,1974,（ 4 ）:184

[21] 西安医学院针麻原理研究室 [J]. 西安医学院学报 ,1975,（ 1 ）:56

[22] 西安医学院 , 等 . 西安医学院学报 ,1976,（ 4 ）:18

[23] 西安医学院针麻研究室 [J]. 西安医学院学报 ,1976,（ 4 ）:81

[24] 关链璞 , 等 . 陕西医药资料 ,1978,（ 4 ）:43

[25] 安徽医学院针麻经络研究室 . 内部资料 [G],1978

[26] 中国科学院动物研究所 .1972 年全国针麻学习资料选编之二 [G].47,1974

[27] 西安医学院针麻原理研究组 . 西安医学院学报 ,1975,（ 1 ）:84

[28] 上海生理研究所二室针麻组 . 针刺猫后肢时某些深部感受器传入放电的观察 . 针刺麻醉原理的探讨 . 针刺麻醉原理的探讨 . 全国针刺麻醉学习班资料选编之二 [M]. 北京 : 人民卫生出版社 .166,1974

[29] 史学义 , 等 . 得气穴位组织结构的动力学研究 [J]. 针刺研究 ,1996,（ 3 ）:60~62

[30] 上海中医研究所生理组 . 足三里 – 肠蠕动效应中血管因素的作用 [J]. 新医药杂志 ,1975,（ 7 ）:316

[31] 沈永康 , 等 . 针刺对内脏功能变化的影响 . 动物实验的初步报告 [J]. 上医学报 ,1959,（ 5 ）:369

[32] 郭协熏 , 等 . 针刺足三里对兔胃运动机能的影响及其机制的初步探讨 . 全国中医经络针灸学术座谈会资料选编 [M]. 北京 : 人民卫生出版社 .286~294,1959

[33] 李仪奎 , 等 . 针刺家兔足三里对小肠运动的影响及其传导途径的分析 [J]. 上海中医药杂志 ,1964,（ 11 ）:1~6

[34] 大连医学院经络研究室 , 等 . 针刺家兔足三里和手三里对大肠蠕动的影响及其机制探讨（ 一 ）[C]. 大连医学院参加全国中西医结合经验交流会论文集（ 一 ）.1960

[35] 杨枫 , 等 . 经络穴位与躯体内脏神经联系的初步观察 [G]. 科学研究资料汇编 .1963,（ 4 ）:21~27

[36] 藏益民 , 等 . 针刺兔足三里引起白血球数量和分类计数变化的途径 [M]. 同 [32].243

[37] 藏益民 , 等 . 针刺足三里对白血球总数及血象影响的机制探讨 [J]. 医学情报通讯 .1959,（ 8 ）:159

[38] 中山医学院第二附院 . 针刺足三里、涌泉穴对实验动物出血性休克的作用及其原理的初步探讨 [J]. 新医学 ,1971,（ 4 ）:26

[39] 肖静宁 , 等 . 兔足三里部位的刺激对大脑皮层诱发电位的研究 [C]. 北京市生理学会 1963 年学术年会论文摘要 .14

[40] 周佳音 , 等 . 针刺得气对脑电图的影响 [J]. 上海中医药杂志 ,1963,（ 3 ）:19~24

[41] 北京第二医学院针麻科研组 . 足三里针刺镇痛效应的外周传入途径 [J]. 医药资料 ,1976,（ 4 ）:33~38

[42] 李楚杰 , 等 . 电针的动脉充血效应 [J]. 吉林医科大学学报 ,1959,（ 4 ）:45~47

[43] 上海第二医学院 . 针刺足三里穴区对胃肠功能影响及其作用途径 [C]. 全国针灸针麻学术讨论会论文摘要（ 一 ）.236,1979

[44] 浙江医科大学生理学教研组 , 穴位电针对电刺激猫内脏神经引起的大脑皮层诱发电位的影响 [J].

针刺研究,1977,（4）:88~89

[45] 常业基,等.交感神经外周部分在针刺镇痛中的作用 [C]. 全国针灸针麻学术讨论会论文摘要(二)（北京）.85~86,1979

[46] 安徽医学院生理教研组.针刺人中沟对猫失血性休克的影响 [J]. 中华医学杂志,1973,（2）:98~100

[47] 安徽合肥地区针麻协作组.针刺鼻唇沟对猫失血性休克的影响 [A], 单行资料.1972

[48] 大连医学院经络研究室.针刺对休克作用的机制（二）[C]. 同 [34]

[49] 林茂樟,等.动物鼻唇沟区刺激的加压效应 [C]. 中国生理学会学术会议论文摘要.171,1964

[50] 遵义医学院解剖教研组.针刺加压效应的神经原理的实验研究 [G]. 科技资料.1972

[51] 吉林医科大学病理生理教研组.电针对休克的急救及其疗效机制.同 [32],102~110

[52] 北京医学院病理生理教研组.针刺人中穴挽救家兔休克的研究 [J]. 北京医学院学报,1960,（3）:221~226

[53] 遵义医学院针麻研究组.三叉神经在颜面部针刺镇痛中作用的初步探讨 [G]. 针刺麻醉原理研究资料,4,1978

[54] 江苏新医学院第二附院.鼻麻与三叉神经的关系 [G]. 针刺麻醉研究资料,9,1972

[55] 上海生理研究所针麻组.电刺激合谷穴在外周神经干上引起的电反应 [J]. 针刺麻醉资料汇编,1972,（2）:16~18

[56] 上海生理研究所,等.针刺镇痛效应的外周传入途径的分析 [J]. 同 [55].2~8

[57] 江振裕,等.针刺镇痛效应外周传入途径的分析 [J]. 中国科学,1973,（2）:157~161

[58] 西安医学院针麻基础理论研究.合谷穴位的形态学、生理学及其得气感传入脊髓的经路 [A]. 单行资料,1972

[59] 西安医学院针麻基础理论研究组.针刺麻醉的生理学研究–合谷穴放电的实验观察 [J]. 陕西新医学,1974,（5）:21~22

[60] 河北新医大学病理学教研组.针刺麻醉原理的实验研究 [J]. 新医药研究,1972,（4）:19~28

[61] 谢竹藩,等.针刺治疗便秘的临床观察及其作用机制的初步探讨.同 [32],102~110

[62] 湖北医学院针麻研究小组,等.针刺麻醉原理的初步研究（一）[A]. 单行资料,1972

[63] 中国医学科学院.经络学说的初步探讨.全国中西医结合研究工作经验交流会议资料选编 [M]. 北京:人民卫生出版社.12~15,1961

[64] 刘瑞庭,等.电针猫内关对促进急性心肌缺血恢复作用传入途径的分析 [J]. 针刺研究.1986,（11）:229~233

[65] 兰州医学院生理教研组.针刺不同穴位对心脏机能的影响 [J]. 兰州医学院学报,1960,（3）:117~122

[66] 山西医学科学院.针刺间使、大陵穴对心脏活动影响及其机制的初步探讨 [J]. 经验交流.1961,（1）:7~11

[67] 中国科学院动物研究所针麻组.人耳廓及其穴位的神经分布.同 [28],41~46

[68] 西安医学院针麻基础理论研究组 [J]. 西安医学院学报,1975,（1）:56

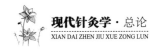

[69] 西安医学院针麻原理研究室 [J]. 西安医学院学报 ,1976,（4）:56

[70] 陈隆顺 , 等 . 针刺足三里对清醒家兔实验性痛反应的抑制效应 [J]. 陕西新医学 ,1980,（7）:53

[71] 陈隆顺 , 等 . 针刺镇痛传入纤维的分析 [J]. 科学通报 .1980,（16）:563

[72] 唐敬师 , 等 . 直流电阻滞粗纤维对针刺镇痛的影响 [J]. 中华医学杂志 ,1981,（5）:61

[73] 陈隆顺 , 等 . 针刺对清醒家兔血管运动痛反应的抑制效应 [J]. 陕西医药资料 .1978,（4）:23

[74] 陈隆顺 , 等 . 西安医学院学报 .1981,（1）:97

[75] 吕国蔚 , 等 . 足三里针刺镇痛效应外周传入神经纤维的分析 [J]. 中国科学 ,1979,（5）:495

[76] 吕国蔚 , 等 . 穴位针感的外周传入纤维的分析 . 同 [19],340~347

[77] 吕国蔚 , 等 . 足三里针刺镇痛点传入神经组成的研究 . 同 [19],331~339

[78] 魏仁榆 , 等 . 针刺猫后肢对某些深部感受器传入放电的观察 [J]. 科学通报 ,1973,（18）:184

[79] 林文注 , 等 . 人体穴位针感的感受器装置和传入经路的观察 . 同 [19],323~330

[80] Collins, W, F,; Nulsen, F, E, and Randt, C, T, Arch Neural, 1960,（3）:381~385

[81] Bland, C,S,; Buchthal, F,&, Dahl, K,; Annual report from the Institute of Neurophysiology of the University of Copenhagen,13,September 1,1970 to August 31, P31, 1971

第三章
针刺信号在中枢内的作用过程

针刺信号在中枢内的作用过程包括两个方面,一个方面是针刺作用的电生理过程,另一个方面是针刺作用的神经生物化学过程。第一节主要介绍神经电生理方面的研究成果,第二节主要介绍神经生物化学方面的研究成果。

第一节　针刺信号在中枢内的传导通路及作用过程

一、针刺信号在脊髓内的传导通路及作用过程

临床研究发现,针刺截瘫病人上肢的合谷(LI4),能产生明显的针感,皮肤痛阈也有明显提高。但针刺截瘫病人下肢的足三里(ST36)、三阴交(SP6)或坐骨神经,没有针感产生,也没有镇痛效应产生[1-4]。针刺腰麻手术病人的足三里(ST36),无针感产生,也没有痛阈的改变。但麻醉作用消失后,针刺足三里(ST36),针感重新出现,痛阈再度升高[1]。这表明,脊髓在传导针刺信号及产生针刺效应的过程中具有重要作用。从目前的研究材料来看,脊髓在传导针刺信号及产生针刺效应过程中具有如下三个方面的作用:Ⅰ.脊髓是针刺信号抑制疼痛信号的初级中枢;Ⅱ.脊髓是针刺信号传向高位中枢的传导通路;Ⅲ.脊髓是下行抑制性针刺信号的传导通路。

(一)脊髓是针刺信号抑制疼痛信号的初级中枢

针刺穴位产生的针刺信号,沿躯体神经进入脊髓后,在脊髓水平,便对来源于疼痛部位的神经冲动产生抑制。根据神经生理学的研究,疼痛信号进入脊髓后,在脊髓背角的不同层次,引起中间神经元放电,在 Sexed 第 1 层有只对疼痛信号起反应的神经元,在第Ⅴ层有一种细胞,对于触、压、温度及伤害性刺激的反应具有特殊方式,即高频持续放电,称为广动力型细胞。这种细胞的轴突,一部分是从背外侧的脊颈束上行至外侧颈核,换

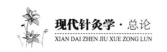

神经元后至丘脑。国内外研究脊髓水平上针刺信号抑制疼痛信号的作用,一般都是在脊颈束或脊髓背角插入微电极,记录广动力型细胞的放电。吴建屏等人(1974年~1979年)研究发现,针刺穴位或重复刺激Ⅱ、Ⅲ类传入纤维,对于细胞体大都位于背角第Ⅳ、Ⅴ层的脊颈束或背外侧索纤维的放电反应具有显著抑制作用,能使74%的背角Ⅴ层神经元对伤害性热刺激的反应减少一半以上。并且发现,给穴位单个脉冲刺激,可以在背角第Ⅴ层细胞,引起兴奋性突触后电位(EPSP),继之出现时程长、幅度大的抑制性突触后电位(IPSP)。持续的电针刺激,可使细胞膜电位向超极化方向偏移。5赫兹电针,可引起长时期的超极化。150赫兹电针,则只能引起短时期的超极化。这种超极化能有效地抑制伤害性刺激引起的放电反应[5-7]。这表明,脊髓水平的突触后抑制,在针刺信号抑制疼痛信号的过程中具有重要作用。

朱兵等人(1998年)研究了大鼠脊髓背角内接受非特异性伤害信号的神经元对手针和电针刺激的反应,发现针刺相应感受野内的穴位时,能够明显激活这些神经元,类似机械刺激引起的反应。随着单脉冲刺激电流的升高,这些神经元的放电频率也同步增加,当刺激强度超过2mA时,反应由两个激活峰组成,经计算证实,这两个峰分别为A类和C类纤维的传入反应,说明A类纤维和C类纤维传入的针刺信号均可作用于脊髓背角[9],但只有针刺穴位的刺激强度足够强时,C类纤维才能将针刺信号传递到脊髓背角。江西医学院(1977年)用电子显微镜,观察了针刺穴位对脊髓背角Ⅴ、Ⅳ层突触的影响,观察发现,针刺足三里(ST36)时,脊髓腰4~6节段背角Ⅴ、Ⅳ层突触的裂隙加宽、大颗粒小泡与小颗粒小泡数量显著减少。进一步从形态学的角度证明,脊髓背角参与了针刺效应的产生过程[9]。

针刺信号在脊髓内的作用,还有一个突出的特点,即针刺穴位所产生的节段性效应,比通过高级中枢部位所产生的超节段效应要明显得多;针刺部位和痛源处在相同或相近的神经节段内的针刺效应,远远明显于针刺部位和痛源处在不同或相距较远的神经节段内的针刺效应。上海生理研究所(1972年),用微电极记录猫脊髓背外侧索单根神经纤维放电为指标,用超过C纤维的阈值强度的刺激作为腓肠神经的伤害性刺激,发现这种刺激可使脊髓背外侧索的甲类单位产生特殊形式的电反应,表现为持续的高频放电。用重复电脉冲刺激猫的前肢、后肢的肌肉和皮肤的传入神经或电针同侧足三里(ST36),对伤害性刺激引起的甲类单位的电反应均有抑制作用。但是,刺激后肢神经的抑制作用,明显地强于刺激前肢神经所产生的抑制作用。这表明,针刺部位与痛源处于相同或相近的神经节段水平时,针刺效应明显优于二者处于远隔神经节段的情况[10]。吴建屏等人(1974年)的研究也证实了这一结论[5]。这些实验结果与针麻临床经验是相吻合的,在临床上发现,针刺与手术区处在相同神经节段或邻近神经节段的穴位或传入神经,能够获得更好的镇痛效果。

刘俊岭等人(1993年)观察到,电针家兔的内关(PT6)对胸2~3节段的背角神经元有激活作用,而针刺足三里(ST36)对这两个节段的背角神经元的激活作用则很弱,在所记录的28个神经元中只有2个被激活[11]。刘瑞庭等(1984年)观察到,电脉冲刺激猫的内关(PT6),在脊髓背根记录到Ⅱ类、Ⅲ类纤维兴奋的动作电位,其投射范围以颈4~胸1为主,最大反应节段在颈5~颈7,以颈6~颈7为主[12]。这些研究均表明,针刺穴位所产生的神经节段性效应是一种最基本的针刺效应,可以说,针刺穴位所产生的节段性效应决定了穴位的特异性,针刺处在相同或相近的神经节段支配区的穴位,所产生的针刺效应的分布空间是类同的[106]。通过背根反射、轴突反射所产生的针灸效应也属于节段性效应的范畴。关于针刺穴位所产生的节段性效应问题后面还要专门介绍。

另外,许多研究证实,针刺信号还作用于脊髓水平的脑腓肽神经元及5-HT能神经元,通过对脊髓水平的内源性吗啡样物质(OLS)、5-HT的调节产生镇痛效应。针刺信号还影响到脊髓水平P物质的浓度,这也是产生针刺镇痛效应的原因之一。这方面的研究将在本章第二节中专门介绍。

(二)针刺信号在脊髓内传向高位中枢的通路

针刺穴位产生的针刺信号传入脊髓之后,通过什么途径传向高位中枢的呢?西安医科大学的研究小组在研究中发现,脊髓的背索、背外侧索、腹外侧索及腹侧索均可向高位中枢传导针刺信号[13],他们利用Lunderbeg的脊髓分块法,引导电刺激腓神经时脊髓内传导的诱发放电(Mass discharge),并观察足三里(ST36)的针刺信号在脊髓白质中的分布、传递情况。结果如下:

1. 背索诱发电位

电刺激腓神经时,在猫腰2~3背角记录到一个双相快电位伴有一个较小的慢诱发电位。快电位的平均传导速度为108.10±2.68m/s,波幅为184.00±20.48uv,持续时间为1.75±0.17ms。用分级电刺激时,背索诱发电位的平均阈值为0.1±0.01mA。表明背索诱发电位主要是兴奋了腓神经中的Ⅰ类、Ⅱ类纤维引起的。在背索上只能记录到同侧的诱发电位,对侧无反应。提示背索中没有来自对侧的交叉纤维。

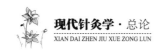

2. 背外侧索的诱发电位

背外侧索的诱发电位的特征和背索电位相似,以短时程、低阈值的快电位为主,但慢电位较背索更为明显。快电位的平均传导速度为 108.78 ± 2.81 m/s,波幅为 166.00 ± 22.86 mv,持续时间为 1.75 ± 0.11 ms。表明背外侧索诱发电位也主要是由低阈值的粗纤维形成的。背外侧索的诱发电位只在同侧出现,对侧无反应。

3. 腹外侧索诱发电位

在腹外侧索记录到的诱发电位的特点是:短潜伏期的快电位变小,而长潜伏期的慢电位突出和复杂,常伴有许多小波。慢电位的波幅为 40.80 ± 7.03 mv,时程为 23.60 ± 0.75 ms。腹外侧索诱发电位的阈值较高,平均为 0.17 ± 0.01 mA。慢电位波幅在 10T 时比较明显,30T 以上不再增大。表明腹外侧索诱发电位的产生与阈值较高的Ⅲ类纤维的兴奋有关。腹外侧索的诱发电位在同侧和对侧均有反应,表明腹外侧索中存在着来自对侧的交叉纤维。

4. 腹索的诱发电位

腹索诱发电位的特点和腹外侧索的基本相同。慢电位波幅平均为 43.30 ± 6.64 mv,持续时间为 25.67 ± 1.20 ms。腹索诱发电位的阈值较高,平均为 0.24 ± 0.02 mA。10T 时诱发电位明显,30T 以上电位不再增大。提示腹索诱发电位和高阈值的Ⅲ类纤维的兴奋有关。腹索诱发电位有对侧反应,表明腹索存在着来自对侧的交叉纤维。

5. 电针足三里(ST36)引起的脊髓诱发电位

电针刺激足三里(ST36),在脊髓各上行索中都能记录到相应的诱发电位,其特征和刺激腓神经时基本相同,无论波形、时程和波幅均无显著差别。所不同的是电针穴位时的阈值较高,比直接刺激神经高 10 倍左右。

虽然背索、背外侧索、腹外侧索及腹侧索均可向高位中枢传导针刺信号,但各传导索传导的针刺信号的确切作用尚不十分清楚,根据目前的研究,我们只知道腹外侧索向高位中枢传递的针刺信号在针刺镇痛中具有重要作用,下面就介绍这方面的研究。

张经济等人(1960 年)发现,针刺家兔的合谷(LI4)、内庭(ST44),能够明显抑制因电击或光热刺激而导致的鼻部疼痛。但分别于颈 4~6 或胸 9~12 横断脊髓后,针刺合谷(LI4)或内庭(ST44)时,便不再出现镇痛效应[14,15]。脊髓半侧横断后,针刺横断侧内庭(ST44),不但鼻部的镇痛效应消失,而且对胃经循行范围内的许多部位的镇痛效应有同样的影响。针刺正常家兔右侧内庭(ST44)10 分钟后,在乳中(ST17)、不容(ST19)、天枢

（ST25）、气冲（ST30）、足三里（ST36）等胃经循行范围内的这些测试点，左右两侧的痛阈明显升高，表明产生了针刺镇痛作用。如果在动物脊髓胸8~9节段处作右侧横断，再针刺右侧的内庭（ST44），在针刺10分钟、20分钟后，在胃经上述各穴位处分别测定一次镇痛效应，发现右侧乳中（ST17）处在针刺10分钟后痛觉敏感性升高，其他4个穴位处的痛阈均无改变；左侧乳中（ST17）、气冲（ST30）痛觉敏感性降低，而其他3个穴位处的痛阈均无变化。但针刺动物的左侧内庭（ST44）时，左侧5个测试点的痛阈均升高，而右侧的测试点多无变化。提示针刺信号进入脊髓后，产生镇痛效应的针刺信号主要是经同侧脊髓的传导束传向高位中枢的[15,16]。但也有实验证实，产生镇痛作用的针刺信号传入脊髓后，是交叉到对侧上行的[17]。

上一章中已经介绍过，针刺信号的产生主要与深部压力感受器和牵张感受器密切相关，而且由Ⅱ、Ⅲ类纤维传入的针刺信号在镇痛作用中起主要作用。这一结论容易让人产生如下推想：针刺信号进入脊髓后，产生镇痛作用的针刺信号很可能直接由背索传向高位中枢。因为深部压力感受器和牵张感受器的深感觉信号是由后索传向高位中枢的。但是，研究表明，发挥镇痛作用的针刺信号并不是由背索传向高位中枢的，而主要是由脊髓的腹外侧索传向高位中枢的。上海生理研究所等单位（1972~1976年）以兔为研究对象进行慢性实验，发现针刺动物双侧足三里（ST36）或足三里（ST36）、手三里（LI10）、曲池（LI11）等，均使痛阈明显升高。在胸12或腰1部位切断脊髓背索，包括损伤背外侧索的近背角处的区域，对针刺镇痛效应无明显影响。切断或电解损毁单侧腹外侧索，随着损毁范围的加大，能相应地部分取消或完全取消手术对侧后肢的针刺镇痛效应，而手术同侧后肢的针刺镇痛效应仍然存在[18,19]。如果切断双侧的腹外侧索，则针刺镇痛效应消失[19-21]。这些研究表明，产生镇痛作用的针刺信号在脊髓内向高位中枢的传导主要是由腹外侧索完成的，胡三觉等人（1976年）的研究工作也证实了这一结论[22]。

上述实验研究的结果与临床观察是吻合的，山东医学院等单位（1972~1977年）在临床上发现，脊髓空洞症患者，由于病变涉及脊髓前联合，痛觉、温觉纤维受损，出现痛、温觉障碍。如果针刺痛觉轻度减轻区内的穴位，仍有一定的酸、胀、重感产生；针刺痛、温觉明显减退区内的穴位，针感也减弱；针刺痛、温觉完全消失区内的穴位，针感也完全消失。表明针刺信号在脊髓内向高位中枢传导的途径，与痛、温觉的传导途径有密切关系[23,24]，痛、温觉是通过腹外侧索向上传导的。

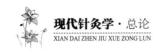

（三）下行抑制性针刺信号的传导通路

自从 Hagbarth 与 Kerr 发现躯体感觉传入信号的下行抑制机制以来，已有许多工作证明，脊髓以上脑部通过这种紧张性下行抑制系统，对感觉性输入进行调制或控制[21]，并且这一下行抑制系统在针刺镇痛过程中发挥重要作用，这一下行通路位于脊髓的背外侧索[21-30]。

胡三觉等人（1972 年）首先报告了存在着下行抑制性针刺效应[22]，随后，沈锷等人（1974 年）发现，针刺阳陵泉（GB34）、膝阳关（GB33）等穴位，对内脏躯体反射可产生明显的抑制性效应，但是，从高位切断脊髓后，反射放电大为增强，同时，这种针刺效应消失，而这种针刺效应不受去大脑皮层的影响。为了确定这种下行抑制的脊髓通路，他们在胸 2~3 水平进行了各种横切，切割背索、腹索、灰质的中央部分，都不影响这种反射放电和电抑制效应。但是，损毁背外侧索靠近背角的部分后，反射立即释放，电针抑制效应也减弱或消失。在切割背外侧索后，血压没有变化，单突触反射仍然存在，因此，针刺效应的消失不是由脊髓休克所致。由于所用的电针刺激比较弱，动物的瞳孔也经常处于收缩状态，血压也稳定在正常水平，所以应激的问题也不严重[21]。沈锷等人（1979 年）进一步发现，针刺动物前肢曲池（LI11），对刺激内脏引起的皮层眶回诱发反应产生明显的抑制效应，但切断背外侧索后，针刺效应大为减弱。刺激 T2~4 水平半孤立脊髓和在 P9 水平刺激中缝大核，引起的 L6 和 T12 背根电位，在切断背外侧索后也消失。在损毁延脑内侧网状核后，反应也明显减弱或消失。但刺激背外侧索本身引起的背根电位不受影响[25,26]。杜焕基等人（1978 年）也证实，刺激中缝大核或刺激腓总神经或针刺阳陵泉（GB34）、风市（GB31）等穴位，均可产生明显的抑制性效应，但切断双侧背外侧索后，这些抑制效应明显减弱或消失[27]。张桂林等人（1979 年）发现，切断背外侧索，不影响中缝核对束旁核痛放电的抑制效应，但明显削弱电针合谷（LI4）对束旁核的抑制效应[28]。这些研究表明，针刺信号传递到中缝大核之后，引起了中缝大核为主的下行抑制系统的兴奋，这一系统的兴奋信号通过背外侧索下行，对脊髓背角相关神经元进行抑制。

另外，自从发现注射微量吗啡和电刺激脑，产生镇痛的有效部位均为脑室导水管周围灰质后[29]，已有许多研究证实，二者确有许多共同之处：都兴奋中缝大核，切断背外侧索后，二者的镇痛效应又均被消除[30]。与此同时，国外学者发现，纳洛酮可以阻断针刺穴位的镇痛效应，并证实切断脊髓或在上叠体与下叠体之间切断脑干，或切除垂体之后，均显著削弱或消除针刺穴位对猫背角第Ⅴ层细胞放电的抑制作用或镇痛效应[31,32]。这表明,针刺穴位与注射吗啡或电刺激脑相似,也可引起脑内吗啡肽释放,并通过中缝大核 – 背外侧索的 5–HT 通路,下行抑制或调制脊髓背角处的痛觉冲动[30]。

二、针刺信号在脑干内的传导通路及作用过程

脑干网状结构能够接受各种不同性质和各种来源的体感冲动[33],它与躯体运动、内脏活动和各种感觉机能均有密切关系,是中枢神经系统内具有广泛整合作用的机构[34]。研究发现,在针刺镇痛过程中,脑干网状结构同样具有重要作用。

前面已经介绍过比较一致的看法,即产生镇痛作用的针刺信号在脊髓内是沿着腹外侧索向上传导的。形态学研究表明[35],腹外侧索的纤维分两路上达丘脑内侧。一部分纤维直接投射到丘脑束旁核、中央外侧核、内膝体的大细胞区、丘脑网状核等;另一部分纤维先投射到延脑内侧网状结构的巨细胞核,然后经中央被盖束上行,止于丘脑中央中核等内髓板核群。哪一条通路传导的针刺信号在针刺镇痛中发挥作用,是针刺镇痛原理研究中的一个重要问题。

(一)针刺信号在延脑内的传导通路及作用过程

重庆医科大学的研究小组(1975~1978 年)发现,电刺激猫的内脏大神经,可在延脑网状结构的巨细胞核记录到正 – 负双相为主的诱发电位,这种电位能够被吗啡抑制。电针动物的足三里(ST36)、曲池(LI11)、人中(DU26)、上脊中(T2 与 T3 之间),也能够抑制延脑巨细胞核的这种诱发电位。针刺穴位的这种抑制作用具有速生速降的特点,而且不同穴位的抑制效应有一定差异,其中电针人中(DU26)和上脊中穴的抑制效果较好[36,37]。黄仲荪等(1979 年)研究证实,延髓巨细胞核既接受内脏疼痛信号,也接受穴位的针刺信号,并且这两种信号常常投射到同一区域,甚至会聚到同一细胞上[38]。

中国医学科学院分院的研究小组及重庆医科大学的研究小组(1972~1977 年)还发现,牵拉动物的胃,除在延脑的巨核细胞产生诱发电位外,还可在延脑迷走神经中枢的核团内引导出细胞放电。电针或针刺迎香(LI20)、足三里(ST36)、曲池(LI11)、上脊中,对内脏痛和内脏牵拉反应都有一定的抑制效应[39~41]。进一步研究发现,电针足三里(ST36)产生的针刺信号和电刺激迷走神经产生的信号,均能够会聚到延脑闩部前后网状结构内侧 2/3 处的同一神经元上[42]。表明延脑闩部前后网状结构内侧 2/3 处的神经结构,是躯体传入信号和内脏传入信号相互作用的部位。但是,不能排除针刺信号和刺激迷走神经产生的信号传入中枢神经之后,在多个水平上可能发生的相互作用。

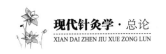

（二）针刺信号在中脑内的传导通路及作用过程

江振裕等（1979年）发现，针刺穴位产生的信号及刺激Ⅱ、Ⅲ类纤维的传入信号，均可到达网状巨细胞核和中缝大核[43]。网状巨细胞核和中缝大核的神经元的活动，一方面沿脊髓背外侧索下行抑制[44]；另一方面，这些冲动又通过中央被盖束上传。魏仁榆等（1974年）证实，针刺足三里（ST36）、三阴交（SP6），可在中央被盖束区引出诱发电位。直接刺激该部位几秒钟，甚至可以抑制痛反应10多分钟，由此可以认为，该区是痛觉的中枢通路，也是产生针刺效应的中枢通路[45]。损坏两侧中央被盖束区后，电针穴位仍然能够产生一定的镇痛作用，表明这一中枢通路并不是产生针刺镇痛效应的唯一通路[46]。

广西医学院的研究小组（1974~1976年）发现，电针家兔的足三里（ST36）、内关（PC6）、外关（SJ5），对中脑痛敏神经元的多种反应形式均有抑制作用。在去大脑动物和分区切割脑干的情况下，均不影响电针对中脑网状结构痛敏神经元活动的抑制效应。表明电针穴位产生的这种抑制效应，无需更高一级中枢的参与；同时还表明，针刺信号在脑干内是经过多种途径上行的[47-52]。

Reynolds（1976年）发现，电刺激大鼠中脑导水管周围的中央灰质（PAG），可以不用麻药就能够给大鼠进行剖腹探查。这一发现触发了一系列的研究工作，这些工作证实，刺激大鼠、猫、猴和人的中脑中央灰质，均可产生镇痛效应，在大鼠的镇痛效果，可与10mg/kg吗啡相比，但对其他感觉没有影响[53]。通过进一步研究，比较一致的看法是，主要是由于刺激了中缝背核的缘故。在脑干正中线的狭长区域内，有一个核群称之为中缝核群，它的特点是，其中许多细胞所含的神经递质是5-羟色胺（5-HT）。这个中缝核群的活动，在睡眠、体温调节和性活动中具有重要作用。该核群在吗啡镇痛中，也有重要作用。在这个区域注射微量吗啡，可以提高痛反应的阈值。损毁这个核群的某些部分，吗啡的镇痛作用即减弱或取消。吗啡可使其中的一些神经元兴奋[54,55]。北京医学院等单位（1976~1979年）研究发现，针刺穴位或压迫深部组织，也能增强中缝核群中某些细胞的电活动[56,57]。损毁这个核群的某些部分，也能使针刺效应大为减弱[58,59]。水野光通（1983年）也证实，电针穴位能够激活中脑导水管周围灰质（PAG）神经元，而且主要是激活了中缝背核[60]。损毁大白鼠邻近中缝背核的PAG后，针刺穴位的镇痛作用明显减弱[61]。刺激中缝背核，能够抑制丘脑束旁核神经细胞对伤害性刺激的放电反应，在脑室注射5-HT，也能够抑制束旁核的这种放电反应[62]。这些研究表明，针刺穴位抑制束旁核痛放电的另一条途径，可能是通过中脑中缝背核实现的。Bobiller等（1975年）将同位素标记的亮氨酸注入中缝背核,用放射自显影技术追踪其纤维,发现中缝背核的一部分纤维投射到丘脑束旁核[63]。

另外,PAG 与 NRM 之间有明确的形态学和电生理学的联系。许多学者以为,PAG 的效应主要通过 NRM 实现的。Behbehni 等(1979)证实,PAG 几乎没有或很少有向脊髓投射的纤维,却有大量向 NRM 投射的纤维[64]。山本隆充等(1982 年)发现,刺激 PAG 可使 NRM 神经元的放电频率增加到几十倍,即使停止刺激后 3~4 分钟也比刺激前高 3~5 倍[65]。这种激活效应可被纳洛酮翻转。但并不是所有的 NRM 神经元都对在 PAG 内注射吗啡发生反应,随着在 PAG 内注射吗啡量的增加,产生反应的 NRM 神经元的数目也相应增加,这可能与 NRM 内存在着不同种类的神经元有关[64,66]。

针刺效应的产生与中脑边缘系统也有密切的关系。曹小定领导的研究小组(1989 年)经过一系列的研究证实,隔核、海马、杏仁核等边缘系统在针刺镇痛中起重要作用。在这些区域内注射微量纳洛酮,对针刺效应都有部分阻断作用[67]。韩济生领导的研究小组(1995 年)在大量研究工作的基础上,提出了"中脑边缘镇痛回路的假说"。他们在研究中发现,在导水管周围灰质(PAG)、伏核、杏仁核、缰核的任何一个核团中注射微量纳洛酮,都可使针刺镇痛效应降低 75% 以上。注射微量的脑啡肽血清或 5-HT 拮抗剂,也可起到类似纳洛酮的作用。如果这些核团与下行抑制通路相联系,并且是一种并联关系,那么阻断任何一个核团后,只能减少 20%~30% 的针刺效应,而不是减少 70%~90%。据此可以推断,PAG、伏核、杏仁核和缰核等核团可能构成一个环路,阻断这个环路中的任何一个环节,均可使整个环路系统失去作用。上述理论得到了很多实验的结果支持,譬如:在 PAG 内注射微量吗啡,可产生明显的镇痛作用,而在伏核内注射 5-HT 拮抗剂,则能够取消吗啡的这种镇痛作用;在伏核内注射微量吗啡也能够产生明显的镇痛作用,而在缰核内注射纳洛酮,也能取消这种镇痛作用。进一步研究发现,当电针穴位引起上述各个核团的脑啡肽释放增多时,在其中任何一个核团中注射微量的纳洛酮,能够抑制各个核团释放脑啡肽。表明这不是一个单向的环路,而是一个具有正反馈联系的网络[68]。

中脑边缘镇痛回路的假说还得到了形态学的证实。李庆云等(1994 年)研究发现,PAG 和中缝背核向伏核发出 5-HT 能纤维、P 物质纤维、脑啡肽能纤维;伏核内 5-HT 阳性轴突终末与脑啡肽样树突形成突触联系;伏核下行投射纤维先在外侧缰核内侧部中继后再投射到 PAG。伏核发出的纤维也可直接投射到 PAG 的全长,其中包括中缝背核。从伏核下行到 PAG 和中缝背核的轴突终末对 PAG 神经元主要起兴奋性作用,这种直接

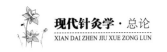
投射在中脑边缘镇痛环路中和中枢的内源性镇痛过程中可能有重要的作用[69]。

三、针刺信号在间脑内的传导通路及作用过程

（一）针刺镇痛信号在丘脑内的传导通路及作用过程

丘脑是间脑的重要组成部分。除去嗅觉信号之外，任何一种感觉传入信号到达大脑皮层之前，都要到达丘脑。疼痛是一种有意识的感觉，所以也要到达丘脑。为了弄清楚丘脑在针刺镇痛中的作用，许多学者进行了广泛研究。著名神经生理学家张香桐（1973~1978年）在研究丘脑整合作用的工作中，发现丘脑的内侧部分，特别是束旁核和中央外侧核约十分之一的神经元对伤害性刺激产生特异性的放电反应，而针刺穴位、压迫跟腱等刺激能够抑制这些神经元的放电。张香桐在这些研究工作基础上提出，网状巨细胞核的上行冲动，主要通过中央被盖束进入丘脑中央中核激发其活动。进一步研究证实，运用一定参数的电脉冲直接刺激中央中核，能够明显抑制束旁核细胞的放电，抑制时间可长达5分钟之久[70-71]。罗莳苏等（1978~1979年）的研究也证实，刺激中央中核能够抑制束旁核细胞的痛放电，抑制痛放电的最佳刺激频率为4~8次/秒[72]，这和电针足三里抑制束旁核痛放电的最适刺激频率是相同的。以低频脉冲刺激中央中核时，每个脉冲之后，都要经过10~15毫秒的潜伏期，然后出现约160毫秒的完全抑制。由于中央中核和束旁核临近，出现这样长的潜伏期，表明这种抑制效应的产生与传递过程，可能是通过一个神经回路完成的[73,74]。张香桐认为，这个神经回路包括前脑在内，而且尾核在这个环路中可能具有重要作用[70-73]。

（二）丘脑下部在产生针刺效应中的作用

丘脑下部属植物神经系统皮层下的高级中枢，控制着交感神经与副交感神经系统的活动。它与脑干网状结构及边缘系统有着密切关系，共同调节着机体的各种生理活动。研究证实，针刺信号能够到达丘脑下部，该部位在产生针刺效应的过程中具有一定作用。我们将针刺效应区分为一般的调节作用和针刺镇痛作用。这里主要介绍丘脑下部在针刺镇痛中的作用。丘脑下部在针灸调节中的其他作用将在后面的章节中介绍。

兰州医学院的研究小组（1960年）发现，针刺家兔的内庭（ST44）、合谷（LI4），能够明显抑制光热刺激或电刺激鼻部引起的痛反应。损毁丘脑下部后，镇痛作用减弱；相反，用一定参数的感应电流刺激丘脑下部的一定部位，能够产生不同程度的镇痛作用[74]。青岛医学院的研究小组（1978年）发现，无论是伤害性刺激，还是电针足三里（ST36）的

刺激,均可在视上核记录到诱发电位,而且针刺足三里(ST36)能够抑制伤害性刺激所引起的视上核的诱发电位。注射垂体后叶素也能够抑制伤害性刺激所引起的视上核的诱发电位。表明视上核－垂体后叶参与了针刺镇痛过程[75]。

　　复旦大学的研究小组(1978年)证实,刺激家兔的视前区,可以提高痛阈,而且对针刺镇痛有协同作用[76]。刺激视前区还能够影响中脑痛敏神经元的自发放电和痛敏反应[77]。表明视前区在针刺镇痛过程中也有一定作用。天津医学院的研究小组(1978年)发现,电刺激下丘脑外侧区,也能够提高动物的痛阈;电解损毁该区后,能够明显削弱电针臂臑(LI14)、手三里(LI10)的镇痛效应[78]。电针动物的足三里(ST36)、上巨虚(ST37),能够直接影响下丘脑外侧区和外侧视前区的放电频率。表明下丘脑外侧区也是针刺镇痛过程中的一个环节[79]。上海医学院等单位的研究小组(1974~1977年)证实,下丘脑的乳头体、乳头上区及乳头前区在针刺镇痛中也有一定作用[80,81]。

　　针刺穴位产生的镇痛作用,还与下丘脑的植物神经中枢有密切关系。解放军医学院的研究小组(1972年)发现,用手指压迫猫的跟腱,能够使丘脑下部前区脑电波的快波减少、慢波增加,并出现12~18次/秒的短程波。随着指压时间的延长,动物转为安静,呼吸变为深而平稳,可能是产生了镇痛作用的表现。电刺激视丘下部前区,脑电变化与指压跟腱时相同,而且动物出现明显的流涎,这与临床针麻手术中所看到的病人常伴有流泪、流涎等副交感神经兴奋现象是一致的[82]。表明视丘下部前区的副交感中枢参与了针刺镇痛过程。针刺穴位产生的镇痛作用,与交感神经中枢也有一定关系。上海第一医学院等单位(1972~1976年)在研究针麻手术过程中发现,在针刺穴位诱导之后,病人的心率、血压、呼吸、皮肤温度、皮肤电反射、手指血管容积、脉搏波等生理指标,均有不同程度的变化。这些指标与针麻效果之间存在着一定的关系。多数研究报告显示,针麻效果较好的病例,在针刺诱导后往往出现皮肤温上升、皮肤电自发活动减小、手指血管容积波增大[83-85],或者皮肤温度、心率、血压、手指血管容积波等指标表现稳定[86-88]。这些研究表明,交感神经中枢在针刺镇痛中发挥一定作用。

四、基底核在针刺镇痛中的作用

　　尾核是基底核中最大的一个核团,它与壳核共同组成新纹状体。尾核既参与躯体的运动调节,也对各种感觉刺激(包括视觉刺激、听觉刺激、躯体刺激、内脏刺激)发生非特异性反应。大量研究证实,针刺信号也可到达尾核,尾核在针刺镇痛中具有一定作用。

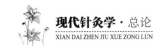
上海第一医学院等单位的研究人员（1975年）发现，电针合谷（LI4）、手三里（LI10）、足三里（ST36）、臂臑（LI14）等，能够在尾核背侧记录到诱发电位，而刺激尾核头部能够产生明显的镇痛作用[74-76]。孙公泽等（1978~1979年）研究证实，电针合谷（LI4），能够调制清醒家兔尾核神经元的自发活动，而且超过60%的尾核头部神经元受中缝核的调制[77,78]。孙德星（1978年）、曹小定（1989年）研究发现，电解损毁尾核头部能够明显减弱针刺穴位的镇痛效应[79,67]。何莲芳（1980年）、刘乡（1996年）还证实，在尾核内注射纳洛酮也能阻断针刺镇痛效应[80,81]。有关研究提示，除了可能存在的丘脑中央中核 – 大脑皮层 – 尾核 – 束旁核通路之外，尾核的镇痛效应的产生还有两条途径，一条途径是尾核抑制丘脑内侧核群的传入活动。研究发现，尾核头部与中央中核 – 束旁核有直接的纤维联系，刺激人体的尾核能抑制中央中核 – 束旁核的体感诱发电位[82]。另一条途径是尾核的活动影响到PAG，再通过下行抑制系统发挥镇痛效应。研究证实，在PAG内注射纳洛酮也能够阻断电针穴位的镇痛效应和刺激尾核的镇痛效应[67]。

五、大脑皮层在针刺镇痛中的作用

大脑皮层是各种感觉信号进入意识领域而形成感觉的重要部位。研究大脑皮层在针刺镇痛中的作用，首先遇到的一个问题是：伤害性刺激引起的大脑皮层的诱发电位，是否能够反应痛觉的问题。就目前的研究文献来看，大部分研究报告肯定大脑皮层诱发电位具有痛觉的性质。陈祥贵等（1978年）研究发现，刺激猫牙髓能够引起大脑皮层的诱发电位，由于下齿槽神经含有 Aδ 和 C 纤维，所以这种诱发电位中的某些成分与痛纤维有关[89]。刺激动物的隐神经或内脏大神经，或者刺激牙髓，能够在对侧大脑皮层中记录到短潜伏期和长潜伏期的诱发电位，其中长潜伏期的诱发电位，容易被吗啡或杜冷丁所抑制[89-91]。上海第一医学院的研究小组（1976年）发现，电刺激人的右手中指，可在对侧记录到恒定的多相复合诱发电位，由正 – 负 – 正（P1N1P2）三个基本波组成。由痛刺激引起的复合诱发电位，其波数较多，波幅高而宽。其中以第二个正相波（P2）更为明显，与非痛刺激引起的诱发电位比较，有统计学差异[92,93]。这表明，可以用大脑皮层诱发电位作为疼痛的客观指标之一。

徐维等（1986年）运用计算机平均技术，对大脑皮层诱发电位与疼痛的关系进行了研究，发现痛刺激引起的大脑皮层诱发电位的晚成分的波幅与疼痛的程度有一定关系。静脉注射镇痛药芬太尼、氯胺酮，或电针穴位均可抑制诱发电位的这种成分，抑制电位的程度与疼痛减弱的程度相吻合[94]。进一步研究证实,大脑皮层体感Ⅱ区(SmⅡ)参与针刺镇痛的下行抑制[45]。用局麻药局部阻滞 SmⅡ 或 γ-氨基丁酸改变 SmⅡ 的功能状态后,针刺对丘脑髓板内核群神经元伤害性反应的抑制效应可分别被推迟、缩短、减弱、甚至消失。表明大脑皮层下行活动与针刺镇痛效应的产生有一定关系[96]。刘乡等(1996年)研究发现,电解损毁 SmⅡ 后,电针足三里(ST36)的镇痛作用明显减弱,表明 SmⅡ 在针刺镇痛中具有一定作用。同时还发现,电针足三里(ST36)产生的信号,至少部分上达 SmⅡ,并经过边缘系统的伏核和外侧缰核到达 PAG,通过 PAG 激活 NRM 的下行抑制性通路,在脊髓水平发挥镇痛作用[97]。

陈正秋等(1993年)还发现,用损毁、局部给药或降温等方法阻滞猫的运动皮层(MCTX,即十字沟前区的前部)后,电刺激 SmⅡ 时对髓板内核群(ILN)神经元伤害性反应的抑制效应被削弱,表明 SmⅡ 对 ILN 的下行调节的部分作用是通过 MCTX 实现的[98]。郑欣等(1994年)也发现,将谷氨酸二乙酯施于 MCTX 后,电刺激 SmⅡ 后,电针对 ILN 神经元伤害性反应的抑制效应被减弱,而施加谷氨酸后,则产生与电刺激 SmⅡ 及电针穴位相似的抑制反应。这些实验证实,针刺能够激活 SmⅡ 神经元向 MCTX 释放谷氨酸,对 ILN 实现下行调节[99]。进一步研究发现,将荷包牡丹碱局部作用 MCTX 后,电刺激 SmⅡ 或电针穴位对 ILN 神经元的伤害性反应有明显抑制,而对 MCTX 施加 γ-氨基丁酸(GABA)后,此抑制反应消失。这表明 MCTX 中的 GABA 参入了 SmⅡ 对针刺镇痛的下行性调节[99]。

陈正秋等(1988年)研究了改变大脑皮层功能状态,对丘脑的针刺镇痛效应的影响。研究发现,电刺激猫的 SmⅡ 和十字沟前区对丘脑特异核团腹后外侧核和非特异核团髓板内核群(ILN,包括束旁核、中央中核、中央外侧核)的伤害性反应均有明显的抑制作用,这种抑制作用与电针穴位的抑制效应相似[100,101]。徐维等(1988年)用利多卡因或GABA 分别改变皮层各区的功能状态后,电针穴位的抑制效应明显减弱,改变十字沟前区的功能状态对丘脑非特异性核团的影响,强于改变 SmⅡ 的功能状态对丘脑非特异性核团的影响;而对丘脑非特异性核团的作用,SmⅡ 强于十字沟前区。行为实验也观察到,损毁或表面局部给与利多卡因或 GABA 阻滞大鼠 SmⅠ,均能去消针刺穴位产生的镇痛效应[102,103]。徐维等(1992年)在大鼠行为实验中发现,侧脑室注射阿托品或纳洛酮,能够去消电刺激 SmⅠ 引起痛阈升高的效应。进一步电生理学研究证实,损毁 SmⅠ 后在束旁核微电泳导入吗啡产生的作用,与损毁 SmⅠ 电针穴位的抑制效应相似。这些结

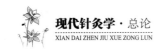

果表明，Ach 通过 M 受体参与 Sm Ⅰ 对疼痛的下行性调节；阿片肽参与 Sm Ⅰ 对疼痛和针刺镇痛的下行性调节。损毁 Ach 或在 Sm Ⅰ 施加密胆碱后，能够明显减弱或去消电针穴位对神经元伤害性反应的抑制作用，而微电泳导入 Ach 产生的作用，与密胆碱处理或损毁 Sm Ⅰ 前的电针抑制效应相似[105]。这些研究表明 Ach 参与 Sm Ⅰ 对丘脑束旁核针刺镇痛的下行性调节。

第二节　针刺对中枢内神经介质的影响

近几十年来，科技工作者及医务工作者在针刺镇痛原理的研究中，取得了令人瞩目的成果，居世界领先水平。针刺镇痛机制的研究已成为中医现代化的先导，率先引起了全世界范围的广泛重视。现代神经生物学机制研究表明：针刺可通过调节中枢神经系统一系列功能发挥镇痛和调节作用。在这个过程中许多体液因素 – 神经递质参与了调节。

一、胆碱类递质 – 乙酰胆碱（Ach）

Ach 在中枢神经系统内分布很广泛，且 Ach 参与了疼痛的调节过程。在形态学上已发现中枢神经系统内与疼痛传递与调节有密切关系的部位都含有胆碱能神经元或神经纤维以及胆碱能受体，这为 Ach 参与疼痛的调节提供了形态学的基础。

Ach 参与针刺镇痛，一般认为具有加强针刺镇痛的作用。有些直接测定 Ach 的工作表明，针刺镇痛时，大鼠全脑或皮层、尾核、丘脑等脑区中 Ach 含量增多，下丘脑 Ach 含量显著增加。实验还发现：针刺镇痛时，大鼠下丘脑后核、下丘脑外侧区、脊髓中央外侧核等交感神经中枢以及弓状核、中缝核、蓝斑等核团内的乙酰胆碱酯酶（AchE）活性增强，大鼠丘脑及丘脑束旁核胆碱酯酶（ChE）活性增强，家兔的丘脑束旁核 AchE 和 ChE 活性亦增多[107-117]。王才源等研究发现，电针和注射吗啡后，大白鼠的痛阈升高，电针后丘脑、尾核内 Ach 含量、胆碱乙酰化酶（ChAc）和 ChE 活性均升高，ChAc 的活性升高更明显，注射吗啡后 Ach 含量和 ChAc 活性升高而 ChE 活性明显下降[118]。

关心民等曾对电针镇痛过程中脑内 Ach 更新率的变化进行研究，认为电针的镇痛作用与电针引起 Ach 更新率增强有关，电针使 Ach 释放率明显加快，是 Ach 参与针刺镇痛的直接根据；还发现针刺镇痛时，脊神经节和脊髓背角内的 Ach 释放降解加快，脊髓背角内的 Ach 合成加快,切断一侧背根后,电针镇痛作用受到部分抑制,术侧的 AchE 活性也降低,提示针刺穴位产生的信息传入中枢至少有一部分是通过 AchE 活性神经纤维而实现的[119]。进一步用拟胆碱药 – 毒扁豆碱处理动物的痛阈,在毒扁豆碱显示镇痛效应的同时,脑内 Ach 的浓度增加,AchE 活性抑制。在家兔尾核内微量注射密胆碱抑制乙酰胆碱生物合成,可部分阻断针刺镇痛,注射毒扁豆碱抑制 Ach 降解,可加强针刺镇痛。将胆碱类药物毒扁豆碱和东莨菪碱微量注入隔核,结果提示隔核内胆碱能系统可能参与电针镇痛[120]。总之,大量研究证实 Ach 是参与针刺镇痛过程的重要递质,其在中枢内的增加可加强针刺镇痛的效果。

二、单胺类递质

(一)5- 羟色胺(5-HT)

5-HT 在化学结构上属于吲哚胺。占全身总量 90% 的 5-HT 位于胃肠道,8%~9% 存在于血液,还有一部分位于各种组织的肥大细胞,存在于中枢神经系统内的 5-HT 只占全身总量的 1%。在中枢神经系统,5-HT 能神经元主要分布于脑干中缝核区和旁正中区,主要在中缝核群,也分布于中缝核群外侧的网状结构区。

许多的实验证实,针刺可使间脑、脑干、皮层、海马、纹状体、下丘脑、中脑、延桥脑、中缝核、脊髓、丘脑、尾壳核、导水管周围灰质、延髓中缝核、黑质、尾核 5-HT 含量增加,合成和利用都加速,合成的增加超过了利用,故含量增加[116]。研究表明,电针镇痛时,除小脑外,全脑 5-HT 水平显著提高,5-HIAA(5-HT 的代谢终产物 5- 羟吲哚乙酸)含量亦增加。实验表明无论是兔或大鼠,脑内 5-HT 不足时针刺镇痛效果都会大幅度下降;提高脑内 5-HT 的含量或功能活动可以不同程度的加强针刺镇痛作用[121-126]。

(二)儿茶酚胺(CA)

多巴胺和去甲肾上腺素合称 CA。CA 的作用比较复杂,具有明显的部位特异性,但主要起着对抗针刺镇痛的作用。

1. 去甲肾上腺素(NA)

在中枢,NA 能神经纤维的分布非常广泛,但 NA 能神经的胞体主要集中在延髓和脑桥。脑干内的 NA 神经元分别发出上下行投射纤维和脑及脊髓联系,构成上行投射系统和下行投射系统。

关于针刺对中枢 NA 含量的影响,各家报道很不一致,但多数报告显示,电针可使大

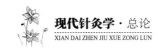

鼠全脑、端脑、间脑和脑干内的 NA 含量降低,DA 含量明显升高[127-136]。一些实验报道,针刺后,下丘脑视前内侧区、迷走神经运动背核等副交感神经中枢 NA 神经末梢 NA 含量无明显变化;而下丘脑后核、下丘脑外侧区、脊髓中间外侧等交感神经中枢内的 NA 神经末梢内 NA 含量高的例数百分率较对照组为大。另有文献报道,电针可使脑内 NA 含量下降,针刺可使皮层、海马、纹状体、下丘脑、脑干内 NA 明显减少;但有文章认为电针后纹状体内 NA 无明显变化,而大脑皮层 NA 含量升高。大鼠电针镇痛过程中 NA 更新率的研究表明,大鼠脑和脊髓内 NA 合成和利用均明显加速,但因利用的速度大于合成,入不敷出,因此含量降低,是中枢功能活动增强的一个表现。研究表明,针刺镇痛时,属 NA 上行通路的蓝斑、中脑导水管周围灰质和中缝大核的 NA 释放量显著减少,属 NA 能纤维下行通路的 A1 核团的 NA 释放量增加。大鼠新生期注射谷氨酸-钠(MSG),损毁下丘脑弓状核(β-脂肪激素-β-内啡肽-ACTH 神经元胞体集中处),可使针刺镇痛效应明显减弱,脑 NA 含量升高更显著;单独摘除垂体,大鼠针刺镇痛效应明显减弱,同时,脑 NA 含量则不显著下降。

周仲福等(1979 年、1981 年)以微量的氯压啶或酚妥拉明慢性埋藏套管注入家兔脑内的四个核团:伏核、杏仁核、缰核和中央灰质,观察对针刺镇痛效应的影响。氯压啶注入双侧缰核、伏核和中央灰质可显著对抗针刺镇痛,注入杏仁核则无效;酚妥拉明注入伏核和杏仁核无效,注入中央灰质有轻度加强作用,而注入缰核有显著加强针刺镇痛作用。由此可看出 NA 的效应具有明显的部位特异性,缰核在该效应中占有特别重要的地位。由于氯压啶是 α 受体激动剂,酚妥拉明是 α 受体拮抗剂,因此又可以认为脑内 NA 可通过 α 受体对抗针镇痛[137,138]。

2. 多巴胺(DA)

DA 又称儿茶酚乙胺,它不仅是 NA 生物合成中的一个中间环节,而且也是一个独立的神经递质。DA 神经元在中枢多位于中脑、间脑和端脑内,在哺乳类动物脑内约有 80% 的 DA 存在于黑质及纹状体内,尤以尾-壳核含量最高。在外周,一般认为 DA 能神经元位于交感神经节内。

有关 DA 与针刺镇痛的关系,国内外报道很不一致。有人报道针刺镇痛显效时,皮层、海马、尾-壳核、间脑、脑干等 DA 似有下降趋势或脑内 DA 水平无明显的变化。也有人报道针刺镇痛显效时尾核内 DA 含量明显升高,尾核、中脑和间脑的 HVA(高香草酸-DA 的主要代谢产物)含量明显升高。向家兔二侧黑质内注射 DA,有提高痛阈、加强电针镇痛作用[127-129,139-142]。

现在更多的研究倾向于 DA 有拮抗针刺镇痛作用,中枢的 DA 活动增强不利于电针镇痛,纹状体 – 黑质、尾核等处的 DA 系统增强时,可对抗吗啡镇痛和针刺镇痛。DA 受体的拮抗剂可加强针效。在尾核内注射 DA 受体的阻断剂可增加针刺的疗效,在伏核中微量注射 DA 受体光谱拮抗剂左旋四氢巴马丁(L-THP)也可加强电针镇痛,进一步的工作证明这与伏核内 DA 受体的活动有关。

三、肽类递质

(一)内源性阿片肽(OLS)

OLS 广泛分布于中枢神经系统中,主要由 4 个组成部分:β – 内啡肽、脑啡肽(可分甲硫氨酸脑啡肽和亮氨酸脑啡肽两种)、强啡肽和孤啡肽。在针刺镇痛过程中,OLS 起着很重要的作用。

1. β – 内啡肽(β –EP)

免疫组化研究发现:β –EP 的阳性胞体主要分布于垂体、下丘脑的内侧基底部,特别是弓状核,此外还有孤束核的下端。在大鼠的垂体中, β –EP 阳性神经元的投射较广泛,因此其阳性纤维和终末在神经系统分布较广泛,包括自弓状核向边缘系统的外侧隔核、伏隔核、终纹床核、杏仁核的投射;自弓状核向下丘脑的前部、室周核、室旁核、背内侧核、正中隆起、内侧视前区、外侧视前区的投射;弓状核发出 β –EP 样阳性纤维通过丘脑背侧,在中脑导水管腹侧进入脑干,到达与伤害性刺激传递及镇痛有关的核团,如导水管周围灰质、楔状核、中缝大核、中缝背核、网状结构、蓝斑、孤束核等。

研究表明:大鼠针刺镇痛效应的高低同针刺后脑内 β –EP 的含量成正相关:低效或中等效果者 β –EP 含量升高不明显,甚至有下降趋势;针刺镇痛效果越好,针后脑内 β –EP 含量升高越明显,尤以脑干、间脑、端脑内含量变化明显。向家兔 PAG 内注入 β –EP 抗体,可明显减弱电针镇痛效果。给大鼠低频(2Hz)电针,可使脊髓释放 β – 内啡肽,高频(100Hz)电针则不能[143-157]。这些结果表明,脑内 β –EP 参与了针刺镇痛机制。

2. 脑啡肽

放射免疫分析方法发现脑啡肽在尾壳核、苍白球、杏仁核、内侧视前核和黑质含量较高。免疫组化技术显示两种脑啡肽在脑内有相似的分布,一般甲啡肽在组织中的浓度比亮啡肽高 3~4 倍。

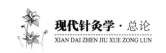

研究发现,给大鼠低频(2HZ)电针,可使脊髓释放甲脑啡肽,而高频(100HZ)电针则不能。放免分析法发现脑啡肽在下丘脑、纹状体增加明显;伏核中也有增加趋势。在大鼠上,合并应用特异性肽酶抑制剂 Bestatin、Thiorphan 以及非特异性肽酶抑制剂 D- 苯丙氨酸(DPA)保护内源性释放的脑啡肽,然后应用放射免疫分析法测定纹状体、下丘脑、丘脑及脑桥、延髓内甲啡肽和亮啡肽样免疫活性物质。实验证明安静状态下,中枢脑啡肽的更新率不高;电针 30 分钟以后,纹状体和下丘脑的含量升高了 30%~52%,如在注射上述肽酶抑制剂的基础上电针,则含量增高 94%~147%。说明电针既促进脑啡肽的合成,也促进其释放,由于前者超过后者,所以静态含量升高。并且,在中枢脑啡肽含量由于保护而升高时,电针的效果也加强[158,159]。

研究表明针刺对内啡肽影响有时间差异性。在 5 时、11 时、17 时、23 时针刺大鼠,亮啡肽在 11 时最高,在 5 时,下丘脑亮啡肽含量升高 34.8%,皮层降低;17 时,海马内亮啡肽升高 50.1%。临床观察发现,针刺后急性症病人,血浆脑亮 – 脑啡肽含量显著升高,缺血性脑血管疾病血浆脑啡肽水平显著高于正常人,针刺内关后可降低原来升高的亮脑啡肽水平[160]。

脑室注射蛋白质抑制剂环己亚胺,可减弱针刺镇痛效应和阻止针刺升高脑啡肽作用。认为针刺升高脑啡肽机制之一是加速脑啡肽生物合成。有人用针麻行狗胃切除术,发现在脑区一些核团脑啡肽样免疫荧光增强,认为针刺加速脑啡肽形成,并能防止其在针麻手术中过度消耗。从而说明针刺影响了内啡肽的代谢[161]。

3. 强啡肽

强啡肽阳性神经元的胞体可见于尾壳核、杏仁核、海马、视上核、视旁核、下丘脑背侧核、腹内侧核、弓状核、下丘脑外侧区、终纹床核、中脑中央灰质、臂旁核、三叉神经脊束核和中脑核、孤束核、薄束核、楔束核、延髓外侧网状结构及脊髓背角。在大脑皮质的各叶和垂体前叶也有散在的阳性胞体。脊神经节内含有强啡肽阳性胞体。

研究发现给大鼠低频(2Hz)与高频(100Hz)电针均能使脊髓释放强啡肽。韩济生等发现,强啡肽注入大鼠或家兔脊髓蛛网膜下腔可产生强镇痛作用,按等克分子比较,其镇痛效应比吗啡强 10 倍以上,纳洛酮可部分对抗 10 微克强啡肽的镇痛作用。当造成电针耐受后注入,则其镇痛效应大为降低,说明二者有交叉耐受性。当脊髓蛛网膜下腔注射强啡肽抗体后,电针对尾部的镇痛效应大为减弱,而对头面部则无影响。强啡肽注入侧脑室或 PAG,并不导致明显镇痛。这些结果表明,强啡肽参与脊髓内的电针镇痛机制,而在脑内不起这种作用 [162-166]。

4.孤啡肽（OFQ）

OFQ是最新发现的一种阿片肽，它在结构和功能上与已知的阿片肽有所不同，它在痛和痛的调制过程中的作用与以往发现的阿片肽不大相同。

无论是脑室内还是鞘内注射OFQ，对小鼠还是大鼠基础痛阈的影响，不同的学者研究的结果有很大差别，有的发现OFQ可增加动物的痛觉过敏，有的发现痛阈提高，有的却发现对痛阈无影响。这可能与注射的量、部位和动物的种属有关。但大部分的研究发现在脑室和中脑导水管周围灰质注射OFQ可对抗吗啡或电针镇痛，还可翻转 μ-、δ-、κ-受体特异性激动剂的镇痛作用，用核苷酸阻断中枢OFQ受体的表达，可加强吗啡的累加镇痛效应，这些研究结果均提示在脑内OFQ可作为一种阿片肽发挥作用。但也有人发现在脊髓鞘内注射OFQ并不能减轻吗啡的镇痛作用，反而加强吗啡镇痛或100Hz的电针的镇痛作用 [167-172]。

研究表明OFQ参与吗啡和电针耐受的形成。田今华等发现脑室注射1∶1稀释度的OFQ抗体对急性吗啡耐受形成无影响，而对慢性吗啡耐受可逆转50%；对急性电针（100Hz）耐受几乎完全逆转，慢性电针耐受可逆转50%。袁立等采用放射免疫分析法表明注射吗啡后能引起大鼠脑内OFQ含量和释放量增多 [167,169,173]。

（二）神经肽或激素

1.P物质（SP）

SP在中枢神经系统的含量各脑区差别很大。在哺乳动物中黑质、脑干和下丘脑、脊髓后角的含量较高，大脑皮质的含量相对较少，小脑内SP的含量非常低，甚至没有。SP的阳性神经元的胞体和纤维分布十分广泛。在中枢神经系统内，其阳性胞体位于前脑、间脑、脑干和脊髓部位的许多核团，如前脑的尾壳核、苍白球、杏仁核、隔核及新皮质；间脑的缰核、下丘脑、弓状核、正中隆起、室周核、乳头体核；脑干的脚间核、中脑导水管周围灰质、中缝核群（在缝核SP与5-HT共存于一个神经元内）、脑干网状结构、三叉神经脊束核、孤束核、最后区、动眼神经副核等；在脊髓前角、侧角和后角的Ⅱ、Ⅲ、Ⅳ、Ⅴ层，以Ⅱ层最多。在周围神经系统的脊神经节、三叉神经节和结状神经节内可见阳性神经元的胞体，他们几乎都属小细胞，在脊神经节和三叉神经节内可见SP和CGRP共存于一个神经元内。SP的阳性纤维及终末可分布在苍白球、杏仁核、终纹床核、隔核、下丘脑前核、弓状核、外侧缰核、中脑黑质、脚间核、中央灰质、三叉神经脊束核、背侧臂旁核、孤束核和

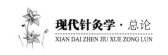

脊髓后角等处,在交感神经节内也分布着 SP 纤维,目前认为绝大部分外周神经都含有 SP 纤维分布于周围器官(但视网膜等处除外)。

SP 在痛觉信息的传递中具有双重作用,一方面,在脊髓内传递疼痛信息;在脑内则发挥另外一种作用,即对痛感受进行调制,降低对痛觉的敏感度。药理学实验表明 SP 在脑和脊髓均具有双重作用。大鼠实验中当剂量在微克水平时,引起动物的痛敏;在纳克水平时,产生镇痛作用。鞘内注射 SP 拮抗剂可对抗 SP 引起的痛阈下降,将 SP 注入脑室、中脑导水管周围灰质,可出现镇痛作用。研究表明 P 物质在针刺镇痛过程中发挥一定作用[174~186],其镇痛效应可能是通过释放脑啡肽而实现的。

边景檀等研究发现,低频(2Hz)电针刺激时大鼠脊髓中 SP 免疫活性物质减少,中频(100Hz)和变频(2/100Hz)刺激时 SP 免疫活性物质含量增多。脊髓蛛网膜下腔注射非肽类 SP 受体拮抗剂 CP96345 和 RP67580 均能阻断中频、高频和变频的电针镇痛。蛛网膜下腔注射阿片拮抗剂纳洛酮 20 微克后,2Hz 和 15Hz 电针均不能影响 SP 的释放。对此,推测低频(2Hz)电针刺激通过脑啡肽使初级 SP 释放减少;中频(15Hz)电针时通过脑啡肽和强啡肽的协同作用促进脑的下行纤维以及脊髓前层固有纤维的 SP 释放增多;高频(100Hz)电针可通过强啡肽促进 SP 的释放,但不存在协同作用。这些 SP 可以进一步促进阿片肽的释放而发挥镇痛效应[177]。

黎海蒂报道电针镇痛过程中海马、下丘脑和纹状体内 SP 免疫活性物质含量显著增加,脊髓内含量下降(P<0.01)[178]。崔仁麟报道大鼠在针刺镇痛时下丘脑 SP 明显减少,而脑干和腰髓 SP 增高。用苯丙氨酸耗竭 5-HT 后再加电针,其作用加速 SP 传递性释放,并使痛敏降低,认为针刺镇痛时部分通过激活下行抑制作用机制调控 SP 的痛觉传递与释放,近年来许多研究资料表明针刺影响释放 SP 大多通过间接途径,如激活脑啡肽系统、5-HT 系统等[182]。

2. 胆囊收缩素(CCK)

在中枢神经系统内,CCK 主要广泛分布于除小脑以外的大部分区域,其中以大脑皮质含量最高。

关于 CCK-8 与痛和镇痛研究的两篇最早的报道是 1981 年 Jurna 和 Zetler 关于脑室注射 CCK-8 有镇痛作用,以及 1982 年 Itoh 等关于 CCK-8 对抗 β - 内啡肽镇痛的报道。这两篇关于 CCK-8 的报道作用完全相反,原因可能是由于剂量不同,即在低剂量时,有抗阿片作用,而在高剂量时能引起阿片肽释放,因而产生镇痛作用。按一般常理推测,注射某种生物活性物质在阈剂量时的效应,应该接近其生理效应,而注射超大剂量时得到的效应应属药理作用。由此推测,在生理情况下脑内 CCK-8 起抗阿片的作用。这一推测得到大量实验证据的支持[187]。实验证明,微量的 CCK-8 可以作用于大鼠脑和脊髓的特定部位,激活 CCKB 性受体,对抗 μ 和 κ 阿片受体介导的镇痛作用[188]。这表明 CCK-8 在针刺镇痛过程中发挥一定作用[189-191]。

3. 催产素(OT)

行为学实验提示 OT 可能在中枢神经系统内参与了痛觉信息的调控并与电针镇痛有关[192],但也有相反的报道。谭振军等采用玻璃微电极胞外记录和脊髓表面给药的方法观察了 OT、抗催产素血清(AOTS)以及电针穴位对背角神经伤害性诱发电位放电的影响。结果表明:电针穴位或脊髓表面施加 OT 可部分抑制脊髓表面神经元的伤害性诱发放电;在电针的基础上施加 OT 则明显加强电针的抑制效应;相反,用 AOTS 预处理后,电针的抑制作用被取消。提示 OT 在脊髓水平参与了对痛觉信息的调制,并与一定频率的针刺镇痛有关[193]。

4. 生长抑素(SS)

SS 是一个环状 14 肽。它广泛分布于中枢神经系统、周围组织器官中。它的生理作用十分复杂,除参与体内多种内分泌功能、心血管活动、体温和免疫功能的调节外,在痛觉的调制方面也发挥重要作用。近年来发现 SS 有强效的镇痛作用,它可解除顽固性癌痛,缓解头痛的发作及腹部手术的疼痛[194]。鞘内或脑室注射 SS[195] 可明显提高大鼠的痛阈。侧脑室注射 SS 使大鼠的痛阈升高并使电针镇痛的效应增强;侧脑室分别注射 SS 的耗竭剂半胱氨酸和抗 SS 血清使大鼠的痛阈降低并使电针镇痛的效应减弱[196]。

刘玲爱等[197]运用核团微穿刺结合放射免疫测定法观察了电针足三里 30 分钟时大脑内 12 个核团中生长抑素含量的变化。结果发现,中缝大核、尾核和杏仁核的 SS 含量明显增加,而中央灰质和腰髓的 SS 含量显著减少;视交叉上核、视上核、视旁核、弓状核、腹内侧核、背内侧核、中缝背核和蓝斑的 SS 含量无明显改变。这提示尽管 SS 在脑内的分布很广,但这些部位中与针刺镇痛有关的只有少数核团,它可能通过这些核团参与针刺镇痛。

5. 性激素

马庆龄等在摘除卵巢大鼠中见到外源性性类固醇激素可不同程度增强针刺镇痛效应,其剂量与针刺镇痛作用间存在 2、3 次抛物线关系,认为其作用与内源性阿片肽、

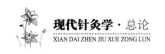

5-HT 神经递质水平有关[198]。

（四）氨基酸类递质

氨基酸类神经活性物质包括兴奋性氨基酸和抑制性氨基酸两大类。与疼痛有关的兴奋性氨基酸主要是谷氨酸和天冬氨酸；抑制性氨基酸主要是 γ-氨基丁酸。这些氨基酸在神经系统内发挥神经递质的作用，另外，它们以中间代谢产物的身份可参与蛋白质和肽的合成以及维持细胞内外水和离子的分布过程。

1. 兴奋性氨基酸 - 谷氨酸、天冬氨酸

兴奋性氨基酸对大脑皮层、海马、丘脑、小脑及脊髓神经元都产生很强的兴奋作用，是大多数兴奋性神经元的递质。谷氨酸是哺乳动物和人脑内含量最高的游离氨基酸，其浓度超过牛磺酸、谷氨酰胺和天冬氨酸 3~4 倍。但各脑区之间的差别很少超过 2 倍。谷氨酸和天冬氨酸在脊髓的分布差别很大，背根的谷氨酸多于前根，脊髓背角多于前角，而天冬氨酸则在前角多于背角。在中枢神经系统内谷氨酸神经元的胞体见于新皮质、海马、嗅球、苍白球、丘脑网状核、丘脑板内核、黑质、脊髓的中间神经元及前角细胞和小脑皮质；在周围神经系统内，神经元的胞体位于前庭神经节、螺旋神经节、迷走神经结状节和脊神经节内。

在大鼠单侧缰核内注射谷氨酸钠可兴奋缰核内的神经元，产生与电刺激相同的反应，易化与甩尾相关反应有关的神经元，并易化伤害性刺激诱发的甩尾反射。但也有谷氨酸参与镇痛的报道：在大鼠下丘脑视旁核内注射谷氨酸钠，可提高痛阈。在大鼠腹外侧眶皮质微量注射谷氨酸，可产生镇痛效应，而在双侧 PAG 内注射微量 GABA，可阻断此结果，说明谷氨酸的镇痛作用可能是通过激活 PAG 的下行抑制系统而实现的[199]。

2. 抑制性氨基酸：γ-氨基丁酸（GABA）

GABA 主要分布在脑内，外周神经及其他组织中较少，其含量以黑质、苍白球最高，下丘脑次之，其余依次是中脑的上丘、下丘、中央灰质及小脑的齿状核，尾壳核、内侧丘脑，大脑、小脑皮质和脑的白质。

在针刺镇痛机制的研究中，关于脑内 GABA 与针刺镇痛效应的关系的结果不一致，在 PAG 和中缝核内阻断 GABA 的作用，可使缰核转入兴奋状态，可加强电针镇痛的效果；但在脊髓水平及其他部位，GABA 在针刺镇痛的节段性抑制、突触前抑制中起重要的作用[200-204]。

参考文献

[1] 中国人民解放军广州部队总医院.对针刺麻醉镇痛原理的探讨 [J].新医学,1971,（9）:4

[2] 北京医学院基础医学系针麻研究组.针刺和电刺激穴位区对人体痛阈的影响及其机制的初步探讨 [A],单行资料,1966

[3] 北京医学院基础医学系针麻研究组.针刺人体某些穴位对皮肤痛阈的影响 [J].中华医学杂志,1973,（3）:151~157

[4] 衡山县人民医院.针刺神经干麻醉 757 例小结 [J].衡阳医药,1978,（1）:17~21

[5] 吴建屏,等.刺激传入神经对伤害性刺激引起的猫背髓背外侧索神经纤维活动的抑制 [J].中国科学,1974,（5）:526

[6] 吴建屏,等.刺激传入神经对伤害性刺激引起的猫背髓背外侧索神经纤维活动的抑制 [J].科学通报,1974,（1）:31

[7] 吴建屏,等.电针对脊髓背角神经元的抑制效应 [C].全国针灸针麻学术讨论会论文摘要（二）.43,1979

[8] 朱兵.针灸的科学基础 [M].青岛出版社.284,1998

[9] 江西医学院针麻研究室.脊髓背角 V、IV 层突触在针刺中的反应.针刺麻醉临床与原理研究资料选编 [M].北京：人民卫生出版社.212~217,1977

[10] 上海生理研究所针麻组.刺激传入神经对伤害性刺激引起的脊髓背外侧索神经纤维活动的抑制 [J].针刺麻醉资料汇编.1972,（2）:19~27

[11] 刘俊岭,等.电针对兔胸髓背角神经元活动的影响 [J].针刺研究,1993,（18）:267

[12] 刘瑞庭,等.猫内关穴传入途径的研究 [C].第二届全国针灸针麻学术讨论会论文摘要,300,1984

[13] 梅俊,等.电刺激猫"足三里"或腓神经诱发的脊髓电位 [C].同 [12],297~298

[14] 张经济,等.经络本质的研究 I.脊髓横切对合谷 – 鼻抑痛作用的影响 [J].兰州医学院学报,1960,（1）:3~8

[15] 兰州医学院生理教研组.经络本质的研究 II.脊髓横切半横切对内庭 – 鼻抑痛作用的影响 [J].兰州医学院学报,1960,（2）:37~40

[16] 兰州医学院生理教研组.脊髓半横切对胃经痛敏感性影响的研究 [J].兰州医学院学报,1960,（3）:99~104

[17] 山西医学院生理教研组针麻研究组.电针镇痛效应的观察及其传入途径的初步分析 [J].医卫通讯,1974,（4）:19~21

[18] 上海生理研究所针麻组.针刺镇痛效应中枢传入途径的分析 – 切断家兔脊髓上行通路的慢性实验 [J].针刺麻醉资料汇编.1972,（2）:44~49

[19] 江振裕,等.家兔电针镇痛效应的脊髓上行通路 [J].科学通报,1974,（1）:31~34

[20] 张香桐.针刺镇痛过程中丘脑的整合作用 [J].中国科学,1973,（16）:28

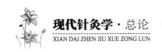

[21] 沈锷,等.脊髓以上结构在针刺抑制内脏躯体反射效应中的作用 [J]. 中华医学杂志,1974,（54）:628~633

[22] 胡三觉,等.电针脊髓镇痛效应在脊髓内上行与下行作用途径的探讨 [J]. 中华医学杂志,1976,（4）:238

[23] 山东医学院经络针麻原理研究组.脊髓空洞症等病与健康人针刺得气规律及循行通路的观察 [J]. 针刺麻醉,1977,（2~3）:4

[24] 上海第一医学院生理教研组,等.某些神经系统疾病对针刺"得气"影响的初步观察 [J]. 针刺麻醉资料汇编.1972,（1）:141

[25] 沈锷,等.下行抑制在针刺对内脏刺激引起的皮层眶回诱发电位的抑制效应中的作用 [J]. 中国科学,1979,（2）:221

[26] 沈锷,等.通过脊髓 – 延脑 – 脊髓回路引起的脊髓背根电位 [C]. 同 [7],40,1979

[27] 杜焕基,等.刺激猫中缝核群对内脏躯体反射的抑制效应及其同针刺抑制效应的关系 [J]. 生理学报.1978,（1）:1

[28] 张桂林,等.刺激中脑中缝核群对丘脑束旁核痛敏细胞放电的影响及其在针刺镇痛中的意义 [J]. 生理学报.1979,（3）:209

[29] Mayer DJ et al. Analgesia from electrical stimulation in the brainstem of the rat. Science, 1971,（174）:1351

[30] 邹冈,等.内源性吗啡样多肽和镇痛 [J]. 生理科学进展,1978,（1）:2

[31] Mayer DJ et al. Antagonism of acupuncture analgesia in man by the narcotic antagonist naloxone.Brain Res, 1977,（121）:360

[32] Pomeranz B et al.Acupuncture reduces electrophy siological and behavioral responses to no xious:Pituitary is implicated.Exp Neural, 1977,（54）:172

[33] Pompeiano O Reticular formation. In Handbook of Sensory Physiology Vol. Ⅱ Somatosensory System. Ed. by. A. lggo p.p. 381~488.Springer–Verlag Berlin heidelberg, New York, 1973

[34] Bowsher D & Petit D. Single–unit analysis of ventromedial medullary reticular formation. J Physiol, 1966（186）:117

[35] 沈克飞,等.刺激延脑网状结构对丘脑中央外侧核区长潜伏期电反应的影响 [J]. 针刺麻醉,1977,（1）:49

[36] 重庆医学院生理教研室针麻研究组.针刺对刺激内脏大神经引起的皮层诱发电位和延髓诱发电位的影响 [J]. 重庆医药,1975,（2~3）:42

[37] 重庆医学院生理教研室针麻研究组.针刺镇内脏痛的研究 [J]. 中医药研究参考,1978,（3）:25

[38] 黄仲荪,等.延髓网状结构在针刺镇内脏痛中的作用 [J]. 生理学报,1979,（4）:321

[39] 中国医学科学分院针麻组.电针刺激对扩张胃时延脑迷走中枢神经核放电的影响（摘要一）[G]. 针刺麻醉原理的初步探讨,4,1972

[40] 重庆医学院生理教研室针麻研究组.针刺对牵拉胃引起延髓网状细胞电活动的影响[J].针刺麻醉,1976,（合订本）:81

[41] 重庆医学院生理教研室针麻研究组.针刺对刺激内脏引起延髓细胞电活动影响的进一步观察[J].针刺麻醉,1977,（4）:55

[42] 中国医学科学分院针麻组.足三里与颈迷走神经传入冲动在延脑网状结构中的放射.全国针刺麻醉资料选编[M].上海：上海人民出版社,396,1977

[43] 江振裕,等.肌神经刺激和穴位电针诱发的延髓网状巨细胞核的单位放电[J].生理学报,1979,（4）:356

[44] Guibaub G et al.Suppression by LSD of the inhibitory effect exerted by dorsal raphe Stimulation on certain spinal cord interneurons in cat,Brain Res, 1979,（61）:417

[45] 魏仁榆,等.猫中脑中央被盖束区在针刺镇痛中的作用[J].科学通报,1974,（11）:520

[46] 吉林医科大学生理教研室.中枢特异与非特异传导系统在针刺麻醉中的作用[G].上海针麻学习班资料,1972

[47] 吉林医科大学生理教研室.穴位电针对电刺激下齿槽神经与牙髓所引起的中枢诱发电位的影响[J].吉林医科大学学报,1975,（1）:22

[48] 上海生理研究所针麻组.猫中脑中央被盖束区在电针镇痛中的作用[J].针刺麻醉资料汇编,1972,（2）:70

[49] 广西医学院针麻研究小组.针刺对中脑网状结核神经元电活动的影响.针刺麻醉原理研究资料.全国针刺麻醉研究资料汇编[M].上海：上海人民出版社,407,1977

[50] 广西医学院针麻研究小组.去大脑家兔上针刺对中脑网状结构镇痛效应的观察.针刺镇痛作用专题座谈会资料[G].1976

[51] 广西医学院针麻研究小组.中脑网状结构在针刺镇痛中的作用及传导通路的初步分析.针刺镇痛原理研究资料[G],1,1976

[52] 广西医学院针麻研究小组.针刺镇痛效应的延脑通路分析(摘要)[G].同[50]

[53] Mayer, D.J.and Price,D.D..Central nervous System mechanism of analgesia, Pain, 1976,（2）:379

[54] Anderson,S.D.et al.Response of medullary raphe neurons to peripheral stimulation and to systemic opiates.Brain Res.1977,（123）:363

[55] Oleson,T.D.et al..Effects of pain-attenuating brain stimulation and morphine on electrical activity in the raphe nuclei of the awake rat,pain.1978,（4）:211

[56] 北京医学院生物物理教研组,等.中缝背核在针刺镇痛中的作用.同[26],23,1979

[57] Moolenaar,G.M.et al..Responses of caudal raphe neurons to peripheral somatic stimulation,Exp.Neurol.1977,（53）:304

[58] 陕西中医研究所针麻原理研究室.针刺镇痛与中枢神经系统化学递质的关系：损毁大白鼠中缝核对针刺镇痛作用的影响[J].陕西新医药,1976,（4）:23

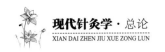
[59] 江振裕 , 等 . 损毁大白鼠脑干中缝核群对针刺镇痛效应的影响 [J]. 中华医学杂志 ,1977,（ 57）:611

[60] 武重千冬 , 等 . 针刺镇痛系统破坏后对针刺经穴、非经穴镇痛效应的影响 [J]. 昭医志 ,1983,（ 43）:10

[61] 赵建基 , 等 . 中脑中缝背核及其邻近周围灰质在针刺镇痛中的进一步分析 [J]. 陕西新医药 ,1980,
（ 12）:44

[62] 张桂林 , 等 . 刺激中脑中缝核对丘脑束旁核痛敏细胞放电的影响及其在针刺镇痛中的意义 [J]. 生
理学报 ,1979,（ 31）:209

[63] Bobillier.P.et al..Differential Projections of the nucleus raphe dorsalis and nucleus raphe centralism as
revealed by autoradiography. Brain Res.1975,（ 85）:205

[64] Behbehani MM.and Fields HL.Evidence that an excitatory connection between the periaqueductal gray and
nucleus raphe magnus mediates stimulation produced analgesia

[65] 山本隆充 , 等 . 视床中继核と中脑中心灰质刺激じょる缝腺核脊髓通路 neuron の促进效果 [J]. 神
经外科 ,1982,（ 22）:201

[66] Behbehani MM.et al..Effects of morphine injection in periaqueductal gray on the activity of single units in
nucleus magnus of the rat Brain Res.1978（ 149）:266

[67] 曹小定 . 针刺激活脑内镇痛功能系统而实现针刺镇痛 [J]. 针刺研究 ,1989,（ 14）:199

[68] 韩济生 . 针刺镇痛原理研究十年进展 [G]. 复旦神经生物学讲座 .IX. 191,1995

[69] 李元庆 , 等 . 大鼠中脑边缘镇痛环路的形态学研究 [J]. 针刺研究 ,1994,（ 19）:21

[70] 张香桐 . 针刺镇痛过程中丘脑的整合作用 [J]. 中国科学 ,1973,（ 1）:28

[71] 张香桐 . 针刺镇痛的神经生理学基础 [J]. 中国科学 ,1978,（ 4）:46

[72] 罗莆荪 , 等 . 刺激丘脑中央中核对于束旁核痛放电的抑制 [J]. 中国科学 ,1978,（ 4）:456

[73] 罗莆荪 , 等 . 不同参数的电刺激对丘脑束旁核痛放电的抑制效应 [C]. 同 [26],19,1979

[74] 兰州医学院生理教研组 . 针灸止痛与经络本质的研究 – 丘脑下部与针灸止痛的关系 [J]. 兰州医学
院学报 ,1960,（ 2）:57

[75] 青岛医学院针麻组 . 电针、杜冷丁、垂体后叶素对家兔下丘脑视上核及皮层诱发电位的影响 [J]. 针
刺麻醉 ,1978,（ 1）:79

[76] 复旦大学生物系针麻组 . 视前区、乳头体在针刺镇痛中的作用 [J]. 针刺麻醉 ,1978,（ 1）:77

[77] 第二军医大学针麻基础组 . 下丘脑前部 – 视前区电刺激对中枢痛敏单位的影响 [J]. 针刺麻醉 ,1978,
（ 1）:76

[78] 天津医学院 . 下丘脑在电针镇痛中作用的初步观察 [J]. 针刺麻醉 ,1976（ 合订本）:103

[79] 天津医学院针麻研究组 . 电针家兔穴位对外侧视前区和下丘脑外侧区单位电活动影响的初步观察
[J]. 针刺麻醉 ,1978,（ 1）:83

[80] 上海中医学院 . 下丘脑在针刺麻醉中的作用初步探讨 [G]. 科研论文汇编（上海中医学院与上海中
医研究所编）,10,1977

[81] 234 部队针麻基础组 . 下丘脑在针刺麻醉中的作用 [G]. 针刺麻醉资料选编（陕西省卫生局针麻办

编）,214,1974

[82] 上海第一医学院生理教研组 . 针麻效果的术前预测 [G]. 针刺麻醉资料选编 ,1972,（1）:109

[83] 上海第一医学院基础部针麻研究组 . 针刺麻醉单理探讨 [J]. 针刺麻醉 ,1977,（4）:41

[84] 北京市结核病研究所针麻组 . 利用多指标客观评定针麻手术效果的探讨 [J]. 针刺麻醉 ,1976,（合订本）:41

[85] 江苏省针麻研究协作组 . 江苏省针刺镇痛原理研究概况 [G]. 针刺镇痛作用研究资料汇编 ,22,1976

[86] 上海第一医学院基础部针麻研究组 .346 例针麻输卵管结扎术中某些生理指标的观察 [J]. 针刺麻醉 ,1978,（1）:94

[87] 武汉医学院第二附属医院 . 用光电血管容积变化作为疼痛反应指标 – 针麻效果观察的初步探讨 . 针刺麻醉原理的探讨 [M]. 人民卫生出版社 ,94,1974

[88] 中医研究院针灸经络研究所生理组 ,等 . 某些生理指标与预测针麻的关系 [J]. 中医药研究参考 ,1975,（3）:8

[89] 陈祥贵 ,等 . 大脑皮层在针刺镇痛中的作用 [J]. 针刺麻醉 ,1978,（1）:15

[90] 上海第一医学院基础部针麻研究组 . 关于电针对大脑皮层诱发电位抑制作用的观察 [J]. 针刺麻醉 ,1978,（1）:16

[91] 上海生理研究所针麻研究组 . 针刺时下行抑制对内脏痛冲动至皮层眶回传递的阻遏 [J]. 针刺麻醉 ,1978,（1）:37

[92] 中医研究院针灸经络研究所生理组 . 针刺穴位对正常人大脑痛觉诱发电位的影响 [J]. 中医药研究参考 ,1976,（2）:13

[93] 中医研究院针灸经络研究所 . 关于针刺镇痛研究简况 [J]. 针刺镇痛作用研究资料汇编 ,1976,（6）:6

[94] 徐维 ,等 . 伤害性刺激对躯体感觉皮层单位放电的影响及电针效应 [J]. 针刺研究 ,1982,（7）:196

[95] 徐维 ,等 . 大脑皮层体感Ⅱ区在针刺镇痛中的下行性调节 [J]. 针刺研究 ,1985,（10）: 173

[96] 林郁 ,等 . 皮层体感Ⅱ区对中央中核伤害性传入信号的下行调节与电针效应的关系 [J]. 中国针灸 ,1984,（4）:42

[97] 林郁 ,等 . 皮层体感Ⅱ区下行活动在中央中核水平镇痛效应中的作用 [J]. 生理学报 ,1984,（34）:342

[98] 陈正秋 ,等 . 损毁运动体层对体感Ⅱ区下行调节丘脑髓板内核群作用的影响 [J]. 针刺研究 ,1993,（18）:183

[99] 郑欣 ,等 . 针刺镇痛过程中谷氨酸参与体感Ⅱ区经运动皮层对丘脑髓板内核群的下行调节 [J]. 针刺研究 ,1994,（19）:11

[100] 陈正秋 ,等 . 猫的十字沟前皮层参与对中央中核神经元活动的下行性调节 [J]. 针刺研究 ,1988,（增刊 3）:29

[101] 陈正秋 ,等 . 猫的十字沟前皮层和Ⅰ区参与对中央中核针刺镇痛效应的下行性调节 [J]. 针刺研究 ,1988,（13）:272

[102] 王柯慧 ,等 . 猫的十字沟前皮层和 SI 区参与丘脑束旁核神经元针刺镇痛的下行性调节 [J]. 针刺

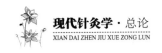

研究,1988,（13）:282

[103] 胡明海,等.γ－氨基丁酸处理大鼠皮层体感区后电针对痛反应的影响 [J]. 针刺研究,1988,（13）:48

[104] 徐维,等.乙酰胆碱参与皮层下行调制疼痛的作用 [J]. 针刺研究,1992,（17）:99

[105] 陈正秋,等.损毁大鼠 Sm Ⅰ对丘脑 Pf 神经元镇痛效应的影响及微电泳导入 Ach 的效应 [J]. 针刺研究,1995,（20）:15

[106] 陈少宗.现代针灸学理论与临床应用 [M]. 黄河出版社,1990

[107] 中医研究院针灸经络研究所中枢化学组.针刺镇痛过程中中缝背核和蓝斑核的组织化学观察 [J]. 针刺麻醉,1978,（1）:62

[108] 葛子.针刺与蓝斑、缝际核内递质及酶的关系－定量的组织化学观察 [C]. 全国针灸针麻学术讨论会论文摘要（二）,95,1979

[109] 熊希凯,等.针刺大鼠不同脑区内胆碱酯酶、三磷酸腺苷酶组织化学变化的观察 [C]. 全国针灸针麻学术讨论会论文摘要（二）,109,1979

[110] 艾民康等.电针对大鼠丘脑区内胆碱酯酶活性的影响 [C]. 全国针灸针麻学术讨论会论文摘要（二）,108, 1979

[111] 艾民康等.电针对蓝斑核区超微结构及组织化学成分影响的实验研究 [C]. 全国针灸针麻学术讨论会论文摘要（二）,111,1979

[112] 武汉医学院针麻研究室.电针对大白鼠丘脑内胆碱酯酶活性的影响 [J]. 新医药杂志,1975,（7）:24

[113] 湖北医学院解剖教研组.电针合谷对家兔丘脑束旁核胆碱酯酶活性的影响 [J]. 科技通讯,1976,（1）:51

[114] 武汉医学院解剖教研组.针刺麻醉对大白鼠三叉神经脊束核胆碱酯酶、三磷酸腺苷酶组织化学变观察 [J]. 武汉医学院学报,1976,（2）:4

[115] 中山医学院针麻研究组.疼痛刺激与电针穴位对中脑网状结构乙酰胆碱酯酶活性的影响 [J]. 广东医药资料,1975,（2）:73

[116] 武汉医学院针麻研究室.针刺镇痛对大白鼠丘脑内乙酰胆碱含量的影响 [J]. 武汉医学院学报,1976,（增2）:98

[117] 武汉医学院针麻研究室.酰胆能神经在针麻中的作用.针刺麻醉,1978,（1）:68

[118] 王才源,等.电针镇痛和吗啡镇痛对大白鼠脑内胆碱乙酰化酶（ChAc）和乙酰胆碱（Ach）及胆碱酯酶（ChE）的影响 [C]. 针灸论文摘要汇编（世界针灸学会联合会成立暨第一届世界针灸学术大会）,341,1987

[119] 关新民,等.针刺研究,1992,7（2）:137~144

[120] 关新民,等.胆碱能神经在电针镇痛中的作用.针灸针麻研究 [M],科学出版社,251~257,1986

[121] 湖南医学院针麻原理研究组.针刺镇痛与脑内神经介质的关系 [J]. 中华医学杂志,1973,（8）:478

[122] 韩济生,等.中枢 5－羟色胺在针刺镇痛中的作用 [J]. 中国科学,1978,（5）:579

[123] 上海神经递质与针刺镇痛研究协作小组.脑内 5－羟色胺能神经系统在针刺镇痛中的作用 [J]. 科

学通报 ,1978,（4）:253

[124] 梁熙南 , 等 . 大鼠电针镇痛的个体差异与脑内鸦片样物质和 5– 羟色胺水平的关系 [C]. 全国针灸
　　　针麻学术讨论会论文摘要（二）,142,1979

[125] 金国章 , 等 . 脑内 5– 羟色胺和儿茶酚胺在针刺镇痛中的作用 [J]. 生理学报 ,1979,31（2）:121

[126] 叶惟泠 , 等 . 电针家兔督脉 "穴位" 对尾核 5– 羟色胺和 5– 羟吲哚酸含量的影响 [J]. 科学通报 ,1979,
　　　（5）:253

[127] 北京医学院基础部针麻原理研究组 . 中枢儿茶酚胺在针刺镇痛中的作用 [J]. 中华医学杂志 ,1978,
　　　（3）:129

[128] 冯小春 , 等 . 电针家兔督脉 "穴位" 对尾核多巴胺及其代谢产物的影响 [J]. 科学通报 ,1978,23(5):314

[129] 中医研究院针灸研究所生化组 . 针刺镇痛与脑内单胺类递质的关系 [C]. 全国针灸针麻学术讨论
　　　会论文摘要（二）,92,1979

[130] 陕西省中医药研究所针麻原理研究室 . 针刺镇痛与中枢神经系统化学递质的关系 [J]. 陕西新医
　　　药 ,1976,（1）:66

[131] 张德星 , 等 . 损毁大鼠蓝斑或去甲肾上腺能上行束对针刺镇痛作用的影响 [J]. 科学通报 ,1978,
　　　（2）:117

[132] 董新文 , 等 . 注射 5– 羟多巴胺于中缝背核后对针刺镇痛和单胺神经元荧光组织化学反应的影响
　　　[C]. 全国针灸针麻学术讨论会论文摘要（二）,120,1979

[133] 广西医学院针麻研究小组 . 作用于中枢神经系统的药物对针刺镇痛效果的影响 [G]. 针刺麻醉理
　　　论研究资料选编 ,187,1975

[134] 赵建基 , 等 . 针刺、电针对动物脑组织中去甲肾上腺素、乙酰胆碱及胆碱酯酶含量水平的影响 [J].
　　　中国生理学会会议论文摘要汇编 ,169,1964

[135] 韩济生 , 等 . 大鼠电针镇痛过程中中枢去甲肾上腺素更新率的研究 [J]. 生理学报 ,1979,（31）:11

[136] 周仲福 , 等 . 电针对大白鼠脑内 14C– 去甲肾上腺素分布和代谢的影响 [J]. 北京医学院学报 ,1978,
　　　（3）:147

[137] 周仲福 , 等 . 家兔双侧缰核或杏仁核内注射氯压定和酚妥拉明对指针镇痛的影响 [C]. 全国针灸针
　　　麻学术讨论会论文摘要（二）,117,1979

[138] 韩济生 , 等 . 中枢神经介质与针刺镇痛 . 针灸针麻研究 [M]. 北京 : 科学出版社 ,179,1986

[139] 上海生理研究所针麻研究组 . 损毁和刺激猫蓝斑区对针刺抑制内脏躯体反射效应的影响 [J]. 针刺
　　　麻醉 ,1978,（2）:117

[140] 黄龙 , 等 . 脑内儿茶酚胺神经介质在针刺镇痛中的作用 [C]. 全国针灸针麻学术讨论会论文摘要
　　　（二）,118,1979

[141] 田桂祥 , 等 . 氟哌啶醇对针麻效果的影响 [J]. 针刺麻醉 ,1979,（2）:42

[142] 杨方中 , 等 . 脑多巴胺能系统在家兔针刺镇痛中的作用 [C]. 全国针灸针麻学术讨论会论文摘要
　　　（二）,119,1979

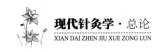
[143] 朱梦漾,等.损毁弓状核对大鼠脑内 β – 内啡肽、5– 羟色胺、去甲肾上腺素含量及针刺镇痛的影响 [J]. 生理学报,1984,36（1）:42

[144] 陈启盛,等.大鼠电针镇痛效果与脑和垂体 β – 内啡肽含量关系 [J]. 科学通报,1981,（26）:832

[145] 王友京,等.两种不同电针刺激强度和频率对大鼠脑内单胺类神经介质影响的比较 [J]. 针刺研究,1985,10（1）:4

[146] 汪桐,等.电针对关节炎大鼠脑内甲啡肽含量的影响 [J]. 中国针灸,1985,5（3）:31

[147] 赵飞跃,等.内源性阿片系统在急性实验性关节炎大鼠电针镇痛中的作用 [J]. 针刺研究,1988, 增刊(3):169

[148] 邹冈,等.下丘脑游离对其中甲 – 脑啡肽含量及针刺镇痛的影响 [C]. 北京: 全国针灸针麻学术讨论会论文摘要（二）,134,1979

[149] 谢翠微,等.大鼠中枢甲硫脑啡肽和亮脑啡肽含量与电针镇痛的关系 [J]. 生理学报,1984,36（2）:192

[150] 袁和,等.电针刺激加速大鼠中枢脑啡肽合成 [J]. 生理学报,1985,37（3）:265

[151] 杨俊,等.针刺对大鼠 β – 内啡肽含量的影响 [J]. 针灸学报,1992,（5）:31

[152] 北出利胜,等.ハり麻酔における血中および脳脊髄液中の B-endorphin および ACTH 浓度について.东洋医学とペインクリニッワ,1980,10（3）:116

[153] 朱梦漾,等.损毁弓状核区对大鼠脑内 β – 内啡肽、5– 羟色胺、去甲肾上腺素含量及其对针刺镇痛的影响 [J] 生理学报,1984,（01）.

[154] 谢翠微,等.大鼠中枢甲硫脑啡肽和亮脑啡肽含量与电针镇痛的关系 [J]. 生理学报,1984,（2）:8

[155] 王友京,等.不同电针刺激强度和频率对大鼠脑内单胺类神经介质有不同的影响 [J]. 基础医学与临床,1983,（5）:23

[156] 陈启盛,等.大鼠电针镇痛效果与脑和垂体中 β – 内啡肽含量的关系 – 放射免疫分析 [J]. 科学通报,1981,（13）:12

[157] 王洪蓓,等.不同频率电针对急性佐剂性关节炎大鼠痛反应和组织中 β – 内啡肽含量的影响 [J]. 中国针灸,1998,（3）:163

[158] 袁和,等.电针刺激加速大鼠中枢脑啡肽的合成 [J]. 生理学报,1985,（3）:21

[159] 董宏伟,等.脑啡肽降解酶抑制剂 RB101 加强大鼠低频电针镇痛 [J]. 中国疼痛医学杂志,1996,2（1）:33

[160] 王友京.针刺研究,1989,14（4）:420

[161] 邹冈,等.脑啡肽在针刺镇痛中的作用.针灸针麻研究 [M]. 北京: 科学出版社,197,1986

[162] 王韵,等.内吗啡肽与强啡肽产生协同镇痛作用的新证据 [J]. 中国疼痛医学杂志,2002,8（2）:118

[163] 黄诚,等.小鼠低频和高频电针镇痛阿片机制的探讨 [J]. 中国疼痛医学杂志,2000,6（2）:96

[164] 李辉,等.电针对佐剂性关节炎大鼠下丘脑 CRH、IL–2、β –EP 含量的影响 [J]. 中国针灸,2005,25（11）:793

[165] 时红,等.100Hz 电针和脊髓鞘内注射强啡肽 A 引起大鼠镇痛作用的性别差异 [J]. 中国疼痛医学

杂志 ,1999,5（2）:97

[166] 张伟 , 等 . 大鼠脑室注射强啡肽 A（1~13）在冷水甩尾测痛中的镇痛及抗吗啡镇痛作用 [J]. 中国神经科学杂志 , 1999,15（2）:120–124

[167] 田今华 , 等 . 孤啡肽在大鼠脑内对抗吗啡镇痛 [J]. 生理学报 ,1997,49（3）:333

[168] 许建阳 , 等 . 电针合侧脑室注射孤啡肽对实验性 RA 痛阈和血清 NO/NOS 的影响 [J]. 成都中医药大学学报 , 2003,25（01）:30

[169] 田今华 . 孤啡肽在大鼠脑内对抗吗啡镇痛 [J]. 生理学报 ,1997,49（3）:333

[170] 朱崇斌 . 孤啡肽拮抗针刺镇痛及阿片镇痛 [J]. 针刺研究 ,1997,22（1–2）:36

[171] 马飞 , 等 . 电针治疗大鼠神经痛后脑内孤啡肽受体 mRNA 表达的变化 [J]. 上海针灸杂志 ,2000,23（4）:32

[172] 陈海萍 , 等 . 电针对大鼠下丘脑孤啡肽表达的影响 [J]. 上海针灸杂志 ,2003,22（11）:7

[173] 袁立 , 等 . 慢性吗啡耐受大鼠脑内孤啡肽生成与释放增加 [J]. 生理学报 ,1999,51（4）:454

[174] 周仲福 , 等 . 中枢神经系统中的 P 物质 [J]. 生理科学进展 ,1979;10（4）:297

[175] 张崇礼 , 等 .P 物质注入中脑中缝核群的镇痛效应及其对清醒兔尾核神经元自发活动的影响 [C]. 全国针灸针麻学术讨论会论文摘要（二）,150,1979

[176] 张崇礼 , 等 . 牛下丘脑提取物镇痛效应的研究 [C]. 全国针灸针麻学术讨论会论文摘要（二）, 151,1979

[177] 边景檀 . 脊髓中 P 物质参与电针镇痛的研究 [J]. 生理科学进展 ,1995,26（4）:325~328

[178] 黎海蒂 , 等 . 大鼠中枢 P 物质与针刺镇痛的关系 [J]. 针刺研究 ,1989;14（3）:370

[179] 阮怀珍 , 等 . 电针抑制 P 物质引起的痛反应和脊髓 c–fos 表达 [J]. 针刺研究 ,1997,（1–2）:58

[180] 朱文智 , 等 . 电针对炎性痛大鼠脊髓 P 物质和谷氨酸的影响 [J]. 天津医科大学学报 ,2006,12（1）:11

[181] 展淑琴 , 等 . 电针对大鼠脑内 P 物质基础表达的影响 [J]. 山东中医药大学学报 ,2007,31（6）:492

[182] 崔仁麟 , 等 . 低位脑干和脊髓 P 物质在针刺镇痛作用中的神经生化研究 [J]. 针刺研究 ,1994,（Z1）:45

[183] 杜小正 , 等 . 传统"热补"针法对实验性关节炎兔痛阈及脊髓 SP 含量的影响 [J]. 中医研究 ,2006,19（1）:12

[184] 常加松 , 等 . 中枢 P 物质在内关和心脏相关联系中的作用研究 [J]. 山西中医 ,2006,22（4）:56

[185] 范隆 , 等 . 电针与丁丙诺啡合用对慢性炎性痛大鼠脊髓背角 P 物质、降钙素基因相关肽的影响 [J]. 中华麻醉学杂志 ,2007,27（4）:368

[186] 朱建军 . 脊髓 P 物质在电针镇痛中作用的研究进展 [J]. 南通大学学报（医学版）,2007,27（3）:228

[187] 韩济生 . 针刺镇痛原理 . 上海：上海科技教育出版社 .158~159,1992

[188] 韩济生 . 中枢阿片肽和胆囊收缩素功能活动的消长是决定针刺镇痛有效性的重要因素 [J]. 北京医科大学学报 ,1996,28（5）:321~326

[189] 杜小正 , 等 . 传统"热补"针法对实验性关节炎家兔的镇痛效应及脑脊液中 – βEP、CCK–8 含量的影响 [J]. 针刺研究 ,2006,31,（2）:86

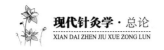
[190] 黄诚, 等. 小鼠低频和高频电针镇痛阿片机制的探讨 [J]. 中国疼痛医学杂志,2000 6（2）:96

[191] 东贵荣, 等. 音乐电针对大鼠脑内 CCKmRNA 表达影响的对比研究 [J]. 针灸临床杂志,2005,21（3）:58

[192] 宋朝佑, 等. 中枢催产素在电针镇痛中的作用 [J]. 生理学报,1990,42:169~174

[193] 谭振军, 等. 催产素在脊髓水平对电针镇痛的影响 [J]. 中国应用生理学杂志,1995,11（4）:342~345

[194] Taura P, Planella V,Balust J,et al. Epidural somatostatin as an analgesic in upper abdominal surgery: a double-blind study. Pain, 1994, 59:135~140

[195] 郑鲁, 李希成. 脑室注射生长抑素或 GABA 对大鼠痛阈和脑内 GABA 或生长抑素含量的影响 [J]. 中国药理学报,1995,（16）:329

[196] 刘玲爱, 等. 侧脑室注射生长抑素对大鼠痛阈和电针镇痛作用的影响 [J]. 第二军医大学学报,1996,17:362

[197] 刘玲爱, 等. 电针大鼠"足三里"时脑内 12 个核团生长抑素含量的变化 [J]. 中国疼痛医学杂志,1998,4（2）:102

[198] 马庆龄, 等. 性类固醇激素参与针刺镇痛过程 [J]. 陕西中医,1999,20（5）:237

[199] 湖南医学院针麻原理研究组. 针刺镇痛与脑内神经介质的关系. 针刺针麻原理的探讨 [M]. 北京：人民卫生出版社,411,1974

[200] 江西医学院针麻组. 视上核的神经分泌在针刺条件下的变化 [J]. 针刺麻醉,1978,（1）:82

[201] 朱剑琴, 等. 电针镇痛对小鼠脑游离氨基酸含量的影响 [J]. 科学通报,1979,24（1）:45

[202] 朱丽霞, 等. 脊髓 C2 氨基丁酸参与针刺镇痛 [J]. 针刺研究,1986,11（2）:126

[203] 朱丽霞, 等. 脑内 GABA 参与针刺镇痛吗？[J] 针刺研究,2001,26（3）:199

[204] 朱丽霞, 等. 激活 GABAB 受体在针刺镇痛中的作用 [J]. 针刺研究,2002,27（2）:85

第四章
针灸通过神经－内分泌－免疫网络系统产生调节作用

机体各器官系统的机能主要由神经系统或神经－内分泌－免疫网络系统来调节和控制。前面三章内容主要从组织学、解剖学、生理学、生物化学的角度介绍了神经系统在针灸调节过程中的重要作用，这里将重点介绍神经－内分泌网络系统、神经－内分泌－免疫网络系统在针灸疗法调节中的作用。

第一节　针灸对神经－内分泌网络系统的影响

内分泌系统是机体内的机能调节系统。各个内分泌腺所分泌的激素通过血液被输送到身体的各个部位，作用于它们的靶器官，以实现其调节功能。但是内分泌腺本身的活动也受神经或神经－体液的控制。因此，针灸的作用可通过神经或神经－体液对内分泌腺的活动进行调节。

一、针灸对垂体－甲状腺机能的影响

甲状腺所分泌的甲状腺素等激素可以影响和调节机体的能量代谢和物质代谢。但甲状腺本身的分泌活动又受下丘脑－垂体和交感神经的控制。下丘脑分泌促甲状腺释放因子，使垂体前叶分泌促甲状腺素，从而促使甲状腺分泌甲状腺素。当血中甲状腺素浓度过高时，则通过反馈作用，抑制垂体前叶促甲状腺素的释放。

针灸对甲状腺机能的影响，表现为一种良性调节作用[1-7]。针刺既可以治疗甲状腺机能亢进，又可治疗甲状腺机能低下。如针刺天突（RN22）、廉泉（RN23）、合谷（LI4）等穴可使甲状腺机能亢进患者的甲状腺体缩小，症状消失，基础代谢明显降低。针刺气舍

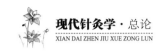

（ST2）、天突（RN22）、合谷（LI4）等穴治疗地方性甲状腺肿，有效率达86.9%，针后颈围缩小，症状减轻或消失，尿中排碘量明显降低，甲状腺对碘的吸聚和利用能力提高。

动物实验发现[8-17]，针刺"大椎"（DU14）、"廉泉"（RN22）、"天突"（RN23）、"足三里"（ST36）等穴，连续七天后，由静脉注射碘[131]，动物甲状腺对碘[131]的摄取明显降低。艾灸动物（家兔和豚鼠）"十七椎"（EX-B8）3日，第四天由腹腔注射碘[131]或静脉注射磷32，一小时后测定，发现甲状腺对碘或磷的摄取降低。电针家兔"水突"（ST10）、"大椎"（DU14）连续八天，然后比较甲状腺、肾上腺、心、肝、脾、肺、肾等七种组织对碘[131]的摄取量，发现甲状腺的摄碘量比针前降低4/5，而其他组织的摄碘量与针前相比无明显差别。这说明，针灸或电针对正常动物甲状腺的机能表现为抑制作用。但用甲状腺粉或硫氢嘧啶分别引起小白鼠甲状腺机能亢进或减退后，电针坐骨神经或"环跳"（GB30），却可使甲状腺功能获得调整。组织形态学方法研究表明，针灸对甲状腺机能具有双向性效应。如连续针刺家兔5次（每日1次）后，甲状腺滤泡泡腔内类胶状物排出，泡腔膨大，滤泡上皮变高，排列成立方状，同时垂体前叶嗜碱性细胞增加，说明针灸使垂体-甲状腺系统机能增强，但电针"水突"（ST10）、"大椎"（DU14）8次（每日1次）后，注射碘[131]，24小时镜检发现甲状腺内胶体染色比对照组稍深，并且大多充塞于滤泡腔，滤泡上皮扁平，排列不整齐，细胞间界限模糊，说明电针后甲状腺机能处于低落状态。针灸对甲状腺机能的影响与穴位有关。如电针靠近甲状腺的"颊车"（ST6）、"水突"（ST10）、"扶突"（LI18）、"迎香"（LI20），组织学检查均可见甲状腺机能低下，而取远离甲状腺的"足三里"（ST36）、"伏兔"（ST32）、"合谷"（LI4）、"曲池"（LI11）则未见明显变化。又如正常人空腹服碘[131]化钠2微居里，20分钟后，用重手法刺激双侧合谷（LI4）、扶突（LI18）和天突（RN23），于行针3次后的2、4、6、24、48小时测定，发现甲状腺对碘[131]的摄取量大多提高（13/15），而针刺通里（HT5）、天髎（SJ15）、天宗（SI11）时，则对甲状腺的摄碘率无明显影响。刺激的方法不同，对甲状腺机能的影响似乎也有不同。如应用载波射流（8,000~18,000赫）刺激家兔的"大椎"（DU14）、"水突"（ST10），对甲状腺机能呈促进作用；而电针同样穴位，则呈抑制作用。

关于针灸影响甲状腺机能的作用途径，有如下一些研究[18-21]。用生物测定方法证明，经针刺治疗的地方性甲状腺肿病人尿中促甲状腺素减少，说明针刺是通过垂体对甲状腺功能产生作用的。经针刺治疗后的地方性甲状腺肿患者尿中皮质类固醇含量增加，血中嗜酸性白细胞也有相应变化。文献报道外源性注射肾上腺皮质酮或促肾上腺皮质激素可抑制甲状腺的吸碘能力,减低血浆中的结合碘,使甲状腺体积缩小。故认为针刺对甲状腺机能的影响可能还与肾上腺皮质激素的分泌有关。锰能抑制甲状腺对碘的利用,而针刺可使病人尿锰排出量增加,尿碘排出量减少。有人认为,针刺对甲状腺的作用,除通过传入神经经垂体 – 甲状腺系统这一途径外,可能还与交感神经有关。

二、针灸对迷走神经 – 胰岛机能的影响

胰岛中的 β 细胞所分泌的胰岛素,有促进血糖合成糖元、脂肪,加速葡萄糖的利用和抑制肝糖元的分解和异生,从而使血糖降低的作用。胰岛受迷走神经和腹腔交感神经的支配。血糖浓度的变化直接刺激胰岛或作用于神经中枢经迷走神经而对胰岛的分泌实行调节。针灸对胰岛的分泌活动有影响,这种影响通常用血糖变化作指标进行观察。

针刺休克病人的素髎(DU25),针后 20 分钟,可使血糖升高 42% ;针刺糖尿病患者的足三里(ST36)等穴,可使血糖明显下降 [22,23]。

正常人服用大量糖后针刺足三里(ST36)、合谷(LI4)、肝俞(BL18)、膈俞(BL17)、胃俞(BL21),或给家兔灌服葡萄糖后针刺 "足三里"(ST36)、电针正中神经及坐骨神经,获得的耐糖曲线有以下三种情况:原水平高者显著下降;原水平低者略有升高;少数例次变化不定。这可能与个体差异有关 [24]。

针刺对血糖的影响,看来与机能状态有关。动物实验表明,电针可使高血糖下降,低血糖升高。给动物注射肾上腺素或捆缚刺激造成高血糖后,针刺 "足三里"(ST36)或电针坐骨神经,可使血糖下降或恢复正常水平的时间提高 [25-30]。给大白鼠造成四氧嘧啶性糖尿病,针刺对胰岛和肝组织还有保护作用 [31]。

针刺对血糖的影响主要是通过迷走神经 – 胰岛素系统实现的。因为针刺治疗高血糖动物时,发现血糖下降的同时,胰岛素的分泌提早并增多。封闭穴位或传入神经、切断迷走神经,可使针刺对胰岛素的分泌或对血糖的影响不再显现 [32]。

三、针灸对垂体 – 肾上腺皮质机能的影响

肾上腺皮质分泌的激素种类很多,按生理功能可分调节水、盐代谢和调节糖、蛋白质代谢两类,并有提高机体对有害性刺激的耐受能力、减轻机体受损程度的作用。其成分均系类固醇物质,其合成与腺体内胆固醇、类脂、抗坏血酸、核糖核酸以及碱性磷酸酶的含量有关。故测定肾上腺内的上述物质、血中皮质激素或尿中皮质激素代谢产物的含量,

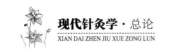

可以了解肾上腺皮质的机能,此外,注射氢化考的松激素可使嗜酸性白细胞数下降,因而用此项指标也可了解肾上腺皮质机能。肾上腺皮质无神经支配,中枢神经主要是通过下丘脑–垂体对其实行调节。针灸对这一系统机能的影响主要表现为一种良性调节作用[33]。

针刺足三里(ST36)、合谷(LI4)等穴,发现可使正常人血中嗜酸性白细胞减少,说明促肾上腺皮质激素增多,测定血中 17– 羟皮质类固醇含量也显示有明显提高,有的可高出原水平 2 至 3 倍,并有较长的后继作用。阑尾炎成年病人或菌痢病人针刺后嗜酸性白细胞有的增高,也有的降低,增高者可能系炎症消退,疾病好转,肾上腺皮质功能因而随之恢复正常所致 [34-36]。

动物实验也显示针灸对本系统功能有促进作用。如经针刺镇痛的大鼠肾上腺皮质细胞机能活性增强,激素的合成与排出增多。家兔或大白鼠在针刺“足三里”(ST36)、“肾俞”(BL23)等穴后,尿中 17– 酮类固醇含量明显增高,肾上腺皮质变厚,细胞体积增大,腺体重量增加。组织化学方法观察可看到肾上腺皮质内的抗坏血酸、胆固醇和脂类等含量显著减少,而核酸和糖元增多,碱性磷酸酶与琥珀酸脱氢酶的活力增强。艾灸家兔“十七椎”(EX–B8)、“足三里”(ST36),可使肾上腺对磷的吸收量显著增高 [37-46]。

总之无论是用机能或形态学方法,多数资料均显示针灸对本系统功能有增强作用。因此,有人认为这可能由于机体对针灸刺激所产生的一种应激反应。但进一步分析可看出针刺对本系统的功能影响并非在任何情况下都表现为增强作用,而与这一系统原有机能状态有关。如以尿中 17– 羟皮质类固醇的排出量为指标,针刺足三里(ST36)、合谷(LI4)、少海(HT3)等穴可看到,原水平低者,针后升高;高者针后降低,而临床症状也都随之好转或消失。可见针刺对肾上腺皮质功能主要表现为一种良性调节作用,与一般应激反应有所不同 [47-50]。

针灸的效应常因个体差异、环境条件的不同而有差别。如儿童阑尾炎病人、针麻病人以及功能性疾病(三叉神经痛)病人,针后血中 11– 羟皮质类固醇含量常变化不定 [51-54]。针麻病人情绪安定者其含量低,紧张者升高。雌性大白鼠对刺激的反应比常温环境下要大。针灸效应还因穴位和刺激方法不同而不同。如猫在 5℃的寒冷环境中,针刺“足三里”(ST36),可使尿中 17– 羟皮质类固醇含量显著增加,但针刺非穴位,则无明显变化。采用多穴针刺、一穴针刺、一穴捣针 50 次或每天针刺一次,连续 3~5 天,可见家兔或大白鼠的肾上腺皮质功能变化显著,若连续刺激 7~8 天,针刺效应反见减弱或消失。这说明,刺激量或持续天数对针灸效应有影响 [55,56]。

切断、局部阻滞或腐蚀相应穴位的传入神经,用戊巴比妥钠等抑制中枢,摘除垂体或肾上腺等方法证明,针灸影响肾上腺皮质机能的作用途径主要是通过相应穴位的传入神经,经中枢神经系统影响垂体前叶,使之分泌促肾上腺皮质激素,从而增强肾上腺的皮质功能[56,57]。

四、针灸对交感神经－肾上腺髓质机能的影响

肾上腺髓质起源于外胚层,和交感神经细胞属同一来源,其神经支配为内脏大神经,属交感神经节前纤维。肾上腺髓质分泌的激素有两种:肾上腺素和去甲肾上腺素,在机体的"应激"反应中起重要作用。

针灸大多使这一系统的功能增强。如针刺合谷(LI4)、足三里(ST36)、内关(PC6)或艾灸曲池(LI11)、足三里(ST36)等穴,可使多数空腹正常人血糖升高,说明肾上腺髓质分泌功能增强;针灸空腹正常家兔或小白鼠"足三里"(ST36)等穴位也有类似结果,并看到血中乳酸、丙酮酸含量相应增加;肝糖元、肌肉内、脑内的功能物质磷酸肌酸的含量显著降低。用荧光分光光度法显示,针刺清醒狗的"足三里"(ST36),可使血液儿茶酚胺水平显著升高。针刺"人中"(DU26)可阻止失血性家兔肾上腺髓质儿茶酚胺的减少,延缓休克的发展,使死亡率降低。组织化学方法亦显示针刺或者电针穴位均可使肾上腺髓质内的"肾上腺素细胞"和"去甲肾上腺素细胞"明显增多,胞体增大,胞浆反应加深。电针1小时后,效应最显著,2小时开始下降,3~4小时接近原水平。但也有资料认为这种效应的高峰出现时间较早,恢复较快。采用生化、生物测定和电子显微镜等方法证明针麻期间肾上腺髓质功能也明显增强[57-65]。

但用血糖作指标,则看到正常人或某些病人以及失血性休克动物于针灸或电针后,其效应取决于原有的血糖水平,可见针灸对本系统机能的影响主要还是一种调整作用[66]。

针灸的上述调节作用的途径,有赖于神经系统相关结构的完整性。如将相对应穴位的传入神经进行阻滞或切断;将腰部交感神经链抽出;切断两侧内脏神经;注射巴比妥钠或吗啡;静脉注射交感神经组织剂等均可使针灸对肾上腺髓质机能的作用消失。最近有人用组化方法证明,用6–羟基多巴胺损毁肾上腺素能节后交感神经纤维末梢,对髓质去甲肾上腺细胞的分泌并无影响,捆绑刺激或针刺仍可使肾上腺髓质的去甲肾上腺素减少,说明针刺是通过胆碱能节前交感神经纤维起作用的[67]。

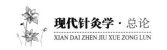

五、针灸对垂体－性腺机能的影响

针灸避孕有一定作用。有人针刺石门（RN5），观察127例有生育能力的妇女，避孕有效率达79%。国外有人认为三阴交（SP6）对避孕有特殊作用，若配合一般作用穴如肩外俞（SI14）穴，效果较好，避孕有效率可达66.6%。在研究针灸避孕的原因时，有人取石门（RN5）配合谷（LI4）等穴，针灸4~6次后，可使子宫位置变更达到避孕目的。针刺三阴交（SP6）、悬钟（GB39）、阳陵泉（GB34）、颊车（ST6），或同时针刺合谷（LI4）、三阴交（SP6）、支沟（SJ6）、太冲（LR3），留针30分钟，可使子宫收缩增强。有人发现肢体远端穴位[三阴交（SP6）、合谷（LI4）、足三里（ST36）]引起子宫收缩的潜伏期长，需在起针后20分钟显效；而近位穴[秩边（BL54）]潜伏期短，效果显著，但起针后作用即见消失。如果秩边配合合谷、三阴交，则于针后宫缩即见加强，持续时间延长、起针后作用仍极为显著。如取与生殖无关的绝骨或非穴点针刺，则子宫收缩不明显。针刺引起子宫收缩的时间与静脉滴注催产素相似，故认为针刺可能与垂体后叶催产素的分泌有关。动物实验也获得类似结果[68-72]。

针刺可治疗不孕症和继发性闭经。凡无排卵性子宫出血者于月经后第18天取穴关元（RN4）、中极（RN3）、三阴交（SP6）或其他三阴经、冲脉、督脉的穴位针刺或用梅花针叩刺肝经、脾经、肾经或带脉等经穴，连续治疗几个月，可使病人排卵过程与月经周期恢复正常。针刺或电针家兔，可见卵巢间质细胞普遍出现不同程度的黄素化，并有进行性或退行性的性器官形态学的变化。针刺中极（RN3）、归来（ST29）、血海（SP10）、关元（RN4）、三阴交（SP6），可使继发性闭经病人出现激素撤退性出血现象。针刺家兔的上述穴位，见卵巢中间质细胞增生与肥大，卵泡腔扩大，周围多层颗粒细胞增殖，其中有新鲜黄体生成现象。用雌二醇处理两天后的家兔，针刺"中极"（RN3）等穴，于2~6小时出现黄体生成素高峰，孕酮升高，并直接观察到排卵反应。这些变化可能是针刺通过某种机制兴奋了下丘脑－垂体系统，是垂体前叶释放卵泡雌激素与促黄体生成素所致[73-79]。

针刺膻中（RN17）、少泽（SI1）、合谷（LI4）等穴可使缺乳妇女血中生乳素含量增加，电针可使垂体后叶催产素分泌增加[80-82]。

针刺对男子性功能障碍有一定疗效[83-86]。有人针灸关元（RN4）、中极（RN3），配足三里（ST36）、三阴交（SP6）治疗遗精100例，有75例自觉症状消失，遗精现象不再发生。随症选穴关元（RN4）、三阴交（SP6）、肾俞（BL23）、上髎（BL31）和命门（DU4）治疗23

例阳痿病人,12例基本痊愈[83,84]。

　　针灸对精子缺乏症也有取得疗效的报道。如有人以隔姜灸关元(RN4)、气海(RN6)、命门(DU4)和肾俞(BL23)等,配合针刺三阴交(SP6)、太溪(KI3)治疗1例,经八个月疗程后,精液检查恢复正常,爱人受孕并生下一男孩。又如将针刺与隔姜灸并用,针大赫(KI12)、曲骨(RN2)、三阴交(SP6),灸关元(RN4)、中极(RN3);针肾俞(BL23),灸肾俞(BL23)、命门(DU4),二组穴交替使用,先针刺,用补法,得气后隔姜灸,以艾灸三壮为度。十五次为一疗程,未愈者休息一周,再重复一个疗程。共治疗160例,有效率达98.95%,其中痊愈者125例[85,86]。

五、针灸对下丘脑 – 垂体系统的影响

　　垂体由腺垂体和神经垂体两部分组成。腺垂体分泌各种促激素,它通过垂体门静脉系统与下丘脑相连,下丘脑腹侧部的促垂体激素区内所释放的神经激素经门静脉作用于垂体前叶,影响各种促激素的释放,而外周靶腺在垂体促激素的作用下产生激素,这些激素在血中浓度的变化又可反作用于下丘脑的感受器或垂体,影响释放因子的合成和促激素的释放。下丘脑与垂体之间也可能存在着反馈调节。支配垂体的神经主要来自颈交感神经节后纤维和丘脑下部纤维,这些纤维主要分布到神经垂体,神经垂体分泌抗利尿素和催产素。

　　大量研究证实,针灸的许多调节作用是通过影响垂体功能而实现的。下丘脑是中枢神经系统和垂体间的突出连接点,并与大脑边缘系统、苍白球、前脑有广泛联系。针灸的作用可能主要是通过传入神经、中枢神经系统到达下丘脑。在冲动到达下丘脑的通路中,脑干网状结构也起重要作用。对于神经垂体,针灸也可通过有关途径作用于下丘脑 – 神经垂体。

第二节　针灸对神经 – 内分泌 – 免疫网络系统的影响

　　针灸疗法的作用机制不同于药物。针灸疗法主要是通过调动机体自身的调节因素,以达到预防疾病、治疗疾病的目的。另外,传统中医学理论认为,针灸疗法能够增强机体的"正气",而这"正气"也就是机体的抗病能力,机体的抗病能力与免疫系统的机能密切相关。正是基于这些基本认识,我在1990年后就提出,应当建立以神经生理学为主体,

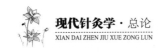

以神经 – 内分泌网络、神经（和 / 或内分泌）– 免疫网络为两翼（也可以说以神经 – 内分泌 – 免疫网络学说为基础），以腧穴作用规律、针灸作用的四大规律为临床指导的现代针灸学理论体系[96-100]。下面就系统介绍针灸疗法对免疫系统的调节作用及调节机制。

一、针灸疗法对免疫系统的调节作用

（二）针灸疗法对非特异性体液免疫机能的调节

非特异性免疫物质包括血液和淋巴液中的杀菌素、补体、溶菌酶，等等。研究表明，针灸疗法能够提高非特异性免疫，刘文琴等（1964 年）在实验性腹膜炎家兔的体内观察到，针灸疗法、电针疗法能使注入腹腔的细菌提前消失，血液中杀菌能力明显提高[101]。白求恩国际和平医院（1979 年）也证实，电针家兔的上巨虚（ST37）、天枢穴（ST25）后，血浆的杀菌活力明显增强[102]。南京的一个研究小组自二十世纪 60 年代开始，单独使用针灸疗法治疗急性细菌性痢疾 1236 例（1979 年），取用的主要穴位有气海（RN6）、天枢（ST25）、上巨虚（ST37）、下巨虚（ST39）等。按治疗 10 天为一个疗程计算，一个疗程结束后的治愈率为 92.4%。该小组对接受针刺治疗的 50 例住院患者的免疫机能的变化进行了观察，发现比针刺前增加杀菌力者有 83.8%，并观察到杀菌物质不具有耐热性，50℃加温 30 分钟后杀菌能力明显降低[3]，估计这种增强的杀菌物质与补体、调理素、补体结合抗体有关[103-107]。

多数观察发现，针灸疗法能够提高血清补体的含量。著名针灸专家王雪苔（1957 年）很早就发现，针灸健康人的足三里（ST36）、天枢（ST25）、大椎（DU14）、曲池（LI11）等，血清补体含量增加者占 84.2%[108]。黄坤厚等（1987 年）报道，针刺正常人足三里（ST36）后，血清 C3 有增加趋势，C4 明显增加。急性细菌性痢疾患者在针刺后第 3 天，血清中总的补体含量比针刺前明显提高，到第 12 天仍有增高的趋势[103]。金安德（1986）也证实，用针刺治疗急性细菌性痢疾，能使患者的 C3 含量升高 38.34%~50.00%[104]。苏宝田等（1960）发现，电针家兔的大椎（DU14）、陶道（DU13）、曲池（LI11）、合谷（LI4）等穴，补体效价普遍升高[110]。但是，张涛清（1979 年）报道，对细菌性痢疾的猴子给予针刺治疗后，针灸治疗组和对照组血清中总补体含量都波动在正常范围内，两组比较无明显差异[111]。

溶菌酶是一种分子量为 146,000 的小分子蛋白质，它能裂解很多 G+ 细菌及某些 G-细菌的细胞壁。MoTaeВип 等（1979 年）用针灸治疗了 19 例感染性变态反应支气管哮喘，经针灸治疗后，有 10 例患者的血清溶菌酶含量升高[112]。南京的一个研究小组（1979 年）

发现,急性细菌性痢疾病人在患病初期(急性期入院时),血清溶菌酶平均含量较正常人高出约 1 倍,这时的 WBC 总数平均值在 1010/L 以上。针刺上巨虚(ST37)、天枢(ST25)3 天后,大部分患者已经退热,症状好转,WBC 总数平均值降到 6×10^9 L 以下,但血清溶菌酶含量继续上升到针刺前的 3 倍多。针刺治疗到第 7 天时,绝大部分病人已经治愈,但血清溶菌酶含量仍然高出针刺前 1 倍[103]。这些研究表明,针灸疗法能促使白细胞释放更多的溶菌酶,使白细胞更好地消化病原菌。

除此之外,针灸疗法还能使实验动物及病人血清中的 α、β、γ 球蛋白升高[113-115],也能使备解素、调理素、干扰素增加[116-118]。

(二)针灸疗法对特异性体液免疫机能的影响

特异性体液免疫反应是指体液中的免疫球蛋白分子(immunoglobulin,Ig)所进行的免疫反应。这种蛋白质分子在身体中占 20%,单个的分子叫抗体。重要的抗体有 IgM、IgD、IgG、IgE、IgA,它们之间的区别是由重键的不同组成造成的。南京的一个研究小组(1979 年)发现,针刺疗法能使急性细菌性痢疾患者和正常人的 IgG、IgA、IgM 均有明显增长。细菌性痢疾患者的 IgA 在针刺后的第 12 天比针刺前增长 43%。IgM 在针刺 5~7 天后便开始下降,表明 IgM 出现早,消失快,参与早期杀菌作用[103]。Cao 等(1987 年)也报道,用针刺疗法治疗急性细菌性痢疾,可使患者的抗体效价和免疫球蛋白含量明显增加,对 50 例细菌性痢疾患者进行观察发现,针刺前,患者的 IgG、IgA、IgM 平均值分别为 1090±12、158±8.1、137±5.7,针刺 3 天后,分别上升至 1225±19.0、188±3.7、189±8.9,针刺后 7 天,分别变为 1380±26.0、210±7.8、177±13.2,针刺后 12 天,分别变为 1456±42.0、225±7.5、170±5.1。这一结果表明,针刺对细菌性痢疾患者免疫功能的改善效应可维持 12 天以上[119]。

邱茂良等(1983 年)观察了针刺疗法对急性病毒性肝炎的治疗作用,使用的主要穴位有足三里(ST36)、阳陵泉(GB34)、行间(LR2)等。观察中发现,针刺后大多数患者的 IgG、IgM 升高,随着病情的好转,这些免疫球蛋白的含量也随之下降[120]。Cao 等(1987 年)也观察过针刺对肝炎的治疗作用及针刺对肝炎患者免疫机能的影响,获得了同样的观察结果[119]。

运用针灸疗法治疗与免疫机能改变有关的疾病过程中,随着病情的好转,免疫球蛋白含量也有相应的变化。МоТаеВип 等(1979 年)报道,用针灸治疗感染性变态反应性支气管哮喘,可使患者血清 IgG 明显增加[112]。Lau 等(1976 年)报道,用针刺合谷(LI4)、

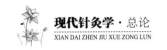
迎香（LI20）等穴位的方法治疗过敏性鼻炎，针刺 6 次结束治疗，在结束治疗时及结束治疗 2 个月后检测血清免疫球蛋白，分别有 64% 及 76% 的病人 IgE 水平明显下降[121]。卢振初等（1980）也有过类似的报道[122]。

　　针灸疗法还可以提高中老年人的 IgG、IgA 的含量。中老年人随着年龄的增长，机体的免疫功能下降，抗感染能力降低。王凤玲等（1966 年）观察了艾灸神阙穴（RN8）对 93 例中老年人的保健作用，发现治疗前 IgG、IgA 水平低于正常的中老年人，竟连续治疗 20 天后获得明显提高[123]。韩煜（1993 年）在观察中发现，针刺关元（RN4）、足三里（ST36）、三阴交（SP6），能够提高老年人 IgG、IgM 的含量[124]。Cao（1987 年）还报道，每天针刺健康人的足三里（ST36）、大椎（DU14）、天枢（ST25）、曲池（LI11）等穴，能够提高健康人的 IgG、IgA 水平，针刺治疗 3 天后，免疫球蛋白的含量就会明显增加，该效应可持续 12 天以上[119]。

　　对动物研究发现，针灸疗法能够提高动物的特异性体液免疫功能。陈夷等（1984 年）研究了艾灸对家兔特异机能的影响，证实艾灸能够明显提高家兔免疫球蛋白的含量[125]。给动物注射抗原后再进行针灸，可增加动物血中的抗体含量，或提早产生抗体，或延长维持抗体高水平的时间。江德杲（1959 年）用伤寒沙门氏菌死菌苗对家兔进行免疫注射，每隔一周注射一次，共注射 3 次。每次注射完毕立即针灸第五腰椎棘突的下方，免疫前及免疫过程中采血作凝集反应。把对照组凝集滴定度作为 1，则针刺组、温和灸组、瘢痕组的凝集滴定度在第一周末分别为 2.5、1、2，第二周末分别为 2.5、4、4，第三周末分别为 1、3、2，第四周末分别为 1、2、2，第五周末分别为 1、1、2。这一结果提示，针刺产生的作用出现最早，维持时间较短；温和灸产生的作用出现缓慢，反复施灸，作用逐渐增强；瘢痕灸产生的作用较大，维持的时间也最长。运用温和灸时，增加施灸的时间，并不影响结果，但减少施灸次数，就会明显降低效果[126]。福建医学院附属协和医院（1961 年）用金黄色葡萄球菌液注射于家兔腹腔后，在针刺其大椎或足三里，抗体低度显著上升[127]。Chu 等（1975 年）运用绵羊红细胞致敏家兔，然后每天针刺家兔的足三里，能够延长血中抗体存在的时间[128]。

　　如果将抗原直接注入穴位，实际是针刺与抗原同时进行，这种情况的效果更加明显。武汉医学院第一附属医院等（1960 年）用破伤风抗原对马匹进行穴位注射，发现穴位免疫组的抗体效价比免疫前提高约 2 倍，而对照组提高不到 50%[129]。福建流行病研究所等（1961 年）用伤寒、副伤寒甲、乙混合菌苗注射到家兔足三里（ST36）、上廉（LI19）、下廉（LI18）和成人的足三里（ST36）、合谷（LI4），家兔穴位注射组的血清抗体效价比皮下注射组高出 2~8 倍；成人穴位注射组的抗体效价高出对照组 1~2 倍,在合谷注射抗原的效果最好[130]。

艾灸具有良好的抗炎作用,这一作用也与体液免疫有关。唐照亮（1996 年）艾灸佐剂性关节炎大鼠的肾俞穴,发现能够恢复和促进刀豆素 A 诱导的脾淋巴细胞的增值反应,促进 IL-2 的产生,降低 IL-1 的含量,从而提高免疫应答水平,增强机体的抗炎能力[131]。杜莅娜等（1995 年）电针 SD 大鼠足三里（ST36）、阑尾穴（EX-LE7）,观察电针 1、2、3、5、7、9 不同天数对刀豆素 A 诱导的脾淋巴细胞增殖反应及 IL-2 的影响,发现电针 3、5、7 天 3 个组,刀豆素 A 刺激的脾淋巴细胞的增殖反应明显增强。电针 3、5 天 2 个组的 IL-2 诱导产生的 cpm 值显著升高,表现出对免疫功能的促进效应[132]。

另有研究证实,针灸疗法能提高荷瘤动物低下的免疫反应。赵加增等（1995 年）研究发现,艾灸疗法特别是艾灸结合免疫调节剂能明显降低 HAC 肿瘤细胞某些凝集素受体和 C-erbB2 的表达,而对增殖细胞核的抗原含量、核仁组成区嗜银蛋白计数及细胞周期均无明显影响。该结果表明,针灸疗法的抗肿瘤作用主要与免疫机能的改善有关[133]。

（三）针灸疗法对非特异性细胞免疫机能的影响

参与非特异性免疫反应的一类细胞包括巨噬细胞、嗜中性粒细胞、嗜酸性粒细胞、嗜碱性粒细胞等。许多研究证实,针灸疗法能够增加周围血液中的白细胞总数。苏宝田等（1960 年）电针家兔大椎（DU14）、合谷（LI4）等穴[134],上海第二医学院等（1959 年,1960 年）针刺家兔的足三里（ST36）[135,136],江西医学院第一附属医院的研究小组（1959 年）用梅花针刺激家兔[137],王复周等（1957 年）电针家兔坐骨神经或正中神经的旁侧[138],北京结核病研究所的研究小组（1960 年）艾灸家兔两肩胛骨上角和第二腰椎旁开 1~2 厘米处[139],张时宜等（1981）艾灸小鼠命门穴（DU4）[140],都发现能够使 WBC 上升,增加的主要是嗜中性粒细胞。另有研究发现,针灸疗法能够提高 WBC 的吞噬功能[138-142]。宋安民等（1984 年）还观察了电针足三里（ST36）对家兔 WBC 细胞化学的影响,发现电针疗法对白细胞的 NE、ACP、ATPase、MAO 等物质具有一定的调节作用。因为 NE 及 ACP 活性与溶酶体功能有关,ATPase 活性与能量代谢有关,MAO 活性增强及单胺类物质代谢增强有关,所以该项研究的结果提示,电针后家兔粒细胞的溶酶体功能和能量代谢增强,单胺类物质的转换率提高[143]。

多数研究证实,针灸疗法能够提高巨噬细胞的吞噬功能。刘树铮等（1959 年）运用

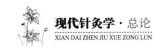

测定静脉内注射的锥蓝及 32P 标记的鸽红细胞自血中消失的速度作为网状内皮系统吞噬机能的指标,观察了电针兔的大椎(DU14)、十七椎(EX-B8)、足三里(ST36)及艾灸十七椎(EX-B8)的作用,发现这些方法均能够增强网状内皮系统的吞噬机能,但电针足三里(ST36)的效果不及电针十七椎(EX-B8)和大椎(DU14)的效果,每天电针两次的效果明显大于每天电针 1 次的效果。艾灸的效果在灸后 24 小时最明显,此后经过一个 72 小时逐渐减弱的过程[144]。李维信等(1959 年)向大鼠注射墨汁,以其肝组织的墨汁颗粒含量作为网状内皮系统吞噬能力的指标,对针刺疗法的作用进行了观察,发现针刺大椎(DU14)、命门(DU4)15 天后高出对照组 40.4%[145]。邓国刚等(1981 年)运用同样的方法在家兔身上进行了观察,发现肝脏网状内皮系统的吞噬能力在电针上巨虚(ST37)、天枢穴(ST25)后的第 10 天达到最高,第 6 天次之,分别比对照组高出 63.3% 和49%。针后第 15 天降至最低,第 20 天恢复正常[146]。严秉瓯等(1959 年)[147]、何泽涌等(1959 年)[148]、毛良等(1960 年)[149] 还以刚果红清除率为指标,观察了针刺疗法对网状内皮系统机能的影响,他们的观察都证实针刺疗法能够明显提高网状内皮系统的机能。

周才一等(1980 年)给小鼠静脉注射胶体碳 4mg 后,观察艾灸对肝、脾内碳含量的影响。艾灸组肝内平均含碳量为 2.72 ± 0.49mg(回收率为 68.0%),脾内平均含碳量为 0.048 ± 0.018mg(回收率为 1.2%),对照组肝内平均含碳量为 1.77 ± 0.66mg(回收率为 44.24%),脾内平均含碳量为 0.019 ± 0.01mg(回收率为 0.47%)。表明艾灸既可以提高肝内巨噬细胞的活性,也能够提高脾内巨噬细胞的活性[150]。杨友泌等(1987)观察了艾灸对氢化可的松小鼠模型腹腔巨噬细胞的激活作用。艾灸组每日肌注氢化可的松(20mg/kg 体重)的同时,灸命门(DU4)两壮,隔日一次。对照组只注射氢化可的松,不施灸。在第八天将两组动物处死,测定吞噬鸡红细胞的吞噬率和吞噬指数。观察发现,艾灸组的吞噬率为 68.5%,对照组为 0.37%。艾灸组的吞噬率和吞噬指数均明显高于对照组,表明艾灸能激活巨噬细胞的吞噬活性,提高机体的免疫功能[151]。日本的坂本浩二(1986 年)利用碳清除率为指标,观察了艾灸对小鼠吞噬功能的影响,发现艾灸 1 次后,小鼠吞噬细胞的吞噬指数在 3~24 小时内出现上升倾向,表明艾灸后肝脏及脾脏巨噬细胞的吞噬功能增强。但连续施灸后,这种上升倾向并不能持续下去。

周荣兴等(1987 年)观察了针刺疗法对手术后患者 WBC 吞噬功能的影响,包括 40例恶性肿瘤患者、26 例炎症患者,针刺的穴位以足三里(ST36)为主,胸部及胸部以上的手术配合内关(PC6),腹部及腹部以下的手术配合三阴交(SP6)。手术后连续针刺三天,观察发现,针刺组 WBC 的吞噬功能比对照组显著增强,特别是针刺组的杀菌率明显高于对照组[152]。

(四)针灸疗法对特异性细胞免疫机能的影响

特异性细胞免疫是指 T 细胞介导的免疫反应。大量研究证实,针灸疗法能够明显提高机体的特异性细胞免疫机能。马振亚等(1980 年)针刺乳腺增生患者的足三里(ST36)、肾俞(BL23)、膻中(RN17)等穴位,发现能够促进淋巴细胞活性及总 RFC 淋巴细胞转化为淋巴母细胞的作用[153]。严华等(1979 年)用化脓灸法治疗 299 例支气管哮喘,选用的穴位为大椎(DU14)、肺俞(BL13),治疗两个月后,测定 42 例患者的 RFC 和淋巴细胞转化率,发现治疗前这两项指标低于正常值的患者治疗后明显提高[154]。金桂水等(1982 年)用化脓灸法治疗 26 例哮喘患者,治疗后有 14 例患者的 E-RFC 和淋巴细胞转化率明显提高[155]。曾强(1997 年)观察了耳针疗法对慢性支气管炎患者免疫功能的影响,发现耳针疗法能够明显增加 T 淋巴细胞的含量[123]。张涛清等(1987 年)观察了针灸疗法对无症状的痢疾杆菌带菌者免疫功能的影响,针刺的穴位有天枢(ST25)、足三里(ST36),艾灸的穴位有下脘(RN10)、神阙(RN8)、关元(RN4),每日针灸 1 次。观察发现,针灸 7 次后,淋巴细胞绝对值由治疗前的 2294±549 升高到了 2766±823。而对照组没有明显变化,两组比较差异显著(P<0.05)。针灸治疗至第 7 天,第 14 天时,ANAE 染色阳性率分别升高 14.4%、35.5%,对照组分别升高 8.6%、19.7%[156]。河南医学院的一个研究小组(1979 年)在研究中发现,电针前细胞免疫功能低下的患者,电针后能提高细胞免疫功能;电针前细胞免疫功能偏高的患者,电针后细胞免疫功能下降[157]。

许多研究证实,针灸疗法能够调节正常人的免疫机能。吴景兰(1983 年)观察了针刺合谷(LI4)、足三里(ST36)对 100 例健康人细胞免疫机能的影响,发现针刺后活性 RFC 及淋巴细胞转化率均提高。淋巴细胞转化率的提高效应可维持 24 小时。活性 RFC 绝对值在针后增加 175.3±63.6,非活性 RFC 在针后增加 2.4±0.8%。周围血液中淋巴细胞和 RFC 的质(ANAE 分型)针刺后分别提高 5.5±1.1% 和 5.5%。上述结果表明,电针疗法对 T 细胞亚群和 Tu 亚群有积极的调节作用[158]。李兰秀等(1983 年)观察了针刺左合谷(LI4)、右侧足三里(ST36)对 72 例健康成人 T 细胞数的影响,发现针刺后有 23 人的 T 细胞数增加,有 12 人的 T 细胞数减低,平均增加 7.1%,表明针刺疗法能够明显增加 T 细胞数量[159]。黄坤厚等(1987 年)观察了电针足三里(ST36)对正常人外周 T 淋巴细胞的影响,证实电针疗法的确能够增加外周血中的 T 淋巴细胞[9]。黑野保三等

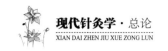
（1980 年,1983 年,1984 年）[160-162]、松本美富士等（1980 年）[163]也进行了一系列研究,发现电针后 T 淋巴细胞对植物血凝素和刀豆素 A 的反应有所增强。电针疗法还能增加 B 淋巴细胞和它的刺激物 PWM 的量;与此相反,抑制淋巴细胞和杀伤细胞的比率明显下降。这表明针刺疗法能够提高两种淋巴细胞的数量。黑野保三等（1986 年）还进行了另外一项研究,他们用 ZV、5HZ 的低频电针刺激穴位 5 分钟,用 OKT、Leu 系列单克隆抗体分析人体的 T 淋巴细胞亚群的变化情况,发现 OKT3+ 细胞和 OKT4+ 细胞没有明显变化。OKT11+ 细胞、OKT8+ 细胞、Leu7+ 细胞增多。另一组的 Leu 细胞减少。这一结果表明,电针疗法对人体 T 淋巴细胞亚群的影响具有某种特异性[164]。

松本美富士（1992 年）进一步观察了针刺疗法对健康成年人免疫机能的影响,发现针刺后 Tr 细胞、K 细胞比例下降,而 NK 细胞中 CD57 阳性细胞比例增加,CD16 阳性细胞减少,末梢血 T 细胞中 CD3 阳性细胞比例上升。这表明针刺后健康成人末梢血液中的各种淋巴细胞比例出现了明显变化,进一步证实针刺疗法能够积极影响机体的免疫机能。末梢血中的淋巴细胞不仅通过特异性抗原刺激产生反应,也很容易通过各种淋巴细胞刺激物产生反应。观察发现,在针刺穴位作用下,末梢血 T 细胞对 PHA 的反应亢进,而对非穴位进行刺激则未出现反应亢进,表明这种亢进的反应与穴位刺激有特异相关性,也就是说,末梢血中淋巴细胞这种反应性改变并非物理性疼痛刺激所致,而是针刺穴位引起的。用不同的淋巴细胞刺激物进行试验时发现,与 PHA 的作用不同,T 淋巴细胞对刀豆素 A 的反应性没有受到针刺作用的影响。T 细胞依赖性得 B 细胞刺激物 PWM 的反应性在针刺后出现亢进。针刺疗法改变淋巴细胞反应性的作用可持续 4 个小时。为探讨刺激疗法对机体免疫功能的影响,采用能反应机体 T 细胞功能的简单实验进行测定,即用 PPD 测试皮内反应的变化,研究发现,针刺能使健康成人的 PPD 皮内反应增强。这一结果提示,针刺能增强机体内的免疫反应[165]。

大量动物实验研究也证实,针灸疗法能够增强特异性细胞免疫功能。赵锦京等（1980 年）电针家兔足三里（ST36）,留针 30 分钟,发现伪足状凸起的淋巴细胞增多,淋巴细胞转化率提高[166]。曹及人等（1982 年）用较轻的刺激手法针刺家兔三阴交（SP6）30 分钟,发现过腘窝淋巴结输出的淋巴液比针刺前升高 3.24 倍,淋巴细胞升高 16.6 倍。停止针刺后 30 分钟,腘窝淋巴液仍为针刺前的 1.74 倍,淋巴细胞为针刺前的 4.15 倍。针刺穴位引起的淋巴细胞的增多比针刺非穴位的效果明显。腘窝输出的淋巴细胞以 T 细胞为主[167]。任华秋等（1984 年）电针兔足三里（ST36）、激光照射兔足三里（ST36）,观察对 PHA、链激酶、SK-SD 所引起的局部皮肤迟发型过敏反应的影响,发现两种刺激穴位的方法均可使皮肤的过敏反应明显增大。这一结果表明,电针疗法和激光照射穴位疗法都能提高细胞免疫功能[168],谭会兵等(1997)将绵羊红细胞注射到大鼠、小鼠的后海穴(经脉外穴位,无标准代号),发现淋巴细胞转化率和 NK 细胞活性多有明显提高,艾灸免疫功能低下大鼠的关元穴,能够明显增加 T 细胞的百分率[169]。

亓建国等(1993 年)采用单克隆抗体技术,观察了针刺疗法对恶性肿瘤患者外周淋巴细胞及其亚群的影响,发现针刺疗法能够提高恶性肿瘤患者 T 淋巴细胞的数量,能够调整 T 淋巴细胞亚群的百分率,特别是 OKT4+ 的提高幅度最明显[170]。本书作者陈少宗领导的一个研究小组(1990~2001 年)曾对电针疗法影响恶性肿瘤患者免疫功能的情况进行了长达 4 年的观察,发现电针疗法能够明显抑制化疗药物及放疗对 T 淋巴细胞和 NK 细胞的破坏,表明电针疗法能够削弱化疗药物及放疗的毒副作用,有效保护接受化疗或放疗的恶性肿瘤患者的免疫功能[171-173]。

二、针灸疗法调节免疫机能的机制

我们从上世纪 90 年代初开始就提出建立以神经系统为主体、以神经 – 内分泌网络和神经(内分泌)– 免疫网络为两翼,以腧穴作用规律、针灸作用的四大规律为临床指导的现代针灸学理论体系,也就是说神经系统是产生各种针刺效应的基础,针灸疗法对免疫功能的调节作用也是通过神经系统或神经 – 内分泌系统实现的[96-100]。赵建基(1997 年)在研究中证实,针刺调节免疫功能的针刺信号的传入,需要有外周感觉神经 C 纤维、A 纤维的参与。针刺信号上行激活各级神经中枢,经过高级中枢,特别是下丘脑的功能整合后,分别通过垂体 – 肾上腺皮质系统和交感神经系统的功能活动,抑制免疫反应;又通过垂体释放的 β – 内啡肽(可能也含有肾上腺髓质释放的脑啡肽)和副交感神经的功能活动,促进免疫反应[174]。赵建基等(1996 年)在研究中,用辣椒素注射到小鼠皮下,选择性地损毁初级传入 C 纤维,这种小鼠成年后多种免疫反应的基础水平发生明显改变。除了血清 IgG 降低以外,其他多种细胞免疫和体液免疫水平均明显提高,如脾和胸腺的重量增加,PFC、LTT、IL-2 和血凝抗体滴度均明显提高。对这种动物进行电针刺激后,电针疗法对免疫反应的调节作用不再出现。这表明电针疗法对免疫反应的调节作用与 C 类纤维有关[175]。赵建基等(1997 年)为了探讨外周交感神经在针刺调节免疫反应中的作用,利用 6-OHDA 对成年小鼠的外周交感神经进行化学性切除,并用 SRBC

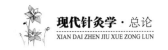

预先给与免疫。发现电针能使正常小鼠（仅用 SRBC 免疫）的 LTT 及 IL-2 含量显著升高（P<0.05），能使血清 IZM 含量明显下降（P<0.01）。用 6-OHDA 处理后的小鼠的脾重量、脾指数、脾细胞数、胸腺重、胸腺指数均明显下降，IZM 与 IgG 含量显著减少，而 LTT、IL-2 及 PFC 未见明显变化，只有胸腺细胞明显增多（P<0.01）。对使用 6-OHDA 处理后的小鼠进行电针，能使这种小鼠低下的多种免疫参数恢复到正常水平或接近正常水平，能使 LTT、IL-2 明显增加，这些结果提示，外周交感神经在针刺调节免疫功能的过程中是不可缺少的环节[176]。他们（1995 年）在研究中还发现，使用密胆碱抑制乙酰胆碱合成（外周迷走神经兴奋性递质），也能够降低小鼠的 LTT、IL-2 的含量。但对使用胆碱后的小鼠给予电针刺激，则没有再出现 LTT、IL-2 的降低。这提示电针疗法能兴奋副交感神经，通过释放 Ach 递质而加强免疫功能[177]。

宋小颌等（1997 年）还研究了中枢神经递质在艾灸调节免疫功能中的作用。他们将小鼠分为正常组、阳虚对照组、艾灸治疗组。艾灸组隔日注射 AHP（300ug/20g 体重）一次，同时艾灸肾俞穴，每次 15 分钟，共 6 次。阳虚对照组只注射 AHP。观察发现，艾灸肾俞（BL23）后，能够明显减轻小鼠的阳虚症状，脾脏和胸腺的重量均明显大于阳虚对照组，表明艾灸能够阻止阳虚小鼠免疫器官的萎缩。艾灸组小鼠的 LTT、IL-2 均明显高于阳虚对照组，同时脑组织中 DA、NE 等神经递质含量也明显高于阳虚对照组。这些结果提示，AHP 可使肾上腺萎缩、体内神经递质的合成和分泌减少。艾灸信号可通过外周神经传向中枢，对下丘脑 - 垂体 - 肾上腺皮质轴产生积极作用，促进中枢内有关神经递质的合成，并经过神经纤维的传递，保护免疫器官和功能[178]。

成柏华等（1989 年）研究了针刺穴位影响 NK 细胞活性的激励，他们在针刺后提取了血浆亮脑啡肽，然后与兔的 NK 细胞孵育，发现能提高 NK 细胞的杀伤力。这提示针刺疗法调整免疫机能的作用与针刺疗法促进脑啡肽系统的活动有关[179]。赵续民等（1995 年）发现，电针引起的对刀豆素 A 刺激的增殖反应和 IL-2 的增强效应可被纳屈酮所阻断。提示电针对细胞免疫，特别是 T 淋巴细胞免疫机能的调节，可能由内源性阿片肽所介导[180]。另有研究发现，脑啡肽能促进淋巴母细胞的转化，促进活性 RFC 升高。β - 内啡肽能促进淋巴细胞的增殖。阿片肽可促进人体单核细胞的趋化性，增加 NK 细胞的活性[181]。这表明内源性阿片肽的确与针灸调节免疫机能有关。已有大量的研究证实，针灸疗法可促使内源性阿片类物质释放增多，而针灸疗法的这一作用有赖于神经系统结构和机能的完整性。这就是说，针灸疗法对免疫机能的调节是通过神经 - 内分泌网络系统完成的[96-100]。

参考文献

[1] 泸州医专生理教研室,等.针刺足三里对正常基础代谢的影响[J].泸州医专学报,1960,（2）:125

[2] 中医研究院情报资料室（摘译）.针刺治疗甲状腺机能亢进[J].中医药研究,1971,（2）:48

[3] 何金森,等.针刺治疗甲状腺机能亢进的临床研究[C].第二届全国针灸针麻学术讨论会论文摘要,19,1984

[4] 栗蕊.住院观察治疗甲亢112例临床观察[C].同上,[16~17]

[5] 刘天诚.针刺对甲状腺机能亢进治疗的点滴体会[G].天津医学院附属医院1964年科研论文选辑（第六辑）,1964.

[6] 山西省地方性甲状腺肿防治研究组.针刺治疗地方性甲状腺肿机能的影响.地方性甲状腺肿患者的基础代谢在治疗前后的变化–针刺治疗地方性甲状腺肿的机制的实验研究[G].卫生防疫资料汇编（1960~1961）,山西省卫生防疫站,220~229,1962

[7] 乔健天.针刺对地方性甲状腺肿患者碘利用率的影响[J].中华内科杂志,1962,（6）:352~354

[8] 张有会,等.艾灸对甲状腺吸碘^{131}机能的影响[J].吉林医科大学学报,1962,（3）:107

[9] 吉林医科大学病理生理教研室.针刺对机体主要防御适应机能的影响.全国中西医结合研究工作经验交流会议资料选编[M].北京:人民卫生出版社,37,1961

[10] 张友会.艾灸对甲状腺机能的影响[J].吉林医科大学学报,1962,（3）:107

[11] 吉林医科大学解剖教研室,等.针灸对于动物甲状腺的影响[G].吉林医科大学中西医结合临床和实验研究工作资料简编,29,1960

[12] 陕西省中医研究所.针灸作用与内分泌系统[G].针灸机制研究参考资料.陕西省中医研究所革命委员会编,70~83,1970.

[13] 魏京顺,等.针刺、电针作用对动物糖代谢的影响[G].陕西中医研究所针灸研究资料汇编,98,1964

[14] 沈阳医学院病理生理教研组.针刺防御反应与垂体前叶–甲状腺系统之间的关系[J].沈阳医学院科学研究资料汇编,1959,（3）:117

[15] 沈阳医学院胚胎教研组.针刺对家兔某些器官细胞的影响[J].同上,1960,（8）:14.

[16] 戴桂林,等.电针家兔不同穴位对甲状腺组织的影响[J].吉林医科大学学报,1962,（1）:38~39

[17] 王健民,等.载波射流和电针对家兔甲状腺机能和形态上的影响[J].吉林医科大学学报,1962,（1）:33

[18] 郭念华.地方性甲状腺肿患者针刺前后肾上腺皮质机能变化的初步观察[G].太原医学院科研资料汇编（第一辑）,16,1960

[19] 山西省地方性甲状腺肿防治研究组.地方性甲状腺肿患者尿锰排出量及针刺对其影响[G].山西中医研究所经络针灸研究资料汇编,39,1962

[20] 山西省地方性甲状腺肿防治研究组.针刺治疗地方性甲状腺肿尿中促甲状腺素之观察报告[G].同上,37,1962

[21] 吉林医科大学解剖教研室.电针对家兔甲状腺功能和形态上的影响及其作用机制的初步探讨[J].

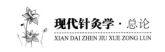

吉林医科大学学报 ,1962, （ 1 ）:26

[22] 魏稼 , 等 . 针治糖尿病的血浆胰岛素含量变化 [C]. 同下 ,9~15,1984

[23] 谌剑飞 , 等 . 针刺糖尿病的初步研究 [C]. 第二届全国针灸针麻学术讨论会论文摘要 ,20,1984

[24] 傅多龄 . 针刺几个穴位对正常人血糖调节机能的影响的观察（针刺对肝机能影响的研究之一)[G]. 医药论文选编 , 大连铁道医学院 ,49~53,1960

[25] 兰州医学院生理生化教研组 . 针刺合谷对血糖浓度的影响 [J]. 兰州医学院学报 1960, （ 1 ）:23~25

[26] 司徒丽明 , 等 . 电针刺激对血糖水平调节系统的影响 . 电针疗法资料选集（第一辑）[M]. 西安 : 陕西人民卫生出版社 ,217~221,1959

[27] 魏京顺 , 等 . 电针刺激对动物（犬）高低血糖的调节 . 同上 ,208~217

[28] 赵建础 , 等 . 针刺、电针作用在动物（兔）高糖状态时对胰岛素及肾上腺素分泌的调节影响 [G]. 陕西 1961 年医学科学院研究资料汇编（第二辑）,77~82,1963

[29] 魏京顺 , 等 . 针刺、电针作用对动物糖代谢的影响 [G]. 中医研究资料汇编 . 陕西中医研究所 ,98~103,1964

[30] 万竟先 , 等 . 针刺 "足三里" 对机体的调节作用 [G]. 苏州医学院论文汇编 ,1963, （ 1 ）:44

[31] 周敬修 . 针刺对大白鼠四氧嘧啶性糖尿病实验中肝胰组织的观察 [J]. 解剖学报 ,1965,8（ 4 ）:517~521

[32] 李荣昌 , 等 . 针刺治疗糖尿病机制的初步观察 [C]. 第二届全国针灸针麻学术讨论会论文摘要 ,23,1984

[33] 山东医学院针灸经络专题研究组 . 针术急救机制及经络实质的探讨 . 全国中西医结合研究工作经验交流会议资料选编 [M], 人民卫生出版社 ,47~49,1961

[34] 上海第一医学院 . 针刺治疗阑尾炎机制的探讨 – 垂体肾上腺皮质系统 [C]. 经络本质及针灸机制的探讨 . 全国中西医结合研究工作经验交流会议资料 ,1960

[35] Beatu,1. 针刺的实验研究 – 针刺对肾上腺的作用（摘要）[G]. 最新国外针灸文献汇编 , 中国科技情报研究所 ,23~24,1959

[36] 王刚 , 等 . 急性菌痢白血球变化和针灸与电针对白血球数及其吞噬技能的影响（摘要）[J]. 哈尔滨中医 ,1965,8 （ 7 ）:31

[37] 方慧荣 , 等 . 针刺治疗肾上腺皮质机能减退的实验研究 [J]. 中国针灸 ,1962,2 （ 5 ）:21~22

[38] 西安医学院生理教研组 . 电针麻醉与经络 . 全国中西医结合研究工作经验交流会议资料选编 [M]. 北京 : 人民卫生出版社 ,68~70,1961

[39] 沈阳医学院病理生理教研组 . 针刺刺激对正常及去肾上腺大白鼠外周血液 ACTH 含量的影响 [J]. 沈阳医学院科学研究资料汇编 ,1964, （ 3 ）:9

[40] 李景荣 , 等 . 针刺家兔肾上腺皮质活动的影响 [J]. 沈阳医学杂志 ,1958,1 （ 1 ）:35~38

[41] 袁德霞 . 针刺家兔 "足三里" 对肾上腺作用的组织学观察 [J]. 上海中医药杂志 ,1963, （ 12 ）:7~10

[42] 袁德霞 , 等 . 针刺镇痛对肾上腺皮质束状带作用的电镜观察 [C]. 当即二届全国针灸针麻学术讨论会论文摘要 ,373,1984

[43] 陈敏诲,等.针刺后的组织化学研究 – 大白鼠肾上腺皮质内的胆固醇、脂类、糖元、琥珀酸脱氢酶及核酸的改变 [J]..解剖学报,1965,8(4):526~537

[44] 沈阳医学院病理生理教研组.不同生理及病理情况下 [J].针刺对大鼠肾上腺抗坏血酸含量的影响,沈阳医学院科学研究资料汇编,1964,(3):22~25

[45] 中国科学院动物研究所内分泌室针麻组等.肾上腺皮质激素与针刺镇痛关系的研究 – Ⅱ、糖皮质激素在临床针麻中的作用 [J].动物学报,1978,24(1):81

[46] 李森文.雄性性腺对针刺引起大白鼠肾上腺抗坏血酸减少反应的影响 [C].中国生理科学会学术会议论文摘要汇编(病理生理)71,1964

[47] 中国医学科学院分院三室蛋白质组.针麻前后病人血浆中 11– 羟皮质类固醇含量的变化 [J].医学研究通讯,1975,(6):41

[48] 毛良,等.针刺对防御适应技能的影响 [G].科学研究论文汇编(第四集),上海中医学院,234,1961

[49] 沈阳医学院病理生理教研组.不同量针刺刺激对大白鼠肾上腺抗坏血酸含量影响的动态观察 [G].沈阳医学院科学研究资料汇编,1964,(8):18~21

[50] 赵建础,等.针刺对内分泌系统的影响 – Ⅳ.针刺点阵对动物垂体 – 肾上腺系统的影响 [G].中医研究资料汇编(第一辑),陕西中医研究所,115,1964

[51] 中国医学科学院.某些调节因素(肾上腺皮质激素、前列腺素、环磷酸腺苷、钙离子等)在针麻中的作用 [J].针刺麻醉,1977,(2~3):101

[52] 上海针灸治疗阑尾炎机制研究协作小组.急性阑尾炎发病机制及针灸治愈机制的初步探讨 [J].上海中医药杂志,1962,(2):13

[53] 中国医学科学院分院三室蛋白质组.针麻前后病人血浆 11– 羟皮质类固醇含量的变化 [J].医学研究通讯,1975,(6):41

[54] 中国医学科学院动物研究所内分泌室针麻组.肾上腺皮质激素与针刺镇痛关系的研究(Ⅱ)[J].动物学报,1978,24(1):81

[55] 袁德霞.针刺家兔"足三里"对肾上腺作用的组织化学观察 [J].上海中医药杂志,1963,(12):7

[56] 李森文.针刺对大白鼠肾上腺抗坏血酸含量的影响及其传入神经、下丘脑 – 脑垂体和交感 – 肾上腺髓质的关系 [C].中国生理科学学会学术会议论文摘要汇编(病理生理),90,1964

[57] 病理生理教研室.针刺刺激对正常寄去肾上腺大鼠外周血液 ACThanliangde 影响 [J].沈阳医学院科学研究资料汇编,1964,(3):9

[58] 生物化学研究室.针刺对血糖浓度的影响 [J].兰州医学院学报,1960,(1):23

[59] 叶维德,等.针刺疗法对机体的影响 – 脑电波、血糖及白血球变化的初步观察 [J].吉林卫生,1959,(11)23

[60] 中国医学科学院分院针麻组.肾上腺皮质和髓质激素与针刺镇痛的中枢作用.全国针刺麻醉研究资料选编 [M].上海:上海人民出版社,628~636,1975

[61] 李森文,等.针刺对大鼠肾上腺抗坏血酸含量的影响及其传入神经、下丘脑 – 脑垂体系和交感 –

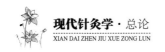

肾上腺髓质系的关系 [C], 中国生理科学会学术会议论文摘要选编（病理生理）,90,1964

[62] 天津医学科学院分院针麻组 . 针灸对家兔血糖影响的实验观察 [G]. 经络研究资料汇集 , 天津市公共卫生局编 ,84,1960

[63] 天津医学院中医教研组 , 等 . 艾灸引起人体血糖变化的实验观察 [G]. 同上 ,74

[64] 天津医学生化教研组 . 针刺足三里对血乳影响的初步观察 [G]. 同上 ,79

[65] 季秀生 , 等 . 电针对肾上腺活动影响的初步观察 [J]. 安徽医学院医学科研资料 ,1961,（3）:10

[66] 李家铃 . 针刺清醒狗 "足三里" 对血浆儿茶酚胺水平和痛反应的影响 [C]. 第二届全国针灸针麻学术讨论会论文摘要 ,337,1984

[67] 刘金兰 , 等 . 针刺 "人中" 对失血性休克家兔肾上腺髓质儿茶酚胺组影响的初步观察 [C]. 同上 ,356~357

[68] 赵学敏 , 等 . 用组织化学法观察电针麻醉对小白鼠肾上腺机能的影响 [J]. 安徽医学院科研资料 ,1961,（3）: 12

[69] 耿兆麟 , 等 . 电针穴位麻醉的临床及其实验性研究 [J]. 安医学报 ,1962,5（1）:1~9

[70] 赫明昌 , 等 . 针刺防卫反应与交感神经 – 肾上腺素系统之间的关系 [C]. 中国生理科学会第二次全国病理生理学术讨论会论文摘要 ,2,1963

[71] 袁德霞 . 电针麻醉对肾上腺皮质及髓质的影响 [J]. 河北医学院学报 ,1960,（1）:14

[72] 武汉医学院针麻研究小组 . 针刺镇痛对大白鼠血中儿茶酚胺含量的影响 [G]. 针刺麻醉研究资料 ,15,1975

[73] 西安医学院生理教研组 . 电针麻醉与经络 . 全国中西医结合研究工作经验交流会议资料选编 [M]. 人民卫生出版社 ,68,1961

[74] 北京大学生物系针麻原理研究组 . 针刺诱导加强大白鼠肾上腺去甲肾上腺素释放的形态学证据 [J]. 北京大学学报（自然）,1977,（1）:83

[75] 沈永康 . 穴位注射在大量失血时作用机制的实验研究 [J]. 中华外科杂志 ,1963,11（5）:375

[76] 杨有泌 , 等 . 针刺对肾上腺素细胞的作用及其作用途径的组化定量分析 [C]. 第二届全国针灸针麻学术讨论会论文摘要 ,385,1984

[77] 张一民 . 泌尿生殖系统疾病的针灸治疗 . 针灸研究进展 [M]. 人民卫生出版社 ,296~303,1981

[78] 李焕武 . 妇产科疾病的针灸治疗 , 同上 ,341~348

[79] 夏玉清 , 等 . 针灸石门避孕 127 例远期效果观察 [G]. 黑龙江中医药研究 ,1,1964

[80] 金子佳平 . 使用过剩性激素能避孕和皮内针能避孕的关系 [G]. 针灸经络专辑（第一辑）（上海科学技术编辑馆）,41,1964

[81] 陈洁中 . 针灸 "石门" ——避孕 . 新中医药 ,1956,7（11）:25

[82] 上海中医学院 , 等 . 针刺对加强孕妇子宫收缩的作用 . 全国中医经络针灸学术座谈会资料选编 [M]. 北京 : 人民卫生出版社 ,145~152,1952

[83] 中医研究所针麻理论研究组 . 针刺与内脏器官功能的关系 – 针刺引起子宫收缩的理论研究 [G]. 浙

江医科大学参加全国针麻会议科研资料汇编,1972

[84] 宋美珍.针刺排卵 [C].上海市医药联合年会论文汇编,26,1961

[85] 金问淇,等.针刺对卵巢机能和形态的影响 [J].中华医药杂志,1961,47（1）:27~30

[86] 金问淇,等.针灸治疗闭经中某些问题的初步探讨.中华妇产科杂志,1963,9（3）140~144

[87] 周楚华.针刺家兔穴位激发排卵机制的实验研究 [C].第二届全国针灸针麻学术讨论会论文摘要,440~441,1984

[88] 山西省中医研究所针灸经络研究室.梅花针对妇女病及妇女卵巢内分泌的影响 [C].全国针灸学术座谈会资料,1978

[89] 丁金榜.针灸治疗乳汁不足 [J].陕西中医药,1972,（3）:41

[90] 白文举.针灸治疗乳汁不行 [J].中级医刊,1979,（5）:23

[91] 胡旭初,等.针灸对缺乳孕妇血液中生乳激素含量的影响（初步报告）[J].上海中医药杂志,1958,（12）:31

[92] 魏维山,等.针刺治疗遗精 120 例 [J].福建中医药,1963,8（6）:10

[93] 楼百层,等.针灸治疗阳痿临床疗效观察 [J].江西中医,1964,（6）:9~11

[94] 黄宗勋.隔姜灸治无精虫症 [J].新中医,1977,（5）:37~38

[95] 梁雪英.针、隔姜灸治疗精虫减少症的疗效分析和机理初探 [C].第二届全国针灸针麻学术讨论会论文摘要,119,1984

[96] 陈少宗,等.现代针灸学理论与临床应用 [M].黄河出版社,1990

[97] 陈少宗.关于现代针灸学体系的建立与中医现代化研究五十年 [C].新世纪针灸发展论坛论文汇编.1,2000

[98] 陈少宗.中国针灸学的基本走向 [J].医学与哲学,2001,（1）:20

[99] 陈少宗.试论针灸学现代化研究的成就 [J].中外医学哲学,1998,（2）:61

[100] 陈少宗.从传统针灸到现代针灸学 [J].医学与哲学,2006,（9）:57

[101] 刘文琴,等.电针、针刺对家兔血液杀菌能力的影响 [G].陕西中医药研究所.中医研究资料汇编,125,1964

[102] 白求恩国际和平医院协作组.针刺对机体免疫力的影响 [J].白求恩国际和平医院医学科技资料,1976,（12）:16

[103] 南京针刺治疗急性菌痢协作组.针刺治疗急性细菌性痢疾的研究 [C].全国针灸针麻学术讨论会论文摘要（一）,2,1979

[104] 金安德.针灸对家兔免疫功能的调整作用 [J].针刺研究,1986,（11）:315

[105] Ballou M.etal.J.Immunol. 1969,（103）:944

[106] Hensen. P. M J. Immunol. 1970,（111）:300

[107] Ward, P. A. etal. J. Immunol.1969,（102）:93

[108] 王雪苔.针灸疗法对38例病人补体影响的初步观察.朱链.新针灸学 [M].北京:人民卫生出版社,

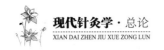

365,1957

[109] 黄坤厚,等.电针穴位对正常人体免疫机能的影响[G].中国针灸学会.针灸论文摘要选编,392,1987

[110] 苏宝田,等.电针大锥等穴位对机体反应性改变的初步观察[J].安医学报,1960,（2,3）:47

[111] 张涛清,等.针灸治疗猴细菌性痢疾的疗效观察及其机理的实验研究[C].同[3],28

[112] МоТаеВип.等(裴森岳摘译)针刺治疗感染性变态反应支气管哮喘[J].国外医学.中医中药分册,1979,（1）:43

[113] 西安医学院针麻理论研究组.针刺对机体的调整作用[J].西安医学院参考资料,1973,（16）:172

[114] 江苏中医研究所生理研究室.电针对家兔肝网状内皮系统和血清蛋白电泳的影响[G].江苏中医研究所内部交流资料,1973

[115] 江苏中医研究所生理研究室.电针对家兔血清蛋白电泳的影响[J].江苏新医学院资料选编,1974,（4）:17

[116] 马振亚.针刺对备解素系统影响的初步探讨[J].微生物学报,1965,（3）:455

[117] 彦美英.关于穴位免疫的初步探讨[C].中国微生物学会1963年学术会议论文摘要(北京),126,1963

[118] 南京军区总医院微生物室.针灸免疫[C].江苏医学会临床检验学组1978年学术活动资料选编,6,1978

[119] Cao WK. And Loh JW-P.The immunological response of acupuncture stimulation. .1987,（12）:282

[120] 邱茂良,等.针刺治疗病毒性肝炎111例的临床分析[J].上海针灸杂志,1983,（2）:1

[121] Lau B.H.S.（情报资料组摘译）.针刺对过敏性鼻炎的疗效–临床和实验室估价[J].中医药国外资料摘译,1976,（3）:6

[122] 卢振初,等.针灸对体液免疫物质含量的影响[J].江苏中医,1980,（6）:49

[123] 王风玲,等.灸神阙穴对中老年人免疫功能及其全身状态的影响[J].中国针灸,1996,（6）:389

[124] 韩煜.针刺改善老年人虚症及免疫功能的临床观察[J].中国针灸,1985,（3）:143

[125] 陈夷,等.经穴灸疗仪与艾灸对家兔免疫功能影响的实验研究[C].第二届全国针灸针麻学术讨论会论文摘要,1984,441

[126] 江德.针刺对于免疫动物抗体产生的影响[J].浙医学报,1959,（3）:241

[127] 福建医学院附属协和医院.穴位免疫和针刺对实验性动物抗体滴定及吞噬能力的影响[G].福建针灸经络学术座谈会论文摘要选编,27,1961

[128] Chu.Y.M.等（王友京摘译）.针刺对家兔和豚鼠免疫反应影响的初步观察[J].中医药研究参考,1975,（4）:46

[129] 武汉医学院第一附院,等.马匹针灸穴位注射破伤风抗原对提高机体单位效价之研究（–)[C].全国中西医结合研究工作经验交流会议资料,1960

[130] 福建流行病研究所,等.伤寒、副伤寒甲、乙三联菌苗穴位预防接种及接种后针刺对抗体形成影响的研究.同[26],26

[131] 唐照亮,等.艾灸抗炎免疫作用的实验观察与分析[J].针刺研究,1996,（2）:67

[132] 杜莅娜,等.电针对正常免疫功能影响的时效观察 [J].针刺研究,1995,（2）:36

[133] 赵加增,等.艾灸及结合免疫调节剂对肿瘤细胞生物学特性影响的实验研究 [J].针刺研究,1995,（4）:43

[134] 苏宝田,等.电针大椎等穴对机体反应性改变的初步观察 [J].安医学报,1960,（2,3）:47

[135] 上海第二医学院附属广慈医院外科经络组.针刺对周围血液白细胞变化的研究 [C].全国中西医结合研究工作经验交流会议资料,1960

[136] 藏益民,等.针刺引起白血球数量和分类计数变化路径的分析.全国中医经络针灸学术座谈会资料选编 [M].人民卫生出版社,24,1959

[137] 江西医学院第一附属医院针灸疗法研究室.梅花针刺激对家兔生理机能的影响 [J].同 [36],350

[138] 王复周,等.电针刺激对动物周围血液成分的影响实验报告.电针疗法 [M].西安:陕西人民出版社,124,1957

[139] 北京结核病研究所病理生理研究室.艾灸对家兔白血球总值及吞噬活性的影响 [J].北京结核病研究所学报,1960,（2）:63

[140] 张时宜,等.艾灸对小鼠周围白细胞数的影响 [J].新中医,1981,（9）:41

[141] 西安卫生学校电针疗法研究室.电针刺激对白血球吞噬作用的影响 [J].中华医学杂志,1955,（11）:17

[142] 北京医学院微生物研究室.针刺对人体白细胞吞噬作用影响的初步报告 [J].同 [36],242

[143] 宋安民,等.电针对家兔外周血粒细胞化学的影响 [J].同 [25],402

[144] 刘树铮,等.针灸对网状内皮系统吞噬功能的影响 [J].吉林医科大学学报,1959,（4）:9

[145] 李维信,等.针刺对大白鼠肝脏网状内皮系统吞噬活动影响的研究 [J].同 [36],234

[146] 邓国刚,等.电针对家兔吞噬能力和血清蛋白电泳的影响 [J].浙江中医杂志,1981,（9）:405

[147] 严秉,等.针灸对机体网状内皮系统吞噬功能的影响 [J].兰州医学院学报,1959,（2）:42

[148] 何泽涌,等.针刺大椎穴对网状内皮系统作用的组织生理研究 [J].同 [36],202

[149] 毛良,等.针灸对家兔网状内皮系统吞噬机能的影响 [G].上海中医学院科学论文研究汇编,3,1960

[150] 周木一,等.艾灸对小白鼠单核吞噬细胞系统吞噬机能的影响 [J].中医杂志,1980,（7）:64

[151] 杨友泌,等.艾灸对氢化可的松小鼠腹腔巨噬细胞吞噬活动的实验观察 [C].针灸论文摘要选编（第一届世界针灸学术大会）,391,1987

[152] 周荣兴,等.针灸对人体白细胞吞噬功能的影响 [J].同 [51],390

[153] 马振亚,等.针刺对细胞功能影响的实验观察 [J].陕西新医药,1980,（7）:75

[154] 严华,等.化脓灸治疗哮喘的临床研究 [C].同 [3],42

[155] 桂金水,等.艾灸对人体细胞免疫功能的影响 [J].上海中医药杂志,1982,（2）:113

[156] 张涛清,等.针灸对无症状痢疾杆菌带菌者疗效及红细胞、白细胞淋巴细胞和补体 3 系统免疫指数的影响 [J].同 [43],70

[157] 河南医学院组织胚胎组.电针对人体细胞免疫的影响 [C].全国针灸针麻学术讨论会论文摘要（2）.

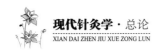

169,1979,

[158] 吴景兰 . 针刺对机体细胞免疫的影响 [J]. 针刺研究 ,1983, （ 2 ）,83

[159] 李兰春 , 等 . 针刺与微波针刺对人体 T 细胞影响的初步观察 [J]. 贵州医药 ,1983, （ 4 ）:46

[160] 黑野保三 , 等 . 针刺激の人体免疫系に及ほす影响（ Ⅰ ）[J]. 日本治疗会志 ,1980, （ 2 ）:22

[161] 黑野保三 , 等 . 针刺激のヒト免疫反应系に与える影响（ Ⅲ ）[J]. 针刺研究 ,1983, （ 33 ）:12

[162] 黑野保三 , 等 . 针刺激のヒト免疫系に与える影响 [J]. 医道の日本 ,1984, （ 10 ）:26

[163] 松本美富士 , 等 . 针刺激のヒト免疫系に及ほす影响（ Ⅱ ）[J]. 自律神经杂志 ,1980, （ 27 ）:235

[164] 黑野保三 , 等 . 针刺激のヒト免疫系に及ほす影响（ Ⅴ ）[J]. 全日针志 ,1986, （ 36 ）:95

[165] 松本美富士 , 等 . 生体的防御机构と针灸医学 [J]. 全日针志 ,1992, （ 42 ）:228

[166] 赵锦京 , 等 . 电刺激对家兔细胞免疫反应影响的实验研究 [J]. 辽宁中医杂志 ,1980, （ 3 ）:35

[167] 曹及人 , 等 . 针刺对兔周围淋巴结输出淋巴液及细胞的影响 [J]. 上海针灸杂志 ,1982, （ 1 ）:35

[168] 任华秋 , 等 . 微波照射家兔 "足三里" 穴对迟缓型皮肤超敏反应的影响 [J]. 上海针灸杂志 .1984, （ 2 ）:23

[169] 谭会兵 , 等 . 抗原血海穴注射对细胞免疫增强作用的实验观察 [J]. 上海针灸杂志 ,1997, （ 1 ）:30

[170] 亓建国 , 等 . 针刺对恶性肿瘤患者外周 T 细胞及其亚群的影响 [J]. 针刺研究 ,1993, （ 18 ）:174

[171] 陈少宗 , 等 .电针疗法对肿瘤患者化疗过程中T细胞及NK细胞活性的影响[J].上海针灸杂志,1999, （ 5 ）:17

[172] 陈少宗 , 等 . 电针疗法抑制化疗药物破坏肿瘤患者 T 细胞、NK 细胞作用的初步观察 [J]. 针灸临床杂志 ,2000, （ 1 ）:42

[173] 叶芳 ,陈少宗 , 等 .电针疗法对28例化疗患者免疫功能的影响研究 [J].山东中医杂志,2001,（ 4 ）:221

[174] 赵建基 . 针刺调节免疫反应途径的初步研究 [C]. 世界针灸学会联合会成立十 周年学术大会论文摘要汇编 .334 页 ,1997

[175] 赵建基 , 等 . 新生期小鼠辣椒素处理对针刺调节免疫反应的影响 [J]. 针刺研究 .1996, （ 2 ）:36

[176] 赵建基 , 等 . 交感神经在针刺调节免疫反应的影响 . 同 [77],334

[177] 赵续民 , 等 . 外周应用密胆碱对针刺调节免疫反应的影响 [J]. 针刺研究 .1995, （ 2 ）:59

[178] 宋小鸽 , 等 . 艾灸对阳虚小鼠免疫功能及中枢神经递质影响的研究 . 同 [77],335

[179] 成柏华 , 等 . 针刺对 NK 细胞免疫活性影响的机理研究 [J]. 上海针灸杂志 ,1989, （ 2 ）:25

[180] 赵续民 , 等 . 纳屈酮对电针调节整个免疫反应的影响 [J]. 针刺研究 ,1995, （ 4 ）:39

[181] 松本美富士 . 生物的防御机构と针灸医学 [J]. 全日针志 ,1992, （ 42 ）,228

第五章
经穴作用的基本规律与经穴分类

第一节　神经的支配方式

　　经穴作用的基本规律特指每个腧穴的主治范围或作用对象。腧穴的主治规律主要是由相关神经节段的支配规律决定的。相关神经节段包括与该腧穴处在相同水平的神经节段以及通过脊髓固有束及脊神经节的中枢突分支与该节段联系在一起的有关神经节段。腧穴的主治范围就是由与之相关的神经节段的支配范围决定的[1-7]。

　　周围神经有两种支配方式：一为大体解剖学的支配方式；二为胚胎期节段支配方式。四肢的周围神经的这两种支配方式差异很大，而躯干部的周围神经的这两种支配方式相一致。

一、大体解剖学的支配方式

　　胚胎期，由于肢芽的分化和转移，原节段性神经根刚出椎间孔即重新排列，形成复杂的神经丛，如臂丛（图 5-1 所示）首先由神经根组合成上、中、下三干，干又重新排列，形成内、外、后三股，由股重新组合，形成大体解剖学上命名的尺神经、正中神经、桡神经、肌皮神经、臂内侧皮神经、前臂内侧皮神经等（图 5-1）。这些神经的特点是失去了原来节段支配的规律性。损伤这些神经时，即导致该神经支配区的瘫痪或麻痹，这与单纯性损伤某一神经根所招致的病变范围截然不同。从穴位的功效来看，其主治与这种神经的支配方式之间没有什么相关规律性。

　　腰丛、骶丛的形成及下肢大体解剖学上命名的各条神经也具有上述特点（图 5-2 所示）。

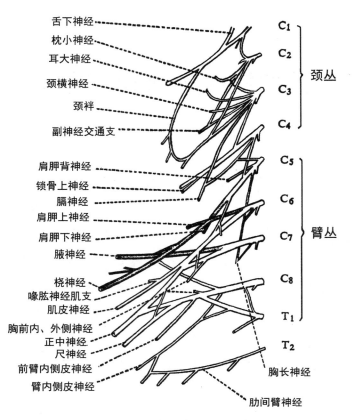

舌下神经 —— C₁
枕小神经 —— C₂
耳大神经
颈横神经 —— C₃
颈袢
副神经交通支 —— C₄
肩胛背神经 —— C₅
锁骨上神经
膈神经 —— C₆
肩胛上神经
肩胛下神经 —— C₇
腋神经
桡神经 —— C₈
喙肱神经肌支
肌皮神经 —— T₁
胸前内、外侧神经
正中神经 —— T₂
尺神经
前臂内侧皮神经 —— 胸长神经
臂内侧皮神经 —— 肋间臂神经

颈丛
臂丛

图 5-1　颈丛、臂丛的形成及解剖示意图
（示神经分布的第一种形式）

二、胚胎期节段支配方式

　　体节是脊椎动物和人体的原始性局部单位。在胚胎早期，胚体是由 40 个体节沿中轴连结而成（图 5-3）。每一个体节均由躯体部、内脏部及神经节段三部分组成。躯体部形成未来的四肢、躯干（皮节、肌节、骨骼），故在体表上可以划出规则的、排列匀称的皮节区（肌节亦同）（图 5-4、图 5-5），内脏部分形成未来的内脏器官（中空及实质器官）；神经节段即未来的神经系统，主要为脊髓。但随着机体的发育，神经中枢日趋脑性化，高位中枢成为超分节结构，仅在脊髓和脑干仍保持着节段状或类节段的痕迹结构。

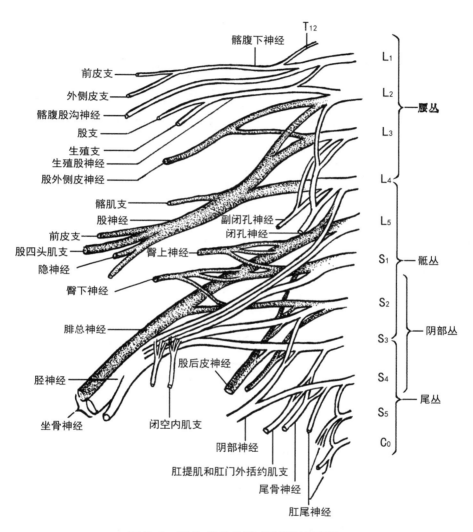

图 5-2 腰丛、骶丛的形成及解剖示意图
（示神经分布的第一种形式）

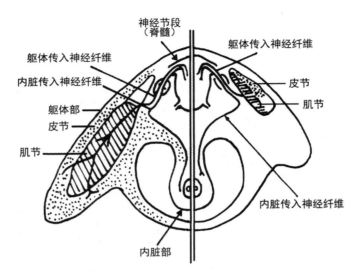

图 5-3　示人胚四周体节横断面模式图（右半侧较早）

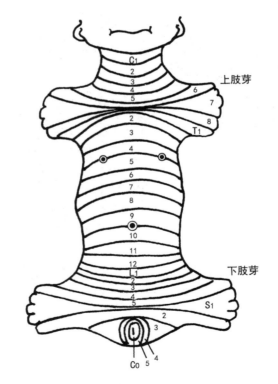

图 5-4　人胚正面观（七周）：示皮节及其神经的分布

一个原始体节内,由神经节段向躯体部和内脏部分别发出体躯神经和内脏神经,将二者连成一个整体(图5-3、图5-6)。以后随着胚体的生长、分化,无论内脏器官变成什么形状,肢芽如何向外伸展,躯体部的皮节、肌节如何向远处变位、转移,其神经根怎样重新排列、组合,形态上尽管形成了复杂的神经丛,但机能上却仍然保持着节段性的支配关系。即其原来所属的节段支配领域保持不变(基本规律是这样)。如果在成体上切断一个神经根,肢体上出现的麻痹区,仍然能够反映出胚胎期节段支配的特点。不过此时是通过重新组合后的几个节段神经的各一部分纤维实现的而已。

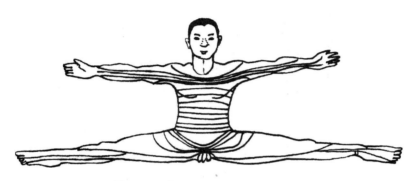

图5-5　成人皮节及其神经的分布

　　神经的这两种支配方式,在四肢差别明显;在躯干部,由于没有形成神经丛,两种支配方式完全一致,所以在躯干部,不论从那种支配方式看都是呈节段状分布的;头面部则只保留着一定的节段痕迹。

　　总之,体节作为哺乳类动物的原始性机能性局部单位,在高位中枢成为超分节结构的有机整体中,仍然具有其相对的独立活动性,一旦内脏发生了疾病,病理冲动因子可沿内脏传入神经到达脊髓后角,经相应节段的躯体神经反映到体表;反之,躯体部位的刺激也能通过相应的节段神经影响到内脏[2]。这就是说,一个体节的内、外两部分之间具有内外相关的可逆性影响(图5-6、图5-7)。那么腧穴的功效、主治与胚胎期神经节段支配方式之间有什么关系呢? 大量研究证实,腧穴的功效、主治与神经的节段性支配具有极为密切的相关规律性,即从总体上讲,大部分腧穴主治与其相同或相关节段内的器官疾病。下面就详细讨论这一问题。

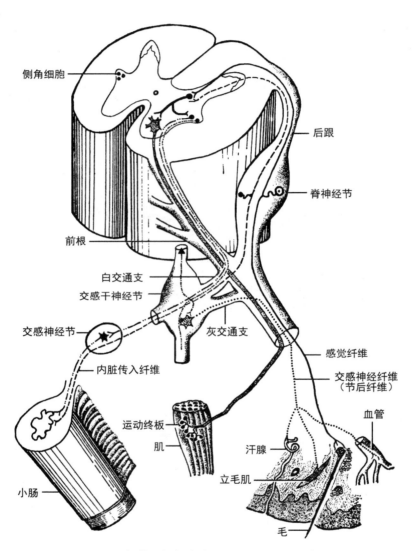

侧角细胞

后跟

脊神经节

前根

白交通支

交感干神经节

交感神经节

灰交通支

内脏传入纤维

感觉纤维

交感神经纤维
（节后纤维）

运动终板

血管

肌

汗腺

立毛肌

小肠

毛

图 5-6　躯体神经与内脏神经的相互联系模式图

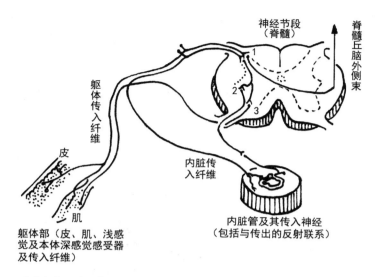

1.后角(胶状质区)。2.侧角及内脏传出纤维。3.前角及躯体传出纤维。

图5-7 躯体神经与内脏神经的节段反射联系模式图

第二节 经穴作用的基本规律与特异性

经穴的作用规律或作用范围或作用的特异性主要是由相关神经节段的支配空间决定的。这里必须要说明的是,在脊髓水平,由于脊髓中间神经元及脊神经节的中枢突在脊髓内的上下联系或交感干神经节之间的上下联系,任何一个脊髓节段的存在都不是孤立的,而是上下数个脊髓节段紧密联系在一起。从严格意义上讲,这种联系是神经节段性联系的重要形式,是产生针灸的"节段性效应"的重要途径。针灸的"节段性效应"既包括同一个脊髓节段水平内的"节段性效应",也包括相邻近或密切相关联的数个脊髓节段之间的"节段性效应"。

一、躯干部经穴作用的基本规律与神经节段性支配的相关性

形成躯干腹部、背侧部的脊神经主要是胸神经,其神经根有规则地从脊髓两侧发出,穿出神经孔后又分成前支和后支(图5-8)。后支较细,穿过肌肉分布于背侧正中线两旁;前支较粗,行于内、外肋间肌之间,沿肋骨向前行(下位肋间神经途中穿过腹壁肌层间),末端抵达胸、腹壁正中线两旁,由深面穿至皮下形成前皮支,该前皮支又分为内侧支

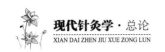
与外侧支。前者呈分节状,排列匀称,分布于胸、腹壁正中线上,左右两侧相互对应,并不重叠;前皮支的外侧支也呈分节状排列,分布于正中线两旁约一寸处。这些分支还发出细小分支分布于上、下相邻的二分支之间的皮肤上。上六对肋间神经分支分布于相应的肋间肌、胸壁皮肤和胸膜壁层,下五对肋间神经及肋下神经除了支配相应的肋间肌外,还分布于腹前、腹外侧壁的肌肉、皮肤、胸膜和腹膜壁层(图1-1、图5-9)。

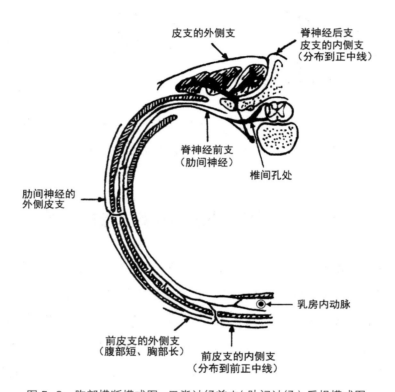

图5-8 胸部横断模式图:示脊神经前支(肋间神经)、后根模式图

胸神经的后支也保持着胚胎期的分节状,彼此不吻合成丛。后支穿过横突间隙、能棘肌、椎旁肌肉,到达皮下时也分为内侧支和外侧支,其中内侧支分布于背侧正中线上,左右密切相接,但互不重叠。后支的外侧支也呈分节状,分布于脊柱两侧,大致与椎骨的排列对称,并与胸神经前支的外侧皮支相对应,其中胸部背侧的分支较短,但到肩部者较长,向外可达肩胛冈附近(图5-10)。

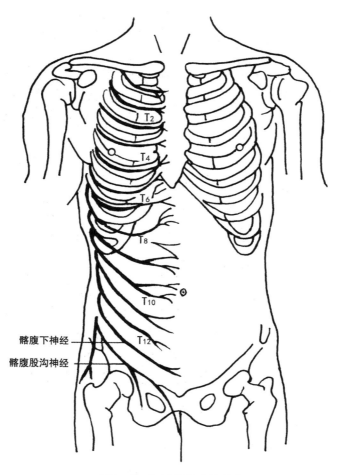

图 5-9　胸神经前支的分布

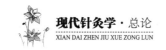

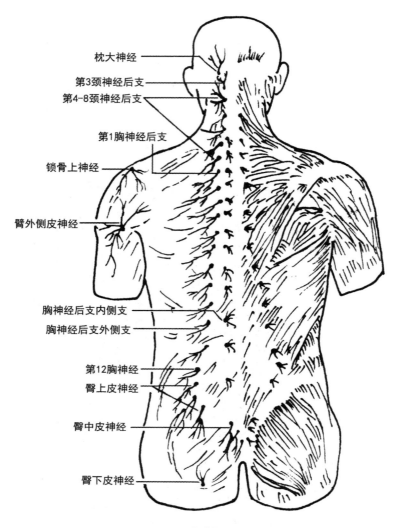

枕大神经

第3颈神经后支

第4-8颈神经后支

第1胸神经后支

锁骨上神经

臂外侧皮神经

胸神经后支内侧支

胸神经后支外侧支

第12胸神经

臀上皮神经

臀中皮神经

臀下皮神经

图 5-10　脊神经的后支

　　躯干腹部、背部的经脉有：任脉、足阳明胃经、足厥阴肝经、足少阴肾经、足太阳膀胱经、督脉等。这些经脉上的穴位均与神经的节段性支配具有密切的相关规律性。前面讲过，躯干前面的神经分布均保持着节段状的规律，彼此距离均等，排列匀称。而胸腹部的腧穴分布也恰好是距离均等（指同身寸）地排列。不但如此，在前正线两旁的穴位都位于上、下相邻的二分支之间，并且穴位附近有其小分支分布。躯干背部的神经分布亦都保持着节段状的规律性，背部正中线及其两旁的穴位分布与躯干前部的情况非常相似，也是有规律地排布，并且与脊神经后支的分布相吻合。其上部的后支外侧支较长，而该处的穴位在外侧的分布也比较密集，二者亦显示出类似的相关规律性。

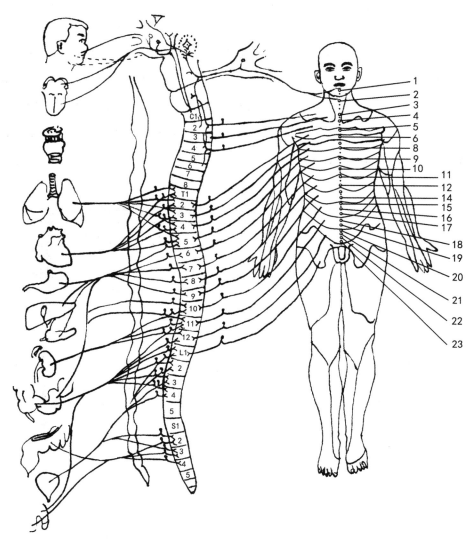

图 5-11　任脉腧穴的主治作用与神经节段性支配的相关规律性（与表 5-1 互参）

　　从躯干背部、腹部腧穴的功效、作用来看，腧穴的主治症候与神经的节段性支配也具有相当的一致性。如任脉腧穴的主治作用就与神经的节段性支配具有极为密切的相关规律性（图 5-11、表 5-1）。任脉上的膻中穴（RN17）处分布着来自 T5 的躯体神经，由 T5 发出的植物神经分布到肺脏和心脏，而膻中穴（RN17）具有主治咳嗽、哮喘、心悸、胸痛等肺部和心脏多种疾患的作用；下脘穴（RN10）处分布着来自 T9-10 的躯体神经，由 T9-10 发出的植物神经分布到胃、小肠、肝、胆、胰、脾，而下脘穴（RN10）具有主治各

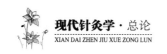
种上腹疼痛、呕吐、消化不良、黄疸等与上述诸器官有关的多种上腹部疾患的作用；关元穴（RN4）处分布着来自 T12 的躯体神经，由 T12 发出的植物神经分布到子宫、输卵管、肾脏与输尿管，而关元穴（RN4）具有主治遗尿、遗精、尿闭、崩漏、月经不调、带下、子宫脱垂、不孕、产后恶露不止、腹泻、肾炎等泌尿生殖系统及大肠的多种疾患的作用。膀胱、卵巢、睾丸等器官虽然没有分布着来自 T12 的交感神经，但却分布着来自 T11 的交感神经，就是说关元穴（RN4）与膀胱、卵巢、睾丸等器官处在相近的节段区内，所以针刺关元穴（RN4）亦能治疗这些器官的疾病。

表 5-1 任脉穴位的主治作用与神经节段性支配的相关规律性

序号	经穴名称	经穴位置	神经节段	神经分布	经穴主治作用规律		
					Ⅰ类	Ⅱ类	总结
1	承浆	颏部	V_3	颏神经	牙痛、面痛、面瘫		面疾为主
2	廉泉	颈部	C_2	锁骨上神经	舌肌瘫痪、失语		咽喉及舌部疾患为主
3	天突	颈部	$C_{2,3}$	锁骨上神经	失语、咽喉肿痛、咳喘		
4	璇玑	胸部	C_4	锁骨上神经	局部疼痛、咳喘		
5	华盖	胸部	T_1	肋间神经	咳喘、心慌、局部痛		支气管、肺、心脏（胸部）疾患为主
6	紫宫	胸部	T_2	肋间神经	咳喘、心慌、局部痛		
7	玉堂	胸部	T_3	肋间神经	咳喘、心慌、局部痛		
8	膻中	胸部	T_5	肋间神经	咳喘、心慌、局部痛		
9	中庭	胸部	T_6	肋间神经	咳喘、心慌、局部痛		

（续表）

序号	经穴名称	经穴位置	神经节段	神经分布	经穴主治作用规律		
					Ⅰ类	Ⅱ类	总结
10	鸠尾	上腹	T_7	肋间神经	肝、胆、胰、胃等疾患		肝、胆、胰、胃、小肠等上腹部疾患
11	巨阙	上腹	T_7	肋间神经	肝、胆、胰、胃等疾患		
12	上脘	上腹	T_8	肋间神经	肝、胆、胰、胃等疾患		
13	中脘	上腹	T_8	肋间神经	肝、胆、胰、胃等疾患		
14	建里	上腹	T_9	肋间神经	肝、胆、胰、胃等疾患		
15	下脘	上腹	$T_{9,10}$	肋间神经	肝、胆、胰、胃等疾患		
16	水分	上腹	T_{10}	肋间神经	胃、小肠、胰等疾患		
17	神阙	上腹	T_{10}	肋间神经	胃、小肠、胰等疾患		
18	阴交	下腹	T_{10}	肋间神经	大肠、泌尿生殖系疾患		大肠、肾、膀胱、子宫、卵巢等下腹部疾患
19	气海	下腹	T_{11}	肋间神经	大肠、泌尿生殖系疾患	保健穴	
20	石门	下腹	T_{11}	肋间神经	大肠、泌尿生殖系疾患		
21	关元	下腹	T_{12}	肋间神经	大肠、泌尿生殖系疾患	保健穴	
22	中极	下腹	T_{12}	肋间神经	大肠、泌尿生殖系疾患		
23	曲骨	下腹	T_{12}	髂腹下神经	大肠、泌尿生殖系疾患		
24	会阴	阴部	$S_{3,4}$	阴部内神经	大肠、泌尿生殖系疾患		

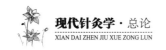

二、四肢部经穴作用的基本规律与神经节段性支配的相关性

在四肢部，神经的节段性联系远较躯干部复杂得多。胚胎四周，随着肢芽向外伸出，该部原来有规则排列的体节也向远隔部位转移，支配它们的神经随着被支配组织（皮节、肌节等）也向远端延伸。随着机体的发展，四肢的神经虽然经历了几次排列组合，但对其原支配组织的从属关系基本保持不变，即保持着与原节段相关的机能联系。从四肢部腧穴的主治症候可以看出，四肢部腧穴与神经节段性支配方式亦具有极为密切的相关规律性。例如手少阴心经，该经的穴位主要治疗心悸、心慌、心痛、呼吸不利、咽喉不适、胸满、胁痛，沿该经循行部位的疼痛、拘挛、麻木及头面部的多种症候等。心经的循行是

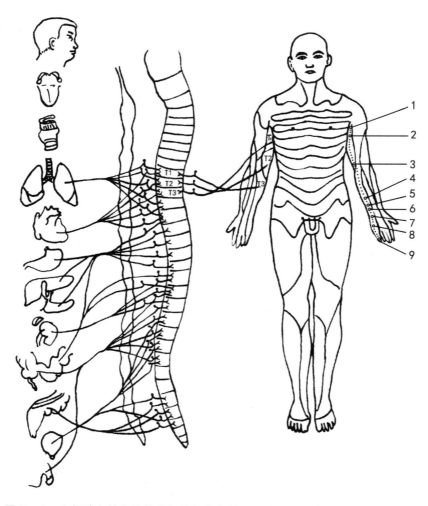

图 5-12　心经腧穴的主治作用与神经节段性支配的相关规律性（与表 5-2 互参）

从胸部起始,沿前臂内侧后部到达小指端前内侧。该经脉循行部位,属于原胸部第1~3胸髓(T1-3)节段的支配区,分布于该区的神经也属于胸髓(T1-3)节段的躯体神经(其中主要有来自T1节段的部分躯体神经纤维分布于该区肌肉);而支配心脏的传入神经也伴随心脏的交感神经(胸1~5),经过上胸髓节段(T1-3)后根进入脊髓;这两部分纤维都在脊髓后角发生联系,并通过中间神经元的联系对相同或相关联节段内侧角细胞的机能产生影响(图5-6、图5-7,图5-13、表5-3)。

表5-2 心经穴位的主治作用与神经节段性支配的相关规律性

序号	经穴名称	神经节段	经穴主治作用规律		总结
			Ⅰ类	Ⅱ类	
1	极泉	$C_5 \sim T_1$	心悸、心痛、咳喘、肩臂痛		主治心脏、肺、气管、上肢感觉及运动障碍
2	青灵	$C_5 \sim T_2$	(该穴为禁针穴)		
3	少海	$C_6 \sim T_1$	心悸、心痛、咳喘、肘臂疼痛、头痛	瘰疬	
4	灵道	$C_7 \sim T_1$	心悸、心痛、咳喘、肘臂疼痛、头痛		
5	通里	$C_7 \sim T_1$	心悸、心痛、咳喘、手臂麻木、头痛		
6	阴郄	$C_7 \sim T_1$	心悸、心痛、咳喘、手臂不举、头痛		
7	神门	$C_7 \sim T_1$	心悸、心痛、咳喘、腕部疼痛、头痛	失眠	
8	少府	$C_7 \sim T_1$	心悸、心痛、咳喘、手臂麻木、头痛		
9	少冲	$C_7 \sim T_1$	心悸、心痛、咳喘、肘臂疼痛	发烧	

支配肺脏(支气管和血管平滑肌、腺体)的(来自T1-5或T2-6节段)神经有一部分亦发自与手少阴心经所过之处相同的脊髓节段(即T1-3或T2-3节段),而支配肺脏的传入神经也伴随着肺脏的交感神经(胸2~4),由上部胸髓(T1-3)节段后根进入脊髓,此

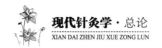

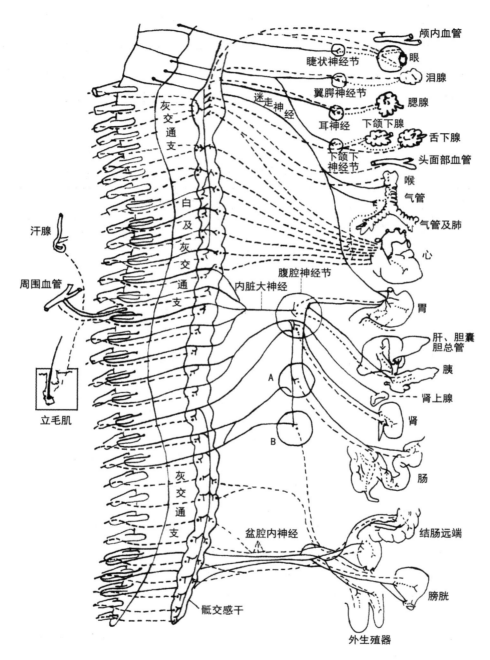

（A 为肠系膜上神经节；B 为肠系膜下神经节）

图 5-13 植物神经的来源与节段性分布概况

二部分神经纤维亦都在脊髓后角发生联系,并通过中间神经元的联系对相关节段的侧角细胞产生影响。所以,心经的穴位能够治疗心脏、肺脏的疾病,可以治疗该经循行部位的疾病,还可以治疗上胸壁、上背部的疾病(图5-12、表5-2,图5-13、表5-3)。

另外,自胸脊髓1-2(T1-3或C8-T1)节段的侧角细胞发出的节前纤维,一部分经相应的脊神经和白交通支,到达交感干第1~2胸神经节,经换元后的纤维缠附在颈内、外动脉周围形成丛,并与之伴行,以后分布到眼球瞳孔开大肌、眶内的平滑肌,以及头面部各种腺体和血管等处(见图5-13、表5-3)。所以,针刺心经的腧穴还可以治疗头面部的一些疾病。

表5-3　交感神经的节段性支配

脏器或部位	脊髓节段	脏器或部位	脊髓节段
头颈	胸1~5	脾	胸6~10
上肢	胸2~5或胸3~6	胰腺	胸6~10
下肢	胸10~腰2	肾	胸10~腰1
心脏	胸1~5	输尿管	胸11~腰2
支气管、肺	胸2~4	肾上腺	胸8~腰1
食管下端	胸5~6	睾丸	胸10~11
胃	胸6~10	卵巢	胸10~11
小肠	胸9~10	附睾、输精管	胸11~12
盲肠－脾曲	胸11~腰1	膀胱	胸11~腰2
脾曲－直肠	腰1~2	前列腺及附近尿道	胸11~腰1
肝脏、胆囊	胸7~9	子宫	胸11~腰1
		输卵管	胸10~腰1

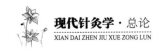

再如,从足阳明胃经各穴的主治作用来看,各腧穴的功能也大都与神经的节段性支配方式具有很强的相关规律性(图 5-14、表 5-4,图 5-13、表 5-3)。

表 5-4 胃经穴位的主治作用与神经节段性支配的相关规律性

序号	经穴名称	经穴位置	神经节段	神经分布	经穴主治作用规律		
					Ⅰ类	Ⅱ类	总结
1	承泣	眼下	V_2	眶下神经面颊支	多种眼部疾病		主治面部及五官疾病(三叉神经、面神经支配区内的疾病)
2	四白	眼下	V_2	眶下神经面颊支	眼部疾病、面瘫		
3	巨髎	颧部	V_2	眶下神经面颊支	面瘫、三叉神经痛		
4	地仓	口角旁	V_3, Ⅶ	三叉神经、面神经	面瘫、三叉神经痛		
5	大迎	下颌	V_3, Ⅶ	三叉神经、面神经	面瘫、三叉神经痛		
6	颊车	下颌	V_3, Ⅶ	三叉神经、面神经	面瘫、三叉神经痛		
7	下关	耳前	V_3, Ⅶ	三叉神经、面神经	面瘫、三叉神经痛	牙痛、耳鸣	
8	头维	额角	V_3, Ⅶ	三叉神经、面神经	面瘫、三叉神经痛		
9	人迎	颈部	$C_{3,3}$	颈皮神经	咽喉肿疼		主治颈部附近疾病
10	水突	颈部	$C_{3,3}$	颈皮神经	咽喉肿疼		
11	气舍	颈部	$C_{3,3}$	颈皮神经	咽喉肿疼		
12	缺盆	胸部	$C_{3,4}$	锁骨上神经	(一般不用)		

（续表）

序号	经穴名称	经穴位置	神经节段	神经分布	经穴主治作用规律		
					I类	II类	总结
13	气户	胸部	$C_5\sim T_1$	锁骨上神经、胸前神经	咳喘		主治胸部、气管、肺脏、心脏的疾病
14	库房	胸部	$C_5\sim T_1$	锁骨上神经、胸前神经	咳喘		
15	屋翳	胸部	$C_5\sim T_2$	胸前神经、肋间神经	咳喘、胸痛		
16	膺窗	胸部	$C_5\sim T_1, T_3$	胸前神经、肋间神经	咳喘、胸痛、心悸、乳腺病		
17	乳中	胸部	$C_5\sim T_1, T_4$	胸前神经、肋间神经	（禁针灸）		
18	乳根	胸部	$C_5\sim T_1, T_5$	胸前神经、肋间神经	咳喘、胸痛、心悸、乳腺病		
19	不容	上腹	T_7	肋间神经	上腹痛、腹胀、呕吐		主治胃、十二指肠、胰腺、肝胆等上腹部器官的疾病
20	承满	上腹	$T_{7,8}$	肋间神经	上腹痛、腹胀、呕吐		
21	梁门	上腹	T_8	肋间神经	上腹痛、腹胀、呕吐		
22	关门	上腹	$T_{8,9}$	肋间神经	上腹痛、腹胀、呕吐		
23	太乙	上腹	T_9	肋间神经	腹痛、腹胀、腹泻		
24	滑肉门	上腹	T_{10}	肋间神经	腹痛、腹胀、腹泻		
25	天枢	脐旁	T_{10}	肋间神经	腹痛、腹胀、腹泻		
26	外陵	下腹	T_{11}	肋间神经	下腹痛、腹胀、腹泻		
27	大巨	下腹	$T_{11,12}$	肋间神经	下腹痛、膀胱等盆腔器官疾病		

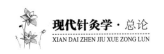
序号	经穴名称	经穴位置	神经节段	神经分布	经穴主治作用规律		总结
					Ⅰ类	Ⅱ类	
28	水道	下腹	T_{12}~L_4	髂腹下神经	下腹痛、膀胱等盆腔器官疾病		主治消化系统、泌尿系统、子宫、附件、腰腿的疾病
29	归来	下腹	T_{12}~L_4	髂腹下神经	下腹痛、膀胱等盆腔器官疾病		
30	气冲	下腹	T_{12}~L_4	髂腹下神经	下腹痛、膀胱等盆腔器官疾病		
31	髀关	股部	$L_{2~4}$	股神经、股外侧皮神经	下腹痛、膀胱等盆腔器官疾病、腰腿痛		
32	伏兔	股部	$L_{2~4}$	股神经、股外侧皮神经	下腹痛、膀胱等盆腔器官疾病、腰腿痛		
33	阴市	股部	$L_{2~4}$	股神经	下腹痛、膀胱等盆腔器官疾病、腰腿痛		
34	梁丘	膝部	$L_{2~4}$	股神经	下腹痛、膀胱等盆腔器官疾病、腰腿痛		
35	犊鼻	膝部	L_4~S_1	胫神经与腓总神经关节支	膝关节病变		
36	足三里	小腿	L_4~S_1	腓总神经	胃肠及肝胆疾病、下肢运动或感觉障碍	保健穴	
37	上巨虚	小腿	L_4~S_1	腓总神经	胃肠及肝胆疾病、下肢运动或感觉障碍		
38	条口	小腿	L_4~S_1	腓总神经	胃肠及肝胆疾病、下肢运动或感觉障碍		
39	下巨虚	小腿	L_4~S_1	腓总神经	胃肠及肝胆疾病、下肢运动或感觉障碍		
40	丰隆	小腿	L_4~S_1	腓总神经	胃肠及肝胆疾病、下肢运动或感觉障碍		
41	解溪	足腕	L_4~S_1	胫神经与腓总神经关节支	胃肠及肝胆疾病、足踝或下肢运动感觉障碍		
42	冲阳	足背	L_4~S_2	胫神经与腓总神经关节支	胃肠及肝胆疾病、下肢运动或感觉障碍		
43	陷谷	足背	L_4~S_2	胫神经与腓总神经关节支	胃肠及肝胆疾病、下肢运动或感觉障碍		
44	内庭	足背	L_4~S_2	胫神经与腓总神经关节支	胃肠及肝胆疾病、下肢运动或感觉障碍		
45	厉兑	足趾	L_4~S_1	腓总神经关节支	腹胀、牙痛	癫狂	

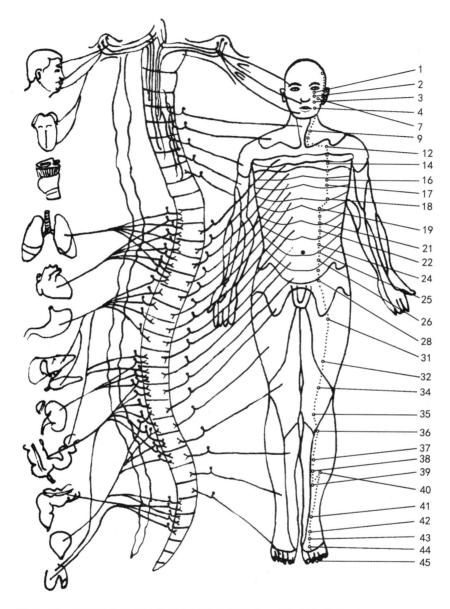

图 5-14 胃经腧穴的主治作用与神经节段性支配的相关规律性(与表 5-4 互参)

其他各条经脉的穴位主治作用,也大都与神经的节段性支配方式具有密切的相关规律性,如心包经穴位(图 5-15、表 5-5,图 5-13、表 5-3)、肾经穴位(图 5-16、表 5-6,图 5-13、表 5-3)的作用规律均符合这一特性。

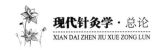

　　总之,如果把十四正经各个穴位,按其主治作用的特点逐一与神经节段性支配关系进行核对,从总体上来看,大多数腧穴的主治病症范围与神经节段性支配之间具有极为密切的关系,这一点在分布于躯干部的腧穴尤为典型。

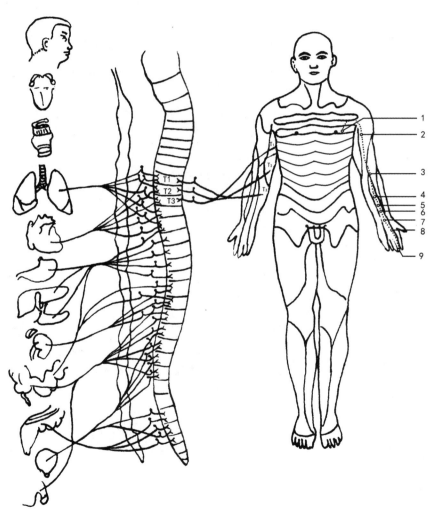

图 5-15　心包经腧穴的主治作用与神经节段性支配的相关规律性(与表 5-4 互参)

表5-5　心包经穴位的主治作用与神经节段性支配的相关规律性

序号	经穴名称	神经节段	经穴主治作用规律		总结
			Ⅰ类	Ⅱ类	
1	天池	T_4、$C_5 \sim T_1$	心悸、心痛、咳喘		主治心脏、肺、气管、上肢感觉及运动障碍
2	天泉	$C_5 \sim T_2$	心悸、心痛、咳喘、肘臂疼痛		
3	曲泽	$C_6 \sim T_1$	心悸、心痛、咳喘、肘臂疼痛	瘰疬	
4	郄门	$C_6 \sim T_1$	心悸、心痛、咳喘、肘臂疼痛、头痛		
5	间使	$C_6 \sim T_1$	心悸、心痛、咳喘、手臂麻木、头痛		
6	内关	$C_6 \sim T_1$	心悸、心痛、咳喘、手臂不举、头痛	恶心	
7	大陵	$C_6 \sim T_1$	心悸、心痛、咳喘、腕部疼痛、头痛		
8	劳宫	$C_6 \sim T_1$	心悸、心痛、咳喘、手臂麻木、头痛		
9	中冲	$C_5 \sim T_1$	心悸、心痛、	发烧、中暑	

表5-6　肾经穴位的主治作用与神经节段性支配的相关规律性

序号	经穴名称	经穴位置	神经节段	神经分布	经穴主治作用规律		总结
					Ⅰ类	Ⅱ类	
1	俞府	胸部	$C_5 \sim T_1$	锁骨上神经、胸前神经	咳喘		主治胸部、气管、肺脏、心脏的疾病
2	彧中	胸部	$C_5 \sim T_1$	锁骨上神经、胸前神经	咳喘		
3	神藏	胸部	$C_5 \sim T_2$	胸前神经、肋间神经	咳喘、胸痛		
4	灵墟	胸部	$C_5 \sim T_1$, T_3	胸前神经、肋间神经	咳喘、胸痛、心悸、乳腺病		
5	神封	胸部	$C_5 \sim T_1$, T_4	胸前神经、肋间神经	（禁针灸）		
6	步廊	胸部	$C_5 \sim T_1$, T_5	胸前神经、肋间神经	咳喘、胸痛、心悸、乳腺病		

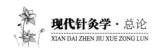

（续表）

序号	经穴名称	经穴位置	神经节段	神经分布	经穴主治作用规律		
					I 类	II 类	总结
7	幽门	上腹	T_7	肋间神经	上腹痛、腹胀、呕吐		主治胃、十二指肠、胰腺、肝胆等上腹部器官的疾病
8	通谷	上腹	$T_{7,8}$	肋间神经	上腹痛、腹胀、呕吐		
9	阴都	上腹	T_8	肋间神经	上腹痛、腹胀、呕吐		
10	石关	上腹	$T_{8,9}$	肋间神经	上腹痛、腹胀、呕吐		
11	商曲	上腹	T_9	肋间神经	腹痛、腹胀、腹泻		
12	肓俞	上腹	T_{10}	肋间神经	腹痛、腹胀、腹泻		
13	中注	脐旁	T_{10}	肋间神经	腹痛、腹胀、腹泻		
14	四满	下腹	T_{11}	肋间神经	下腹痛、腹胀、腹泻		
15	气穴	下腹	$T_{11,12}$	肋间神经	前阴部、下腹部器官（下消化道、膀胱等盆腔器官）的疾病		
16	大赫	下腹	$T_{11,12}$	肋间神经	前阴部、下腹部器官的疾病		
17	横骨	下腹	$T_{12} \sim L_4$	髂腹下神经	前阴部、下腹部器官的疾病		
18	阴谷	膝部	$L_4 \sim S_3$	胫神经分支	前阴部、下腹部器官及腧穴局部的疾病		主治下消化道、泌尿系统、子宫及附件、腰腿的疾病
19	筑宾	小腿	$L_4 \sim S_3$	胫神经分支	前阴部、下腹部器官及腧穴局部的疾病		
20	交信	小腿	$L_4 \sim S_3$	胫神经分支	前阴部、下腹部器官及腧穴局部的疾病		
21	复溜	小腿	$L_4 \sim S_2$	胫神经分支	前阴部、下腹部器官及腧穴局部的疾病		
22	照海	踝部	$L_4 \sim S_3$	胫神经分支	前阴部、下腹部器官及腧穴局部的疾病		
23	水泉	踝部	$L_5 \sim S_2$	胫神经分支	前阴部、下腹部器官及腧穴局部的疾病		
24	大钟	踝部	$L_4 \sim S_3$	胫神经分支	前阴部、下腹部器官及腧穴局部的疾病		
25	太溪	踝部	$L_4 \sim S_3$	胫神经分支	前阴部、下腹部器官及腧穴局部的疾病	保健穴	
26	然谷	脚部	$L_5 \sim S_3$	胫神经分支	前阴部、下腹部器官及腧穴局部的疾病		
27	涌泉	脚部	$L_5 \sim S_3$	胫神经分支	前阴部、下腹部器官及腧穴局部的疾病		

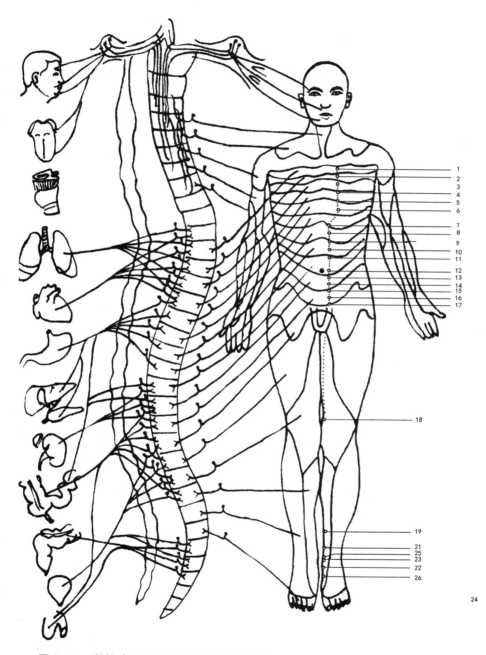

图 5-16 肾经腧穴的主治作用与神经节段性支配的相关规律性(与表 5-6 互参)

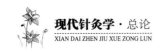

位于四肢部的一部分腧穴除了能够治疗与之相同和相关节段内的疾病之外（表5-2、表5-4、表5-5、表5-6中的 Ⅰ 类症候），还可以治疗与之相距较远节段区内的疾病（Ⅱ 类症候），并且对有的疾病具有较好的治疗作用。我们认为，后一种情况主要是由高位中枢的超分节结构决定的。高位中枢的超分节结构主要是产生针灸的"整体性效应"，但同时也是决定个别穴位超节段特别效应（即治疗 Ⅱ 类症候）的结构基础。这就是说，我们在认识到腧穴的主治症候范围与神经的节段性支配关系相吻合的同时，也注意到了由超分节结构的高位中枢所决定的腧穴的某些特殊作用的存在。但是，后者的存在并不能作为否定前者的依据。

这里有一点需要特别说明，即有部分腧穴［如足三里（ST36）、阳陵泉（GB34）等］的主治范围虽然看似具有超节段特征，但在本质上却是遵循了节段理论。在脊髓内邻近的神经节段是相互联系的，这种联系包括脊髓内中间神经元发出的短距离纤维形成的固有束及脊神经节的中枢突在脊髓内的上下联系或交感干神经节之间的上下联系。绝大多数脊髓反射弧属于多突触反射，在传入神经元和传出神经元之间至少还有一个中间神经元，这些中间神经元除了发出轴突至同节段的运动神经元之外，还上升、下降数个脊髓节段，交叉或不交叉，形成节段之间的密切联系，这些联系相邻近的脊髓阶段的纤维组成了脊髓内的固有束。固有束在脊髓的三个索内均存在，它们均存在于灰质的邻近部位。另外，脊神经节的中枢突在脊髓内也上下联系数个脊髓节段。上下相邻近的数个交感干神经节之间也存在着密切联系。这是足三里（ST36）、阳陵泉（GB34）等部分穴位主治病症范围相对较广的生理学基础。针灸的"节段性效应"既包括同一个脊髓节段水平内的"节段性效应"，也包括相邻近或密切相关联的数个脊髓节段之间的"节段性效应"。

我们曾对针刺治疗慢性胆囊炎、胆石症的穴位使用情况进行过统计，使用频次前9位的穴位可分为两组，中有一组为临近部位的穴位：胆俞（BL19）、肝俞（BL18）、日月（GB24）、期门（LR14）、中脘（RN12），均分布在T7-10神经节段区，另有一组远隔部位的穴位：阳陵泉（GB34）、胆囊（EX-LE6）、太冲（LR3）、足三里（ST36），则分布在L2~S3节段区。而胆道系统接受来自T7-10节段的交感神经的支配，第二组穴位与胆系所处的神经节段相距较远，该组穴位的选用似乎与前面的理论相矛盾，其实这不但与上述研究结论没有矛盾，反而有力支持了上述研究结论。曾有研究者在足三里穴（ST36）区神经－腓深神经处，注入HRP及腓深神经切断后浸泡于辣根过氧化酶内，自胸脊神经节第6节段至胸脊神经节第12节段（T6-12）、腰脊神经节（L1-7）、骶脊神经节（S1-2）的细胞内都可见到有HRP酶标志颗粒。所有对照侧的脊神经节细胞内均未见到HRP酶标志颗粒。上述结果表明,足三里穴(ST36)区传入神经元的节段性比较长[8]。治疗胆系疾病较常用的远隔部位的穴位[阳陵泉(GB34)、胆囊(EX–LE6)、太冲(LR3)、足三里(ST36)]都有着较为一致的节段神经支配。由上述研究结果可以看出,胆道系统的神经节段性支配与治疗胆系疾病较常用的穴位:胆俞(BL19)、肝俞(BL18)、日月(GB24)、期门(LR14)、中脘(RN12)、阳陵泉(GB34)、胆囊(EX–LE6)、太冲(LR3)、足三里(ST36)的神经节段性支配具有十分密切的关系,即支配胆道系统的神经节段完全重叠在支配常用穴位的神经节段范围之内。这说明使用频次较高的穴位之所以在治疗胆系疾病中被广泛使用,是因为都具有一定的神经解剖及生理学基础。从一个侧面佐证了"节段性取穴原则"的科学性。总之,在脊髓水平,由于脊髓中间神经元及脊神经节的中枢突在脊髓内的上下联系或交感干神经节之间的上下联系,所以对于"腧穴的主治规律",也就是"腧穴的主治范围主要是由相关神经节段的支配空间决定的"理论应当有一个全面认识[9]。

在此基础上再来讨论传统腧穴的特异性。长期以来,关于腧穴有无特异性的问题众说纷纭,有人认为腧穴没有特异性,有人认为腧穴具有特异性,而多数人认为腧穴具有相对特异性。但是"腧穴具有相对特异性"的观点并不是基于对问题本质的认识。我们认为,不能含糊地讲腧穴有特异性或没有特异性或有相对特异性,要讲特异性,首先应该明确特异性的内涵是什么。如果把"腧穴的特异性"定义为:某个穴位的功能与其他穴位的差异。那么肯定地讲,腧穴特异性的表现是非常混乱的。根据前面的讨论我们知道,处在相同或相近节段内的所有腧穴所产生的针刺效应基本上是类似的,其节段性效应相类似,整体性效应亦无本质上的差异,所以就同节段或相近节段内的腧穴进行比较就不存在特异性。当然,个别反例总是有的,但是,个别反例的存在并不是否定规律或原则的依据。有人可能就根据个别反例的存在而认为同节段内的或相近节段的腧穴亦具有相对特异性,这是不妥当的。因为在这里特异的成分是很少的,而相似的成分却很多,在这样的情况下,对相同或相近节段内的穴位功能冠以"具有相对特异性"的定语,无论在理论上、还是在实践中都是没有意义的,个别反例的价值只是体现在个例的特殊用途上[10]。

某一节段内的腧穴与相隔较远节段内的腧穴比较,在功能上却具有极为明显的差异。我们认为,应该把"腧穴的特异性"定义为:某一节段内的腧穴功能与其他非相关节段(或者说较远节段,指与该节段没有重叠支配关系或在脊髓水平没有通过固有束联系或脊神经节中枢突分支联系的节段)内穴位的差异。根据这一定义分析,腧穴的特异

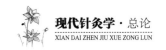

性是十分明显的[10],这一点从前面的讨论也足以能够看出。这里要说明的是,我们在讨论腧穴的特异性时,首先是基于腧穴及其三维坐标的客观存在。

第三节 经穴的分类

穴位的分类有两种方法,一种方法是根据穴位的分布特征进行分类;另一种方法是根据穴位的作用规律及其实用性进行分类。前一种方法适用于整个穴位系统,后一种方法适用于经穴系统。

一、根据穴位的分布特征进行分类

根据穴位的分布特征,整个穴位系统可以分为全息穴位系统和传统的经络穴位系统是两个并列的穴位系统,这两个系统都不能彼此包容对方,而是各自独立,各有规律,共同占据着对人体的整个穴位体系的支配地位,二者谁都无法取代对方,这就好比遗传学上的孟德尔三定律分别支配着遗传现象,三个定律虽同时存在,但都是彼此独立的,任何一个定律都不能包容或取代另外的任何一个定律,而且相互之间并无矛盾。

那么认为全息穴位系统和传统经络穴位系统是一种并列关系的依据又是什么呢?我们认为主要依据有如下四点。第一,这两个穴位系统的分布特点不同。就全息穴位来讲,其特点是功能、主治不同的许多穴位分布在机体的特定局部(即全息元),彼此相邻的穴位之间没有明显的空间间隔,它们在这些特定局部的分布使得这些特定的局部犹如整体的缩影,即呈现出整体的缩影式分布(如耳穴的分布);而传统的经络穴位呢? 传统经穴的特点是功效、主治相似的许多穴位分布在机体的广泛区域(即沿经脉的循行部位分布,根据经络学说,同一条经脉上的穴位具有相似的功效和主治),彼此相邻的穴位之间有较大的空间间隔,即呈现为大跨度的长条状或长带状分布。第二,这两个穴位系统与整个机体的关系不同。全息穴位系统中的一个小系统(即分布在一个全息元上的穴位),可以反映机体"各个"器官的情况;而传统经络穴位系统中的一个小系统(即分布在一条经脉上的穴位),主要是反映本脏或本腑及其表里经的疾病。第三,这两个穴位系统的命名方式及涉及的一些基本概念的内涵也有着本质区别。全息穴位都是以各自所对应的器官的解剖学名称来命名的;而传统经络穴位系统中,心经、心包经、三焦经等概念中的心、心包、三焦并不是来自解剖学。传统腧穴的命名多是根据阴阳五行、脏腑气血、经脉流注、腧穴功能、取穴方法、骨度分寸以及天文地理、八卦算数等方法来进行的。第四，全息穴位的大小与传统经穴的大小不同。全息穴位作为解剖器官的投射区，为大小不等、形态各异的小区域；而传统经穴的大小及形态至今没有定论（80 年代中期，日本曾有人报道，传统经穴为直径 0.5 厘米的加圆面）[11,12]。

　　全息穴位系统与传统经络穴位系统在上述四个方面的差异，从根本上决定了这两个系统的并列关系，任何一方都不能包容另一方，任何一方都不是另一方的子系统。全息穴位系统的有关理论问题将在本书的第二篇中作专门介绍。

二、根据传统经穴的作用规律进行分类

　　从涉及的穴位数量进行统计，针灸治疗一种疾病涉及多达数十个乃至上百个穴位，而一个系统疾病的针灸治疗所涉及的穴位数量则更多；从涉及的经脉数量来分析，针灸治疗一种疾病往往涉及数条经脉乃至十余条经脉。我们曾对维普数据库中 1989~2006 年有关针灸治疗原发性痛经的文献进行了统计分析，在维普数据库中共查得针灸治疗原发性痛经相关文献 374 篇，这些文献涉及的穴位共有 46 个（19404 例次），对穴位的使用频次进行统计，被 10 篇以上文献使用，且总例数大于 240 例次的穴位就有十几个，依次是三阴交（4883 例 /90 篇）、关元（2631 例 /55 篇）、足三里（1369 例 40 篇）、次髎（2150 例 /38 篇）、中极（1174 例 /38 篇）、气海（1658 例 /35 篇）、地机（1209 例 /32 篇）、太冲（490 例 /25 篇）、肾俞（1064 例 /19 篇）、气海（442 例 /14 篇）、合谷（752 例 /13 篇）、十七椎（240 例 /10 篇）、神阙（453 例 /10 篇）、子宫（442 例 /10 篇）。而这 46 个穴位涉及任脉、督脉、脾经、肝经、胃经、肾经、膀胱经、大肠经、胆经等 10 条经脉（注：共有十四条正经）。我们还对针灸治疗颈椎病的相关文献进行过统计，涉及的穴位高达 200 余个，涉及的经脉有 12 条之多。针灸治疗其他疾病所涉及的穴位数量和经脉数量普遍存在着类似的情况。现在的问题是，针对治疗同一种疾病的几十个穴位，根本没有足够的证据证明哪个或哪几个穴位是最有效的，根本没有足够的证据证明某条经脉或某几条经脉上的穴位与这种疾病有内在相关性。总之，穴位应用与组方是十分"混乱"的，缺少必要的规范和十分明确的现代科学意义上的选用原则。基于这一状况，我们认为现代针灸学研究迫切需要解决的首要问题是弄清楚穴位的作用规律和规范分类。关于穴位的作用规律，在针灸教科书中总结为了"近治作用"和"远治作用"[13]。所谓"近治作用"就是指所有穴位都能够治疗其所在局部的疾病；所谓"远治作用"就是指根据"经脉所过，主治所及"的经络理论，所

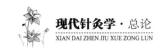
有穴位都能够治疗其所属经脉循行部位的疾病。关于穴位分类,针灸教科书中总结为三大类,即十四正经穴位、奇穴、阿是穴。穴位应用的"混乱"与传统理论中有关穴位作用规律的论述具有某种关系,譬如膀胱经有 67 个穴位,根据传统针灸学理论,这 67 个穴位都能够治疗膀胱的病变及膀胱经循行所过部位的病变,但这 67 个穴位果真都具有上述作用吗? 目前的研究根本不能给予肯定回答。再如胃经有 45 个穴位,根据传统针灸学理论,这 45 个穴位都能够治疗胃经的病变及胃经循行所过部位的病变,但这 45 个穴位的上述作用至今没有得到可靠证据的支持。所以,穴位的作用规律必须在现代科学意义上给予新的阐释。我们认为,穴位作用规律的研究就是需要弄清楚各个穴位主要作用于哪个器官系统,或者说作用于每个器官系统的穴位各有哪些? 即哪些穴位对心血管系统的功能有明显的调节作用? 哪些穴位对呼吸系统的功能有明显的调节作用? 哪些穴位对消化系统的功能有明显的调节作用? 那些穴位对泌尿生殖系统的功能有明显的调节作用? 哪些穴位对造血系统的功能有明显的调节作用? 等等。

穴位作用规律的研究,不但要弄清楚作用于每个器官系统的穴位分别是哪一些,还要弄清楚作用于各器官系统的穴位的作用强度,并依据穴位作用强度的大小及安全风险或操作的方便与否,将作用于各器官系统的穴位区分为第一线穴位、第二线穴位乃至第三线穴位(或只分为第一线穴位、第二线穴位两类),第一线穴位是临床治疗中的首选穴位,第二线穴位和第三线穴位则属于备选穴位。根据这一研究思略,我们认为应当按照穴位作用对象的不同对穴位重新进行分类,分类方式如表 5-7 所示:

表 5-7　穴位的作用规律与分类

穴位类别		第一线穴位	第二线穴位
调节消化功能类	胃	中脘、足三里……	上脘、梁门……
	肠	足三里、天枢、神阙……	胃俞、大肠俞……
	肝	日月、期门……	肝俞、胆俞……
	胆	日月、期门…	肝俞、胆俞……
	胰腺	建里、上脘……	地机、督俞……
调节循环功能类(心血管功能)	心脏	内关、间使……	膻中、心俞……
	血压	太冲、内关……	足三里、曲池……

（续表）

穴位类别		第一线穴位	第二线穴位
调节泌尿功能类	上泌尿系	三阴交、曲泉……	肾俞、关元俞……
	下泌尿系	关元、太溪……	次髎、中极……
调节呼吸功能类		孔最、曲池……	肺俞、风门……
调节造血功能类		足三里、三阴交……	地机、脾俞……
调节免疫功能类		足三里、三阴交、太溪……	脾俞……
调节内分泌功能类		三阴交、足三里……	肾俞……
保健抗衰老类		足三里、关元、三阴交……	肾俞……
调节听觉功能类		听宫……	听门、合谷…
调节视觉功能类		球后……	风池、丝竹空……
调节嗅觉功能类		迎香……	印堂、合谷……
特殊功能类（作用广泛）		足三里、三阴交……	关元、太溪……

按照表5-7中所示的方法阐释穴位的作用规律和对穴位进行分类,最大的优点是有利于指导临床实践[14]。虽然已有许多研究表明穴位的空间作用范围或作用对象基本遵循着神经节段联系[1-7],这已成为穴位作用规律的现代认识,但以往的有关研究并没有区分出第一线穴位、第二线穴位或第三线穴位。因为与某一器官处在相同或相近的节段支配区内的穴位往往有十几个或二十几个乃至更多,这些穴位对处于相关神经节段支配内的器官是否具有同等程度的调节作用? 它们的调节作用有无梯次差别? 这些穴位配合使用是否具有协同作用? 这也是以往研究没有触及的问题。

穴位作用规律与分类研究,可以在神经节段理论支配下,采用文献评价研究和临床研究相结合的方法。文献评价研究主要是确定历史文献中针灸调节某个器官的功能使用频次高的穴位有哪一些,也就是弄清楚历史文献中治疗各种疾病所使用的穴位(按使用频次进行统计排序)分别有哪一些;同时亦可进行循证医学研究,在文献评价研究的基础上,进一步采用多中心、大样本、随机的方法对这些使用频次较高的穴位进行疗效或作用比较,以确定在治疗作用上哪些是第一线的穴位? 哪些是第二线或第三线的穴位。我们曾对分别针刺内关、间使、大陵、灵道、通里、神门等穴位对冠心病患者心脏功能的影响进行过研究,发现这些穴位均有明显改善冠心病患者心脏功能的作用[15-22],但尚未系

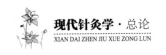

统比较这些穴位的作用强度及相互组合的效应变化。

与穴位作用规律相对应,穴位的组方也存在着一定问题,我们曾对维普数据库中1989~2006年有关针灸治疗原发性痛经的文献进行统计,用针灸治疗原发性痛经的文献共计374篇,涉及的穴位组方共计30余个,其中仅单个穴位成方的就有15个之多,足见针灸临床处方的丰富性。穴位处方丰富有其积极的一面,但也有不利的一面,这么多处方,哪个或哪几个处方的疗效最好? 是否都具有很好的疗效? 由此引申出来的问题就是针灸临床穴位处方有没有基本的原则或规律可以遵循? 另外,针灸治病时,只选用一个或几个穴位为好? 还是选用十几个乃至几十个穴位为好? 面对这样的问题,虽有具体情况具体对待的灵活性,但就总体而言,这是困扰临床医师的一个普遍问题。中药组方讲究君、臣、佐、使,即不同的中药在同一个组方中所起的作用是不同的,针灸处方往往也涉及多个穴位,这些穴位是独立发挥作用还是协同发挥作用? 这是既往研究没有系统涉及的问题。如果都选用第一线的穴位治疗疾病,一线穴位的数量与针刺效应之间有没有一种必然的关系? 是一线穴位越多越好? 还是一线穴位越少越好? 单个穴位针刺效应的叠加有没有一个限度? 达到这个限度的穴位数量应该是多少? 这些问题也都是以往研究没有系统触及的问题,但却是临床医师每天都要面对的问题。穴位的组方规律研究应当在穴位作用规律与分类研究的基础上,遵循多中心、大样本、随机的原则,进行系统的临床评价研究。

这里需要特别指出的是,现代针灸学研究所强调的穴位作用规律与分类及穴位组方规律的研究,在基本方向上与传统针灸学所阐述的相关问题有重大区别,但二者并无直接矛盾,因为这是两个文化背景完全不同的体系。现代针灸学是运用现代科学技术、方法对相关问题的研究所获取的现代科学意义上的规律为指导理论,机理的阐明完全立足于现代科学意义的相关知识体系,并以神经 – 内分泌 – 免疫网络学说及针灸效应的四大规律为该体系的理论核心;而传统针灸学则是以阴阳五行学说、脏腑气血学说、经络学说为基本理论;在临床上,现代针灸学以辨病为主导,针刺手法注重的是强弱刺激与针刺效应的关系;而传统针灸学是以辨证为主导,针刺手法强调的是补泻。所以,这两个体系对同一问题的认识结论并不具有可比性,现代针灸学研究的结论不适合在传统针灸学体系中存在,传统针灸学研究的结论也不适合在现代针灸学体系中存在。传统针灸学体系与现代针灸学体系分属于不同的坐标系统,这两个不同坐标系内的概念、原理之间没有可比较的基点,所以不能简单地讨论二者之间所谓的"矛盾"。

由于对不同文化认同上的差异,以及对价值标准的不同选择,造就了针灸学研究的两个不同阵营,形成了针灸学发展的两种模式或两种潮流。许多欧美同行难以理解和接受传统针灸学理论体系其根本原因就在于文化背景和价值趋向的差异。可以这样讲,传统模式更注重传统针灸学理论体系的文化学价值,而现代模式所追求的则是现代针灸学理论体系的科学价值。建立在现代科学背景下的针灸学理论体系应该进一步研究和发展,其价值和意义是容易理解的。与现代科学背景不能相容的传统针灸学理论体系也应该进一步继承和发扬,这又是为什么呢? 在"科学主义的尴尬与中医学的多向度发展"一文中[23],笔者曾指出,原有形态的传统中医学理论体系的存在应当受到尊重,主要原因有三: 第一,临床治疗的有效性是其存在应该受到尊重的基础。第二,传统中医学内丰富的人文内涵是其存在下去的另一重要原因。第三,融于传统中医学内浓烈的民族情感是其继续存在下去的又一重要原因。出于同样的理由,传统针灸学体系的存在也应该受到尊重。总之,传统针灸学理论体系作为中华民族独有的传统文化的重要组成部分,其实用价值、文化价值及融于其中的复杂民族情感,注定这一体系将会长期存在下去。

第四节　经穴的组方规律

同穴位作用规律研究的混乱状态相类似,经穴的组方规律也存在着一定问题,我们曾对维普数据库中 1989~2006 年有关针灸治疗原发性痛经的文献进行统计,用针灸治疗原发性痛经的文献共计 374 篇,涉及的穴位组方共计 30 余个,其中仅单个穴位成方的就有 15 个之多,足见针灸临床处方的丰富性。穴位处方丰富有其积极的一面,但也有不利的一面,这么多处方,哪个或哪几个处方的疗效最好? 是否都具有很好的疗效? 由此引申出来的问题就是针灸临床穴位处方有没有基本的原则或规律可以遵循? 另外,针灸治病时,只选用一个或几个穴位为好? 还是选用十几个乃至几十个穴位为好? 面对这样的问题,虽有具体情况具体对待的灵活性,但就总体而言,这是困扰临床医师的一个普遍问题。中药组方讲究君、臣、佐、使,即不同的中药在同一个组方中所起的作用是不同的。针灸处方往往也涉及多个穴位,这些穴位是独立发挥作用还是协同发挥作用? 这是既往研究没有系统涉及的问题。如果都选用第一线的穴位治疗疾病,一线穴位的数量与针刺效应之间有没有一种必然的关系? 是一线穴位越多越好? 还是一线穴位越少越好? 单个穴位针刺效应的叠加有没有一个限度? 达到这个限度的穴位数量应该是多少? 这些

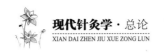

问题也都是以往研究没有系统触及的问题,但却是临床医师每天都要面对的问题。穴位的组方规律研究应当在穴位作用规律与分类研究的基础上,遵循多中心、大样本、随机的原则,利用正交试验设计或析因试验设计等高效设计方法进行临床评价研究[24]。

取穴组方规律研究是现代针灸学的核心问题之一,其目的自然是为获得更好的疗效,这一过程不能有人文思考的缺位,毕竟"得气"时产生的酸麻胀痛是一种并不愉快地情绪反应。所以"少针、少痛"等人文追求应当成为取穴组方规律研究中与追求疗效同等重要的指导原则,但遗憾的是"少针、少痛"原则在针灸临床研究中没有得到足够的重视。我们曾对针灸疗法的适宜病种的取穴组方进行过统计,"少针、少痛"的基本原则体现得不够理想,比如我们曾对收录于"中国期刊全文数据库"近百年来(1911年–2011年)关于针灸治疗痛经的临床文献的取穴组方进行过统计分析,在317篇相关报道中,虽然单穴处方最多,但是由四个穴位以上组成的针灸处方仍然高达44.47%,其中有8.83%处方是由十个以上的穴位组成的。我们还对"中国期刊全文数据库"近百年来(1911年–2011年)使用针刺疗法治疗胆囊炎、胆石症的相关研究报道的取穴组方进行过初步统计,在118篇文献中,虽然有23.73%的文献使用的是单个穴位的处方,但仍然有高达33.05%的文献使用了由四个以上的穴位组成的处方,其中7个穴位以上的处方在总处方中就占11.86%[25]。

痛经、胆囊炎、胆石症都是病灶相对比较简单的疾病,针对这些疾病的针刺治疗,到目前为止并没有足够的证据证明取用5个以上的穴位处方能够获得更好的疗效,却客观存在着消极的一面:过多地使用穴位还会给患者带来更多的痛苦,即带来更多不愉快的情绪反应和对针灸疗法的恐惧与焦虑,这在针灸临床中并不罕见,特别是对于针刺疗法比较敏感的患者来讲尤其如此。之所以存在这样的问题,显然与人文精神的缺失具有密切关系。更有不少大医院的收费标准是按照用针数量进行的,针刺的穴位越多收费越高,在当下医疗行为市场化的大环境下,可以想象这样的一种利益驱动政策所带来的结果会有多么糟糕。在许多诊室,针灸疗法的许多适宜病种常常被针刺几十个穴位已经是普通的事件,但没有证据证明取用如此众多的穴位能够获得更好的疗效[26-28]。图5-17至图5-19展示的是针刺十七椎单个穴位和同时针刺十七椎、地机、次髎、三阴交(7针)对原发性痛经患者止痛作用的比较情况。

图5-17显示,虽然单穴组、多穴组均在进针5分钟后疼痛指数即明显下降(P<0.01),并且两组的疼痛指数的这种变化趋势没有明显不同(交互效应P>0.05)。但

进针后 5min 两组对应时点 VAS 读值比较开始出现明显差异,多穴组的止痛效果明显好于单穴组(P<0.01 或<0.05)。问题的关键在于,多穴组扎针的数量(7 针)是单穴组(只扎 1 针)的 7 倍,但多穴组的疼痛减值幅度却达不到单穴组的倍数级。这表明适当配穴是必要的,但并非取穴越多越好。不同穴位之间的配伍并非全是协同效应,有些配伍也极有可能是拮抗作用[26-28]。

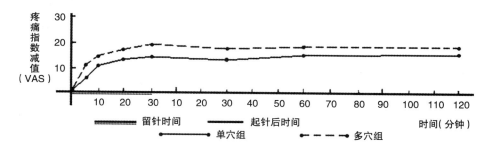

图 5-17 单刺十七椎与针刺十七椎多穴组留针 30 分钟
条件下对轻度原发性痛经患者止痛作用时效规律的影响

注:(1)多元方差分析时间效应 P<0.01,交互效应 P>0.05。
(2)针刺十七椎单穴组进针 5 分钟时 VAS 值与针前的比较 P=0.000<0.01;
(3)针刺多个穴位组进针 5 分钟时 VAS 值与针前的比较 P=0.000<0.01;
(4)进针 5 分钟时两组患者 VAS 值的比较 P<0.01 或<0.05。

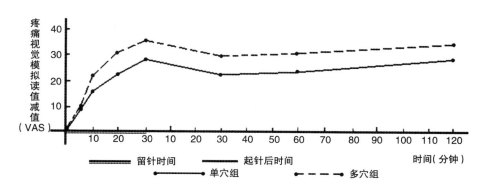

图 5-18 单刺十七椎与针刺十七椎多穴组留针 30 分钟
条件下对中度原发性痛经患者止痛作用时效规律的影响

注:(1)多元方差分析时间效应 P<0.01,交互效应 P>0.05。
(2)针刺十七椎单穴组进针 5 分钟时 VAS 值与针前的比较 P=0.000<0.01;
(3)针刺多个穴位组进针 5 分钟时 VAS 值与针前的比较 P=0.000<0.01;
(4)进针 10 分钟时两组患者 VAS 值比较 P<0.05 或 P<0.01。

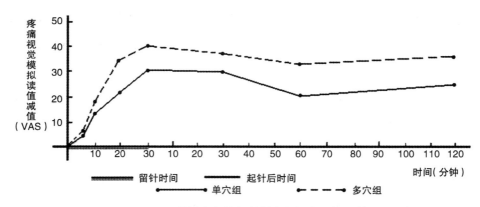

图 5-19　单刺十七椎与针刺十七椎多穴组留针 30 分钟
条件下对重度原发性痛经患者止痛作用时效规律的影响

注:(1)多元方差分析时间效应 P<0.01,交互效应 P>0.05。
　　(2)针刺十七椎单穴组进针 5 分钟时 VAS 值与针前比较 P=0.002<0.01;
　　(3)针刺多个穴位组进针 5 分钟时 VAS 值与针前比较 P=0.007<0.01;
　　(4)进针 20 分钟时两组 VAS 值比较 P=0.039<0.05。

　　图 5-18、图 5-19 的结果所显示的意义图 5-17 基本一样,即多穴组扎针的数量(7针)是单穴组(只扎 1 针)的 7 倍,但多穴组的疼痛减值幅度却达不到单穴组的倍数级[26-28]。

　　我们曾对针灸疗法的部分适宜病种涉及的取穴现状进行过统计分析,发现针灸治疗的任何一种适宜病种涉及的穴位多在几十个,有的适宜病种甚至涉及上百个穴位,而运用针灸疗法治疗某一个系统疾病所涉及的穴位数量还要更多;这些穴位往往涉及数条经脉乃至十余条经脉;涉及到的穴位处方种类同样繁多复杂。比如我们曾对针灸治疗原发性痛经的 374 篇文献的取穴组方规律做过分析,这些文献涉及的体穴有 46 个、穴位组方近 200 个;其中被 10 篇以上文献使用,且总例数大于 240 例次的穴位就有十几个,而这 46 个穴位涉及足厥阴肝经、足阳明胃经、足少阴肾经、手阳明大肠经、任脉、督脉等 10 条经脉。在 217 篇(23721 例)针灸治疗面肌痉挛的文献中涉及体穴多达 93 个,涉及了足少阳胆经、足阳明胃经、足太阳膀胱经等十四条经脉。在 78 篇(7321 例)针灸治疗三叉神经痛的文献中涉及体穴多达 54 个,涉及了足少阳胆经、足阳明胃经、手阳明大肠经等十四条经脉。在 113 篇(11556 例)针灸治疗扁桃体炎的文献中涉及体穴多达 63 个,涉及了足少阳胆经、足阳明胃经、手阳明大肠经等十四条经脉。在 72 篇(2402 例)针灸治疗颞颌关节功能紊乱的文献中涉及体穴多达 33 个,涉及了足少阳胆经、足阳明胃经、手少阳三焦经、手阳明大肠经等九条经脉。

针对针灸取穴的这一现状我们不禁要问：针灸治疗一种疾病涉及几十个甚至上百个穴位，是否有足够的证据证实所有这些穴位的有效性？是否有足够的证据证实这所有些穴位与其治疗的疾病有内在的相关性？是否有足够的证据证明某一条经脉或某几条经脉上的这些穴位都能够治疗这种疾病？"经脉所过，主治所及"之说是适用于一条经脉的所有穴位还是多数穴位或者只是个别穴位？而针灸疗法的穴位组方同样是繁纷复杂，是否有足够的证据证实组方在一起的这些穴位一定会产生协同作用？穴位配伍是否会产生拮抗作用？而这也是图 5–17 至图 5–19 的结果所给出的解答。另外，本项研究的结果还提示，针刺作用的强度或大小可能存在着峰值极限，当处方的穴位组成满足峰值极限的最低数量时，即便是再增加原本具有协同效应的穴位，也不会明显提升针刺作用的强度。因此组方规律的研究应当包括两方面的核心工作，一是探究穴位配伍的协同效应及拮抗效应，二是探究达到针刺作用的峰值极限所需要的最少穴位数量[29]。

总之，我们的研究再次提示，不同穴位之间的配伍并非全是协同效应，有些配伍也极有可能是拮抗作用，穴位组方在取穴数量上也有一定的极限，并非取穴越多疗效越好。另外，当前取穴组方的繁杂现状，再次说明针灸临床治疗方案的制定缺少必要的规范和科学针灸学理论的支撑。但遗憾的是，针灸学领域的这样一些基本问题的研究并未得到有力支持[24,30]。不过，我们的研究和经验是："少针、少痛"应当作为针灸临床的基本原则[25]。

▶ 参考文献 ◀

[1] 陈少宗. 现代针灸学理论与临床应用 [M]. 济南 : 黄河出版社 , 4~25,1990

[2] Molinery.Acupuncture et Centrotherapie. 巴黎医学 ,1951（中译）,（6）:21

[3] 陶之理 , 李瑞午 , 张祖萍 . 交感内脏神经的传入联系及节段分布 [C]. 第二届全国针灸针麻学术讨论会 (北京), 397,1984

[4] 陶之理 , 李瑞午 , 席时元 , 等 . 足三里穴与胃交感传入神经元的节段性分布 –HRP 法研究 [C]. 第二届全国针灸针麻学术讨论会 (北京), 399,1984

[5] 杨枫 , 任世祯 . 经络穴位和神经节段支配的相关规律性 . 针灸针麻研究 (张香桐 , 等 . 主编)[M]. 北京 : 科学出版社 ,441,1986

[6] 王佩 , 王少荣 , 赵连珠 , 等 . 根据神经节段支配理论探讨针灸取穴规律 [C]. 世界针灸学会联合会成立十周年学术大会论文摘要汇编 (北京),287,1997

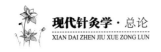
[7] 陈少宗, 刘晶. 从传统针灸学到现代针灸学 [J]. 医学与哲学,2005,26（9）:57~59

[8] 哈医大附属第一医院麻醉科. 按神经节段取穴针麻临床观察 [C]. 全国针麻研究专业会议资料,1974

[9] 郭振丽, 郭珊珊, 陈少宗. 针刺治疗慢性胆囊炎、胆石症的取穴现状分析 [J]. 针灸临床杂志,2009,29（9）:43

[10] 陈少宗. 论腧穴特异性研究中的思维方法问题 [J]. 医学与哲学,2004,25（9）:46

[11] 陈少宗. 全息生物医学理论与临床应用 [M]. 济南：黄河出版社,8,1990

[12] 陈少宗. 关于全息穴位系统和传统经络穴位系统关系的再讨论 [J]. 医学与哲学,1995,16（5）:42

[13] 南京中医学院. 针灸学 [M]. 上海：上海科学出版社,8,1979

[14] 陈少宗, 郭振丽, 郭珊珊. 现代针灸学研究迫切需要解决的两大问题[J].医学与哲学,2007,28(12):62

[15] 针刺内关穴对冠心病患者左心功能的影响 [J]. 针灸学报,1992,（2）:10

[16] 针刺大陵穴对冠心病患者左心功能的即时影响 [J]. 中国针灸,1992,（5）:39

[17] 针刺神门穴对冠心病患者左心功能的即时影响 [J]. 针灸临床杂志,1993,9（1）:10

[18] 针刺间使穴、内关穴对冠心病患者左心功能影响的比较观察 [J]. 针灸临床杂志,1994,（6）:30

[19] Immediate Effects of Needling Lingdao on Functions of Left Ventricle in Patients with Coronary Heart Disease. International Journal of Clinical Acupuncture,1993,（3）:249

[20] Immediate Effects of Acupuncturing Jianshi on Left Heart functions in CHD Patients.International Journal of Clinical Acupuncture,1995,（3）:620

[21] Immediate Effects of Needling Shenmen on Functions of Left Heart in Patients with Coronary Heart Disease.International Journal of Clinical Acupuncture,1994,（3）:273

[22] Improvement of Left Heart function in CHD Patients by Needing Neiguan.International Journal of Clinical Acupuncture,1997,（2）:281

[23] 陈少宗, 丛华. 科学主义的尴尬与中医学的多相度发展 [J]. 医学与哲学,2000,21（3）:630

[24] 陈少宗, 郭珊珊, 郭振丽. 现代针灸学研究迫切需要解决的两大问题 [J]. 医学与哲学,2007,28（12）:62-63

[25] 陈碧玮, 陈少宗. 科学语境下的现代针灸学与人文 [J]. 医学与哲学,2017,38（4A）:68-79

[26] 陈少宗, 李涛. 针刺不同穴位对轻度原发性痛经患者止痛作用时效规律的影响 [J]. 辽宁中医杂志,2011,38（9）:1878

[27] 陈少宗, 丛茜, 张秉芬. 针刺单穴、多穴治疗中度痛经止痛作用时效规律的比较 [J]. 中国针灸,2011,31（4）:305.

[28] 陈少宗, 卜彦青, 郭珊珊等. 针刺不同穴位对中重度痛经患者止痛作用时效规律的比较 [J]. 辽宁中医杂志,2011,38（8）:1633

[29] 陈少宗, 刘鹏. 不同穴位配伍对原发性痛经止痛作用时效规律的观察 [J]. 针灸临床杂志,2012,28（5）:1-3

[30] 刘晶, 陈少宗. 应重视针刺镇痛取穴规律的研究 [J]. 山东中医杂志,2007,26（8）:543-544

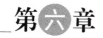

第六章
针刺作用的四大规律及针刺效应的分类

第一节　针刺作用的四大规律

现代针灸学体系完全不同于传统针灸学。首先,现代针灸学的理论基础不同于传统针灸学,前者是以运用现代科学技术、方法对相关问题的研究所获取的现代科学意义上的规律作为指导理论,机理的阐明完全立足于现代科学意义的相关知识体系,并以神经—内分泌—免疫网络学说及腧穴作用规律、针刺作用的四大规律为该体系的理论核心;而传统针灸学则是以阴阳五行学说、脏腑气血学说、经络学说等为基本理论;第二,在临床上,现代针灸学充分利用现代诊疗技术和方法,以辨病为主导,针灸治疗方案涉及的针刺时机、针刺手法、留针时间、针刺频次等关键因素的确定均以针刺作用的基本规律为指导;而传统针灸学则是借助四诊八纲以辨证为主导,针灸治疗方案涉及的关键因素的确定均以传统理论为指导[1-5]。本章将主要介绍针刺作用的四大规律,即针刺的双向调节作用规律、针刺手法的基本作用规律、针刺时机的基本作用规律、针刺作用的时效规律。

一、针灸的双向调节作用规律

针灸双向良性调节作用规律作为针灸作用四大规律的核心,有三种不同的表现形式:对不同性质疾病的双向良性调节、对同一种疾病不同机能或不同功能生物活性物质的双向良性调节、对同一种功能在不同时间状态的双向调节[40]。

1. 针灸双向良性调节作用规律的第一种形式

针灸双向良性调节作用规律的第一种形式是针灸疗法对不同性质疾病的双向良性调节。传统针灸学认为针刺疗法既有“补”的作用,也有“泻”的作用。最近五十年的大量研究表明,针灸效应的性质主要取决于机体的机能状态。如果针刺某一腧穴能够对某一器官的机能产生影响,在一般刺激量的情况下,这种作用是兴奋性的还是抑制性的,最

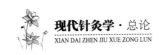

主要的是由该器官所处的机能状态所决定的,比如高血压者通过针灸治疗能够使之下降或恢复,低血压者通过针灸治疗能够使之上升或恢复;肠道功能亢进者通过针灸治疗能够抑制其亢进,肠道功能抑制者通过针灸治疗又能够使之兴奋等等。也就是说如果该器官的机能处于亢奋状态,那么针刺效应多是抑制性的;如果该器官的机能处于低下状态,那么针刺效应多是兴奋性的。这就是早已被证实了的"针灸双向良性调节作用规律",我们将针灸对不同性质疾病的这种双向良性调节作用称之为"针灸双向良性调节作用规律的第一种形式"。

2. 针灸双向良性调节作用规律的第二种形式

针灸双向良性调节作用规律的第二种形式是针灸对同一种疾病不同机能或不同功能生物活性物质的双向良性调节。我们的研究还表明,不但针刺效应的性质主要取决于机体的机能状态,而且针刺效应的强度也与机体的机能状态具有一定的相关规律性,

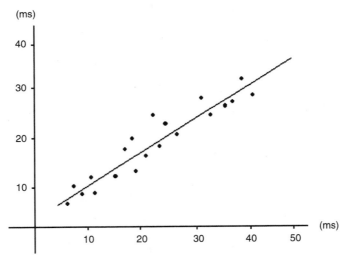

图 6-1　针刺内关穴对冠心病患者左心室射血时间(LVET)的
延长效应与针刺前 LVET 偏离正常值的直线正相关关系
(r=0.545 , P<0.05)（摘自：陈少宗,中国针灸 1993 年第 5 期）

也就是说,在一定范围之内,针刺效应的强度与机能状态偏离正常水平的程度呈现出正相关关系(如图 6-1 至图 6-7 所示)[6-10]。但我们在上世纪 90 年代初刚刚发现这一规律时,并没有意识到这一规律是"针灸双向良性调节作用规律"另一种形式,直到近些年来我们对"针刺效应与机能状态的数量关系"进行专门探索时,一系列结果表明:确实存在着"针刺效应与机能状态的数量相关规律"。进一步分析发现,这一规律实际上是"针灸双向良性调节作用规律"的另一种形式,也可以说这些工作首次在国际上从"针刺效应与机能状态的数量关系"角度证实了"针灸双向良性调节作用规律"的客观性。图 6-2 至图 6-7 所展示的是这方面的部分工作[4,6]。

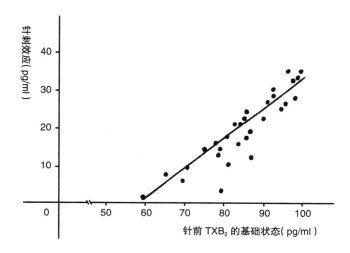

相关系数为 r ＝ 0.856>r0.01 (28)、P<0.01

直线回归方程为 y=0.77x-46.12

图 6-2　辰时巳时电针三疗程后脑血栓患者 TXB_2 的
变化与针刺前 TXB_2 的基础状态的数量相关性
(摘自:陈少宗,针灸临床杂志 2008 年第 4 期)

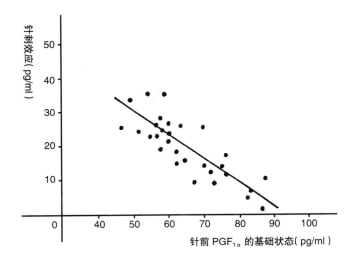

相关系数为 r = 0.810>r0.01（28）、P<0.01

直线回归方程为 y=−0.65x+61.19

图 6-3 辰时巳时电针三疗程后脑血栓患者 $PGF_{1\alpha}$ 的
变化与针刺前 $PGF_{1\alpha}$ 的基础状态的数量相关性
（摘自：陈少宗，针灸临床杂志 2008 年第 4 期）

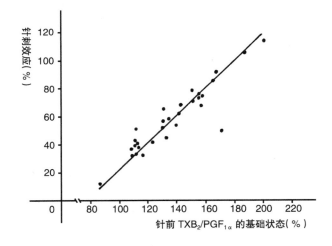

相关系数为 r = 0.921>r0.01（28）、P<0.01

直线回归方程为 y=0.80x−51.26

图 6-4 辰时巳时电针三疗程后脑血栓患者 $TXB_2/PGF_{1\alpha}$ 的
变化与针刺前 $TXB_2/PGF_{1\alpha}$ 的基础状态的数量相关性
（摘自：陈少宗，针灸临床杂志 2008 年第 4 期）

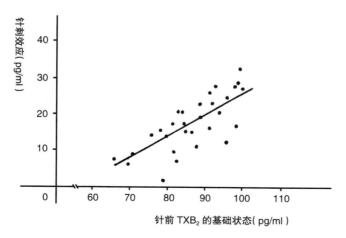

相关系数为 r ＝ 0.733＞r0.01（28）、P＜0.01
直线回归方程为 y=0.63x－36.54

图 6-5 辰时未时电针三疗程后脑血栓患者 TXB$_2$ 的变化与
针刺前 TXB$_2$ 的基础状态的数量相关性
（摘自：陈少宗，上海针灸杂志 2009 年第 1 期）

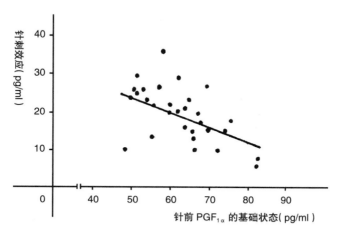

相关系数为 r ＝ 0.544＞r0.01（28）、P＜0.01
直线回归方程为 y=－0.44x+46.75

图 6-6 辰时未时电针三疗程后脑血栓患者 PGF$_{1\alpha}$ 的变化与
针刺前 PGF$_{1\alpha}$ 的基础状态的数量相关性
（摘自：陈少宗，上海针灸杂志 2009 年第 1 期）

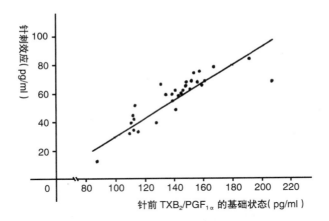

相关系数为 r = 0.852>r0.01（28）、P<0.01

直线回归方程为 y=0.53x−18.45

图 6-7　辰时未时电针三疗程后脑血栓患者 $TXB_2/PGF_{1\alpha}$ 的变化与
针刺前 $TXB_2/PGF_{1\alpha}$ 的基础状态的数量相关性
（摘自：陈少宗，上海针灸杂志 2009 年第 1 期）

图 6-2 至图 6-7 所展示的结果是电针三疗程后，脑血栓患者 TXB_2、$PGF_{1\alpha}$、$TXB_2/PGF_{1\alpha}$ 的变化与针刺前 TXB_2、$PGF_{1\alpha}$、$TXB_2/PGF_{1\alpha}$ 的基础状态的数量相关性。TXB_2、$PGF_{1\alpha}$ 是 TXA_2 与 PGI_2 的代谢产物，血栓素 A_2（TXA_2）、前列腺环素 I_2（PGI_2）失衡是脑血栓形成和发病的重要因素之一。TXA_2 和 PGI_2 是两种作用完全相反的生物活性物质，其性质极不稳定，最终分别转化成性质稳定的 TXB_2 和 $6-Keto-PGF1\alpha$（简写为 $PGF_{1\alpha}$），$TXA2$ 由血小板微粒体合成和释放，是强烈的血管收缩剂和血小板聚集剂。$PGI2$ 是由血管内皮细胞合成，是强烈的血管扩张剂和血小板聚集抑制剂。TXA_2 和 PGI_2 之间的平衡对血管张力和血小板聚集的调节具有重要意义。因其性质极不稳定，一般用测定其代谢产物 TXB_2 和 $PGF_{1\alpha}$ 的方法来取代对 TXA_2 和 PGI_2 的直接测定。

图 6-2 至图 6-7 的研究结果显示，电针治疗三疗程后本组患者的 TXB_2、$PGF_{1\alpha}$、$TXB_2/PGF_{1\alpha}$ 都能够获得十分明显的改善（P<0.01），而且其的改善程度均与针刺之前 TXB_2、$PGF_{1\alpha}$、$TXB_2/PGF_{1\alpha}$ 的基础均呈现出明显的数量相关性（P<0.01），即在一定范围内 TXB_2、$PGF_{1\alpha}$、$TXB_2/PGF_{1\alpha}$ 在针刺之前偏离正常状态的程度越明显，电针疗法对 TXB_2、$PGF_{1\alpha}$、$TXB_2/PGF_{1\alpha}$ 的改善作用也就越显著，针刺前 TXB_2、$PGF_{1\alpha}$、$TXB_2/PGF_{1\alpha}$ 的基础水平越接近正常状态，针刺效应越微弱。

从图 6-1 至图 6-7 可以清晰地看出，如果该器官的机能接近正常稳定状态时，无论是抑制性的针刺效应、还是兴奋性的针刺效应都相对微弱，或者说既不呈现出十分明显的抑制效应，也不呈现出十分明显的兴奋效应。由这一研究结果我们可以推想针灸的保健作用原理，那就是"稳定该器官系统的机能，增强器官系统抗扰动的能力"。这就是针刺双向良性调节作用规律的第二种形式，也就是对同一种疾病不同机能或不同功能生物活性物质的双向良性调节作用规律。

3. 针灸双向良性调节作用规律的第三种形式

针灸双向良性调节作用规律的第三种形式是针灸疗法对同一种功能在不同时间状态的双向调节，也就是"针刺时机的基本作用规律"（如图 6-8）。

二、针刺手法的基本作用规律

传统针灸学强调针刺手法的补泻。现代研究证实，生物体对刺激的反应有两种形式，即兴奋与抑制，而反应性质是兴奋性的还是抑制性的主要取决于生物体的机能状态，其次是取决于刺激量的大小，较强的刺激往往产生抑制性反应，较弱的刺激往往产生兴奋性反应。针刺腧穴也是一种刺激，这种刺激作用到机体所产生的反应性质与刺激量之间也呈现出类同的关系，一般说来，机能低下的疾病宜用较弱的刺激手法，使用较弱的刺激手法多产生兴奋性效应；机能亢进的疾病宜用较强的刺激手法，使用较强的刺激手法多产生抑制性效应。这一基本规律已被许多实验所证实。不过针刺手法的作用是一个较

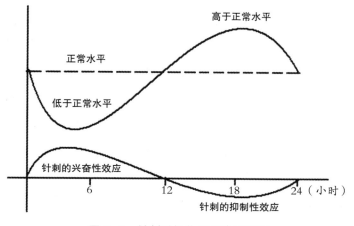

图 6-8　针刺时机作用规律示意图

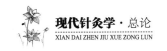

为复杂的问题,因为个体差异较大,针刺刺激的强弱只是相对而言,很难找到一个划分的基准,至少目前还无法做到这一点,临床上也只是依靠患者的主观感觉和医生本人的经验而定[2]。

三、针刺时机的基本作用规律

针刺时机的基本作用规律也就是针刺的时间生物学效应产生的基本规律,也可称之为针刺时间的基本规律、针刺时间与针刺效应的相关规律。传统针灸学十分重视针刺疗效与施术时间的关系,并形成了一门独具有特色的、以子午流注法、灵龟八法、飞腾八法等针刺疗法为主要构成的针灸学分支 – 时辰针灸疗法。大量研究表明,针刺疗效与针刺时间之间的确具有极为密切的关系。另外,生理学、生物化学的研究已经证实,机体的各种生理机能在一天不同时间内的状态是不一样的,并且这种差异遵循着一定的模式,也就是说各种生理机能在一天之内的变化各自遵循着一定的节律性。我们的工作表明,在功能低下的时区内针刺往往产生兴奋性效应,在功能亢奋的时区内针刺往往产生抑制性效应(如图 6-8)。如果需要增强或提高某种低下状态的生理机能就应在该机能的谷值期内进行针刺,在谷值期内针刺往往能够获得更好的兴奋性效应;如果需要抑制某一亢奋状态的生理机能就应在该机能的峰值期内进行针刺,在峰值期内针刺往往能够获得更好的抑制性效应。这便是针刺的时间生物学效应产生的基本规律。对针刺效应与针刺时间的相关规律性的研究已形成了一门现代科学意义上的边缘学科——现代时间针灸学。现代时间针灸学在临床上运用的关键,首先是要弄清楚所要调节的生理机能的昼夜节律模式,找出其谷值时相和峰值时相[10-13]。

从 20 世纪八十年代末开始,我们由研究子午流注转入对"针刺效应与针刺时间的相关规律性"研究,首先观察了不同时间内针刺三阴交(SP6)穴对支气管哮喘患者肾上腺皮质机能影响的规律性,结果表 6-1 至表 6-5 所示[12]。由表 6-1 至表 6-5 可见,不同时间内针刺的即时效应及不同时间内针刺一疗程后的效应均有明显不同。三个时辰组比,15:00~17:00 组的针刺效应强度最为明显,7:00~9:00 组的针刺效应强度明显小于其它两个时辰组。而针刺之前,三组比较皮质醇的峰值期在 7:00~9:00,而其谷值期则在 15:00~17:00。表明在机能状态的谷值期内针刺能够产生更好的兴奋性效应,不同时间内机能状态的差异与针刺效应的强度密切相关。

表6-1 不同时间内针刺三阴交穴对支气管哮喘患者
血清皮质醇浓度的影响(摘自陈少宗)

针刺时间	针刺前(ng/ml)	针刺后(ng.ml)	F	P
7~9 点	46.13±1.51	50.13±1.97		
11~13 点	36.47±1.32	44.96±1.82	19.32	<0.01
15~17 点	28.78±1.02	40.19±1.77	2	

表6-2 任何两个时辰内即时针刺效应的比较(Q 检验)(摘自陈少宗)

分组	X	X-4.0	X-4.89
15~17 点组	11.41	7.41** 2.71 3.63	2.92* 2.22 3.11
11~13 点组	8.49	4.49** 2.22 3.11	
7~9 点组	4.0		

*P<0.05 **P<0.01

表6-3 不同时间内针刺三阴交穴一疗程后对支气管哮喘
患者血清皮质醇浓度的影响(摘自陈少宗)

针刺时间	针刺前一天 (ng/ml)	停针后次日 (ng/ml)	三组之间		
			P	F	P
7~9 点	46.28±1.62	58.04±2.30	<0.01		
11~13 点	44.09±1.53	59.78±2.14	<0.01	5.17	<0.01
15~17 点	45.81±1.59	66.55±2.46	<0.01		

表6-4 任何两个时辰一疗程后针刺效应的比较(Q 检验)(摘自陈少宗)

分组	X	X-11.76	X-15.69
15~17 点	20.74	8.98** 4.13 5.82	5.05** 3.37 4.74
11~13 点	15.69	3.93* 3.73 4.74	
7~9 点	11.76		

*P<0.05 **P<0.01

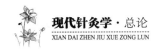

表 6-5　针刺之前不同时间内支气管哮喘患者
血清皮质醇浓度（ng/ml）（摘自陈少宗）

分组	皮质醇浓度 X ± SD	F	P
7~9 点组	46.13 ± 1.74		
11~13 点组	36.47 ± 1.52	16.8	<0.01
15~17 点组	28.78 ± 1.37		

随后我们又观察了不同时间内电针三阴交穴对肾阳虚家兔肾上腺皮质机能的影响，结果如表 6-6- 表 6-11 所示 [6]。

表 6-6　用药之前三组家兔血清皮质酮
的浓度比较（摘自陈少宗）

组别	皮质酮浓度 （ng/ml）	F 值	P 值
7`9 点组	189.2 ± 17.8		
11~13 点组	97.4 ± 16.1	59	<0.01
15~17 点组	176.5 ± 16.2		

表 6-7　病理模型建立之后三组家兔血清皮质酮
的浓度比较（摘自陈少宗）

组别	皮质酮浓度（ng/ml）	F 值	P 值
7~9 点组	81.3 ± 10.0		
11~13 点组	85.4 ± 11.8	0.40	>0.05
15~17 点组	81.3 ± 11.9		

表 6-8 第一次电针完毕即时三组肾阳虚家兔
血清皮质酮的浓度比较（摘自陈少宗）

组别	皮质酮浓度（ng/ml）	F 值	P 值
7~9 点组	161.6 ± 13.4		
11~13 点组	159.1 ± 14.4	1.59	>0.05
15~17 点组	156.5 ± 15.1		

表 6-9 电针 5 次之后三组肾阳虚家兔血清皮质酮
的浓度比较（摘自陈少宗）

组别	皮质酮浓度（ng/ml）	F 值	P 值
7~9 点组	156.2±17.6		
11~13 点组	136.7±12.4	61.2	<0.05
15~17 点组	148.6±14.0		

表 6-10 第一次电针完毕对肾阳虚家兔血清皮质酮浓度的
即时影响（摘自陈少宗）

组别	电针前血清皮质酮浓度（ng/ml）	电针后血清皮质酮浓度（ng/ml）	T 值	P 值
7~9 点组	81.3±10.0	161.6±13.4	18.57	<0.01
11~13 点组	85.4±11.8	159.1±14.4	17.02	<0.01
15~17 点组	81.3±11.9	156.5±15.1	15.31	<0.01

表 6-11 电针 5 次之后对肾阳虚家兔血清皮质酮浓度的影响
（摘自陈少宗）

组别	电针前血清皮质酮浓度（ng/ml）	电针后血清皮质酮浓度（ng/ml）	T 值	P 值
7~9 点组	81.3±10.0	156.2±17.6	16.38	<0.01
11~13 点组	85.4±11.8	136.7±12.4	11.39	<0.01
15~17 点组	81.3±11.9	148.6±14.0	14.33	<0.01

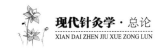

表 6-6 至表 6-11 可见,建立模型前,三个时辰组血清皮质酮浓度有明显差异(11:00~13:00 最低,P<0.01),建立模型后,原来的节律模式遭到破坏,三个时辰组家兔的血清皮质酮浓度没有表现出明显差异。不同时间内电针之后,无论是即时针刺效应,还是一疗程后的针刺效应均未表现出明显差异。提示如果机能状态没有明显的峰值期与谷值期,针刺效应也无明显差异。

我们曾查阅、分析大量时间针灸学方面的文献时发现,在我们之前虽然没有人总结出"针刺效应与针刺时间的相关规律",但许多同行的研究结果与我们所提出的"针刺效应与针刺时间的相关规律"相吻合或者趋势相同。如周桂桐等人观察了不同时辰针刺对家兔白细胞总数的影响,结果如表 6-12、表 6-13 所示[14]。由表 6-12 可见,白细胞总数的峰值期在午时,谷值期在酉时。由表 6-13 可见,在谷值期内(酉时)针刺可使家兔白细胞总数增加最显著,而在峰值期内(午时)针刺时白细胞总数增加最少。这一研究结果提示:在谷值期内针刺可产生更为明显的兴奋性效应。

表 6-12 不同时辰家兔白细胞计数比较(摘自周桂桐)

时辰	子	卯	午	酉
白细胞均数(mm³)	12073	12468	13575	10884
例数	11	11	11	11

表 6-13 不同时辰电针对家兔白细胞计数的影响(摘自周桂桐)

时辰	针前	针后									峰值	例数
		0′	30′	60′	90′	120′	180′	240′	360′	480′		
子	1	0.91	0.96	0.92	1.13	1.17	1.11	1.11	1.06	1.01	1.56	28
卯	1	0.95	0.99	0.84	0.97	1.10	1.15	1.09	1.04	0.99	1.48	30
午	1	0.86	0.90	0.97	0.96	0.97	1.04	1.02	0.98	0.92	1.37	30
酉	1	0.93	1.07	0.97	1.20	1.22	1.21	1.14	1.12	1.03	1.65	30

* 针前白细胞均数为 100%.

王凡等人研究了不同时辰电针足三里对小白鼠胃酸分泌机能的影响,结果如表 6-14、表 6-15 所示[8]。小鼠胃酸分泌的峰值期在亥时,谷值期在巳时,二时辰相比差异显著(P<0.01)。

表 6-14　正常小白鼠最大胃酸昼夜分泌量比较（摘自王凡）

时　辰		卯	辰	巳	午	未	申	酉	戌	亥	子	丑	寅
时　间		5~7	7~9	9~11	11~13	13~15	15~17	17~19	19~21	21~23	23~1	1~3	3~5
胃酸分泌量（μEq）	各时辰	4.997±1.488	3.600±1.947	2.880±0.855*	4.680±1.427	4.840±2.147	4.822±1.909	4.500±1.237	5.400±2.660	6.778±3.133*	5.500±1.846	5.467±1.794	5.220±1.837
	昼夜	4.291±1.788						5.455±2.169					
T		3.129											
P		<0.0025											

*：巳亥时相比差异极显著（P<0.001）

表 6-15　巳、亥时电针对小白鼠最大胃酸分泌影响的比较（摘自王凡）

组别	胃酸分泌量（μEq）		t	p
	巳时	亥时		
对照组	3.133±1.249	5.140±2.400	2.245	<0.025
针刺组	4.760±1.932	5.200±1.886	0.515	>0.25
t	2.152	0.062	——	——
p	<0.025	>0.25	——	——

　　在胃酸分泌的谷值期（巳时）电针小白鼠足三里，可使胃酸分泌增加最显著，而在胃酸分泌的峰值期（亥时）电针足三里则无明显增加效应。这一结果提示：在谷值期内针刺能够产生更为明显的兴奋性效应。

　　骆永珍、宋开原等人研究了致敏家兔皮试反应强度和血浆皮质酮含量的时辰差异，结果如表 6-16、表 6-17 所示 [9]。由表 6-16 可见，皮试反应强度和过敏反应现象的严重程度子时大于午时。

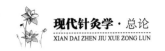

表 6-16　致敏家兔攻击前皮试反应强度和血浆皮质酮含量的
子午时辰变化（摘自骆永珍）

		致敏原皮试反应强度（单位:mm）			血浆皮质酮含量（μg/100）		
		午时	子时	平均值之差	午时	子时	二者均值之差
攻击后死亡组	n	6	5		6	5	
	x	10.667	12.500	1.833	7.787	10.856	3.069
	p	>0.05			<0.01		
攻击后存活组	n	8	9				
	x	4.5625	10.7778	6.2153	8.3188	12.9044	4.5856
	p	<0.05			<0.01		
死亡组与存活组比较 P 值		< 0.05	> 0.05		>0.05	>0.05	

　　由表 6-17 可见，在家兔反应较弱的午时电针产生的针刺效应更明显，而在家兔反应较强的子时电针时针刺效应较弱。这一结果提示：在谷值期内针刺可产生更为明显的兴奋性效应。

表 6-17 致敏家兔攻击前后血浆皮质酮含量的子午时辰变化（摘自骆永珍）

				时辰变化比较				攻击前后比较	
				攻击前		攻击后		午时 1.3 均差	子时 2\4 均差
				午时①	子时②	午时③	子时④		
电针组	死亡组		n	3	3	3	3	2.12	0.43
			x	8.09	11.38	10.21	11.81		
	存活组		n	4	4	4	4	2.45	2.41
			x	9.8	14.83	11.63	12.42		
	合 计		n	7	7	7	7	2.31	1.24
			x	8.71	13.34	11.02	12.10		
	P			<0.05		>0.05		<0.01	>0.05

（续表）

			时辰变化比较				攻击前后比较	
			攻击前		攻击后		午时 1.3 均差	子时 2\4 均差
			午时①	子时②	午时③	子时④		
非电针组	死亡组	n	3	2	3	2	0.30	0.40
		x	7.48	10.08	7.18	9.68		
	存活组	n	4	5	4	5	2.623	0.49
		x	7.46	11.37	10.083	11.87		
	合计	n	7	7	7	7	1.36	0.45
		x	7.47	11.00	8.84	10.77		
P			>0.05		>0.05		>0.05	>0.05

高德伟、陈红等人观察了不同时辰针刺大鼠"太溪穴"对血清睾酮和睾丸 cAMP、cGMP 的影响，结果如表 6-18 所示[10]。由表 6-18 可见，固定对照组的 cAMP 的谷值期在酉时、峰值期在子时、卯时；在 cAMP 的谷值期（酉时，固定对照），电针太溪穴可使 cAMP 水平明显上升，而在 cAMP 的峰值期（子时、卯时，固定对照）电针太溪穴可使 cAMP 水平明显下降。固定对照组 cGMP 的谷值期在午时，峰值期在酉时；在 cGMP 的谷值期（午时）电针太溪穴可使 cGMP 水平上升最明显，而在 cGMP 的峰值期（酉时）电针太溪穴可使 cGMP 水平下降最明显。固定对照组的 cAMP/cGMP 的谷值期在酉时，峰值期在子时；在 cAMP/cGMP 的谷值期内针刺太溪穴后二者的比值明显上升，cAMP/cGMP 的峰值期内针刺太溪穴后二者的比值明显下降。这些研究结果提示：在机能状态的谷值期针刺可产生更强烈的兴奋性效应，在机能状态的峰值期内针刺可产生更强烈的抑制性效应。

许建阳等人对择时电针不同体质大鼠创伤痛诱导的肾上腺 Fos/Jun 蛋白表达的影响进行了研究，结果如表 6-19、表 6-20 所示[18]。由表 6-19 可见，阴虚大鼠（F 组）FLI 表达的峰值期在午时，谷值期在子时；在 FLI 的峰值期（午时）电针后 FLI 表达下降幅度最大（G 组），在 FLI 的谷值期（子时）电针后 FLI 表达上升幅度最大（G 组）。阳虚大鼠（D 组）肾上腺 FLI 表达的峰值期在午时，谷值期在子时；在峰值期（午时）电针足三里、太溪后肾上腺 FLI 表达下降幅度最大（E 组），而电针后肾上腺 FLI 表达下降幅度最小的时区却不在谷时，是个例外。

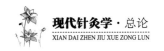

表 6-18 不同时辰针刺鼠之"太溪穴"对睾丸 CAMP
和 CGMP 含量的影响（摘自高德伟）

时辰	分组	cAMP（PM/100mg 组织 ±SE）		cGMP（PM/100mg 组织 ±SE）		cAMP/cGMP±SE	
子时	电针组	25.17±2.96	（7）	5.73±0.21	（7）	4.35±0.44	（7）
	固定对照组	53.07±8.25	（5）	5.33±0.10	（5）	9.94±1.52	（5）
	正常对照组	30.53±11.98	（7）	5.55±0.62	（7）	5.37±2.19	（7）
卯时	电针组	30.39±1.56	（6）	6.59±0.58	（6）	4.83±0.55	（6）
	固定对照组	56.27±5.71	（6）	6.11±0.34	（6）	9.40±1.09	（6）
	正常对照组	45.66±6.34	（7）	6.86±0.39	（7）	6.65±0.89	（7）
午时	电针组	33.66±2.73	（6）	6.48±0.35	（6）	5.22±0.40	（6）
	固定对照组	39.88±8.16	（5）	4.56±0.25	（5）	9.01±1.98	（5）
	正常对照组	45.36±7.19	（5）	3.17±0.41	（5）	18.64±2.50	（5）
酉时	电针组	66.43±10.13	（7）	7.67±0.26	（7）	8.17±1.35	（7）
	固定对照组	35.96±3.67	（5）	9.62±0.59	（5）	3.83±0.53	（5）
	正常对照组	42.87±2.21	（7）	.6.72±0.36	（7）	6.41±0.29	（7）

注：括号内数字为例数。

由表 6-20 可见，阳虚大鼠（D 组）肾上腺 JLI 表达的谷值期在卯时，峰值期在午时酉时；在肾上腺 JLI 表达的谷值期（卯时）电针足三里（ST36）、太溪（KI3）后，肾上腺 JLI 表达下降的幅度最小，而在肾上腺 JLI 表达的峰值期（午时、酉时）电针足三里（ST36）、太溪（KI3）后，肾上腺 JLI 表达下降的幅度最大（E 组）。阴虚大鼠（F 组）肾上腺 JLI 表达的谷值期在子时，峰值期在午时。在肾上腺 JLI 表达的谷值期（子时）电针足三里（ST36）、太溪（KI3）后，JLI 表达下降的幅度最小；在肾上腺 JLI 表达的峰值期（午时）电针足三里（ST36）、太溪（KI3）后，JLI 下降的幅度最大。这些研究结果提示：在峰值内针刺能够产生更为明显的抑制性效应，抑制效应的强弱与机能状态的水平密切相关。

表6-19　不同时辰电针对各组大鼠肾上腺 FLI 的影响（ X±SD ）
（摘自许建阳）

组别	子	卯	午	酉	总体
A	2.38±1.59	2.13±1.25	0.38±0.52△★	1.00±0.93	1.47±1.37
B	28.36±3.62	15.75±2.76△△	21.50±1.69△△★★	22.25±2.25△△★★	22.03±5.28
C	15.13±2.95○○	12.13±0.99○	16.38±2.19★○○	14.38±3.29○○	14.5±2.86
D	12.38±1.69	13.25±1.98	19.00±2.27△△★★	18.25±2.25△△★★	15.72±3.56
E	7.63±2.38○○	9.75±1.67○○	13.75±2.8△△★★○○	15.57±2.76△△★★○	11.72±4.10
F	19.13±4.52	38.00±7.93△△	87.63±6.14△△★★	62.88±3.18△△★★	51.90±26.77
G	13.38±2.67○○	29.88±8.44△△	50.00±10.8△△★★○○	41.50±8.18△△★★	33.68±15.93

注：与造模组比 ○P<0.05，○○P<0.01　与子时比 △P<0.05，△△P<0.1
　　与卯时比 ★P<0.05，★★P<0.01　与午时比 ☆P<0.05，☆☆P<0.01

表6-20　不同时辰电针对各组大鼠肾上腺 JLI 的影响（ X±SD ）
（摘自许建阳）

组别	子	卯	午	酉	总体
A	0.75±0.71	1.00±0.76	1.38±0.92	2.13±1.25△	1.31±1.02
B	29.75±4.71	15.88±2.10△△	22.13±1.89△△★★	21.00±2.00△△★★	22.18±5.65
C	21.50±2.20	11.25±1.04△△○○	16.88±3.48△△○○★★	11.38±2.13△△☆☆○○	15.25±4.88
D	15.00±3.12	12.38±1.59	20.13±2.09△△★★	20.88±2.36△△★★	17.09±4.34
E	8.25±2.55	10.13±1.64○○	13.88±3.60△△★○○	12.00±1.51△○○	11.06±3.17
F	22.88±1.96	38.25±6.27△△	87.00±5.23△△★★	67.75±7.19△△★★☆☆	53.96±25.91
G	13.63±2.07	22.75±2.05○○	41.88±11.51△△★★○○	46.88±14.75△△★★○○	31.28±16.48

许建阳等人还观察了择时电针对"阳虚"、"阴虚"大鼠创伤痛阈及其腰脊髓 c-fos/c-jun 基因表达的不同影响，结果如表6-21至表6-23所示[19]。由表6-21可见，阳虚大鼠（B组）痛阈谷值期在卯时，峰值期在午时。在痛阈的谷值期（卯时）电针足三里（ST36）、太溪（KI3）后，痛阈的升高幅度最大；在痛阈的峰值期（午时）电针足三里（ST36）、太溪

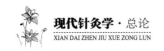

（KI3）后,痛阈下降的幅度最大。阴虚大鼠（C组）痛阈的谷值期在酉时,峰值期在卯时。
在痛阈的谷值期（酉时）电针足三里（ST36）、太溪（KI3）后,痛阈升高的幅度最大;在痛
阈的峰值期（卯时）电针足三里（ST36）、太溪（KI3）后,痛阈升高的幅度最小。

表 6-21　不同时辰电针对"阳虚""阴虚"大鼠创伤痛针刺
前后痛阈的影响（X±SD）（摘自许建阳）

组别	子	卯	午	酉
A	（n=8）	（n=8）	（n=8）	（n=8）
针前	9.625±2.99	8.750±1.60	7.417±2.17	7.625±2.64
针后	9.083±2.49	9.417±1.16	6.083±2.11	9.625±2.64★
B				
针前	10.50±2.45	8.469±1.58	10.563±1.57	9.938±1.12
针后	11.719±3.45	13.219±2.56△△★★	6.938±1.49★	9.063±2.71
C				
针前	3.531±0.70△△●●	4.063±2.42△△●●	3.281±1.11●●	2.594±0.59
针后	7.563±1.29●	7.031±1.09△●●	8.231±1.76★	8.089±0.94★

注：与针前组比 ★P<0.05,★★P<0.01 与 A 组比 △P<0.05,△△P<0.01,
　　与 B 组比 ● P<0.05,●● P<0.01

表 6-22　不同时辰电针对"阳虚""阴虚"大鼠创伤痛腰脊髓 FLI 的
影响（X±SD）（摘自许建阳）

组别	子	卯	午	酉	总体
	n=8	n=8	n=8	n=8	
A	1.13±0.64	1.25±0.71	0.88±0.83	0.88±0.64	1.030±0.69
B	13.00±2.29	10.50±1.41△△	12.13±1.25	11.25±1.28△△	11.72±1.61
C	11.13±0.83○	8.25±4.68	7.5±2.45○○	9.38±1.69○	9.06±3.00
D	11.75±2.55	9.88±1.73	11.83±0.83	11.25±1.48	11.00±1.81
E	10.63±1.41	9.13±1.93	8.75±1.58○○	8.63±1.92○○	9.28±1.84
F	18.50±4.72	14.63±2.72	17.75±4.80	12.88±2.10△☆	15.93±4.28
G	10.88±1.55○○	13.50±2.56△	10.88±0.83○○●	11.13±0.99○●●	11.59±1.92

表 6-23　不同时辰电针各组大鼠腰脊髓 JLI 的影响(X±SD)(摘自许建阳)

组别	子 n=8	卯 n=8	午 n=8	酉 n=8	总体
A	1.00±0.53	1.38±0.91	1.38±0.92	1.00±0.53	1.18±0.73
B	13.50±1.85	10.38±1.41 △△	11.50±1.31	11.88±2.17	1.81±1.99
C	10.88±1.64○○	8.75±2.18	9.75±1.49○	10.63±1.41	10.00±1.83
D	12.13±0.99	11.63±1.85	12.25±1.67	12.75±1.98	12.18±1.63
E	9.75±1.48○○	8.75±1.75○○	8.25±1.38○○	9.75±1.58○○	9.12±1.62
F	20.75±3.99	12.25±1.98△△	22.25±2.31●●	11.88±1.25△△ ☆☆	16.78±5.41
G	11.38±1.68○○	10.13±1.36○	13.38±2.67○○●	11.88±1.55	11.68±2.14

注：与造模组比 ○P<0.05，○○P<0.01　与子时比 △P<0.05，△△P<0.1，
与卯时比 ●P<0.05，●●P<0.01，与午时比 ☆P<0.05，☆☆P<0.01

　　由表 6-22 可见，阳虚大鼠（D 组）腰脊髓 FLI 的峰值在午时，谷值期在卯时。在腰脊髓 FLI 的峰值期（午时）电针足三里（ST36）、太溪（KI3）后，FLI 的下降幅度最大；在腰脊髓 FLI 的谷值期（卯时）电针足三里（ST36）、太溪（KI3）后，FLI 的减低幅度最小（E 组）。阳虚大鼠（F 组）腰脊髓 FLI 的峰值期在午时，谷值期在酉时。在腰脊髓 FLI 的峰值期电针足三里（ST36）、太溪（KI3）后，FLI 的下降幅度最大；在腰脊髓 FLI 的谷值期电针足三里（ST36）、太溪（KI3）后，FLI 的下降幅度最小（G 组）。

　　由表 6-23 可见，阳虚大鼠（C 组）腰脊髓 JLI 的峰值期在子时、酉时，谷值期在卯时、午时。在 JLI 的峰值期电针足三里（ST36）、太溪（KI3）后，JLI 下降幅度最大；在 JLI 的谷值期电针足三里（ST36）、太溪（KI3）后，JLI 的下降幅度最小（E 组）。阴虚大鼠（F 组）腰脊髓 JLI 的峰值期在午时、子时，谷值期在卯时、酉时。在腰脊髓 JLI 的峰值期电针足三里（ST36）、太溪（KI3）后，JLI 的下降幅度最大；在腰脊髓 JLI 的谷值期电针足三里、太溪后，JLI 的下降幅度最小（G 组）。这些研究结果再度提示：在峰值期内针刺能够产生更为明显的抑制性效应，在谷值期内针刺能够产生更为明显的兴奋性效应；无论是抑制性的针刺效应，还是兴奋性的针刺效应，其强弱均与机能状态密切相关。

　　另外，府强曾观察过辰、酉时灸足三里（ST36）对胃电图的影响，结果如表 6-24 所示[20]。由表 6-24 可见，在辰时施灸后胃电振幅明显增高的患者，在施灸前胃电的振幅明显偏低；在辰时施灸后胃电振幅明显降低的患者，在施灸前胃电振幅明显偏高。在酉时施

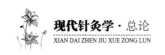

针的结果与辰时完全一致。这项研究提示：针灸的时间因素并不是影响针灸效应的本质原因,时间因素背后的机能状态的差异才是真正决定针刺效应性质、强弱的本质因素。在这里,不同的时间只不过是相应时间内机能状态的影子[1-4]。

表 6-24　辰、酉时灸足三里前后胃电图变化性质比较(M±SE)(摘自府强)

时辰	效应	振幅(μV)			频率(次 /min)		
		例数	灸前	灸后	例数	灸前	灸后
辰时	兴奋	19	129.85±28.61	268.75±42.10★	12	2.92±0.06	3.08±0.11
	抑制	12	177.32±31.00	100.73±12.76★	12	3.04±0.17	2.79±0.05
	不变	1	294	294	8	3.00±0.06	3.00±0.06
酉时	兴奋	19	216.17±26.82	294.27±44.71	9	2.86±0.06	3.04±0.04
	抑制	12	223.34±29.68	169.87±25.03	11	3.00±0.05	2.88±0.05
	不变	1	79.5	79.5	12	3.02±0.05	3.02±0.05

★ 与灸前相比 P<0.05

总之,许多研究证实,不同时间内针灸有时的确能够产生明显不同的针灸效应,甚至会产生完全相反的针灸效应。而不同时间内针灸有时之所以会产生明显不同乃至完全相反的针灸效应,主要是由不同时间内机能状态的差异所造成的。在机能状态的峰值期内针灸往往产生更为显著的抑制性效应,在机能状态的谷值期内针灸往往产生更为显著的兴奋性效应[10,11]。

四、针刺作用的时效规律

所谓针刺作用的时效关系就是指针刺作用或针刺效应随时间变化的规律,可以用时效关系曲线来表达针刺作用的显现、消逝过程(图 6-9 所示)。弄清针刺作用时效关系,对于指导制定临床治疗方案,提高针刺治疗的效果具有重要意义[21]。

针刺的留针时间、针刺的频次是针刺治疗方案的重要内容,也是影响针刺疗效的关键共性因素。我们认为留针时间、针刺频次的确定均应以针刺作用时效关系研究为主要依据,前二者对后者具有不可分割的依赖关系。但令人遗憾的是,在此之前无人从临床角度对针刺作用时效关系进行系统研究,更无人从临床角度系统研究针刺作用时效关系对留针时间、针刺频次确定的指导意义。在没有弄清针刺作用时效关系之前,对针刺的留针时间、针刺频次的任何选择都有很大的盲目性,或者说缺乏足够的科学依据。

我们曾根据清华同方数据库,对适宜于针刺治疗的几种常见疾病所涉及的留针时间、针刺频次进行过不完全统计,结果 80% 以上文献的将留针时间确定在 20~30 分钟,90% 以上的文献将针刺频次确定为每天 1 次。另外,我们还检索了上世纪 50 年代以来的大量针灸文献,既没有发现通过研究针刺作用的时效关系来确定针刺频次的相关文献,也没有发现通过研究针刺作用的时效关系来确定留针时间的相关文献。很显然,针刺留针时间、针刺频次探索是现代针灸临床研究被忽视的另外两个基本问题(注:先前论及的两个基本问题是"穴位作用规律和取穴组方规律"[22])。之所以说此二者也是现代针灸临床研究被忽视的两个基本问题,是因为近乎所有的针刺疗法都涉及这两个影响针刺疗效的共性因素,针灸医师在临床上每天都要面对这两个共性因素。虽然绝大多数文献将针刺频次定为每天 1 次,但目前来看,就这一单因素来讲,没有任何证据表明每天针刺 1 次对针刺疗效能够产生最积极的影响,也没有证据表明两天针刺 1 次能够获得更理想的治疗效果。虽然绝大多数文献将针刺的留针时间定为 20~30 分钟,就这一单因素来讲,同样没有任何证据表明留针时间为 20~30 分钟是最佳选择。

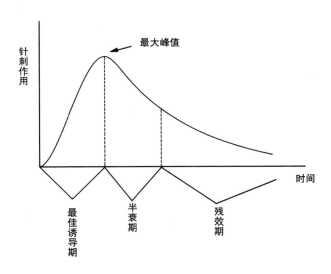

图 6-9　针刺作用时效关系曲线示意图
(摘自:陈少宗,针灸临床杂志 2009 年第 1 期)

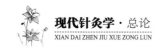

无论是针刺留针时间研究的缺失，还是针刺频次研究的缺失，都是源于对针刺作用时效关系研究认识的不足。针刺作用的时效关系示意图如图（6-9）所示，包括针刺的最佳诱导期、针刺作用的半衰期、针刺作用的残效期。针刺作用的最佳诱导期是指从针刺开始达到最大针刺效应（或最大针刺作用）所需的时间。对于不同的治疗目的，最佳诱导期是多长？对同一观察指标来讲，针刺不同的穴位所需要的最佳诱导期是否一致或基本一致？这些问题都需要做进一步研究。针刺作用的最佳诱导期的研究是确定针刺留针时间的科学依据。所谓针刺作用的半衰期是指针刺作用衰减为最大效应的一半所需要的时间。对于同一个观察指标来讲，针刺不同的穴位，针刺作用的半衰期各有多长？或者对于同一个穴位来讲，针刺该穴对不同的观察指标来讲，其半衰期有何差异？这些问题也需要做系统研究才能得以回答。所谓针刺作用的残效期是指针刺作用的半衰期过后针刺作用完全消退所需要的时间。针刺作用的半衰期研究和残效期研究是确定针刺频次的科学依据。总之，针刺留针时间、针刺频次的确定与针刺作用的时效关系具有十分密切的关系，但在既往的工作中，既没有人从临床角度提出针刺作用的时效关系这一概念，也没有人系统研究针刺作用的时效关系的临床意义。

有人可能怀疑针刺作用是否存在具有临床意义的时效关系，抑或怀疑针刺作用的最佳诱导期、针刺作用的半衰期、针刺作用的残效期对确定留针时间、针刺频次的指导意义。这种怀疑的产生主要源于对针刺性质及机体对其反应特性认识的不足。任何治疗性的刺激作用于机体，由此所产生的反应都有一个过程，这个过程包括反应的产生与消逝。针刺穴位也是一种刺激，由此所产生的反应也有一个过程，部分文献的研究结果也十分肯定了这种过程的存在[23~28]，尽管这些文献研究的主题并不是针刺作用的时效关系，既没有提出针刺作用的时效关系概念，也没有论及针刺作用的时效关系的临床意义。譬如上海医学院的何莲芳等人研究"尾核在针刺镇痛中的作用"时，观察了电针后家兔脑内乙酰胆碱的释放情况，从实验数据中看到，电针后痛阈平均升高 72.3%，乙酰胆碱的含量平均增高 59.1%，停针后 20 分钟痛阈及乙酰胆碱仍保持在较高水平，与对照组比较差异显著（$P<0.05$，$P<0.01$），如图 6-10 所示[23]。事实上，图（6-10）显示的就是电针作用的时效关系，是关于电针效应随时间变化的规律，在这里电针效应或电针作用就是电针后痛阈和乙酰胆碱的变化。何莲芳等同时还观察了电针后家兔痛阈和尾核中 cAMP 的含量变化，结果显示，电针 20 分钟时痛阈明显升高，而 cAMP 的含量明显下降，与对照组比较差异显著（$P<0.01$，$P<0.01$），如图 6-11 所示[22]。事实上，图 6-11 所表达的也是关于电

针作用的时效关系,只不过对电针时效关系的观察时间跨度偏短而已。再譬如北京医学院基础医学研究所周仲福等对"指针和电针影响家兔痛阈的观察",如图 6-12 所示 [24],图 6-12 所表达的也是关于针刺作用的时效关系。

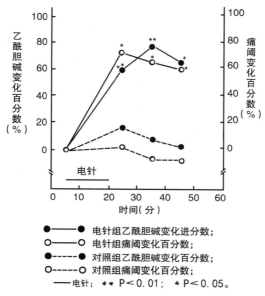

图 6-10　家兔电针后乙酰胆碱和痛阈的变化
（摘自何莲芳）

　　尽管上述文献所研究的问题都不是针刺作用的时效关系,但这些研究成果还是明确显示了针刺作用时效关系的客观性,明确显示了针刺作用时效关系的研究能够为临床治疗过程中针刺频次、留针时间的确定提供科学依据。

　　我们曾初步观察过针刺对原发性痛经患者即时止痛作用的时效规律,如图 6-13-6-15 所示 [29,30],虽然在这项初步观察中没有考虑原发性痛经的自然转归对针刺作用时效规律的影响,但图 6-13 还是比较清晰地显现了针刺作用的时效规律的客观性,这与我们以往的相关研究结果是吻合的 [31,32]。

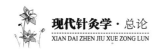

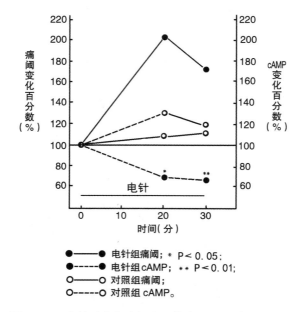

● —— ● 电针组痛阈；∗ P＜0.05；
● - - - ● 电针组 cAMP；∗∗ P＜0.01；
○ —— ○ 对照组痛阈；
○ - - - ○ 对照组 cAMP。

图 6-11　电针对家兔痛阈和尾核中 cAMP 含量的影响
（摘自何莲芳）

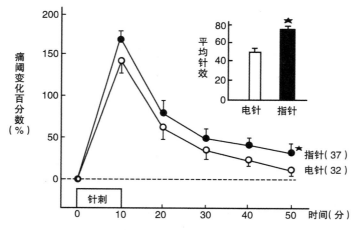

纵坐标为"平均针效"，即 5 次测痛的痛阈变化平均值。
纵坐标表示标准误；括号内为动物数。∗ P＜0.05

图 6-12　指针和电针对正常家兔痛阈的影响
（摘自周仲福）

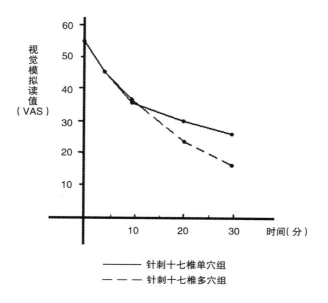

图 6-13　单刺十七椎与针刺十七椎等多穴留针 30min 内原发性
痛经患者不同时点的 VAS 读值变化趋势比较
（摘自：陈少宗，针灸临床杂志 2009 年第 12 期）

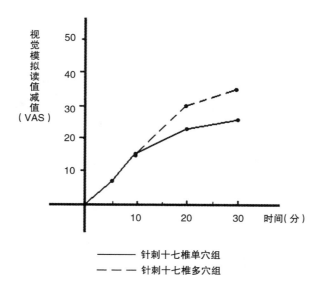

图 6-14　单刺十七椎与针刺十七椎等多穴留针 30min 内原发性
痛经患者不同时点的 VAS 读值减值趋势比较
（摘自：陈少宗，针灸临床杂志 2009 年第 12 期）

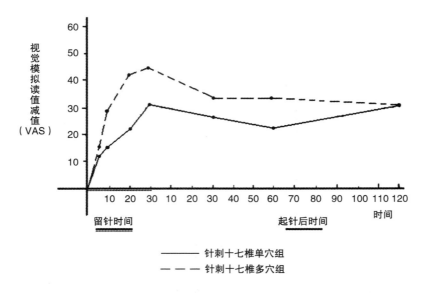

图 6-15　单刺十七椎与针刺十七椎多穴组留针 30min 条件下原发性
痛经患者 2.5 小时内 VAS 减值幅度趋势比较
（摘自：陈少宗，针灸临床杂志 2010 年第 13 期）

　　根据上述文献所提供的信息来分析，针刺的最佳诱导期（即最佳留针时间）主要取决于所观察的指标和选取的穴位，在选取的穴位与观察指标密切相关的情况下，最佳诱导期多在 10~60 分钟之间，一般情况下，观察指标的反应性越敏感，针刺的最佳诱导期、半衰期也就越短；反之，针刺的最佳诱导期、半衰期也就越长。直接作用于神经系统、平滑肌系统的穴位，最佳诱导期较短，其针刺作用的半衰期也相对较短；而对于内分泌系统、免疫系统、血液系统或其他生化指标来讲，其最佳诱导期、针刺作用的半衰期相对较长，但半衰期似乎多在 2 小时之内。根据这样的基本结论，我们认为从获取最佳疗效的角度来讲，将针刺频次确定为每天 1 次并不是最合的理选择，而每天针刺 2 次比每天针刺 1 次则更具有科学性。需要指出的是针刺频次的增加，随之出现的问题是穴位的疲劳性也相应地增加，为了克服这个问题，我们主张临床取穴实行 2~4 分组的方法，几组穴位交替使用，确保同一组穴位在 1~2 天内只取用 1 次。另外，为了解决针刺频次与穴位的疲劳性问题，亦可将体针疗法与耳穴贴压疗法相结合，耳穴的贴压也是左右交替[21]。

　　留针时间的长短应当以最佳诱导期的依据，如果留针时间明显短于最佳诱导期，则达不到最佳治疗作用；如果留针时间明显长于最佳诱导期，不但不能增强疗效，反而使穴位容易产生疲劳而降低疗效，特别是使用电针疗法时更容易产生这样的问题[21]。

第二节　针刺效应的分类

　　针刺腧穴所产生的调节作用是十分复杂的,不过从针刺腧穴所产生的作用范围来讲,各种复杂的针刺效应可以概括为两大主要类别:Ⅰ类是节段性效应;Ⅱ类是整体性效应。针刺任何一个传统腧穴,这两类效应均同时产生,所不同的是二者的存在范围不一样。通常情况下,针刺某一腧穴时,分布在与该穴相同节段及邻近节段内的组织器官所受到的针刺影响,往往是节段性效应与整体性效应的叠加。

一、节段性效应

　　针刺的节段性效应取决于相关节段神经的分布空间。针灸的轴突反射、背根反射也属于节段性效应的范畴。针刺效应与神经节段性支配的这种密切相关性是不容置疑的。腧穴的主治症候是先人数千年实践经验的总结,这种经验总结在很大程度上与我们的理论概括相吻合,这种相关规律性还得到了许多现代有关研究的支持[2],很明显,针刺的节段性效应的产生机制也就是神经的节段性支配联系。前面已经谈过,体节是脊椎动物和人体的原始性局部机能单位。一个原始体节内,由神经节段向躯体和内脏分别发出躯体神经的内脏神经,将二者联成一个整体。随着胚体的生长、分化,无论内脏器官变成什么形状,肢芽如何向外伸展,躯体的皮节、肌节如何向远处变位、转移,其神经根怎样重新排列、组合,形态上尽管形成了复杂的神经丛,但机能上却仍然保持着节段性支配关系,即其原来所属的节段支配领域基本保持不变。针刺的Ⅰ类效应就是通过神经的节段性联系所产生的。根据张香桐教授的两种不同感觉传入在中枢内相互作用的理论概括[33],脊髓水平的整合活动是第一步,而这第一步整合活动的节段性效应,较已观察过的高级中枢部位要明显得多。针刺部位和痛源属于同节段或近节段的针刺效果较好,属于远节段的效果差[34,35]。

　　前面曾谈过,在脊髓内,由于脊髓中间神经元及脊神经节的中枢突在脊髓内的上下联系或交感干神经节之间的上下联系,任何一个脊髓节段的存在都不是孤立的,而是上下数个脊髓节段紧密联系在一起。从严格意义上讲,这种联系是神经节段性联系的重要形式,是产生针灸的"节段性效应"的重要途径,也是部分穴位[如足三里(ST36)、阳陵泉(GB34)、太冲(LR3)等]Ⅰ类治疗范围相对较广的生理学基础。

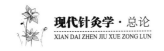

二、整体性效应

除了Ⅰ类效应之外,许多研究还发现,针刺不同的腧穴大都能够产生全身性的镇痛效应,尽管这种广泛性的镇痛效应具有不同程度的差异。这种整体性效应主要是由针刺信号的复杂传导通路及高位中枢的超分节结构特点所决定的。大量的研究证实,针刺信号能够传递并影响到多级水平的神经中枢,如脊髓、脑干、丘脑、尾核等等。

由于针刺信号具有十分复杂的传递通路,因而还影响到中枢内许多神经介质及生物活性物质的含量,譬如5-HT、OLS、乙酰胆碱、儿茶酚胺、P物质、环核苷酸等等,这多种神经介质及活性物质水平的变化,均产生整体性影响。

另外,针刺某些穴位还可影响下丘脑 – 垂体系统的机能,内分泌系统的机能变化亦产生整体性调节作用。

必须指出的是,针刺耳穴及其他全息穴位时,除了产生上述两种效应之外,还可产生第三种效应,即全息 – 特异性效应。全息穴位的这些问题我们曾经做过讨论[36,37],本书将在第二篇做系统介绍。

正是基于以上各方面的认识,我们把"腧穴的特异性"定义为:某一节段内的腧穴功能与其他非相关节段(或者说较远节段,指与该节段没有重叠支配关系及在脊髓水平没有固有束联系的节段)内穴位的差异。根据这一定义分析,腧穴的特异性是十分明显的[38,39],这一点从前面的讨论也足以能够看出。

这里要说明的是,我们在讨论腧穴的特异性时,首先是基于腧穴及其三维座标的客观存在。

必须指出,针刺产生的显性循经感传及这一过程对某些器官生理机能的影响可能另有机制。另外,根据传统的经络理论,每条经脉的腧穴具有类似的功能,因此每条经脉的腧穴功能应该具有不同于其他经脉腧穴的特异性。不过这种"特异性"与前面我们所说的特异性已是两个不同的概念,所以,这种"特异性"与循经感传过程中所产生的"特有"作用及其机制不在本书的讨论之内。

◤ 参考文献 ◢

[1] Chenshaozong.An Important Outcome in Scientific Research.Establishmentof Modern Acupuncture Theory

and Clinical Acupuncture.International Journal of Clinical Acupuncture,2001,11（1）:1

[2] 陈少宗.现代针灸学理论与临床应用[M].济南:黄河出版社,1,1990

[3] 陈少宗.试论针灸学现代化研究的成就[J].中外医学哲学,1998,（2）:61

[4] 陈少宗,等.从传统针灸学到现代针灸学[J].医学与哲学,2006,27（9）:57

[5] 陈少宗.针刺作用时效关系研究的临床意义[J].针灸临床杂志,2008,24（5）:1

[6] 陈少宗,等.针刺效应与机体机能状态数量关系的初步观察[J].中国针灸,1993,（5）:41

[7] 陈少宗,等.申时酉时电针对脑血栓患者 TXB_2、$PGF_{1\alpha}$ 的影响与其基础状态的数量关系[J].针灸临床杂志,2007,23（9）:4

[8] 陈少宗,等.辰时巳时电针对脑血栓患者 TXB_2、$PGF_{1\alpha}$ 影响与其基础状态的数量关系[J].针灸临床杂志,2008,24（3）:6

[9] 陈少宗,等.电针对脑血栓患者 TXB_2、$PGF_{1\alpha}$ 影响与其基础状态的数量关系[J].上海针灸杂志,2009,（1）:6

[10] 陈少宗.现代时间针灸学理论与临床应用[M].济南:黄河出版社,1,1990

[11] Chenshaozong.Research on Correlation between Acupuncture Time and Acupuncture Effect.International Journal of Clinical Acupuncture,2002,12（2）:117

[12] 陈少宗,等.辰时、午时、申时电针三阴交穴对支气管哮喘患者肾上腺皮质机能的影响[J].时间医学杂志,1997,（1）:20

[13] 陈少宗,等.辰时、午时、申时电针三阴交穴对肾阳虚家兔肾上腺皮质机能的影响[J].时间医学杂志,1996,（2）:24

[14] 周桂桐.不同时辰针刺对家兔白细胞总数的影响[J].陕西中医,1985,（1）:34

[15] 王凡,等.不同时辰电针足三里对小白鼠胃酸分泌机能的影响[J].北京中医杂志,1990,（6）:4

[16] 骆永珍,等.致敏家兔皮试反应强度和血浆皮质酮含量的子午时辰差异[J].云南中医学院学报,1989,（2）:5

[17] 高德伟,等.不同时辰针刺大鼠太溪穴对血清睾酮和睾丸 cAMP、cGMP 水平的影响[J].中国医药学报,1991,（5）:26

[18] 许建阳,等.择时电针不同"体质"大鼠创伤痛诱导的肾上腺 Fos/Jun 蛋白表达的比较研究[J].时间医学杂志,1999,（1）:20

[19] 许建阳,等.择时电针对"阳虚"、"阴虚"大鼠创伤痛痛阈及其腰脊髓 c-fos/c-jun 基因表达的比较研究,国际临床针灸杂志,2002,（3）:42

[20] 府强,等.辰酉时灸足三里穴对胃电图的影响.中西医结合杂志,1993,（7）:601

[21] 陈少宗.针刺时效关系研究的临床意义[J].针灸临床杂志,2008,24（6）:1-3.

[22] 陈少宗,郭振丽,郭珊珊.现代针灸学研究迫切需要解决的两大问题[J].医学与哲学,2007,28（12）:62

[23] 何莲芳,许绍芬.尾核在针刺镇痛中的作用.针灸针麻研究（张香桐,等.主编）[M].北京:科学出版社,114,115,1986

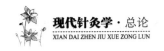
[24] 周仲福，杜敏逸，马文英，等 . 家兔脑内微量注射纳洛酮对吗啡和针刺镇痛的影响 . 针灸针麻研究（张香桐，等 . 主编）[M]. 北京：科学出版社，208,1986

[25] 陕西省中医药研究所 . 针灸针麻原理的探论（全国针刺麻醉学习班选编组）[M]. 北京：人民卫生出版社，119,1974

[26] 中医研究院针灸研究所生理一室 . 针刺抑制内腔痛原理的研究 [M]. 同 [1],162

[27] 邹冈，马庆成，等 . 脑啡肽在针刺镇痛中的作用 [M]. 同 [1],197

[28] 中医研究院针灸研究所神经科 . 针刺治疗脑血栓形成 209 例和对脑血流图、肌电图的影响研究 [M]. 同 [1],584

[29] 陈少宗，等 . 单刺十七椎与针刺十七椎等多个穴对原发性痛经患者即时止痛作用的比较 [J]. 针灸临床 2009,24（10）:10

[30] 陈少宗，等 . 针刺单穴、多穴对原发性痛经患者止痛作用时效规律影响的初步比较较 [J]. 针灸临床 2009,24（12）:14

[31] 陈少宗，等 . 针刺三阴交等对原发性痛经患者止痛作用时效规律的初步观察 [J]. 针灸临床杂志 ,2009,24（10）:8

[32] 陈少宗，等 . 针刺十七椎对原发性痛经患者止痛作用时效规律的初步观察 [J]. 针灸临床杂志 ,2009,24（10）:8

[33] 张香桐 . 中国科学 ,197,（1）:28

[34] 刘荣垣，等 . 穴位节段性特征的电生理学研究 [J]. 西安医科大学学报 ,1987,8（4）:336

[35] 吴建屏，等 . 中国科学 ,1974,（17）:526

[36] 陈少宗 . 全息生物医学理论与临床应用 [M]. 济南：黄河出版社 ,1990

[37] 陈少宗 . 全息耳针疗法 . 北京：华夏出版社 [M],1990

[38] 陈少宗 . 论腧穴特异性研究中的思维方法问题 [J]. 医学与哲学 ,2004,25（9）:46

[39] 郭振丽，郭珊珊，陈少宗 . 针刺治疗慢性胆囊炎、胆石症的取穴现状分析 [J]. 针灸临床杂志 ,2009,29（9）:43

[40] 陈少宗 . 针灸双向良性调节作用规律的三种形式 [J]. 针灸临床杂志 ,2010,26（12）:62–65.

第三篇

耳穴系统及耳穴疗法的基本理论

第七章
全息生物医学理论

第一节　全息生物医学的由来

全息生物医学是近年来才发展起来的,并介于中医学、针灸学和现代生物学之间的一门新兴边缘学科。它专门研究机体的任一相对独立部分的每一位区与特定整体部位之间的信息传递关系及其在临床上的开发应用等问题。其主要内容包括全息生理学、全息病理学、全息诊断学、全息治疗学等。

"全息"一词来源于激光照相。利用激光感光后的底片具有这样一个特点:将其打碎后,任何一块小的碎片仍然能够显示出物体原来的完整影像,并不会因为底片的碎裂而使得影像残缺不全。但是,随着碎片的减小,影像的清晰度逐渐下降。也就是说局部包含有整体的信息,是整体某种形式的成"比例"的缩小,但全息又是不全的。有机体的任何一相对独立的部分与整体之间也有这样的"类似"关系,即从总体上讲,每一相对独立的部分都能在不同程度上反映整体的变化信息。这就是在此借用"全息"一词的原由。

机体的相对独立的部分是指躯体部由几种组织构成的具有一定形态和功能、并按一定规则分布有各器官信息反映区的基本结构单位,又称之为全息元。它们与整体之间不断地进行着信息交换,通过这种信息交换,全息元的各位区均可反映特定整体部位的变化。全息元上的这些位区如果以其所反映的特定整体部位的组织器官的解剖名称来命名,则它们在全息元上的分布规律与其所反映的组织器官在整体的空间排布规律相似,宛如整体的活的缩影。譬如耳穴的分布、虹膜诊断点的分布、面部诊断区的分布、鼻部诊断区的分布、手部诊断区的分布、第二掌骨侧穴位的分布等等均有上述特点,都能够通过"局部"(本书所提及的"局部"特指机体的相对独立的部分或全息元,而不是一般意义上的部分或局部)在不同程度上透视整体的变化。这一定律我们称之为穴位分布的全息律。简言之,穴位分布的全息律就是指躯体的任何一相对独立部分都可在不同程度上

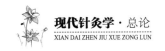

反映整个机体的变化信息,每一组织器官都可以把各自的活动信息按照自身在整体的空间排布方式投射到各自所对应的相对独立部分(全息元)的特定位区上。

穴位分布全息律是全息生物医学的理论核心,它所描述的全息元上的各位区不但具有反映特定整体部位变化信息的作用,而且通过对这些位区施加适量的刺激还可以调整对应整体部位的功能,或治疗对应整体部位的疾病。全息生物医学就是专门研究全息元每一位区与特定整体部位之间的信息传递关系及其在临床上开发应用的新兴学科。

全息生物医学统一了中医学内许多支离破碎的内容。好像耳廓诊断法、虹膜诊断法、面部诊断法、鼻部诊断法、手部诊断法、第二掌骨侧诊法及耳针疗法、头针疗法、手针疗法、足反射疗法等一系列独特的诊断治疗方法均包容于全息生物医学的理论框架之中,从而使得中医学在认识"局部"与整体的关系上发生了一次质的飞跃。

众所周知,从耳穴的分布特点到耳穴的取穴原则、配穴原则、取穴方法及耳穴用以诊断治疗疾病的病理和生理学基础都与传统的经穴存在着极大的差别,这是近年来的研究所做出的新结论。上世纪 80 年代,曾经有人警告,创立独立系统的"耳医学"会引起耳针疗法的过分应用并带来危害。现在看来,这种担心是有些过分了。不过我们这门学科的诞生已不是"耳医学"的独立,而是一门包括"耳医学"在内的、内容更加广泛的新学科 – 全息生物医学的形成。

全息生物医学的进一步研究,不但具有重大的理论意义,而且具有极高的应用价值。作为开发应用的"全息诊断法""全息治疗法"因具有操作简单、方便、经济、安全,且对许多疾病的定位诊断准确率高、疗效好等优点,所以正在世界范围内被人们日趋广泛地使用。在美国的某些地方,"全息治疗法"大受欢迎(但在美国的"全息治疗法",美国人并不如此称之。其取穴只限于手指部,实际上就是"全息治疗法"的一种);在日本,该疗法也很受欢迎(如日本的"足反射疗法",该疗法也是"全息治疗法"的一种,所使用的穴位只分布于足部。但在日本也没有"全息治疗法"这一概念)。

在国内,通过几次全国性学术讨论会的召开,大大加速了我国在这一领域的研究步伐。现在看来,全息生物医学的历史虽然比较短暂,但却显示出了它强大的生命力。全息耳穴的发现及耳针疗法的创立,已为人类的健康做出了不朽的贡献,故此耳穴的发现者诺吉尔(Nogier)教授在二十世纪 80 年代曾获诺贝尔奖提名;"穴位分布全息律"的发现,不但为临床的诊断和治疗提供了新的途径和手段,而且使得中医学内许多看起来好像是彼此无关的东西得到了统一。像耳穴的分布、头穴的分布、面部望诊区的分布、鼻部望诊区的分布等均成了"穴位分布全息律"的一些特例。

总之,全息生物医学的创立,使得中医学中的许多内容在基础理论上发生了一次质的飞跃,从而为耳廓诊断法、虹膜诊断法、面部诊断法、手部诊断法及耳针疗法、头针疗法、舌针疗法、手针疗法、足反射疗法等许多独特的诊断、治疗方法建立了一个具有深远意义的理论框架。

必须指出,张颖清发现的"第二掌骨侧穴位群"等是否客观存在,尚有待于严格的实验去证实。即使如此,人体穴位分布全息律也是成立的,因为耳穴的全息性分布、虹膜诊断点的全息性分布、足反射区的全息性分布等已是事实,仅此足以称之为穴位分布的全息律,只不过该规律在使用的范围上有所减小而已。所以,完全没有理由、也没有必要这样做:因为张颖清发现的穴位群尚未得到完全证实,而反对全息生物医学的发展。

我们知道,同一类生物学现象可能分属于不同生物学规律的支配,这是生命科学中常有的事实,譬如遗传现象就受孟德尔三定律的支配,而任何一个定律都无法解释所有的遗传学现象。像耳穴等这样特殊分布的穴位,其分布特性是经络学说无法解释的,所以说它们是受另一个规律的支配,我们认为这一点完全可以肯定。这就是说,穴位的分布受到两个规律:穴位分布全息律、经络规律的支配,这两大规律及其各自所支配的穴位系统构成了两个不同的理论体系。这种差异决定了全息生物医学在选穴处方原则、针刺治疗手法等方面均不同于传统针灸学或传统经穴系统。

另外,这里我们有一个希望,即希望在没有足够依据的情况下,不要轻率地否定某一个理论观点。当然,任何人都没有理由、也没有权力不允许他人提出与自己的看法不一致的观点。张颖清认为自己所提出的理论观点是十分完善的,事实上,他的某些观点是不正确的甚至近乎荒谬,但这不是说他的所有提法都不合理。有人认为张颖清的理论观点是完全错误的,这种看法也是不妥当的。在笔者看来,张颖清提出的生物全息论,至少为我们认识生命现象提供了一个新的角度。

必须要说明的是,在生命科学领域所讲的"部分包含有整体"有两层意思,一层意思是指遗传学或细胞学角度的"全息",即"细胞中含有全套的基因组";另一层意思是指耳穴一类的特殊穴位系统分布特征角度的"全息",即"各器官信息反映区在特定局部的分布遵循各自在整体的空间排布方式"。全息生物医学的"全息"只具有第二层意思,而无遗传学或细胞学角度的意义。另外,全息生物医学的"全息"一词虽然来源于激光照相,但并无激光物理学方面的意义,也不同于张颖清关于全息穴位的实质就是在化学组成的

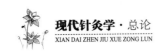

模式上相似于对应的整体部位,全息生物医学的"全息"只是用来概括耳穴一类的特殊穴位系统的分布特征。

第二节　全息生物医学的历史沿革

关于全息生物医学的历史沿革,曾有人作过一般性的讨论[1-4],我们在以往工作的基础上[2,4],在这里再对这一问题做一全面、系统的阐述。

首先应当言明,医学全息思想非今日一人所为,如果将之归于现今某人的创见,是不公正的,为了弄清它的历史沿革,在此对这一思想的发展做一系统回顾是很必要的。

前面谈过,"全息"一词来源于激光照相。"全息"一词在生命科学中的引入,导致了这样的一种观点,即机体的任何一部分都包含有整体的信息,也就是"局部"全等于或近等于整体。这种观点无论是站在分子遗传学的角度而言的,还是从机体的某些特定的局部或部分能够反映或治疗整个机体的多种病症而言的,其正确与否姑且不论,只就其渊源来讲,有人认为这是现今某人的独创,但我们认为,把这一观点的提出完全归于今人是不妥当的。事实上,远在公元前5~4世纪,现代医学的鼻祖希波克拉底(Hippocrates)(公元前460~375年)就提出了与之近乎完全相同的观点,他指出:"……在身体的最大部分中所存在的,也同样存在于最小部分中。……这个最小部分本身具有一切部分,而这些部分是相互关联的,能把一切变化传给其他部分"。

前面曾谈到"部分包含有整体"的两个出发点,本书所讨论的主要是第二个意义上的提法(即某些特定的局部或部分能够反映或治疗整个机体的多种病症的角度)。"部分包含有整体"的全息思想,从希波克拉底原始的理论阐述开始,随着时间的不断推移,这种思想获得了极大地丰富和发展,其内涵不但越来越明确,而且有了许多实实在在的具体内容,到了两千多年之后的今天,已逐渐发展成为一门独立的医学学科－全息生物医学。全息诊疗学就是这门医学学科的重要组成部分。下面就谈一谈这门医学学科的发展情况。

在古希腊的希波克拉底所处的时代前后,中国的医学圣贤们也已注意到了机体局部与整体之间的特殊关系,并进行了卓有成就的研究,典型的例子是面部诊断法的总结与应用。两千多年之前,古人就认识到机体的每一组织器官的活动信息都能够按照自身在整体的空间排布规律投射到面部的特定位区上,所有这些位区在面部的分布,使面部构成了整体的一个缩影或者说使面部成了透视整体的一面镜子。例如《灵枢·五色篇》载有:"庭者首面也,阙上者咽喉也,下极者心也,直下者肝也,肝左者胆也,下者脾也,方上者胃也,中央者大肠也,挟大肠者肾也,当肾者脐也,面王以上者小肠也,面王以下者膀胱子处也。"此为内脏组织器官在面部的投射区。书中又云:"颧者肩也,颧后者臂也,臂下者手也,目内眦上者膺乳也,挟绳而上者背也,循颊车以上者股也,中央者膝也,膝以下者胫也,当胫以下者足也,巨分者股里也,巨屈者膝也。"这是躯体部位在面部的投射。古人还根据"有诸内必有形于外"的原则总结了一套独特的望诊诊断法。

面部诊断法传到外国以后,于现代才获得较大的发展。对此 M.D 曾在 Am J Acupuncture 上作过总结,并指出面部诊断是通过观察人体面部的异常特征来诊断疾病的一种方法。该法是以整个人体在面部的反映为基础的。他在文章中绘制了一些面部穴位图表,每一张图表均体现出古典经络和针灸穴位的网络联系,但该联系不隶属于经典经络系统,在反映方式上是一个新的独立系统。

M.D 提出了面部诊断法的八个基本理论,其中重点介绍了两个方面。一为反射理论,认为宇宙、社会和机体为一个完整的整体,人体是宇宙的缩影,面部存在于整体之中,是整个人体的一部分,因此,无论是心理的、还是生理和病理的信息都可反应于面部。面部就像一面镜子,对内脏变化的反映既全面、又有特异性。其二为同质理论,认为一般情况下,在疾病发生之前、之后或同一时期显示人体的病理变化的阳性反应,具有同这种疾病相一致的特征性。特别是考虑到疾病的部位、转归和严重程度时,尤其如此。例如,病人的特殊体征为面部某区压痛,压痛的程度往往与该面区所对应组织器官的病情呈平行关系。如果疾病得以控制,体征将会消失。不过这种情况只适用于疾病的急性期而不适于它的慢性阶段。

M.D 指出,当机体某处产生疾病时,可在相应的面部投射区内出现下列阳性反应:(1)骨的形状变化,肌肉紧张性、弹性、收缩力的变化,肿胀;皱纹,结痂,缺陷;面部皮肤颜色改变;其他体征可有局部充血,皮下小动脉、汗孔和汗液的改变。(2)仪器检查可发现局部温度、电阻、电磁等的变化。但 M.D 又指出,面部诊断法必须和其他传统医学的诊断方法如望、闻、问、切及现代医学有关的诊断方法配合注用。

需要指出的是,流传于美国的面部诊断图谱与我们国内的面诊诊断图谱及 M.D 和日本使用的面部诊断图谱,在分布模式上恰好相反,前者各器官系统的投影是倒立的,而后二者都是正立的。我们虽然没有足够的依据来确定那一种投影方式是正确的,但有一

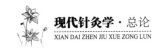

点是可信的,即各组织器官的病理变化都能够以这样或那样的方式反映到面部的特定区域内。

战国前后,古人还对舌部与前臂的"全息"性有了一定的认识。中医在长期的临床实践中发现,不同组织器官的病理信息亦可反映到舌部的特定位区内,并产生特征性的病理改变,观察这些病理改变能够了解其对应整体部位的状况,即所谓舌尖候心肺,舌中候脾胃,舌根候肾,舌边候肝胆。《灵枢》的"论疾诊尺"篇内,则记述了古人把前臂作为整体的一个缩影,通过前臂的变化了解机体不同部位疾病的内容,即"肘所独热者,腰以上热;手所独热者,腰以下热。肘前独热者,臂前热;肘后独热者,肩背热。臂中独热者,腰腹热……"此法虽已少用,但却说明了言人对"全息诊断法"早已开始了较为广泛的研究。

虹膜作为整体的一个缩影,对此古埃及人早已有所认识,如《旧约》中即有这样的记载:"一个患手足骨折的人,一个驼背或矮小的人,他的眼内有斑点,不可能向神烧化、奉献祭品,因为他有躯体的缺陷。"公元前十至二世纪,在《眼上观察疾病》一书中记载了古希腊医学家希波克拉底的一句名言:"有什么样的眼睛,就有什么样的身体。"古希腊的丹术医学鼻祖 Paracelse(公元 1493~1441)亦曾指出:"审慎观察眼睛,其构造是如何精致,人体是如此奇妙地将其解剖印在上面。"

十九世纪中叶之后,布达佩斯的 Igrace Von Peezely 经过多年的临床观察,亦发现了虹膜的奥秘,并以《用眼作诊断的探讨引论》为题发表了他的观察结果,在此著作内,记载了约三十五个定了位的虹膜局部描述。这些定位迄今仍作为虹膜诊断学研究的基础。Peezely 在研究人体虹膜奥秘的同时,还对一只脚爪折断的枭鸟眼睛进行了检查,发现鸟的一只眼内有一斑点,从而进一步确信了整体与眼睛的联带关系。自此以后,致力于各器官系统在虹膜投射研究的学者便不断涌现出来。譬如二十世纪初,Leon Varrnier 对各器官系统与虹膜的关系进行了较为系统的研究,并于 1923 年发表了《论应用眼睛作各种疾病的诊断》的研究成果,其中阐述了机体各部的状态、陈旧性损害和正在发生着的功能紊乱在眼睛上的特异性改变。在 Leon Vannier 的学派门生中,Gaston Verdier 的贡献是比较卓著的。Gaston Verdier 自 1930 年之后一直热衷于虹膜诊断学的研究,特别是在慕尼黑的卫生与自然医术学校附院工作期间,他经过对十万对眼睛的观察研究,由原来的三十多个诊断点增加到目前每侧眼睛的一百六十多个,它们分别与本半侧躯体上的组织器官相对应。Gaston Verdier 还制造了 Veerder 氏虹膜分区表,此表后为大部分法国虹膜学家所使用,经过多年研究之后,他还公布了兽医应用的虹膜分区表。

自 Gaston Verdier 之后,有关虹膜学方面的许多论著相继问世,如美国 Bernard Jensen 医生著有《虹膜学的科学原理和应用》;原纽约科学院院士兼"国际自然医学研究会"主席的葡萄牙医生 Sere Jurasunas 著有《实用医科虹膜学讲义》;西班牙的 V.L.Ferr, qndiy 著有《虹膜诊断学》;法国的 P, Fragnay 著有《虹膜学》。

另外,德国的 Joseph DenkfpFranay Vdat 及 Sch-abet、法国的 Bes aacon 和 R·urdio0 等人对虹膜学的发展都做出过重要贡献。

虹膜诊断学作为变质内科学中的一门分科,已得到人们的公认和重视。英国国家虹膜检查学者注册处主管人认为,虹膜分析的一个重大好处是,远在病症出现之前,就能预示某种病的存在,让人可以及早医治,以防酿成大患。生物学博士科特利亚尔斯基亦指出,如果及时发现将要生病,并重视预防,就能够避免生病,因为许多疾病的潜伏期长达 2~3 周,而通过对眼睛的检查就能够做到这一点。在美国,有些企业甚至硬性规定,所有求职人员,都要接受虹膜检查。二十世纪末在俄罗斯莫斯科的第 171 医院还开设了一个动态电视虹膜诊断室。医生用手提式摄像机从虹膜传出"直接报导",把信号显示在荧光屏上。当采用显微摄像时,虹膜可扩大到 40 倍。同摄像机相联的电子计算机可按医生的指令处理电视信号,加强或减弱反差,选出并放大引起怀疑的区段,以作诊断参考。

还有值得提及的一点,即为了相互交流,以促进虹膜学的发扬广大,由许多著名学者发动组织了一个重要的国际组织 – 世界虹膜学工作者友谊协会(World Iridaloy Felleowship As, ocia t ion)。

耳廓与整体相联系,通过望、触耳廓诊断疾病,或通过对耳廓的刺激来防治疾病,在我国的古代文献中早有记载。如两千一百多年前的《阴阳十一脉灸经》内就提到了与上肢、眼、颊、咽喉相联系的"耳脉"。到了《内经》时期,对耳廓与整体的联系有了更深入的认识,如《灵枢·经脉篇》载有:"小肠手太阳之脉,其支者……却入耳中。""三焦手少阳之脉,……其支者……从耳后入耳中,出走耳前。""胆足少阳之脉……其支者,从耳后入耳中,出走耳前。""手阳明之别……入耳,会于宗脉。"《灵枢·经脉篇》亦载有:"胃足阳明之脉上耳前。""膀胱足太阳之脉……其支者,从巅至耳上角。"根据《灵枢》的记载,循行于耳区的经脉主要有手足三阳经,六条阴经虽不直接入耳,但却通过经别与阳经相合,十二经直接或间接上达耳廓,故《灵枢·口间》篇谓:"耳者,宗脉之所聚也。"这里需要指出的是,虽然古人在两千多年之前就已认识到耳廓与经络相联系,但是,耳廓与各器

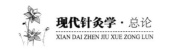

官系统的联系并非通过经络的作用实现的。

古人不但认识到耳廓与经络相联系,而且在实践中还发现,机体有病时能够在耳廓上产生反应,如《备急千金要方》载有:"耳大小,高下,厚薄,偏圆则肾应之。""正黑色小理者,则肾小,小即安难伤。""耳坚者则肾坚,坚则肾不受病,不病肢痛。"《厘正按摩要术》载有:"耳上属心,凡出痘时宜色红而热。若色黑寸白而冷,其筋纹如梅花品字样从皮上出者,皆逆也。……耳下属肾,一凡出痘时,其色宜红带冷,不宜淡黄带热,如筋纹梅花品字样为顺。如蚤咬芝麻之形者为险逆难治之候……""凡发热,耳筋出现紫黑赤白皆凶,耳上凉者吉,耳下凉者凶,耳后青筋起主瘛纵。"说明古人不但运用耳廓位置、大小、厚薄、形态的异常来诊断疾病,而且还用温度、色泽的变化来诊断疾病。

在刺激耳廓防治疾病方面,古人也积累了一定的经验,如明万历年间朝鲜许浚的《东医宝鉴》中曾引载我国道家的方法:"以手摩耳轮,不拘遍数,所谓修其域郭以补肾气、以防聋馈也。"明《针灸大成》亦云:"灸耳尖,治……眼生翳膜。"除此之外,古希腊的希波克拉底亦曾用割断耳后血管的方法治疗阳痿和男性不育症;古埃及亦有把针刺耳廓用于妇女节育的记载。

但是,耳廓医学的真正兴起始于二十世纪 50 年代。法国的外科医生诺吉尔(Nogier.P.)博士在拜访一位民间医生时了解到,有一位患有顽固性坐骨神经痛的妇女,同侧耳廓被烧灼后症状完全消失。自此他受到启发,便自制了铁质有洞的"耳型",用以固定耳区,以火筷烧灼对耳轮下脚处的坐骨神经特效点,结果治好了数例同样的患者。他用针刺代替烧灼,也获得了同样的效果。之后诺吉尔进行了长达六年的系统研究,并于 1957 年在《德国针术杂志》3~8 号发表了他的论文和形如胚胎倒影式的耳穴分布图谱。从此耳针疗法传入西德,并开始在世界范围内流传。我国对现代耳针疗法的认识始于二十世纪50 年代末、60 年代初。诺吉尔的文章和耳穴分布图谱,自叶肖麟摘译发表于 1958 年 12月号的《上海中医杂志》后,才引起了我国医务人员的重视。此后又在日本、苏联、英国、西班牙、韩国等许多国家传播开来。耳穴及耳针疗法不仅被列入了许多国家的针灸教科书,而且还在法国、德国、日本、美国等一些国家和地区出版了耳针疗法方面的专著和解剖定位挂图。1975 年,Nosier, P. 和他的学生 Bourdiol.R. 等又出版了更为详细的耳穴分布图谱,他们将全身的肌肉、骨骼、神经、血管、内脏等分别投射于耳廓之上。随着时间的推移及个人经验的不同,耳穴还在不断地增加。目前,世界各国对耳穴的定位、命名颇不一致,即使在法国或我们国内也不尽一致,1971 年法国的 Jarricot.H. 就曾发表过据说是通过探测仪测定出来的、与 Nogier.P. 的定位图谱有较大差异的耳穴定位图。

在我们国内，由于保留了部分古代的耳穴，因而在耳穴的定位、命名方面与 Nogier. P. 等人产生了一定的差异。加之受传统医学理论的影响，在临床应用的理论指导方面也出现了较大分歧，于是就出现了国际间的两大派系：中国模式的耳针、法国模式的耳针。中国模式耳针的特点主要是从中医整体观念出发，以经络脏象学说为指导，对耳穴的功效、作用及选穴、配穴原则偏重于从脏腑经络角度去理解。如治疗眼病常配用肝穴，因肝开窍于目；治疗耳疾常配用肾穴，因肾开窍于耳；皮肤病选用肺穴，因肺主皮毛；心律不齐选配小肠穴，因心与小肠相表里。法国模式耳针的特点是以解剖学、生理学为基础的，对耳穴的功效、作用及选穴、配穴原则主要是从现代医学的角度去认识的。

耳穴定位、命名方面的混乱及临床运用的差异，说明了耳穴的定位尚缺乏过硬的生理学或病理学依据，也说明了这一领域尚未建立起规范的概念体系，这就对耳针基础理论的研究提出了更为迫切的要求。在这种情况下，我们改变了看待问题的传统角度，对耳廓医学中一系列悬而未解的重大理论问题作了深入的探讨，并得出了一系列新的理论观点，大体有如下几个方面：（一）对耳穴的分布本质或特点进行了理论揭示；（二）提出了一种疾病可在多处耳穴产生阳性反应的机制；（三）阐述了耳穴与其对应整体部位之间的信息传递途径；（四）重新评价了耳穴的特异性。这些问题在《全息生物医学理论与临床应用》（陈少宗著，1991 年出版）、《全息耳针疗法》（陈少宗著，1995 年出版）一书中有阐述。

与耳针的基础研究相比较，其临床应用发展较快。由于该疗法具有适应症广、奏效快，且简便、经济等优点，已在世界范围内被人们日趋广泛使用。据不完全统计，到目前为止，耳针疗法已用于近二百种疾病的治疗，并出版了数本专著，如陈巩荪主编的《耳针研究》，该书于 1982 年出版；王忠主编的《耳针》，该书于 1984 年出版；管遵信主编的《中国耳针》，该书于 1995 年出版；陈少宗著的《全息耳针疗法》，该书于 1995 年出版。为了促进和协调耳廓医学的发展，中国针灸学会还成立了耳穴诊治专业委员会。有些地方还建立了相应的研究实体。

足部也分布着全身各器官系统的投影，按摩或针刺这些投影区可以治疗对应整体部位的疾病，该疗法通常称之为足反射疗法。根据史料记载，春秋战国时期中医就开始运用按摩足部的方法治疗疾病。十六世纪中叶，阿当姆斯（Apamus）和阿塔提斯（Atatis）医生把中国古代的足底按摩介绍到欧洲。在此稍前，弗罗伦斯著名雕刻家伽

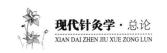

里尼（Cellini，1503~1571年）也已开始用指压足部的方法防病健身。但是，把各器官系统全部投射到足底，还是本世纪初的事。1917年，英国耳鼻喉科医生菲特兹格拉德（H.W.Fityoerala，1872~1942年）提出了人体区带反射理论和人体反射区带图，在此基础上进一步创立了足反射疗法。

菲特兹1895年毕业于佛蒙特大学医学院。在维也纳工作期间，她结识了对中医颇有研究的布雷斯勒（Bressler）博士，并继承了他的中医学理论和经验，将之用于耳鼻喉科的治疗。在实践中发现，鼻腔内壁也分布有像足那样的与内脏相关的穴。这一发现促使他开始系统收集整理身体各部与体内器官相关的资料。1917年，他出版了《区带治疗法》，公布了人体反射区带图，将人体纵向划分为十个区带，每个区带都是人体的缩影。此项工作为以后创立足反射疗法奠定了基础。晚年的菲特兹与其学生美国按摩医生英哈姆（E·Ingha m）密切合作，另一方面根据反射区带图绘出足的反射区带，一方面根据解剖，将人体的各器官系统投射到足反射区带内，绘出人体在足的全息图。自此，足反射疗法正式应用于临床。1940年，英哈姆出版了《脚会说话》一书，这个题目的意思就是说，脚部某处的反应是相关内脏器官的"呼叫"。以有无压痛来诊断疾病，用按摩来治疗疾病。这种独特的治疗方法日趋受到人们的重视，世界各地的许多学者纷纷前往英国求教。西德的玛尔卡多（HanneM argnardt）和瑞士的玛萨弗雷特（Hedi Masafett）就是她的得意门门生，此二人后来分别成为了足反射疗法两大学派的代表人物。

西德的玛尔卡多医生，在英哈姆的足全息图的基础上，通过多年的临床实践，对其进行了许多补充和修改，并于1975年出版了她的德文专著《脚底按摩健康法》，到目前为止，此书已再版18次，英文版的畅销欧美。日本学者吉元昭治将此书译成日文，台湾学者林佩君先生将该书译成中文。玛尔卡多除开办医院之外，还著书立说，办校讲学，为足反射疗法的普及与推广做出了贡献。

足反射疗法在发展过程中，逐渐形成了两个学派：瑞士–中国台湾学派和西德–日本学派。中国台湾的足反射疗法主要是由定居于中国台湾的瑞士人吴若石（音译）神父倡导的。他从学习瑞士医生玛萨弗雷特所著《Gocp health forthe futu》开始，就试用于临床。1982年吴又专程去瑞士参加病理按摩训练班，取得毕业证书后，在中国台湾创办了足反射疗法医院。"瑞士–中国台湾派"又称"病理按摩派"。其主要特点是：（1）医患相互对坐在椅子上，患者把脚放在术者的膝上。（2）用拇指在足反射区内进行重压，以产生较强的压痛感为度，否则不能产生理想的治疗效果。（3）在膝以下部位沿淋巴循环方向进行由上而下的按摩。（4）治疗尿酸盐结晶堆积的疾病,重视对足底"肾－输尿管－膀胱"反射区的指压。（5）认为颈部以上有交叉性反射区。（6）除了用按压之外,还主张采用按压棒、脚踏板等辅助器械。

"西德－日本派"的主要特点是:（1）患者仰卧在治疗床上,膝下垫上枕头,足伸在床的一端;术者坐在椅子上,这样不但便于施术,而且还便于观察患者的表情反应。（2）不主张用强压手法。利用拇指在"穴区"进行压、揉、擦,以压为主。施术时拇指用力为主,拇指第一指关节与第二关节尽可能垂直（按:应是第一指骨与第二指骨尽可能垂直）,达到巅峰状态时,保持原有压力几秒钟,然后放松,前进数毫米,再重复上述过程,反复多次。（3）术前、术后须细致地捏揉小腿以下部位。（4）重视对腹腔神经丛的按摩。（5）不承认颈部以上有交叉对应反射。（6）强调指压,不主张使用辅助器械,但日本不拘泥于这一点。（7）把反射区分为症状区和相关区,治疗时综合使用。

需要说明的是,上述所谈虽属两个学派,但在反射区的定位方面却无很大差异,并且在刺激的方法上,中国台湾和日本学者均主张在原有指压法的基础上,同时吸收其他一些刺激方法,譬如磁疗法、棒压法、脚踏板法等,据称,不同的刺激方法对相同的疾病疗效有一定差异。

足反射疗法受到中国大陆学者的重视还是20世纪80年代中期以后的事。1985年,北京中日友好医院中医外科专家伍锐敏先生在《健康报》上介绍了足反射疗法。1986年底,日本足反射疗法专家吉元昭治、山田久胜等一行四人来华访问,并在北京、上海作了足反射疗法的报告。同时还有人将足反射疗法摘译成中文在《国外医学·中医中药》上发表。山东中医学院的史锡信先生亦于1988年分别在《医学与哲学》《医学科普》上发表文章,系统介绍足反射疗法。自此后足反射疗法引起了国内医学界的关注。

二十世纪60年代开始,我国学者又相继发现了许多像耳穴、面穴等同样分布的穴位,譬如手穴的分布、鼻穴的分布、头穴的分布,并创立了相应的针刺疗法。这些独特的诊疗方法自进入70年代,都陆续传到国外,并受到广泛关注。

二十世纪80年代初张颖清又发现了许多类似于耳穴的全息穴位系统,并将他的发现称之为"穴位分布的全息律"。张颖清的这一发现已受到许多人的注意。

随着对穴位分布全息现象研究的深入,人们发现,传统的医学理论并不能揭示这一领域的任何现象,于是在二十世纪80年代中期之后,我们率先一反改变研究问题的传统角变,认为像耳穴的分布、虹膜诊断点的分布、耳廓穴位的分布、足部穴位的分布等是一

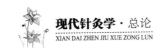
类独立于阴阳五行及脏腑经络理论体系之外并有着共同规律的一类现象,应该在传统的理论体系之外去寻找这一类现象的生物学本质。这一观点得到了许多学者的赞成,在这种情况下,我们逐步构建了全息生物医学的框架体系。全息生物医学最早被介绍于1986的《中医药信息》杂志上,继之在1987年的《齐鲁中医药情报》,1988年的《中国针灸》,1989年的《中医药研究》等杂志上相继作了介绍,1991年出版《全息生物医学理论与临床应用》。全息生物医学是介于中医学、针灸学和现代生物学、现代医学之间的一门边缘学科,它专门研究躯体的特定部分上的各个位区与对应整体部位之间的信息传递关系及其在临床上开发应用等问题。其内容主要包括全息生理学、全息病理学、全息诊断学、全息治疗学,后二者作为临床应用部分,通常合之称为"全息诊疗学",我们认为,全息生物医学中的"全息"不同于激光全息术中的"全息"。前者涉及的"部分"是指"特定的部分",并不是指机体的任何一个部分;而后者所涉及的部分则是指底片的任何一部分,没有什么限定或特指。举例来说,耳廓作为一个特定的部分,分布着各器官系统的投影区,能够通过完整的耳廓透视整体的变化。但如果把耳廓分割为数部分,则任何一部分都没有完整耳廓的功能,通过任何一部分都无法透视整体。而用激光感光后的底片则非如此,底片的任何一部分都具有全息性。再者,全息生物医学中的各个特定部分之间是一种并列关系,并不存在谁包含谁的问题;而激光感光后的底片则不同,较大的部分底片具有全息性,把较大的部分进一步碎裂后,则其中任何一块小的碎片仍然具有全息性。全息生物医学中的全息,主要是站在躯体的特定部分上分布有全身各器官系统的信息反映区来讲的,是对整体在特定部分上投影特点分布特征的一种抽象概况,而不是像有些人所认为的那样,机体的任何一个部分都全息于整体,整体上有什么部分上就有什么,部分等于整体。全息生物医学的全息不是指形态上的全息或相似,也不是指化学组成上的相似。有人认为,上述见解使得这一领域在理论上大大规范化了。

目前,对穴位分布全息律的研究形成了两大流派,一派以张颖清为代表,另一派以本书作者为代表。我们不赞成张颖清的多种理论观点,譬如对全息元的定义、对穴位分布全息律的定义、全息穴位与对应整体部位之间的信息传递机制、穴位分布全息律在动物界的存在范围等多个方面,两派均存在着重大差异。

总之,无论是人体全息诊疗法,还是生物全息诊疗法,只是提法上的不同,并无本质区别。古人虽然没有如此称之,但早已开始研究和运用这种诊疗方法。

第三节　生物全息论

全息生物学是由张颖清先生创立的一门边缘学科,张颖清认为其核心理论是生物全息律,在生物全息律的支配下,有目的地运用特定的技术和方法来认识生物、调整生物、改造生物,就发展出了全息生物工程这样一种新的生物工程。在生物全息律、生物全息学说、生物全息工程的基础上,就建立了全息生物学这样一门新的边缘学科[6]。

一、生物全息律与全息生物学

全息生物学的核心是张颖清先生所发现的生物全息律。张氏把生物体的结构和功能与周围有相对明显边界的相对独立的部分称之为全息元。生物体一个全息元上的各个部位,在整体上及其他全息元上分别有各自的对应部位;全息元的某一部位相对于该全息元的其他部位,与整体或其他全息元上与之所对应的部位生物学特性相似程度较大;各部位在某一全息元上的分布规律与其对应部位在整体或其他全息元上的分布规律相同。这样,生物学特性不完全相同的各部位的分布结果使全息元在不同程度上成为整体的缩影,并且各全息元之间也在不同程度上是相似的。张颖清称这一规律为生物全息律[5,6]。

在生长轴线连续的两个相连的全息元上,生物学特性相似程度最大的两端——相同的两极,总是处于相隔最远的位置,从而形成对立的两极总是连在一起。各全息元在整体上的分布就像磁场中众多小磁针的 N 极与 S 极相接或沿同一走向依次排布一样[6]。

张颖清认为,从生物体某处衍生出来的全息元,与整体的其他部位衍生出来的全息元相比,与所衍生出来的部位在总体的生物学特性相似程度总是较大[6]。

由于全息元上的每一部位,相对于非对应部位,与整体上或其他全息元上其所对应的部位的生理、生化、遗传、病理等生物学特性相似程度较大,这样全息元上每一部位就包含着整体上或其他全息元上与其对应部位的生物学特性的信息。同时,生物学特性不同的各个位点的分布结果使每一全息元都在不同程度上是整体的缩影;每一全息元都在不同程度上与其他全息元相似,从而每一全息元就包含着整体各部位的以及其他全息元各位点的生物学特性的信息,这与一幅多余全息照片的每一碎裂的小片都包含有整个物体的信息的全息现象十分相似[2]。

全息元与整体、全息元与全息元之间具有的上述全息对应关系,被称为全息相关性,全息相关的程度称之为全息相关度[2]。

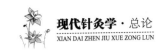

　　生物体是一个大系统,构成整体的全息元分属于不同的层次,大全息元中又包含着小全息元(按:全息生物医学中的全息元之间是一种并列关系,而不是包含和被包含关系)。若用级来表示层次,整体以下的全息元的级由高向低、由大到小依次称为第一级、第二级、第三级……第 n 级。全息元的级越高(n 越小),全息元与整体的联系就越密切,全息元与整体的全息相关度就越大,整体各部位在这样的全息元上可以有较明确的缩影定位,就像多余全息照片越小(按:大)其分辨能力越低(按:高)的情况一样。在这种情况下,生物全息主要是由同级全息元之间的较高的全息相关度来体现的[2](注:我们所讲的全息生物医学中的全息元与整体的全息相关度是由全息元在个体中的地位和作用决定的)。

　　张颖清认为,由于生物体各个部分的分化,从而使不同的全息元的生物学特性不同。这样,不同的全息元与整体的全息相关度和全息相关质(全息相关的内容)是不完全相同的。全息对应关系是不完全的、相对的和特化了的,生物全息和全息不全都同时存在,正像遗传与变异同时存在一样[2](注:我们所讲的全息生物医学中的“全息”不是指遗传信息的“全息”)。

　　从全息对应性起源的进一步研究可知,生物全息律所揭示的生物体部分与部分、部分与整体之间的全息对应性的起源就在于低等生物的群体性和泛胚性。低等生物的群体性决定了整体的全息元之间的全息对应性。群体性的低等生物,一个整体是由相对独立的相似的若干小个体所组成的群体,各个小个体都是全息元,这些全息元之间在形态和结构上是很相似的[6]。

　　低等生物的泛胚性决定了全息元与整体之间的全息对应性。群体性十分明显的低等生物,组成群体的各个小个体通常都具有发育成新整体的能力。也就是说,各个小个体都可以看作是一个胚胎,从而胚胎在群体性个体中是广泛存在着的,张颖清把这称之为泛胚性。他认为由这些胚胎将要发育成的未来的新整体的各个部位,在这些胚胎上都有各自的定位,这种定位随胚胎发育程度的不同而具有不同的清晰度。所以,发育程度不同的胚胎在不同程度上是将来新整体的缩影。而将来的新整体与现在的整体是相似的,所以小个体这样的胚胎在不同程度上也是现在整体的缩影。或者说,小个体这样的全息元在不同程度上是整体的缩影[6]。

　　产生这种群体性和泛胚性的原因又在于 DNA 的半保留复制,它使群体的每个小个体都贮存着整体所有信息的全套基因。在一个群体上,各个小个体的遗传物质的来源是相似的,由于 DNA 的半保留复制,由原来的遗传物质而产生的整套遗传基因在各小个体中是相同的。在群体中的独立性较强时,每个小个体都向着形成新整体的方向发育,一旦小个体与母体脱离,就进一步形成完备的新整体。所以,每个小个体都具有胚胎的性质。高等生物形成新整体的这种能力已为特定区域的全息元所特有,而在其他区域的全息元,这种能力只以潜在的形式存在着[6]。

在高等生物,全息元在不同程度上是整体的缩影,全息元之间在不同程度上是相似的,这样,每个全息元就是一个潜在的、已向某个方向特化了的小个体或已向某个方向特化了的潜在胚胎——潜胚。这样,高等生物已经具备了潜在的群体性和泛胚性。生物全息学说揭示了生物的这种统一性——群体性和泛胚性[6]。

张颖清认为[2],全息元的级越高,发育程度也就越高,未来的新整体的各部位在这样的全息元上的缩影定位就越精确,而与未来相似的现在整体的各部位在这样高级的全息元上就有较精确的缩影定位,从而整体与处于高级位置上的全息元之间有较高的全息相关度。在哺乳动物,除显胚(即真正的胚胎)这样的全息元外,其他的全息元都不可能发育到最后阶段,因而不能形成新的整体,只能停留在不同的发育阶段上。这是由于高度统一性的整体对这些全息元的独立的自主发展具有抑制作用。同时,整体对全息元的基因调控作用又使各个全息元产生了为不同使用目的服务的各种程度的特化,这种特化阻塞了这些全息元通向发育的较后阶段的道路。但是这些全息元的潜胚性却使它们表现出了与整体在生理、病理、生化、遗传等方面生物学特性的全息对应性。张颖清举例说,像人体第二掌骨节肢系统就是生活于主体培养基上的不完全显化的潜胚,它们只有在病理条件下才会有胚性的某种显现[2]。

二、穴位分布的全息律

穴位分布的全息律是生物全息律在人体的具体体现,这是张颖清于 70 年代初期发现的一个新的穴位排布规律。他把这一规律总结为:人体的任一节肢的新穴如果以其对应的整体上的部位或器官(即其能反映或治疗疾病的部位或器官)来命名,则每一节肢恰像人体在这里的缩影。并且,每相连的两节肢,总是对立的两极连在一起(如图 7-1、7-2)[5,7]。全息穴位的定位,在上肢,各节肢系统的远心端是头穴,近心端是足穴,头穴与足穴连线的中点是胃穴,胃穴与头穴连线的中点是肺穴,肺穴与胃穴之间乃肝穴,胃穴与足穴连线上有两个等分点,由远心端到近心端依次为脐周穴和腰穴;在下肢各节肢的近心端是头穴,远心端是足穴,头穴与足穴之间连线的中点是胃穴,胃穴与头穴之间是肺穴,胃穴与肺穴之间是肝穴,胃穴与足穴的连线上有两个等分点,由近心端到远心端依次为脐周穴与腰穴。

张颖清发现,如果整体上的某一部位或器官发生了疾病,就可在节肢上的病灶对应部位出现明显的压痛反应,在压痛反应处针刺或按摩就可以治疗该反应点对应的整体部位的疾病。

总之,张颖清是把全息生物学定义为研究并应用生物体部分与部分或部分与整体之间在生物学特性上存在的全息相关规律的一门新兴学科。正因为是新兴学科,所以在许多方面还有待于完善。

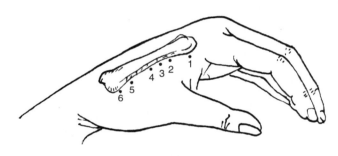

1. 头;2. 肺;3. 肝;4. 胃;5. 腰;6. 足.

图 7-1　第二掌骨侧全息穴位分布示意图

三、对生物全息律的修正

生物界存在着大量的熟视无睹的生物全息现象(生物体局部与整体某一方面的相似性或某种规则的相关联现象),张颖清教授的重要贡献就在于首次从理论上对这些现象进行了系统研究,并总结出了"生物全息律",在此基础上逐步开拓了全息生物学这一新领域。可以说张颖清教授的工作奠定了这个领域的基础,任何人要在这个领域探讨问题都无法绕过张颖清这个名字和他的开创性工作[5-10]。

张颖清的奠基性工作是十分重要的,但这不能掩盖这一新兴领域所存在的问题,作为该领域理论核心的"生物全息律"的定义就不够确切,张颖清的定义是:生物体的任一相对独立部分的每一位点的化学组成相对于这一部分的其他位点,都和整体上的其所对应部位化学组成相似程度较大。这些位点在这一相对对立部分的分布规律与其所对应的部位在整体的分布规律相同。简言之,生物体每一相对独立的部分在化学组成的模式上与整体相同,是成比例的缩小,并且,在每相连的两个相对对立的部分,化学组成相似程度最大的那两个端点即相同的两极,总是处于相隔最远的位置,从而总是对立的两极联在一起[5,6]。这一定义存在诸多问题,虽然后来张颖清又对这一概念作过多次修改[7],但没有本质不同,他一直努力用这一个概念包容所有的生物全息现象。

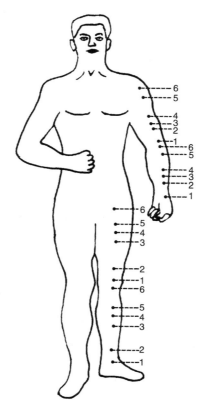

1.头;2.肺;3.肝;4.胃;5.腰;6.足.
(张颖清将下肢全息穴位的顺序定为:1.足;2.腰;3.胃;4.肝;5.肺;6.头.)

图 7-2　穴位分布全息律示意图

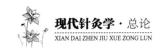

对张颖清教授"生物全息律"的定义必须进行修正基于以下两个方面的认识。第一，张颖清教授对"生物全息律"的定义不符合逻辑简单性、统一性原则，关于这一缺陷，我在 1990 年出版的《全息生物医学理论与临床运用》及《医学与哲学》《上海针灸杂志》曾做过讨论[11-13]。不符合逻辑简单性原则是指张颖清的这个定义中的"相对独立的部分"是一个内涵不清的逻辑元素，需要对其再定义。不符合统一性原则是指根据张颖清的这个定义，关于全息穴位的分布会推出前后矛盾的结论。第二，张颖清教授对"生物全息律"定义的内涵与客观事实有较大偏离，逼真度不够高。关于"生物体每一相对独立的部分在化学组成的模式上与整体相同"只适合于部分植物，但在动物界、在人体并不适用。

根据对大量的生物全息现象及其类别的分析，我们认为"生物全息律"不是一个定律，而是一组定律，这一组定律至少包含如下五个定律：细胞全能性定律、遗传势定律、叶－株空间特征关联定律、斑条性状分布定律、穴位分布全息律。其中的任何一个定律都无法解释所有类别的生物全息现象，这就如同孟德尔遗传学三定律，每个定律只能解释一类遗传学现象。

生物全息律第一定律——细胞全能性定律：动植物的体细胞均具有发育成完整整体的潜在能力。该定律具有广泛的实验依据，在植物界、低等动物界早已被证实，1996 年 7 月"多莉"羊的诞生强有力地证明了高等动物体细胞的这一生物学特性。哺乳动物体细胞的这种潜在能力由张颖清所预言[14]。该定律从生长发育的潜在过程上将各类细胞及其生物学特性统一在了一起。这一定律的逼真性和逻辑要求均无大的缺陷。

生物全息律第二定律——遗传势定律：对应于果穗所处部位的籽粒或组织具有更强的保持原品种特征的遗传传递能力。该定律在定域选种、减缓种质退化方面具有重要意义，比如：高粱、小麦、谷子、水稻是顶部优势作物，果穗上部的籽粒充实饱满，发育好，生命力强，具有较强的丰产性遗传势。玉米是中部优势作物，其强遗传势区在果穗中下部，应选用这一部位所结的籽粒做种。大豆是中部优势作物，在植株的强遗传势区选种能够增产，其中有限结荚习性的品种，其遗传势区在全茎中上部；无限结荚习性的品种、遗传势区在主茎中下部；亚有限结荚习性的品种多表现于中间状态。棉花是中部优势作物，用植株中部果枝和内围棉铃所结的籽粒做种子，比在植株上部和外围棉铃选留的种子增产。花生是基部优势作物，其遗传势区是第一对侧枝 10 节以下的区域，选留这一部位所接的荚果做种能够增产。这一定律也在逐步得到一些实验支持。

生物全息律第三定律——叶－株空间特征关联定律：很多种类植物的叶子骨架结

构（叶形与脉序）特征类似于植株的骨架结构（株形与枝序）特征，单片叶子的物质组分分布特征类似于植株整体各部位叶子的组分分布特征。根据这一定律，叶片顶端对应着植株上部，而叶柄一端对应着植株的基部。如棕榈树的叶子，长长的叶柄和蒲扇般的叶面，把它竖起来一看就很像一棵整株的棕榈树形；菱叶海桐叶聚生在枝顶端，其叶子也是上大下小，呈倒卵形；甘青虎耳草全株下部叶多且大，叶为卵形；悬铃木叶片一般深裂为三，其分枝也是三个主要分叉。再如芦苇、小麦等平行叶脉的植物，它们都是从茎的基部或下部分枝，主茎基本无分枝；相反，叶脉为网状脉的植物，它们的分枝也多呈网状。在物质组分分布上，如高粱一片叶子的氰酸分布形式与整个植株的分布形式相同，在一张叶上，上部氰酸含量较多，下部含量较少；在整个植株上，上部的叶子含氰酸较多，下部的叶子含氰酸较少。

生物全息律第四定律——斑条性状分布定律：动物的斑条样性状数量按器官分界均等分布，或者末梢相关分布。典型的例子如斑马条纹数量在各部的分布是相等的，斑马的头部、颈部、躯干部、四肢膝盖分界的上下部、尾部的斑纹数量都是均等的。再如丹顶鹤的头颈前部、翅膀的末梢部、小腿以下部均为黑色。

生物全息律第五定律——穴位分布全息律：哺乳动物躯体部的每一器官上都按各系统在整体的空间排布方式分布着诸器官的信息输出输入点。躯体部的各个器官的结构和功能各有不同，但穴位分布全息律将所有不同结构、不同功能的躯体部各器官通过它们与整体的这种联系方式统一在了一起。所谓器官就是由几种组织所构成的具有一定形态和功能的基本结构单位，躯体部的每个器官都分布着一个全息穴位系统，从全息穴位的分布特征出发，可将这样的基本结构单位称之为全息元。各全息元与整体各器官系统这种联系的密切程度有很大不同，典型的例子是耳穴的分布（如图11-1、图11-14所示）[11,15]。

耳穴诊治疗法的真正兴起始于二十世纪五十年代。法国的外科医生诺吉尔（Nogier. P.）博士在拜访一位民间医生时了解到，有一位患有顽固性坐骨神经痛的妇女，同侧耳廓被烧灼后症状完全消失。自此他受到启发，便自制了铁质有洞的"耳型"，用以固定耳区，以火筷烧灼对耳轮下脚处的坐骨神经特效点，结果治好了数例同样的患者。他用针刺代替烧灼，也获得了同样的效果。之后诺吉尔进行了长达六年的系统研究，并于1957年在《德国针术杂志》3～8号发表了他的论文和形如胚胎倒影式的耳穴分布图谱。从此耳针疗法传入西德，并开始在世界范围内流传。我国对现代耳针疗法的认识始于本世纪

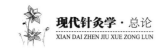

五十年代末、六十年代初。诺吉尔的文章和耳穴分布图谱,自叶肖麟摘译发表于 1958 年 12 月号的《上海中医杂志》后,才引起了我国医务人员的重视。此后又在日本、苏联、英国、西班牙、韩国等许多国家传播开来。耳穴及耳针疗法不仅被列入了许多国家的针灸教科书,而且还在法国、德国、日本、美国等一些国家和地区出版了耳针疗法方面的专著和解剖定位挂图。大量的研究也证实了这样一个特殊穴位系统的存在[11,15-19]。

虹膜诊断点的分布也是一个典型的例子。Leon Varrnier 对各器官系统与虹膜的关系进行了较为系统的研究,并于 1923 年发表了《论应用眼睛作各种疾病的诊断》的研究成果,其中阐述了机体各部的状态、陈旧性损害和正在发生着的功能紊乱在眼睛上的特异性改变。在 Leon Vannier 的学派门生中,Gaston Verdier 的贡献是比较卓著的。Gaston Verdier 自 l930 年之后一直热衷于虹膜诊断学的研究,特别是在慕尼黑的卫生与自然医术学校附院工作期间,他经过对十万对眼睛的观察研究,由原来的三十多个诊断点增加到目前每侧眼睛的一百六十来个,它们分别与本半侧躯体上的组织器官相对应。Gaston Verdier 还制造了 Veerder 氏虹膜分区表,此表后为大部分法国红膜学家所使用,经过多年研究之后,他还公布了兽医应用的虹膜分区表。

张颖清教授发表的"生物全息律"还包括图 7-1、图 7-2 这样的全息穴位系统[5-7]。"穴位分布全息律"这个概念是由张颖清教授提出的[1,2],但他并没有对其进行清晰定义,从早期的"生物全息律"的定义,到后来的"全息胚"的定义,都没有超越他提出的"生物体每一相对独立的部分在化学组成的模式上与整体相同"这一观点的局限性。事实上没有任何证据显示"全息穴位系统"是"在化学组成的模式上与整体相同"。不但"穴位分布全息律"是如此,细胞全能性定律、遗传势定律也都是如此,这三个定律均不能用"生物体每一相对独立的部分在化学组成的模式上与整体相同"进行概括和统一。

张颖清教授努力将各类生物全息现象置于"生物全息律"这一个定律之内,结果造成了其定义的逻辑混乱。叶永在与卢继传在指出张颖清关于"生物全息律"定义的逻辑缺陷的同时,将其做了如下修正:生物全息律可以表述为生物体部分与整体生物学特性的自相似性[20]。这一修正同样不能包容各类生物全息现象。所谓自相似性是复杂系统的总体与部分、这部分与那部分之间的精细结构或性质所具有的相似性,或者说从整体中的局部(局域)能够体现整体的基本特征,即几何或非线性变换下的不变性:在不同放大倍数上的性状相似。包括结构、形态、过程、信息、功能、性质、能量、物质组份等特征上,具有自相似性的广义分形。一个系统的自相似性是指某种结构或过程的特征从不同的空间尺度或时间尺度来看都是相似的,或者某系统或结构的局域性质或局域结构与整体类似。另外,在整体与整体之间或部分与部分之间,也会存在自相似性。一般情况下自相似性有比较复杂的表现形式,而不是局域放大一定倍数以后简单地和整体完全重合。但是,表征自相似系统或结构的定量性质如分形维数,并不会因为放大或缩小等操作而变化,所改变的只是其外部的表现形式。自相似性通常只和非线性复杂系统的动力学特征有关。很显然,生物全息律五定律中的"细胞全能性定律""遗传势定律""穴位分布全息律"所概括的问题均不属于分形自相似性问题,而只有"叶–株空间特征关联定律""斑条性状分布定律"所描述的问题属于较为典型的分形自相似性问题。

总之,由于生物全息现象遍布不同层次的生物界,表现的形式也有多种类别,仅凭一个"生物全息律"无法解释所有的生物全息现象。"生物全息律"应是一组定律,这一组定律至少包括如下五个定律:细胞全能性定律、遗传势定律、叶–株空间特征关联定律、斑条性状分布定律、穴位分布全息律。这一组定律还有待于进一步修正、补充、完善,至于是否能够获得某种形式的统一,目前的研究尚无法回答这一问题。

第四节 全息生物医学的几个理论问题

一、全息生物医学中的"全息"与"相似"及激光"全息"

(一)全息生物医学的"全息"与"相似"

1. 全息生物医学中的"全息"

必须指出,全息生物医学的"全息"是对"穴位整体缩影式分布特征"的概括,不是指形态全息,不是指物质组成上的全息(即一致或相同)或相似,也不是只遗传信息的一致或细胞全息也,也无激光物理学方面的意义[21]。

全息元与整个有机体之间的"信息全息"关系同时具有这样两个特性:1. 全息元上各信息区都可以反映特定整体部位的信息,每一组织器官在全息元上都有特定的信息反映区;2. 全息元上各穴区在空间排布上与其所反映的各组织器官在整体的空间排布相一致。除此之外,"信息全息"关系的体现还有一个先决条件,即保持信息传递通道的完整性和全息元的完整性。在有机体,全息元上各信息区与其所对应的组织器官之间通过信息传导通路彼此不断地进行着信息交换,"全息"性是在信息的相互传递中得以体现

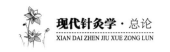

的,一旦信息的传导通路被阻断,"全息"性便不复存在[22-25]。

2."全息"与"相似"的区别

很明显,这里的"全息"与"相似"是不一样的。两个事物之间的相似,可以认为是彼此都包含了对方的信息,但是,这并不说明相似的双方一定存在着如下关系:某一方能够反映对方某一时空的状态,譬如,"卢瑟福原于模型"与太阳系行星模型是相似的,并不说明二者之间必须存在信息传递关系;某一高等植物的叶形、果形及整个树冠形成的株形之间往住是相似的,但是,叶形、果形及株形的相似对应点之间并无信息传递通道相连,它们彼此也是独立的。

相似的事物之间可以有相互作用,但是,它们之间的相似性并不依赖于彼此间的相互作用。某一高等植物的叶形、果形、株形之间的相似性不会因为叶子、果子与植株整体联系的离断而受到影响。然而,全息生物医学的"信息全息"就绝非如此了。当全息元与整体之间的信息传导通路 – 全息反射径路离断之后,即便是该全息元与整体之间还有别的途径相联系,整体与该全息元之间的"信息全息"关系也将随之消失。

这里所提出的问题是极其重要的。由于我们的目的是想建立起一套严密的逻辑体系,所以,明确指出了全息生物医学的"全息"与一般情况下所说的"相似"的根本区别,即相对独立的部分与整体之间具有特殊的信息传递关系。

顺便说明一点,有许多资料把"全息"与"相似"互相通用,这种做法应当慎重。我们认为在不同的场合下使用"全息"一词,都需要对其内涵做出明确的规定[23,24]。

(二)全息生物医学的"全息"与激光"全息"

虽然全息生物医学的"全息"一词源于全息技术,但是,这里所谈的机体的"部分"(特指相对独立的部分)与整体的"全息",和全息照片部分与整体的"全息"是有根本区别的。

机体的"部分"或"局部"特指躯体的相对独的部分,即躯体部由几种组织所构成的具有一定形态和功能、并按一定规则分布有各器官信息反映区的基本结构单位,又称之为全息元。它们在反映整个机体的信息方面有着一定的相对独立性,且彼此间有明确的边界区分。如果破坏了机体的某一相对独立部分在结构上的完整性,譬如将其切成几段,则每一段都会失去与整个机体之间原有的那种"信息全息"关系,任何一段都不具有完整全息元的性质。而全息照片的各部分则无此特性,从能够较清楚地识别被摄物体影像的最小碎片到完整的全息照片范围之内,任何大小的全息照片及其碎片都是一个相对独立的部分,它的相对独立部分并不像机体的相对独立部分那样有着严格的规定性,各部分之间在结构上也没有严格的边界。某一部分(或某几部分)可以是较大部分的组分,也可以碎裂成大小不等、形状各异的无数更小的部分,但每一碎片都能够重现被摄物体的完整影像。也就是说,全息照片的某一部分并不会因为它的进一步碎裂而明显地影响其全息性,只要不破坏全息底片的全息性,全息照片的各部分之间可以相互包含。但是,在人体就截然不同了,各全息元之间彼此都是独立的,不存在谁包含谁的问题,这一点与张颖清的观点是不一样的。

再者,全息照相术的"全息"是指"信息全息",在全息照相术中,信息的传递是以光波为载体的,其间不经过其他形式的转换。但在机体,整体某部的信息反映到全息元的对应位区上,在这一过程中,信息的载体、信息的传递路径都有异于前者,因为这是一个生物学过程,所以其机制远远复杂于前者[23, 24]。

二、对穴位分布全息律的补充和修订

穴位分布的全息律是由张颖清发现的一个普遍现象。近些年来做了许多临床实践工作,进一步证实了这一现象客观存在的可能。但是,对"穴位分布的全息律"这一概念尚未提高到一个清晰的理论高度来认识,已有表述的内涵也不够明确和深刻,甚至对事物的解释上存在着明显的矛盾。这一点在理论上是美学原则所不能允许的。所以,在概念上必须对穴位分布的全息律进行修正和补充[26-29]。

在"穴位分布的全息律"中,有一个独立的逻辑元素,即"相对独立的部分"或称"全息元"。张颖清把"全息元"规定为"在结构和功能上与周围部分有相对明显边界的系统"。根据这种概括,"全息元"可以是整个上肢,也可以是上臂、前臂、手、掌骨、指骨,还可以是某一块组织甚至某一个细胞。张颖清认为穴位分布全息律的本质就是机体各相对独立部分的内部组分的排布与整体的一致性,即化学组成的模式一致[30]。

刚才谈到,按照张颖清的观点,上臂、前臂及整个上肢都可视为全息元,若把前臂的远心端和近心端相距最远的两个位区命名为 A 区和 B 区,把上臂的远心端和近心端相距最远的两个位区命名为 A' 区和 B' 区,则 A 区和 A' 区均该对应于头部。在化学组成上应与头部相似。但是,整个上肢也作为一个全息元的话,则 B 区和 A' 区在上肢这个"全息元"上便又对应于腹部,在化学组成上 B 区和 A' 则都应与腹部相似,这样一来,B 区和 A'/A 区的化学组成也就相似了。但是,前边的分析是 B 区(对应于足部)和 A 区(对

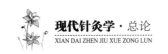

应于头部）的化学组成差别最大。很明显，这是一个无法回避的矛盾。再譬如，第二掌骨和其他各掌骨节肢也都是全息元，其远心端对应于头部，近心端对应于足部；同样，根据张颖清的观点，手亦可视为一个全息元，但是，在手这个"全息元"上，各掌骨的远心端还是对应于头部吗？各掌骨的近心端还是对应于足部吗？回答自然是否定的。

由此看来，要把上臂、前臂及各掌骨节肢视为全息元，就不能把上肢、手视为全息元，要把上肢视为全息元，就不能把上臂、前臂视为全息元。而根据张颖清的观点，无论是上臂、前臂，还是整个上肢，都可视为"全息元"，这显然是一种错误 [25-29]。

事实上，从张颖清所画的穴位分布全息律的模式图来看，张颖清对全息元的现实划分上，并没有把整个上肢作为一个全息元，而作为全息元的只是上臂、前臂、掌骨。

另外，临床研究证实，整体投射到各全息元的信息是不一样的。对此，张颖清曾揭示说："生物体是个大系统，构成整体的全息元分属于不同的层次，大全息元中又包含着小全息元，层次用级来表示，整体以下的全息元的级由高向低、由大到小依次称为第 1 级、第 2 级、第 3 级……第 n 级，全息元的级越高，全息元与整体的联系就越密切……" [30]。据此可以认为，上臂节肢、前臂节肢属于较高级上的全息元，而上肢又包含着它们，因此上肢应是更高一级的全息元，各器官系统在上肢也应该有更精确的投影定位。但是，这既不符合事实，又违背逻辑规律。实际上，前边所出现的那种自身矛盾性已经否定了张颖清的这种揭示。

我们认为，机体各器官传递到全息元的特定位区的信息量的多少，主要与各全息元所处的发育层次及在成体中的作用和地位有关。在成体中具有重要作用和地位的全息元与整体的全息对应关系清晰而密切，在成体中具有次要作用和地位的全息元与整体的全息对应关系模糊而松散。与整体有密切关系的全息元具有重要的临床应用价值 [25-29]。

根据我们的研究，对全息元可作如下表述：躯体部由几种组织构成的具有一定形态和功能，并按一定规则分布有各器官信息反映区的基本结构单位，又称之为全息元。对于全息元的级的划分标准可作如下规定：全息元层次的高低主要与各自在成体中的作用和地位有关，在成体中起重要作用的就是高级全息元；反之，就是低级全息元。当然，"高级"和"低级"都是相对的。在机体，不同级的全息元是相互并列的，不存在谁包含谁的关系 [25-29]。

对于人体穴位分布全息律可作如下表述：每一组织器官都可按照自身在整体的空间排布方式把各自的变化信息部分或全部地传递到每一全息元的特定位区上，各个全息元上布满了反映特定整体部位信息的位区,这些反映区如果以其所反映的特定整体部位的解剖名称来命名,则它们的分布特点类似于各器官在整体的空间排布规律。

若把某一器官结构和(或)机能的变化信息传递到某一全息元的特定位区内的量称为全息相关度,则全息相关度的大小取决于全息元所处层次的高低。高级全息元的全息相关度较大,低级全息元的全息相关度较低。这就是研究全息元的级、级的划分标准、不同级的产生的机制和意义。

另外,张颖清还认为全息穴位的实质就是在化学组成的模式上相似于对应的整体部位[16]。作为一种结论来对待,我们认为是极不慎重的,因为他所使用的实验方法是比较原始和粗陋的,获得的实验结果的说服力是极其有限的。

张颖清还谈到,"一般的全息元如人体第二掌骨节肢系统是生活于整体培养基上的不完全显化的潜胚,它们只有在病理条件下才会有胚性的某种显化。"[30] 从全息生物医学的角度我们并不赞成张颖清的这种"潜胚"论。我们认为全息元的"全息"特性是通过全息反射联系反映出来的,机体的各器官系统与其所对应的全息穴位之间每时每刻都在进行着信息交换,所以,并不一定只有在病理条件下全息穴位才会出现某种反应,在生理条件下全息穴位亦可出现某种反应,譬如对健康人所进行的大量水负荷实验而出现的耳廓肾区的压痛反应就是例证[31]。

张颖清的这种"潜胚"论(及"泛胚"论),他本人是基于遗传学角度的"全息"来理解和论述的。这与我们在全息生物医学所强调的"全息"内涵有本质不同。

第五节　全息生物医学理论与经络学说

全息生物医学理论与经络学说的并列关系是容易看到的,二者无法相互取代。但是,要让所有的人承认这种关系大概尚需要一定的时间,因为事物的发展总要有一定的过程。这是科学发展的普遍规律。

一、对"经络全息"之说的看法

生物全息律的提出,导致了"全息"一词在许多领域内的广泛使用,说明生物全息律的提出触动了整个科学领域的多条神经。但是,在这种看似繁荣的情况下,必须注意到问题的另一方面。我们曾经明确指出,无论在什么场合下使用"全息"这一概念,都应当

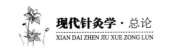

对其内涵做出明确的规定[32,33]。基于书中所阐述的观点,这里再谈一谈对"经络全息""背腧全息"等提法的看法。

人体穴位分布全息律与全息术原理有着本质区别,除了研究对象的不同之外,主要还存在着对"相对独立部分"的划分及其特性方面的差异。而"经络全息""背腧全息"[34]等概念的提出并没有考虑到这些差异。所以,"经络全息""背腧全息"等概念中的"全息"都不是全息生物医学中所谈的"全息"[25,32,33]。

有人提出"经络系统全息于整体"的理由有二,首先相对于微诊、微针系统(按:特指耳穴诊断、耳穴刺激疗法等一些独特的诊治系统。但是,将其称之为微诊、微针系统是否妥当,值得进一步商榷)来说,经络系统是遍布周身的大系统,但与整体相比仍然是局部。其次,认为经络系统具有与微诊(如面诊等)、微针(如耳针等)系统相同的全息性,这主要集中体现在腧穴系统的作用上。古人并未发现任何沟通脏腑与经穴的特异性结构,何以说经络能够内属外络呢?唯一的根据就是内脏病痛能够反映于外在的经穴,而刺激经穴能够调治内在的脏腑疾病,舍此而无它!因此,认为所谓内属外络作用,其实是腧穴系统的全息作用。尽管腧穴是沿十四经散布全身,而微针穴位系统的穴位却集中在小范围内,但它们都是从局部对应着整体,并从局部反映和影响全身,二者的作用本质上是一样的,都是全息作用。因此认为,人体局部的经络系统无论表现出什么样的特性,都与整体全息,是"整体区域全息系统"[34]。

认为背腧系统是全息系统,根据是膀胱经的背腧穴都通其余十一经脉,而且只有离心感传。背腧穴与散布全身的经络系统有特殊联系,并且有全身性的影响。所以有人认为背腧系统实际上又是一个脏腑小系统的体表代表区,它虽存在于局部区域却包含着来自"脏腑"的整体信息,也是整体的全息,其全息作用远比经络系统表现得典型和充分。并举例说明,肝俞既可诊治肝胆病,又治眼病、筋病,还调治情志与气血;肺俞既可诊治肺、喉、气管疾病,又治疗鼻病和皮肤病,甚至还是针麻手术切皮时的镇痛要穴。一俞之功用,往往代替甚至超过一经之功用,从而小背腧系统能从局部反映和影响全身,所以也是全息系统[34]。

我们认为,经络系统、背腧系统与整体相比虽然也是局部,就是说都是整体的部分。但是,要把经络系统、背腧系统作为全息于整体的部分,那么这个"部分"的概念和"全息"的概念已远非本书所做出的概括。

已经几次谈到,全息于整体的部分特指全息元,是躯体部由几种组织所构成的具有一定形态和功能、并分布有各器官投射区的基本结构单位。全息于整体的部分具有两个主要特点：第一，全息元上各信息反映区的位置排布与各自所对应的组织器官在整体上的空间排布基本一致；第二，每一全息元的各信息反映区都与各自相关的特定整体部位之间不断地进行着信息交换，并且全息性的体现有赖于信息传递通路的结构和机能的完整性的保持及全息元完整性的持保。

把"经络系统""背腧系统"也作为"全息于整体的一部分"，与刚才所阐明的问题作一比较，区别是显而易见的。若把"经络系统""背腧系统"划为"全息"于整体的"相对独立的部分"，据此推论，机体的任何部分无论大小都可作为"全息元"。但是，这并不是全息生物医学体系的内容[32,33]。

虽然肝俞既可诊治肝胆疾病，又治眼病、筋病，还能够调情志与气血；肺俞既能诊治肺、喉、气管疾病，又治鼻病和皮肤病等。但是，"背腧系统""经络系统"都不具有全息元与整体之间那种特有约"镜影"关系，因此，它们与整体的关系并不具有全息的性质。

二、全息穴位系统与传统经穴系统是两个不同的穴位系统

自"穴位分布的全息律"（亦可称为"穴位的整体缩影式分布定律"）被发现以来，针灸医学界对由此而引起的一些问题的看法至今未能统一，其主要原因之一，是有些人对全息生物医学与传统针灸学的边界关系，或者说没有弄清楚全息穴位系统与传统经络穴位系统之间的边界关系，其中有的人夸大了全息生物医学的理论作用，而这种情形恰好出现在传统经络学说没有获得重大实质性进展的困窘阶段，故而使另一部分人产生了一种偏袒心理：对理论上比较容易理解、接受，临床应用上更为简便、安全的全息生物医学的进一步研究，是否会对传统的经络学说和传统针灸学带来灾难性的冲击呢？这种心理的行为作用往往是抵制或消极对待全息生物医学的研究与发展。

上述这样的担心是可以理解的，因为每一个新理论的创立，都会引起与之相关联的各个领域（特别是面临危机的领域）内的科学家们的震动或关注，出于某种非理性的原因，有的人对此必然抱有一种戒备心理。但是，在没有从各种客观事实出发来认真考虑全息穴位系统和传统经络穴位系统的关系之前，这种担心是没有积极意义的，那只能阻碍全息生物医学和传统针灸学的发展。

对发展全息生物医学持反对或消极态度的学者，绝大多数十分偏爱传统，这种过分的偏爱影响了自己对眼前所发生的事件做出正确判断的能力，甚至有的人的理性部分或

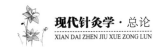

完全地被情感所取代,或认为发展全息生物医学就是否定传统的经络学说,或不加分析地将其否定。的确,全息生物医学还很年轻,有许多具体问题有待于进一步研究,而这正是所有新兴领域的共性。我们并不反对他人提出不同的看法,实质上,一门学科的发展过程,就是批判和更新的过程。但是,这种批判必须是理性的。一种理论不管目前是多么成功,但未必完全真实,特别是作为一种新的理论,它只不过是真理的一种近似而已,要想找到更好的近似,对其进行理性地批判是唯一的选择。但感情地看待自己尚未理解的概念体系,只能使自己永远地无法理解。

我们从不认为全息生物医学的创立和发展会解决传统经络学中的任何核心问题或重大问题。这种看法的依据来自于笔者对全息穴位系统与传统经络穴位系统关系的如下认识。

笔者认为,全息穴位系统和传统的经络穴位系统是两个并列的穴位系统,这两个系统都不能彼此包容对方,而是各自独立,各有规律,共同占据着对人体的整个穴位体系的支配地位,二者谁都无法取代对方,这就好比遗传学上的孟德尔三定律分别支配着遗传现象,三个定律虽同时存在,但都是彼此独立的,任何一个定律都不能包容或取代另外的任何一个定律,而且相互之间并无矛盾[35-37]。

那么认为全息穴位系统和传统经络穴位系统是一种并列关系的依据又是什么呢?笔者认为主要依据有如下四点。第一,这两个穴位系统的分布特点不同。就全息穴位来讲,其特点是功能、主治不同的许多穴位分布在机体的特定局部(即全息元),彼此相邻的穴位之间没有明显的空间间隔,它们在这些特定局部的分布使得这些特定的局部犹如整体的缩影,即呈现出整体的缩影式分布(如耳穴的分布);而传统的经络穴位呢?传统经穴的特点是功效、主治相似的许多穴位呈带状大跨度分布在机体的广泛区域(即沿经脉的循行部位分布,根据经络学说,同一条经脉上的穴位具有相似的功效和主治),彼此相邻的穴位之间有明显的空间间隔(骨度分寸)。第二,这两个穴位系统与整个机体的关系不同。全息穴位系统中的一个小系统(即分布在一个全息元上的穴位),可以反映机体"各个"器官的情况;而传统经络穴位系统中的一个小系统(即分布在一条经脉上的穴位),主要是反映本脏或本腑及其表里经的疾病。第三,这两个穴位系统的命名方式及涉及的一些基本概念的内涵也有着本质区别。全息穴位都是以各自所对应的器官的解剖学名称来命名的;而传统经络穴位系统中,心经、心包经、三焦经等概念中的心、心包、三焦并不是来自解剖学。传统腧穴的命名多是根据阴阳五行、脏腑气血、经脉流注、腧穴功能、取穴方法、骨度分寸以及天文地理、八卦算数等方法来进行的。第四,全息穴位的大小与传统经穴的大小不同。全息穴位作为解剖器官的投射区,为大小不等、形态各异的小区域;而传统经穴的大小及形态至今没有定论(80年代中期,日本曾有人报道,传统经穴为直径 0.5 厘米的加圆面)[35-37]。

全息穴位系统与传统经络穴位系统在上述四个方面的差异,从根本上决定了这两个系统的并列关系,任何一方都不能包容另一方,任何一方都不是另一方的子系统。全息穴位系统的这种独立性,决定了全息生物医学的研究和发展决不会阻碍传统针灸学的发展,而是有助于传统针灸学的发展。关于这一点,在此可以举个例子。传统中医针灸学对"局部"(特指全息元)与"整体"(特指整个机体)之间可以相互传递信息,通过"局部"能够透视"整体"的现象早有研究,并将这些现象总结为经络的联络作用。譬如谈到面部望诊区、耳廓诊断区、虹膜诊断区所产生的病理反应,人们就解释为经络的联络传导作用,并引述云:"十二经脉三百六十五络,其气血皆上注于面而走空窍,其精阳之气上走于目而为睛,其别走于耳而为听。""耳者,宗脉之所聚也。"等等。事实上,经络学说根本无法揭示这些特定局部与整体之间所特有的那种信息传递关系,而全息生物医学的研究和发展则为解决这些问题奠定了基础。从另一个角度讲,全息生物医学的研究和发展则明确限定了经络学说在这一领域的应用。应该说这是对经络学说的一种发展和贡献,这就如同爱因斯坦创立的相对论明确限定了牛顿理论在科学研究和实践中仍保持发挥有效作用的范围,牛顿理论并没有因为爱因斯坦相对论的创立被否定,而是更加完美。

总之,全息穴位系统的这种独立性,决定了选用耳穴等全息穴位的取穴组方原则完全不同于经穴系统,不能以经络学说或神经节段理论为指导,只能尊选全息生物医学理论[35-37]。

三、全息穴位系统与传统经络穴位系统的联系

要解决全息穴位与传统经络穴位之间的具体联系,大概还需要相当的一段时间,因为经络的实质问题至今悬而未解,全息穴位的实质也未弄清。不过我们可以提出一些无可辩驳的事实来说明二者之间确实具有某种内在的联系。这可以从耳穴、头穴与经络的联系谈起。

关于经脉与耳廓的联系古人早有认识,如《灵枢·经脉篇》载有:"小肠手太阳之脉,其支者,……却入耳中。""三焦手少阳之脉……其支者……系耳后直上,出耳上角……

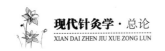

其支者，从耳后入耳中，出走耳前。""胆足少阳之脉……其支者，从耳后入耳中，出走耳前。""手阳明之别……入耳，会于宗筋。"这是分布在耳廓上的经脉，也有分布在耳廓周围的，如《灵枢·经脉篇》还载有："胃足阳明之脉……上耳前。""膀胱足太阳之脉……其支者，从巅至耳上角。"根据《灵枢》的记载，三阳经与耳廓的关系最为密切，六条阴经虽不直接入耳，但却通过经别与阳经相会，就是说十二经脉直接或间接上达于耳。故《灵枢·口问》云："耳者，宗脉之所聚也。"

近些年的研究证实了耳廓穴位与传统经络穴位之间确实具有某种内在性联系。这方面，上海、天津的工作是很有说服力的，他们曾严密观察过 200 例病人，得到了有关刺激耳穴而诱导出循经感传的部分资料，如表 7-1 所示 [38,39]。另外，临床上还发现，凡是刺激耳穴而诱发循经感传者，其疗效似乎比较显著。

表 7-1 针刺耳穴诱导循经感传统计分析

产生感传的经脉	上海的报道	天津的报道
足太阳膀胱经	27	14
足阳明胃经	9	4
足少阳胆经	4	5
手少阳三焦经	4	0
手太阳小肠经	2	0
足厥阴肝经	2	0
足少阴肾经	1	0
手阳明大肠经	0	14
任脉	0	4
足阳明加足太阳	5	0
足少阳加手太阳	1	0
足少阳加足太阳	1	0
不能归经者	3	29
循经感传总数	59	70
诱导率(%)	29.5	35.0

不仅刺激耳穴时可以诱导出循经感传,而且针刺体穴所产生的循经感传也可上达耳廓。暨南大学医学院、安徽省芜湖市中医院等单位对这一现象均有发现。

除了有许多现象昭示了耳穴与传统的经络穴位有某种联系外,还有资料表明全息头穴和传统的经络穴位之间也有密切相关性。中国中医研究院、山西稷县人民医院、沈阳医学院等单位就发现了针刺头穴而引起的循经感传现象[40,41]。当用针刺、机械压迫、温热等物理因素刺激头皮运动区或感觉区时,均可诱导出与刺激肢体穴位而引起的相似的循经感传现象,并且这种循经感传也可被机械压迫、皮下注射普鲁卡因或皮下注射生理盐水所阻滞。

临床上有人还注意到,用耳穴和传统经穴配合应用治疗疾病可以获得更为理想的疗效[42,43]。提示全息穴位和传统经络穴位之间不但存在着某种内在性联系,而且在实际应用中还有相互加强疗效的作用。由此种种,我们得出结论,全息生物医学的进一步研究对于促进传统针灸学的发展具有积极意义。

四、全息生物医学理论与中医学的科学革命

(一)从全息生物医学理论看中医学的科学革命

全息生物医学的创立,统一了中医学内许多支离破碎的内容,如耳穴诊断法、面部诊断法、耳针疗法、第二掌骨侧疗法等均被容于了全息生物医学的理论框架之中,从而使得中医学在"局部"与"整体"关系的认识上发生了一次质的飞跃或革命[44-47]。

在科学领域中,所谓革命就是根本理论的变化。像开辟"化学中的新时代"(恩格斯语)的道尔顿原子学说,达尔文的进化理论,分子生物学中的基因遗传理论,所有这些都被称之为科学革命。

科学革命意味着:第一,原来占支配地位的根本理论本身被另一新的根本理论所取代;第二,一个科学领域中的支配地位由新的根本理论和原来的根本理论共同分割,原来的根本理论的支配范围被明显地限制了。这两种情形在科学史上都是存在的。托勒密学说被哥白尼学说所取代可谓第一种情形的例子。对于牛顿理论,在科学研究和实践中仍保持发挥有效作用的广泛范围的意义上讲,可谓第二种情形的例子,这两种意义上的变化舍掉其中之一都会有损于科学革命,不能把科学革命只归结为一个根本理论本身被另一个根本理论取代。两种意义上的变化都标志着科学的重大发展或科学进步。总之,科学革命的到来标志着原有的支配地位部分或全部的被新理论占据的新时代的开始。

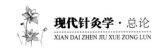
另外，我们还知道，即使在根本理论的稳定时期，反例也会产生，或者是由于其质的特殊，或者是由于其大量出现，终会对科学家的心理发生影响，使他们对根本理论本身或其支配作用产生怀疑、动摇，甚至出现信仰危机。危机是科学革命的前夜，危机必将导致科学革命。当然，反例不积成或引起危机，也可以带来科学革命。

再回过头来考察一下中医学关于"局部"（特指全息元）与"整体"（特指整个机体）关系的理论所面临的问题。

传统中医学对"局部"与"整体"之间可以相互传递信息，通过"局部"能够透视整体的现象早有研究，古人并通过努力将这些现象总结为经络的联络作用。譬如，谈到面部望诊区、耳廓诊断区、虹膜诊断区上所产生的病理反应，中医就认为是经络的联络传导作用。《灵枢·邪气藏腑病形》篇云："十二经脉三百六十五络，其气血皆上注于面而走空窍，其精阳之气上走于目而为睛，其别走于耳而为听"。《灵枢·经脉》篇亦云："小肠手太阳之脉，其支者……却入耳中。""三焦手少阳之脉……其支者……系耳后直上，出耳上角……其支者，从耳后入耳中，出走耳前。""手阳明之别……入耳，会于宗脉。"《灵枢·口问》篇还云："耳者，宗脉之所聚也。"认为面部、眼睛、耳廓等"局部"之所以能够反映"整体"的信息，都是通过经络的传递作用来实现的。

我们不否认全息元与经络之间的联系，但是，经络与耳廓、面部、眼睛的这些联系根本无法解释它们与整体之间所特有的信息传递关系。譬如，它们的穴位分布或诊断区、诊断点的分布为什么犹如整体的"缩影"？这些区或穴位上产生的直接病理反应为什么具有很高的特异性？它们与对应整体部位之间的信息传递为什么十分迅速？……所有这些远远不是经络理论所能解释了的。这就与原来在这一领域内作为根本理论的经络学说产生了尖锐的矛盾。尽管经络理论要努力支配与针灸学有关的各种问题的结果，使它们成为自己的补充、延伸或扩展。但是，随着问题研究的日趋深入，经络理论的这种繁荣在上述领域中越发不景气。有人曾想方设法对我们所提出的那些问题从经络理论中寻找答案，然而，结果与人们原来所期望的正好相反。在这一过程中，非根本理论的潜作用越来越侵蚀它的根本：经络理论。待到"穴位分布全息律"被发现，继而全息生物医学研究得到了进一步的发展，中医学在这一领域内的革命便发生了。这次革命的发生，由全息生物医学理论取代了经络理论在"局部"与"整体"的关系这一领域内的支配地位，明确限制了经络理论的应用范围[44-47]。

需要指出，中医学的内容是十分丰富的，"局部"与"整体"的关系问题仅仅是中医学整体性研究的一个方面。全息生物医学的创立所导致的这场中医学革命也只是这一领域内的事，并且仅仅是开始。

（二）"中医全息"需要讨论的几个问题

曾有人撰文讨论关于构筑中医全息学的理论体系，其中特别提到这样两个问题：一是"全息律也是中医学的重要规律"；二是"中医学内具有丰富的全息诊疗方面的内容"。这两个问题涉及的主要理论观点值得进一步讨论[34,48]。

首先谈一谈第一个问题所涉及的"全息律"。有人提到"全息律也是中医学的一条重要规律"，并认为生物全息律可简洁地表述为"生物体的每一相对独立的部分化学组成的模式上与整体相同，是整体的成比例缩小"[48]。事实上，这是张颖清一种观点，但这一观点没有足够的实验依据[27-29]。张颖清在进行有关实验时，不但所运用的方法较为原始，而且实验设计也不够严谨。我们认为生物全息律在人体并不是指"机体的每一相对独立部分化学组成的模式与整体相同"，也不是指"机体的每一相对独立部分上各位区的化学组成与其对应的整体部位相似程度较大"，更不是指部分与整体"在形态上的相似"，而是指信息反应点或区在相对独立部分（又称全息元，上下均同）上的平面分布规律[27-29]。生物全息律的内容是比较丰富的，它在人体的体现是"穴位分布的全息律"，是指躯体的各个相对独立部分的每个位区大都能在某种程度上反映特定整体部位的活动信息，如果针刺这些位区则大都能调节被其反映的特定整体部位的功能，这些位区如果以其反映和（或）调节的特定整体部位的解剖名称来命名，则它们在各个相对独立部分上的分布规律与其反映和（或）调节的部位在整体的空间排布规律相似，使相对独立的部分犹如整体的缩影。

有人谈到[48]，"全息生物学认为，全息是指整体的每一部分都包含着整体的全部信息。"根据对穴位分布的全息律与全息生物医学的研究，这里的"全息"并不是指整体上有什么局部就有什么，也不是指"整体的每一个部分都包含着整体的全部信息"，而是指信息反映区或信息投射区在相对独立部分上的平面分布特征。这些信息反映区或信息投射区所发出的信息是有一定限度的，单纯依靠这有限量的信息并不能全面了解其对应整体部位的详细情况，而只能是定位的和（或）部分定性的了解。

下面再谈一谈对中医学某些特殊诊疗方法的理论揭示。有人撰文，列举了中医学内许多全息诊疗法方面的例子。在这些例子中，有一部分是属于穴位分布的全息律方面的，而有一些则过于牵强。关于区别中医学内的某些内容是否具有全息特点的问题

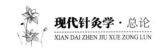

已有文献作过讨论,这里不再赘述。有人在对所列举的全息诊疗事例进行理论揭示时,引述了全息胚学说的内容:"当主体这一最高发育程度的全息胚的某一部位发生疾病时,与主体生活在统一的内环境中的各个发育程度较高的全息胚的未来器官图谱中与疾病部位同名的部位也必然的病了。……这就是中医学中一系列全息诊疗法的理论原理"[34]。根据这一观点,耳穴能够反映和治疗对应整体部位的疾病,就是因为耳廓是一个生活在主体上的全息胚的缘故,而耳廓这个停留在某种发育程度的胚胎上的各个穴位就是未来整体的器官图谱。显然,利用张颖清的观点所作的这种揭示是难以让人接受的,如果仔细分析一番甚至近乎荒谬。因为把机体的某些部分的特殊穴位分布作为未来整体的器官图谱或把相对独立的部分作为发育到某种程度上的胚胎,这和生物进化论是不相容的,也就说是违背进化论原理的。的确,泛胚性(构成整体的各个小个体通常都具有发育成新整体的能力)在低等生物界是比较明显的。但是,随着生物的进化,构成生物体各个部分的那种"胚性"逐渐减失,到了高等动物特别是哺乳类动物乃至人类,那种"胚性"已荡然无存。张颖清认为,"在哺乳动物,除真正的胚胎这样特殊的全息元外,其他的全息元都走不到发育的最后阶段,而形不成新的整体,这些全息元都停留在不同的发育阶段上……"。各全息元形成新整体的"这种能力以潜在的形式存在着。"这一观点是经不起推敲的[44,45],因为哺乳类动物的胚胎在发育过程中,胚胎的各个部分在整体的控制下,一直都在向着各自在成体中所扮演的角色发展,而根本就没有向整个成体的方向发育,更谈不上它们在成体上是停留在不同发育阶段的"胚胎"。认为在哺乳动物全息元发育成新整体的能力以潜在的形式存在着,自然也没有什么道理,这不但在理论上讲不通,而且也无实验依据。有人认为相对独立部分上的各个全息穴位之所以能够反映特定整体部位的信息,就是因为相对独立部分是发育到某种程度的"胚胎"之故,是潜胚性的显化。事实上,这仅仅是对耳穴及其他全息穴位与对应整体部位之间的信息传递现象的一种没有说服力的解释。

虽然低等生物的泛胚性随着生物的进化逐渐减失,但是,各相对独立部分与整体之间的联系却日趋密切,这主要体现在机体各全息元上的穴位与对应整体部位之间的信息传递特点:迅速、局限、精确等方面。这说明在生物进化过程中,低等生物的部分与整体的那种由泛胚性所决定的极为原始的"全息"联系,逐渐被高级形式的联系机制所取代,这种高级联系机制就是中枢内神经细胞的全息联系律。耳穴及其他全息穴位与对应整体部位之间的信息传递就是通过这种全息反射联系进行的。穴位分布全息律和中枢内神经细胞的全息联系律构成了全息生物医学的理论核心[49,50]。

参考文献

[1] 朱文锋.全息生物医学研究 [M].济南:山东大学出版社,1985:127

[2] 陈少宗.论中医学的全息思想 [J].医学与哲学,1986,(8):12

[3] 张恩和.山东中医学院学报,1989,(5):14

[4] 陈少宗.人体全息诊疗学(张奇文主编)[M].济南:山东大学出版社,1989:21

[5] 张颖清.生物全息律 [J].自然杂志,1981,(4):243

[6] 张颖清.全息生物医学研究 [M].济南:山东大学出版社,1985:2~23

[7] 张颖清.生物体结构的三定律 [M].呼和浩特:内蒙古人民出版社,1982:34

[8] 张颖清.全息生物学 [M].北京:高等教育出版社,1989:78,195,197

[9] 张颖清.新生物观 [M].青岛:青岛出版社,1991:15

[10] 张颖清.全息胚及其医学应用 [M].青岛:青岛出版社,1992:20

[11] 陈少宗.全息生物医学理论与临床应用 [M].济南:黄河出版社,1991:152

[12] 陈少宗.论穴位分布全息律的科学价值 [J].医学与哲学,1994,14(11):25

[13] 陈少宗.穴位全息学说的逻辑混乱与修正 [J].上海针灸,1998,(2):50

[14] 张颖清.全息胚学说在哺乳动物克隆领域具有理论优先权 [J].科技导报,2000,(2):12

[15] 陈少宗.全息耳针疗法 [M].北京:华夏出版社,1991:40

[16] 北京医学院基础部针麻原理研究形态组.实验性胃溃疡家兔的耳廓皮肤电阻探测 [J].北京医学院学报,1974,(1):12

[17] 北京医学院基础部针麻原理研究形态组.家兔实验性腹膜炎和胃溃疡的耳廓低电阻点的分布 [J].北京医学院学报,1974,(2):75

[18] 北京医学院基础部针麻原理研究形态组.切除神经节对家兔实验性胃溃疡耳廓皮肤电阻的影响 [J].北京医学院学报,1975,(3):147

[19] 沈愕,等.猴耳廓反应点的形成和分布 [J].生理学报,1962,(1):78

[20] 叶永在,卢继传.全息生物学的科学与哲学探讨 [J].自然辩证法研究,1995,11(4):57

[21] 陈少宗.穴位全息律并不等同于细胞全息 [J].全息生物医学杂志,1998,3(2):1

[22] 陈少宗.中医全息需要澄清的几个理论问题 [J].齐鲁中医药情报,1991,(1):6

[23] 陈少宗.全息生物医学研究与临床应用 [M].济南:黄河出版社,1991:49

[24] 陈少宗.全息生物医学理论与现代耳针疗法 [M].青岛:青岛出版社,2011:37

[25] 陈少宗.全息生物医学研究需要澄清的几个问题 [J].全息生物医学杂志,1999,4(1):1

[26] 陈少宗.全息生物医学研究与临床应用 [M].济南:黄河出版社,1991:32

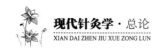

[27] 陈少宗 . 穴位全息学说的逻辑混乱与修正 [J]. 上海针灸 ,1998,（2）:49

[28] 陈少宗 . 全息生物医学理论与现代耳针疗法 [M]. 青岛 : 青岛出版社 ,2011:19

[29] 陈少宗 . 对张颖清生物全息理论的几点不同看法 [J]. 全息生物医学杂志 ,1997,2（1）:1

[30] 张颖清 . 全息生物医学 . 第三届全国生物全息律学术讨论会论文 ,1985

[31] 商景贤 , 等 . 大量水负荷后耳廓肾区压痛点之产生 [J]. 中西医结合研究论文集 . 哈尔滨医科大
学 ,1960:46

[32] 陈少宗 . 全息生物医学研究与临床应用 [M]. 济南 : 黄河出版社 ,1991:29

[33] 陈少宗 . 全息生物医学理论与现代耳针疗法 [M]. 青岛 : 青岛出版社 ,2011:21

[34] 唐杰 . 论中医全息 [C]. 第三届全国生物全息律学术讨论会论文 ,1985

[35] 陈少宗 . 关于全息穴位和传统经络穴位系统的关系 [J]. 中医药动态 ,1993,（1）:12

[36] 陈少宗 . 关于全息穴位系统和传统经络穴位系统关系的再讨论 [J]. 医学与哲学 ,1995,16（5）:250

[37] 陈少宗 . 全息生物医学理论隶属于经络范畴吗 [J]. 医学与哲学 ,1996,17（3）:165

[38] 上海市耳针协作组 . 全国中医经络针灸学术座谈会资料选编 [M]. 北京 : 人民卫生出版社 ,1959:328

[39] 上海市耳针协作组 . 中医杂志 ,1959,（10）:34

[40] 广西中医学院针麻经络研究室 . 全国针灸针麻学术讨论会论文摘要（一）,1979:204

[41] 山西稷山县人民医院 . 头针疗法资料选编（稷山县人民医院）,1972:10

[42] 中医研究院针灸研究所头针研究室 . 新医药资料 ,1973,（4）:33

[43] 山西稷山县人民医院 . 山西医药杂志 ,1974,（增刊 1）:1

[44] 陈少宗 . 从全息生物医学理论看中医学的科学革命 [J]. 中医学与辩证法 ,1989,（1）:7

[45] 陈少宗 . 全息生物医学研究与临床应用 [M]. 济南 : 黄河出版社 ,1991:47

[46] 陈少宗 . 全息生物医学理论与现代耳针疗法 [M]. 青岛 : 青岛出版社 ,2011:34

[47] 陈少宗 . 全息生物医学研究与临床应用 [M]. 济南 : 黄河出版社 ,1991:49

[48] 黄荣国 . 中医全息论 [J]. 齐鲁中医药情报 ,1989,（3）:5

[49] 陈少宗 . 全息生物医学研究与临床应用 [M]. 济南 : 黄河出版社 ,1991:52

[50] 陈少宗 . 全息生物医学理论与现代耳针疗法 [M]. 青岛 : 青岛出版社 ,2011:40

第八章
全息穴位的信息传递机制

全息生理学主要研究全息元上各位区与其对应整体部位的组织器官之间在生理上的功能联系及其结构基础,或者说,全息生理学研究全息元上各全息穴位与其对应整体部位的组织器官之间的信息传递关系、信息传递机制。

强调整体观念是中医学的两大特点之一。强调整体观念就是要注重局部与整体之间的关系及整体与环境之间的统一,前者的很大一部分内容属于全息生理学研究的范畴。譬如:大量水负荷后,耳廓肾区何以出现压痛反应?这种机能联系的物质基础是什么?二者的活动规律是否同步?耳廓穴位产生反应的潜伏期或延迟时间有多长?潜伏期的长短与耳廓全息穴位不同性质的反应之间的关系怎样?反映二者联系的各种电学特性(电阻、电容、电位)及电磁学特性的变化规律及其生理学基础是什么?……

第一节　全息穴位的信息载体及其信息通道的结构

重要的问题之一,是全息穴位与对应整体部位的组织器官之间的信息传递机制。经过多年的研究,对于这样的问题我们已习惯于在神经生理学领域内寻找相关的答案。

前边已经明确指出,全息生物医学的"全息"不是指形态全息,也不是指物质组成上的全息,而是指全息元上"信息反应区点(穴位)分布形式的全息"。谈到信息,自然要涉及到信息的传递、信息的传递载体及信息的传递通道、信息的转换等问题,也就是信息的传递机制问题。在工程学中,要是阻断了传递通路,信息就理所当然地无法传递。在全息生物医学中,信息的传递同样遵循这一原则,一旦全息元(或全息穴位)与对应整体部位之间的信息传递通道一旦被阻断或离断,前者还能反映出对应组织器官的活动情况吗?这显然是不可能的 [1-3]。

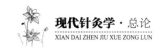
一、什么是信息、信息载体及信息通道

信息似乎看不见，也摸不着，其实，它并不是那么神秘，通常我们所说的消息、情报、指令、密码……就是信息。在日常生活中，人们依靠各种感觉，如眼、耳、舌、鼻、躯体，不断获得关于外界情况的信息。

在人们的社会生活中，广泛地进行着信息交换，譬如写信、打电话、拍电报等都是信息交换的方式；通过广播、电视也可获得有关的信息。在工作中，人们在使用各种机器设备、生产工具的过程中，也进行着信息交换，人们借测量显示仪表获得有关机器设备运转状态的信息，将指令传递给机器设备，借以控制与操纵它们。医生对病人所采取的一系列检查手段，也是为了获得有用的信息。

信息载体就是信息的携带者。信息传递必须借助于一定的物质或能量作为载体，人与人通过语言交换信息是以声波（空气的振动）为载体的；在人与机器、机器与机器之间及机器内部，广泛采用电信号、光信号、声信号以及各种形态的物质或能量作为信息载体。如电台广播的信息从播音员到听众，是以声波、电信号、电磁波等为载体的。

信息及信息载体有这样的特点：相同的信息可以采用不同形态的物质或能量作为载体，譬如：同一条消息，从播音员传给听众，信息载体有多种形式。从播音员到话筒是借用声波传递；从话筒到无线电发射机是借用各种电压信号、电流信号传递；从发射天线到接收天线是借用电磁波传递；从收音机天线到扬声器又是借电压、电流信号传递，最后扬声器借声波将这条消息告诉听众。

所谓信息通道就是信息传递所经过的路线，亦即从信息发射处到信息接收处之间的信息传递路线。信息通道的具体结构与所采用的信息载体的物质及能量形式有关。

二、细胞的信息、信息传递

在讨论全息穴位的信息传递机制之前，有必要先谈一谈细胞的信息传递问题。

细胞的信息传递是依靠激素和神经进行的，此种通信和所有其他形式的通信都是以核酸分子内组合的信息为基础的。通信的能力是生活细胞的一个特征。作为细胞通信的信息有三种类型：遗传的、代谢的和神经的。

有机体的遗传信息是建立在细胞核区 DNA 分子的四种核甘酸碱基－腺嘌呤、鸟嘌呤、胸腺嘧啶和胞嘧啶的正确顺序之上的。这种信息规定了组成成千上万种蛋白质分子正常结构的 20 种氨基酸的正确顺序。细胞蛋白质的共同作用,才使得细胞成其为一个细胞—它好似一架精密机器,由高度专一化的结构件以进行酶促代谢反应的复杂网络中的酶构成。在细胞生殖的过程中,双亲的 DNA 分子进行复制,两个子细胞的每一个都赋有母细胞所贮存的全部遗传信息。

遗传通信的生物学功能是增加种的进化可塑性。自然选择是推动进化的动力,它所依靠的遗传多样性,其根本源泉是核苷酸分子上碱基顺序的稀有突变,因而也是 DNA 内个别遗传信息上的突变。这种信息—遗传信息不是我们这里要说明的主要问题。

代谢信息表现在参与一些化学过程(细胞赖以生殖、发育和维持其生活状态的过程)的大小分子的质量和浓度上。与遗传信息的通信比较,遗传信息通信的用途适合于群体中一员的寿命那样长的时间,而代谢信息的通信在较短的时间内,对有组织的细胞社会是重要的。代谢信息通信的一般机制是一个分泌细胞释放分子组成中的一个分子,被释放的分子通过细胞社会占有的空间扩散,当碰到一个靶细胞时,以某种高度特异的方式干预该细胞的代谢。代谢信息的这类信使分子一般叫做激素。

代谢通信主要具有双重的生物学功能:首先激素控制着多细胞生物的有序发育;其次,代谢通信释放的激素对体内起平衡作用,在外界环境变化时,它使所有的有机体内环境所受影响减少到最低限度。这种信息也不是这里要研究的主要问题。

第三种信息－神经信息是我们讨论的重点。神经信息体现在多细胞动物所具有的一种特异的细胞类型—神经细胞(即神经元)的活动上。代谢信息通信的生理时间间隔尽管比遗传信息通信的进化周期短得多,但仍然长达几个小时、几天,甚至几个星期。大多数动物(特别是高等动物)为了生存,必须要对环境中的某些变化在几秒钟甚至几毫秒钟的时间内做出反应。像葡萄糖这样的分子的扩散过程,即使是对小得像苍蝇那样的动物来说,也需要几个小时才能完成。动物(特别是高等动物)要生存,就必须要有比激素快得多的通信途径,神经细胞通过迅速反应,可起到这种作用。

神经细胞具有两个独特的特征,这使得它们特别适合于上述目的,第一,与其他细胞不同,神经细胞具有长而细的轴突。通过这些轴突,神经细胞能与远处的其他神经细胞或其他组织的细胞相接触,彼此形成一个中间联络网而伸展到动物的周身。第二,与其他的细胞不同,神经细胞对物理性或化学性或机械性刺激能产生电信号。神经细胞沿着轴突传导电信号,并把它传递给与其接触的其他细胞(如神经细胞、肌细胞),神经细胞的中间联络网和电信号的运行组成了神经系统。自然,所讨论的各种通信系统涉及的所有

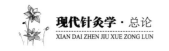

信息的来源和目的都是神经系统。

按照 Roman Gaul 的分类方法,神经系统可以分为三部分:A.传入(感觉)部分,它使动物感知外界环境和内环境的状态;B.传出(或称效应器)部分,其功能是使器官或肌肉发生运动;C.中枢部分,其功能是联系传入部分和传出部分。中枢部分最精细的组织是脑。

三、全息穴位的信息载体与信息通道的结构

前面介绍了几个基本概念和细胞通信三种形式,并对各种信息的载体、生理功能作了比较和说明,于是,我们对细胞通信的几种情况有了较明晰的认识。这是我们讨论下面问题:全息穴位的信息载体与通道结构的基础。

二十世纪 70 年代末,美籍朝鲜人 M.H.Cho 进行了如下的实验:用胶布将电子测温计的探头分别固定在耳廓的手、足、膝、腹等区点上,每次固定一个探头,待测温计指针稳定之后,对手、足、膝、腹等部位施行冷、热或扎针刺激,发现 10~15 秒钟内(按:这个时间间隔是比较短暂的),耳廓上与受刺激部位对应的区点皮肤温上升(上升的幅度在 1~5.5℃之间,持续时间长短不等,最长者可达两小时以上),而非对应的耳廓区点未见皮肤温的升高。同样,刺激耳廓某区点,亦发现相应的躯体部位的皮肤温度在短时间内升高[4]。

实验提示,躯体某部与相应的耳穴之间存在着犹如钥匙和锁孔一样的关系。躯体某部的信息只传递给相对应的耳穴,而不传递给非对应的耳穴;反之,某一耳穴的信息.也主要传递给整体上与其所对应的部位,而不传于非对应的整体部位。M.H.Cho 进一步用液晶代替电子测温计重复了上述实验,获得了类似结果。他从神经生理学角度推想了这种因果关系的神经反射弧(如图 8-1),认为:躯体(按:内脏,亦同)←→中枢←→耳廓(按:其他全息元亦同)之间的双向反射径路,不仅是耳针疗法的基本反射径路,也是其他穴位刺激疗法的生理学基础,特别是两体表间的这种反射联系在神经生理学上也是一个新发现[5]。因为双向反射径路示意图呈三角形,颇似于尼罗河下游的德尔他三角洲,故实验者称之为德尔他反射。但我们认为这种双向反射径路并非是所有穴位刺激疗法的生理学基础,而只能部分地或某种程度地用以说明全息穴位与其对应的整体部位之间的联系。

根据对细胞通讯的研究,我们认为,M.H.Cho 从神经生理学的角度对实验现象所作的揭示,提出所谓的德尔他反射是合乎逻辑的。尽管该反射的时间间隔(或称反射时)较一般神经反射的时间略长了一点,不过这是有原因的。我们不应忽略,M.H.Cho 进行

的实验,并未直接测定神经电信号,而测定的是神经电信号指使皮肤毛细血管,让其扩张引起了局部皮肤温度的变化,也就是说其间有一个信息转化过程;再者,该反射多属多突触反射,刺激量的过小亦有可造成反射时的延长。

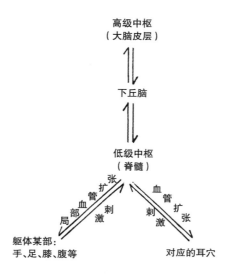

图 8-1　双向反射径路示意图

M.H. Cho 虽然提出了躯体(按:内脏亦同)←→中枢←→耳廓间的双向反射径路,但是,这只能解释反射时的短暂性,并不能说明整体的各组织器官与其对应的耳穴之间为什么具有那种犹如钥匙和锁孔一样的关系。

根据耳穴分布的全息性和耳穴信息的类型所属 – 神经性,我们提出了这样的几个概念:中枢内神经细胞联系的全息规律、全息反射弧和全息反射[2,3,6-8]。

所谓中枢内神经细胞联系的全息律,是指中枢内存在着这样的一种结构联系,如以耳廓穴位为例来说明的话,即耳廓上的任何一个穴区在中枢内的投射与其所对应的整体部位的组织器官在中枢内的投射都存在着双向特异性突触联系。各组织器官与相应耳穴之间的那种犹如钥匙与锁孔一样的关系就是由中枢内的这种双向特异性突触联系所决定的。各组织器官在对应耳穴上产生的反应,或者由耳穴输入而传递到其对应整体部位的调整信息都是由中枢内的这种全息结构联系作为反射中枢参与的神经反射弧所完成的。这种反射弧就称之为全息反射弧,由其所完成的反射就称为全息反射。全息反射

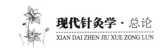

联系的具体描述是(以耳廓穴位为例):每一耳穴在中枢内的投射,都与其所对应的特定整体部位在中枢内的投射之间存在着双向特异性突触联系,即耳穴的传入神经与支配各自所对应的组织器官的传出性神经元发生特异性联系,组织器官的传入神经与支配各自所对应的耳穴的传出性神经元发生特异性联系;这种规则的空间对应联系的基本部位存在于脑干网状结构中;从脑干到大脑皮层各级中枢都有神经细胞参与这一联系的高层控制。我们将这一结构简称全息反射联系。具体地讲就是:当各器官的经典感觉传导通路的第二级神经元纤维通过脑干时,发出侧支,直接或间接地与同侧或双侧脑干网状结构中支配其对应耳穴的运动性神经细胞发生突触联系。这就是某一整体部位或器官发生疾病时,在其对应耳穴发生阳性反应的机制。当各个耳穴的经典感觉传导通路的第二级神经元纤维通过脑干时,亦发出侧支,直接或间接地与同侧或双侧脑干网状结构中支配其对应器官的运动性神经细胞发生突触联系。这就是针刺耳穴能够调节其对应器官功能的神经生理学基础[2,3,6-8]。

容易理解,耳穴的(输入或输出的)信息载体便是神经电脉冲,在突触处则是神经递质,神经电脉冲由全息穴位反映出来还要经过其他形式的信息转换。这是信息及其载体的一个特点:同一信息可以采用不同形态的物质或能量作为其载体。信息的通道便是全息反射弧。

需要进一步提及的是,做出如上概况的两个主要依据是:A.穴位分布的全息现象;B.全息穴位与对应整体部位之间的信息传递的迅速性及反应的局限性和精确性。这在细胞的通信中,只有神经细胞才能起到这样的作用–发动对刺激的迅速、局限而精确的反应。

另外,前面还谈到,耳廓上的任何一个穴区与其相对应的整体部位之间的那种犹如钥匙和锁孔一样的关系是由中枢内的全息结构联系所决定的。这是因为,任何一种外周结构或外周因素都不能将耳廓上的各位区与其相对应的组织器官联系起来以完成信息的迅速传递。有人想方设法用所谓的经络学说来解释这种关系,这是无法令人信服的。因为经络是什么至今无人能够说清楚,以未知来解释未知自然不会有可靠的答案,与之相反,而这正是中枢部分所特有的功能–联系感觉的部分和效应器的部分。

如果把耳廓与整体在中枢内投射的这种联系进一步拓展开来,便会得出以下的结论:机体的任何一个全息元的每一位点在中枢内的投射,都与其所对应的整体部位的组织器官在中枢内的投射存在着双向特异性突触联系,或者说任何一组织器官在中枢内的投射,都与全息元上其所对应的位区在中枢内的投射存在着双向特异性突触联系。这就是中枢内神经细胞联系的全息律,全息穴位的信息通道便是由其作为反射中枢参与而形成的反射弧－全息反射弧。

下面再就全息穴位的信息通道－全息反射弧典型的神经元连结的几种方式进行讨论。从结构联系上讲,神经元的输入－输出关系有这样三种[6]：

第一种是"一对多"的关系,即神经元连结的辐散方式(有时亦称神经元连结的辐散原则)。在中枢内,大多数的神经元的轴突离开胞体之后先后分出一些(或许多)侧枝,与多少不等的神经元构成突触,其功能是对突触前冲动进行空间上的辐散。不过,我们在这里所说的辐散与传统神经生理学中所谈的一般辐散的意义不尽相同,为了以示区别,把前者称之为全息会辐散。全息辐散是传统生理学中一般辐散的特例,在结构和功能上它具有这样的特点：在脑干网状结构内,辐散是跨空间的,它能够按照规则的空间构形－中枢内神经细胞的全息联系规律向外周传递信息。举例来说,整体上某一组织器官发生病变时,通过这种规则的辐散方式将损伤信息传递给全身不同部位的与其对应的各个全息穴位处。

第二种是"多对一"的关系,即神经元连结的会聚方式(或称神经元连结的会聚原则),该原则与神经元连结的辐散方式相反,多数神经元可以接受许多其他神经元的侧支,形成突触。其功能是对多个的突触前冲动进行空间和时间上的总合或会聚。同样,我们在这里所谈的会聚原则与传统神经生理学所谈的一般会聚原则亦不尽相同。为了区别,把前者称之为全息会聚。全息会聚亦是传统神经生理中一般会聚的特例,在结构和功能上它具有这样的特点：在脑干网状结构内,会聚是跨空间的,它能够按照规则的空间构形－中枢内神经细胞的全息联系规律向外周传递信息。举例说的话：整体上某一组织器官发生病变时,通过前边谈到的全息辐散将病理信息传递给全身不同部位的与其相对应的各个全息穴位;反过来,针刺这些不同部位的与病变组织器官相对应的各个全息穴位,可通过这种规则的会聚方式将调节信息传递给发生病变的组织器官。

第三种是"一对一"的关系,即输入、输出都是单通道的,反射中枢亦是单通道的,不过在我们的讨论之内,这种联系方式存在的可能性是不大的,即便是存在的话,其意义也是次要的。因为在中枢内,神经元大多具有几百到几千个突触,在这种结构如此复杂的世界里,某一神经元几乎不可能只与单一的传入神经元或单一的传出神经元发生联系。

另外,在全息反射机制中还有这样的两种情况：在病理信号反映到全息穴位的过程中,传出通道可以是单一的,而信息源可能有多个,也就是说信息传入通道可以是多个

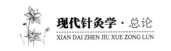

的。譬如：某一全息元上的心脏穴区发生反应时，发生病变的部位可能是心脏，也可能是与心脏处在同一水平位置的其他组织。像这种情况，信息的传出通道就是单一的，而信息的传入通道则是多频的。这亦属于"多对一"的关系，具有空间上的集合作用。

如果从全息穴位输入信息以调整其对应整体部位的组织器官的机能来看，信息的传入通道可以是单一的，而信息的传出通道则可是多频的。

应当指出，全息反射的结构基础和传统神经生理学上的单突触神经反射弧的结构可能存在着很大差别。单突触反射发生时，冲动在中枢内只越过一次突触，而全息反射很可能属于多突触反射，而且可能有数级反射中枢。M.H.Cho 的实验发现反射时的不恒定与这种推测是相吻合的，因为在实验中并没有保证刺激量的一致性。

还要说明的一点，就是关于全息反射弧的反射中枢（即中枢内神经细胞的全息联系结构）的位置问题。其反射中枢位于何处呢？根据支配耳廓、头面的全息穴位的神经与支配躯体他处和内脏的神经之间的联系部位来看，全息反射弧的基本反射中枢不可能存在于脊髓，而应当位于脑干。譬如：三叉神经的耳颞神经分布于外耳道前壁、前上壁、耳轮脚及耳甲艇、耳轮升部、三角窝等部，这些区域既有内脏的对应点，亦有躯体的对应点，而三叉神经与中枢相联系的部位是三叉神经主核、三叉神经脊束核、孤束核、迷走神经脊核。这些神经核均位于脑干，而非在脊髓，那么分布于三叉神经支配区内的全息穴位与其相应的组织器官之间联系的基本部位最低应是在脑干。

对于中枢内神经细胞的全息联系规律，可以系统地总结为：机体各全息元的每一位区（即"穴位"。下同）在中枢内的投射，都与其所对应的特定整体部位在中枢内的投射之间存在着双向特异性突触联系，即全息穴位的传入神经与各自所对应的组织器官的传出神经发生特异性联系，各组织器官的传入神经与各自所对应的全息穴位的传出神经发生特异性联系；这种规则的空间对应联系的基本部位存在于脑干网状结构中；从脑干到大脑皮层各级中枢都有神经细胞参与这一联系的高层控制。我们将这一结构简称全息反射联系。具体地讲就是：当各器官的经典感觉传导通路的第二级神经元纤维通过脑干时，发出侧支，直接或间接地与同侧或双侧脑干网状结构中支配其对应全息穴位的运动性神经细胞发生突触联系，这种突触联系具有规则的空间对应性，即每一器官的经典感觉传导通路的第二级神经元纤维在脑干发出的侧支，同时与脑干网状结构中的支配所有与之对应的各个同名全息穴位的运动性神经细胞发生特异性突触联系，此即所谓全息辐散原则。这就是某一整体部位或器官发生疾病时，在所有全息元上与之对应的各个全息穴位都发生阳性反应的机制。当各个全息穴位的经典感觉传导通路的第二级神经元纤维通过脑干时,亦发出侧支,直接或间接地与同侧或双侧脑干网状结构中支配其对应器官的运动性神经细胞发生突触联系,这种突触联系也具有规划的空间对应性,即各个全息元上的所有相同的全息穴位的经典感觉传导通路的第二级神经元纤维在脑干发出的侧支,都与脑干网状结构内的支配它们共同对应的同一器官的运动性神经细胞发生特异性突触联系,此即所谓全息会聚原则。这就是针刺各个全息元上的同一个全息穴位都能够调节其对应器官功能的神经生理学基础。

另外,机体各全息元的每一位区(即 "穴位"。下同)在中枢内的投射,都与其所对应的特定整体部位在中枢内的投射之间存在着双向特异性突触联系,这种双向特异性突触联系可能存在着另一种形式: 即全息穴位的传入神经与各自所对应的组织器官的传入神经在脑干内发生特异性联系,各组织器官的传入神经在脑干内通过中间神经元又与各自的传出性神经元在发生特异性联系,刺激全息穴位也有可能通过这一途径对相应器官的机能进行调节;各组织器官的传入神经与各自所对应的全息穴位的传入神经在脑干内发生特异性联系,各全息穴位的传入神经又在脑干内通过中间神经元与各自的传出性神经元发生特异性联系,组织器官的病理信号也有可能通过这一途径传递到各自所对应的全息穴位。

全息穴位与对应器官之间在中枢内的双向特异性突触联系,是属于前一种情况还是属于后一种情况,到目前为止,根据已有的研究数据我们尚不能做出明确判断。

全息反射联系这一系统在结构和功能上既不同于特异性投射系统,也不同于非特异性投射系统,它既不是引起特定的感觉,也不是维持或改变大脑皮层的兴奋状态,而主要是按照规则空间对应联系把输入的信息传递给相应的传出神经细胞:把全息穴位的输入信息传递给支配其对应器官的传出性神经细胞,或把每一器官的输入信息传递给支配其对应全息穴的传出性神经细胞。

第二节 神经生理学的实验依据

我们已对全息穴位与其对应的组织器官之间的信息传递机制进行了讨论,这些讨论除了已谈过的依据,还有更为广泛深刻的实验事实佐证我们的观点。

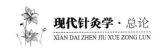

一、神经系统在全息穴位与对应组织器官之间的信息传递中的作用

为了讨论问题的方便,以耳廓穴位与对应整体部位的神经联系来说明我们所提出的问题。

几十年来的许多实验都证实了神经系统(特别是植物神经系统)在耳穴与对应组织器官之间的信息传递中所起的主要作用。苏联有学者[9]刺激人的臂或动物肢体之后,运用电阻计测定耳廓皮肤各部位的电阻(动物有毛区在剃毛后进行)。用震动、热、冷等刺激人的不同部位,或用肌肉注射松节油 0.3~0.5 毫升刺激动物的不同部位前后,测定耳廓电阻。结果发现,在上述刺激的作用下,耳廓特定部位的电阻有显著下降现象(按:所谓特定部位亦即被刺激的对应耳区),而且电阻下降的程度与刺激的强度成正比。为了弄清受刺激的部位与特定耳区联系的神经机制,他们作了进一步的实验研究,发现在切除动物耳廓的躯体神经七、八天之后,躯体与耳廓穴位的那种特异性联系仍然存在;但切除颈上交感神经节以去除两侧交感神经支配后,则肌肉注射松节油不再引起相应耳廓的皮肤电阻的变化。

北京医学院基础部[10],曾经研究过神经系统在内脏器官与相应耳廓穴区联系中所起的作用,他们在家兔身上切断右侧耳大神经、枕大神经、耳颞神经和迷走神经的同时,将右颈上交感神经节、右颈总动脉的一段切除,再人工造成家兔的胃溃疡,然后观察左右两耳廓低阻点的出现有无差异。结果发现,在胃溃疡期间,右耳出现的低电阻点极显著地比左耳减少,而单独切除右耳的感觉神经,或只切除右颈总动脉的前一段,或只切除右颈上交感神经节,在胃溃疡期间,右耳出现的低电阻点与左耳廓比较均无显著差异。进一步的组织化学方法检查证明,胃溃疡期间,肾上腺素能神经纤维在耳廓的存在与耳廓皮肤的低电阻点的产生有着极其密切的关系。

以精制的微型电极刺激家兔的迷走神经,观察到随着刺激时间的延长,耳廓产生的低阻点逐渐增多,这种变化在左右两耳廓的情况相近似。停止刺激 72~96 小时,低电阻点逐渐消退;单侧切除交感神经后,刺激胃迷走神经,同侧低电阻点的产生受到很大影响,而对侧耳廓低阻点的产生依然随着刺激时间的延长逐渐增多。

从刺激耳廓的胃穴对家犬胃酸分泌的影响来看,也可以证实神经系统在耳穴与相应器官的联系中所起的主要作用。实验者将家犬分成两组,第一组行胃前壁管状造瘘术;第二组除造瘘外,并施行经腹食道下段的迷走神经切断术。先将空腹胃液每隔 15 分钟抽一次,共 5 次抽净后,在耳轮脚胃所对应的位区找到反应点进行针刺,留针 1 小时。胃液游离酸度及总酸度按托林氏法滴定。共做了 51 次实验,第一组示,空腹胃液酸度的滴定,都有由高向低的趋势。针刺耳穴后,在胃造瘘组所产生的效应和酸度滴定有显著的上升。针后和空腹第一个标本相对比,针刺后的结果超过空腹胃液游离酸度的最高滴定值。迷走神经阻断组,针刺后出现的效应较差,针刺后的结果接近空腹胃液酸度的最低滴定值[11]。

二、反射中枢的位置问题

我们根据耳廓及其他相对独立部分上的全息穴位与其对应整体部位的超节段联系,排除了发生这种联系可能的脊髓机制,猜想脑干是发生这种联系的基本部位,并且其中枢过程可能跨越多级脑结构,同时与所跨越的各级中枢发生联系[2,3,6-8]。有事实表明,这样的推断很可能是正确的。

中国科学院生理研究所观察过猴子耳廓病理反应点的变化[12],他们用切断腓骨、辣椒油刺激坐骨神经、向腓肠肌及其表面的皮肤下组织连续注射高渗盐水、颅顶开窗术、脑室插管术的刺激方法刺激猴,均可在耳廓上产生压痛反应点,并且这些反应点都在刺激部位的对应耳区内(三角窝和对耳屏下面的沟中,即相当于下肢的对应耳区和头部的对应耳区)。

对于发生上述现象的解释,生理研究所认为可能存在着一种脑机制。为了证实这一看法,他们选用了药理学上认为对脑干网状结构影响较大的几种药物作静脉注射。结果发现,给予注射对网状结构有抑制性影响的药物(氯丙嗪 0.2~0.4 毫克 / 公斤体重或戊巴比妥 7 毫克 / 公斤体重)后,实验动物耳廓压痛点的数目大为增加(按:压痛点主要集中于刺激部位的对应耳区内),压痛反应也大为加强。大剂量(氯丙嗪 0.8~1.6 毫克 / 公斤体重或戊巴比妥 20 毫克 / 公斤体重)注射使动物进入麻醉状态后,此时对耳廓压痛点进行检查时无任何反应,而当动物开始清醒时,检查耳廓压痛点便出现了与小剂量注射时相同的反应。

注射对网状结构有兴奋性影响的药物(LSD25,30~40 微克 / 公斤体重或苯乙丙胺 1.6 毫克 / 公斤体重),结果:耳廓上原有的压痛点迅速消失。实验者对此的解释是网状结构被兴奋后,大量从传入纤维分枝来的冲动顺利地通过网状结构传向更高级的中枢。这些冲动对参与耳廓压痛反应的某个中枢环节可能有着抑制性的影响,因此压痛点消失,而用药物抑制网状结构后,耳廓压痛现象就加强了。Melzack 等毁掉猫的中脑中央灰

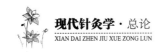
质后,其对伤害性刺激的反应能力大为下降,而损伤中脑中央被盖束,则动物对皮肤针刺有超强反应。因而认为中央被盖束对正常感觉有抑制的影响。

若在第三脑室注射局部麻醉药,亦可迅速消除耳廓压痛点,这一事实表明,在耳廓压痛现象产生的神经机制中,有一个中枢环节在间脑或中脑前部的中央部分。据 Flexner 估计,在猫的第三脑室脑脊液要经过 24 分钟才更新一次。然而药物在脑脊液中的物理扩散的速度要快得多。无论如何远离脑室的经典感觉通路在注射药物后 1~2 分钟内,受到药物作用的可能性是极小的。考虑到神经组织从开始受到药物作用,到表现出药物效应还需要时间,所以实验者认为参与耳廓压痛反应的一个中枢环节就位于第三脑室附近。为慎重一些,说它在脑干前端的中央部分应该是合乎事实的。

鉴于脑干网状结构接受各种不同性质和来源的体感觉冲动和延髓的网状巨细胞核对各种外周刺激发生单位电反应[32],因而针刺耳穴所产生的传入冲动和病灶处的病理冲动都有可能到达这一部位。两种冲动相互作用的结果,同时影响了支配病灶部位的传出神经和支配对应耳区的传出神经的活动,从而改变了这两个部位的代谢活动,其结果是发病组织器官的功能得以恢复,对应耳区内的阳性反应得以消除。黄仲荪等发现[33]延髓网状巨细胞核不仅接受内脏痛冲动,也接受穴位的针刺冲动,并且二者常常投射到同一区域,甚至会聚到同一个细胞上。这一发现进一步提示,中枢内存在着神经细胞的全息联系结构的猜想可能是正确的。

中国科学院生理研究所发现,切除猴子的大脑皮层之后耳廓上的反应点仍然存在,但压痛反应的程度却有所减轻。说明耳廓压痛点的产生主要与位于脑干内的基本的全息反射中枢有关,同时也与大脑皮层有一定联系。但是耐人寻味的是大脑皮层的存在对耳廓压痛反应点的产生并非必须。

第三节　全息反射机制在动物界的存在范围

我们已就全息穴位与其对应整体部位的组织器官之间的信息传递机理进行了讨论,提出了全息反射机制,即存在着一个由中枢内的神经细胞的全息联系结构作为反射中枢参与而形成的全息反射弧。中枢内的这种全息联系结构决定了全息元上各位区与特定整体部位之间的对应联系。在无中枢内神经细胞全息联系结构的动物身上,是不存在像人体那样的相对独立部分上的各位区与其对应整体部位之间的信息传递关系的。根据前面的讨论知道,基本的全息反射中枢存在于脑干水平,这也就是说,中枢内神经细胞的全息联系结构主要存在于有头动物 – 脊椎动物中,这是由生物的进化所决定的[13,14]。

　　本来,研究进化和进化的机制,在十九世纪下半期和二十世纪初期,还是进化论的主要任务。现在,进化是事实这一点,已经深入人心,在科学上一般没有什么争论,在此并无必要论证这一问题,但考虑到我们所讨论的问题的特殊性和读者阅读上的方便,有必要简单地回顾一下脊椎动物的历史:一个连续渐进的过程,这也是我们讨论问题的起点。

一、全息联系普遍存在于脊椎动物

　　提出中枢内神经细胞的全息联系规律广泛、而且主要存在于脊椎动物界的观点,其原由有二:第一,脊椎动物的演化是一个连续的过程;第二,脊椎动物的最大特点之一是神经系统得到了充分发展——出现了明显的头部。

　　脊椎动物的历史是一个连续发展的过程。从最早的无颌类到哺乳类,一直到灵长类和人类的出现,这个历史的过程,是从一个种到另一个种,从一个类群到另一个类群的连续不断的进化过程。因此,我们现在见到的每一种脊椎动物(包括人类在内),从广义上

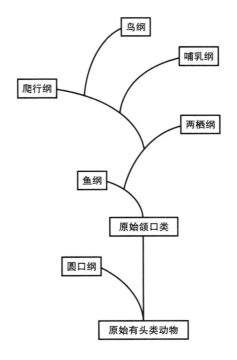

图 8-2　脊椎动物演化树

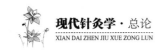
讲,都是起源于一种最早的脊椎动物,都是来自一个共同的祖先,都是在血缘上直接或间接相连的,正如恩格斯所说的:"它(指一切生物,也包括脊椎动物在内)一定不仅有空间中相互邻近的历史,而且还有在时间上相连的历史。"(恩格斯:《自然辩证法》第12页)。关于空间和时间上相连的历史可以用谱系来表示(见图8-2)。

在谱系研究中,没有一个统一的表达方法,一般用谱系树的方式来比拟和说明各类脊椎动物在空间和时间上的发生顺序和亲缘关系。如图8-2所示,脊椎动物的大家族的完整谱系,像是一棵枝条繁茂的大树,树根代表最早的脊椎动物,而所有其他的脊椎动物都是由它引申和分化产生的。大树的主要分枝代表各个类群,分支的每条细枝条,代表一个或几个前后衔接的物种。从每根细枝的末梢,沿着枝条向下追溯,经过从小到大的一些分支和树干,最后都可以下达到树根。它是一切脊椎动物的发生点或最早的祖先。

假若把横切过谱系树的每一个水平面,代表一个时间平面,则剖面上见到的每根枝条的切面就代表一个脊椎动物种群。如果把树顶的枝条修剪整齐成为一个水平的顶面,这个顶面就是现代的剖面。顶面上的全部枝条合在一起,就是现代地球上的脊椎动物区系。树顶之下的树干和枝条就代表过去地质时代的脊椎动物的全部历史记录。这些历史的记录被埋在地下的岩层当中,看到许多缺失的环节和发展过程中断的现象。在古生物学没有产生之前,加以宗教思想和迷信的影响,人们只能以地球上面局部地区动物界的面貌,去认识动物的过去和它们之间的关系时,就会得到一种印象,认为生物的历史不是连续发展的过程,自然界的物种都是各自独立的,相互并列的,因而是个别的,或是一批批的产生和创造出来的。随着人类生产实践和科学的发展,古生物学中的空白被越来越多地填补了。因而,我们可以清楚地看到,脊椎动物的全部历史是一个遗传上连续进化的过程。

我们知道,古生物学的证据、胚胎学的证据、生理学的证据、分子生物学的证据都是有利于进化主义的,同样,比较解剖学的证据也是有利于进化主义的。用可能的方法,在同类动物中作比较观察和比较研究,结果告诉我们:同类的动物必然具有同类结构的器官,而且器官又具有同样的排列次序。这样的事实既很普遍,也极动人,除了进化原理之外,再找不出更合理的解释。所以进化主义者相信,全部脊椎动物皆由共同的祖种陆续演化而成;它们的外部形状,虽然因为生活习性的需要和环境的影响而发生变异,但是祖先的基本格式,能借遗传的力量保存至今,未曾消减。像鱼、蛙、鸟、兽、人等这些我们较熟悉的脊椎动物,其外形虽然有着明显的差异,但在器官系统的基本结构和功能上都有许多共同的特点,从保护和支持、运动的皮肤、骨骼和肌肉系统,消化和营养的消化系统,气体交换的呼吸系统,物质运输的循环系统,水盐平衡的维持与废物排除的排泄系统,一直到负责协调的神经和内分泌系统所有的器官系统的基本结构和功能都有着十分相似的地方。在这里我们特别感兴趣的是脊椎动物的脑部在结构与功能上的进化和相似性。

脊椎动物之所以又有"有头动物"之称,就是因为背神经管的前端分化出了明显的脑髓。在胚胎时期,神经管前端膨大成原脑,原脑后面部分称为次脑。这样只有一个明显膨大的是一部脑。后来这个一部脑发展成为三部脑。三部脑再发展,即成为五部脑。这时,中脑仍保持为中脑,前脑则分化出大脑和间脑,菱脑分化出小脑和延髓。这样便形成了典型的脊椎动物的五部脑。

人类也是脊椎动物的一种,只是具有自觉能动性而已,对此恩格斯曾作过深刻地阐述:"从最初的动物中,主要由于进一步的分化而发展出无数的纲、目、科、属、种的动物,最后发展出神经系统获得最充分发展的那种形态,即脊椎动物的形态,而最后在这些脊椎动物中,又发展出这样一种脊椎动物,在它身上自然界达到了自我意识,这就是人。"

由此,我们便会很自然地想到,既然人类存在着一个决定全息穴位与其对应的整体部位特异性联系的中枢机制:脑内神经细胞的全息联系结构,那么可以肯定地讲,其他一切脊椎动物也都存在着这样一个中枢环节。如前所述,人类的一切器官的结构和功能都是进化而来的,但其基本结构始终难以改变:和其他一切脊椎动物的器官的基本结构相似。脑内神经细胞的全息联系作为一种结构亦不例外:在进化中产生发展,普遍存在于一切脊椎动物。

二、非脊椎动物是否存在全息联系

恩格斯在自然辩证法中曾指出:"绝对分明和固定不变的界限是和进化论不相容的","一切差异都在中间阶段融合,一切对立都经过中间环节互相过渡","除了'非此即彼',又在适当的地方承认'亦此亦彼'。"(恩格斯:《自然辩证法》,第 190 页)。

脊椎动物进化的历史是一个连续的过程,由非脊椎动物演化成脊椎动物同样也是一个连续的过程。在脊椎动物中间,中间类型的不断被发现,各类脊椎动物之间的界限已被证明不是绝对的。当然,在脊椎动物和非脊椎动物之间也是如此,在这个过程中,新的性质不是同时发生,一蹴而成,而是一个一个地发生,通过部分质变,到最后才达到新质的全面发生。

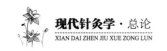

　　我们知道,动物发展的基本单位是物种或种系变化,即一种动物经过一系列的作为它直系后代的物种,进化到另一个物种。进化线上的每一个种都是它前面的一个种和后面一个种之间的中间环节或过渡形态。在无脊椎动物向脊椎动物进化的过程中,半脊索动物便是这一过程中的一种过渡类型(更确切一点讲,半脊索动物是脊索动物和非脊索动物之间的一种过渡类型,因为脊椎动物只不过是脊索动物门的一个亚门。有人认为,半脊索动物应该列入动物界中最高等的一个门:脊索动物门里,理由是:半脊索动物的主要特征与脊索动物的主要特征基本相似:它的口索相当于脊索动物的脊索;它的背神经索前端有空腔,相当于脊索动物的背神经管;它也有咽鳃裂。)当然,在脊索动物中,半脊索动物仍然是最原始的一个群。

　　然而,绝大部分学者认为,把口索直接看成是与脊索相当的结构,还欠说服力,因为据研究,口索很可能是一种内分泌器官。在另一方面,半脊索动物却具有一些非脊索动物的结构,例如腹神经索、开管式循环、肛门位于身体末端等等。就目前已有的研究资料来看,把半脊索类作为脊索动物的一个类群,不如把它作为非脊索动物中的一个独立的门更合适一些。这个门应当是非脊索动物和脊索动物之间的一种过渡类型。

　　脊索动物是由非脊索动物进化而来的,其假想祖先,据一些学者研究推测,可能是一种蠕虫状的后口动物,它具有脊索动物的三个主要特征,这种动物称为原始无头类。原始无头类发展进化,一部分成为原始有头类,即脊椎动物的祖先;一部分原始无头类,特化为旁支,演变成现在的头索动物和尾索动物。

　　原始有头类以后向两方面发展,一支成为无颌类,一支成为鱼类。据研究,无颌类中的甲胄鱼便是最早的脊椎动物。

　　由以上的讨论,我们认为,中枢内神经细胞的全息联系结构除了普遍存在于脊椎动物界之外,尚有可能存在于其他高等的非脊椎动物中,譬如原索动物、半脊索动物。如果说这一中枢机制只存在于脊椎动物的话,也只是相对其复杂和完善的程度而言,因为这种联系也是在进化过程中逐渐产生发展和完善起来的,"绝对分明和固定不变的界限是和进化论不相容的。"(恩格斯:《自然辩证法》第190页)。

　　但是,这不等于说中枢内神经细胞的全息联系结构存在整个动物界,它是在动物最后发展出使神经系统得以充分发展的那种形态:脊椎动物的形态之后,才得以迅速发展和复杂起来。因此,中枢内神经细胞的全息联系规律在动物界的存在范围,尽管不能以脊椎动物和无脊椎动物来绝对区分,然而毕竟存在着很大差别。虽然脊椎动物是脊索动

264

物的一个亚门，但是，脊椎动物毕竟不是原索动物，它比其他门的脊索动物高等得多，高等的地方表现在许多方面，其中十分重要的、也是我们最感兴趣的一点，是神经系统得到了充分发展：出现了明显的头部，神经管的前端分化成脑和眼、耳、鼻等重要的感觉器官，后端分化成脊髓。这就大大加强了动物个体对外界刺激的感应能力。当然，动物是一个有机的统一体，神经系统绝不是孤立存在、独自发展的，它和其他各个系统之间有着内在的联系，如果没有其他系统的相应发展，也就不可能有神经系统的发展。脊椎动物的神经系统获得了充分的发展，其他的各个器官系统也比原索动物高等得多。所以我们认为，尽管不能断言中枢内神经细胞的全息联系规律只存在于脊椎动物中，而不存在于非脊椎动物（如原索动物、半脊索动物中），但是，后二者即使存在的话，也只不过是刚刚具有了形成这种联系结构的萌芽而已，而且这种萌芽是相当的原始，以至于在它们身上很难表现出由这种联系结构所决定的全息元的各位区与特定整体部位之间的对应关系。至于更低等的其他动物就更难想象了，譬如比原索动物、半脊索动物更低级的：连神经管都没有分化出来的动物（半脊索动物已经具有了背神经管的雏形），就很难说它们存在有这种神经细胞的全息联系了。只有非脊椎动物第一次跨过了无脊椎动物的界限，迈出了脊椎动物的漫长而丰富多彩的历史第一步时，中枢内神经细胞的全息联系结构才获得了充分的发展和完善。

三、中枢内神经细胞全息联系的复杂性与系统发育

辩证唯物主义认为，任何事物的发展都是一个从量变到质变的过程，在量变过程中也包含着局部的、微小的质变。动物的发展同样是一个从量变到质变的连续发展过程，当量变发展到一定程度时，便会表现出质的飞跃，这就是"发展过程中的中断"。这是生物发展过程中的两个不同的而又相互联系的方面，是对立统一的两个方面。由于这种"发展过程中的中断"，决定了不同纲、目、科、属、种的脊椎动物在器官结构及功能上的差别。

譬如脊椎动物脑的进化，鱼类的脑质分量最小，只占脑腔的三分之二，而且各部平均发展；大脑不甚大，嗅叶和视叶都发达，小脑的体积相当大，完全露出外面，与两栖类几乎一样。两栖类之上的各纲动物便不同了，脑上各部的发育参差不齐，尤以大脑分量的增进最引人注目。爬行类和鸟类的大脑已较两栖类大增，脑室全被占据了；兽类的大脑过分发达，其他各部几乎全被遮蔽；人类的大脑又远较兽类发达，脑沟和脑回也特别多。不仅大脑如此，其余四部脑也是如此，结构与功能由低级到高级逐渐变得复杂起来。

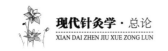

中枢内神经细胞的全息联系作为脑内的一种结构,当然也是随着脑的进化由简单到复杂而逐渐发展和完善起来的。实际上,这一点在前面的讨论中已略有触及。所以,中枢内神经细胞的全息联系在不同纲、目、科、属、种的脊椎动物,其复杂化的程度是不一样的,这种复杂程度与脊椎动物的进化程度成正比。

应该说明,这里的目的不是为谈达尔文主义而谈达尔文主义。我们只是想运用生物进化的原理来阐明文中所提出的问题。在我们看来,这是唯一能够用来全面阐明这里所提出的问题的最恰当、最有力的理论。尽管在实验室中也能够获得证实我们所提出的问题的部分实验事实,譬如在猴子、狗、家兔身上都发现了耳廓各位区与特定整体部位之间的信息传递关系,并进一步利用它们制成研究耳针治病及镇痛机理的各种动物模型。然而,要是抛开进化论的话,这些事实或现象只能作为一些支离破碎的东西而彼此孤立地存在,并且使得所建立的各种动物模型由于缺乏理论依据而受到怀疑。

另外,还有一点需要说明,就是中枢内神经细胞的全息联系结构在动物界的存在范围与所谓穴位分布的全息律在动物界的存在范围是相平行的。虽然张颖清认为全息穴位的实质是在化学组成的模式上与其对应的整体部位相一致,但是,我们并没有接受这种观点的任何理由。我们认为穴位的全息性分布只不过是一种现象,脑内神经细胞的全息性联系才是本质,后者的结构图式决定着前者的空间分布特性,前者只是后者的影子。影子是不能离开它的本体而单独存在的。所以说二者在动物界的存在范围是一致的。

第四节　刺激全息穴位的另外两种效应及其机制

前面着重讨论了全息反射联系在全息穴位与其对应整体部位之间信息传递中的作用,从总体上讲,针刺全息穴位对相应器官系统的调节作用主要是通过这种机制完成的。这种由全息反射联系所完成的效应称之为"全息－特异性效应"。但是,我们不能忽略针刺全息穴位所产生的较全息－特异性效应更为广泛的调节作用,这包括:全息－广泛性效应、全息－节段性效应[15-18]。

一、全息－广泛性效应

前面曾谈到,全息反射是一个多突触反射,从脑干到大脑皮层的各级中枢都有神经细胞参与这一过程的控制。事实上,处于全息反射径路中的中枢神经细胞不是孤立地存在于脑内的,而是还与中枢内的许多神经核团发生联系,这种联系即是"全息－广泛性联系"。当有全息穴位的输入信息进入中枢时,对这些信息发生反应的绝不只是单纯的全息反射中枢,而且还通过全息－广泛性联系,将输入信息传递到各级中枢内的许多神经核团,由这些神经核团做出相应的反应,从而起到调节整体机能的作用。我们可以看下面的两个例子。

江苏医学院曾观察过电针刺激鼻部的"肺""鼻尖"穴对家兔疼痛反应的影响[19]。致痛部位在一侧下肢小腿的外侧(按:所针刺的鼻穴并非刺激部位的对应位区)。电针用 DY-301 型针麻仪,电针频率为 120~240 次／分,强度调节到针刺一侧足趾或鼻部不断颤动为度,实验过程中不断调节电针刺激强度,以保持局部有一定反应为宜。致痛方式是电刺激,把刺激电极固定于一侧下肢的外侧面。刺激器的输出波型是尖形脉冲,强度可调节。一般情况下,引起足跖屈曲的疼痛刺激强度在 60~100 伏之间。实验采用单个刺激,持续 5~10 毫秒。实验时首先找出恰能使兔足一定程度屈曲的阈上疼痛刺激强度,然后以此强度每隔五分钟反复刺激数次,至连续三次反应比较稳定,则以此三次反应的平均数作为疼痛反应的对照值,在此基础上给予电针刺激。此后,按同样方法每隔五分钟测定一次痛感反应,并将反应高度与针刺前对照值比较计算百分比。凡是针刺后疼痛反应减低,百分比下降,表示痛阈上升(有镇痛作用);反之,疼痛反应增高,百分比上升,表示痛阈下降(没有镇痛作用或对疼痛更敏感)。

结果:对 20 只家兔进行了 20 次实验,其中 15 次于电针刺激鼻穴后疼痛反应下降,系镇痛有效,占 75%;另有 5 次电针后疼痛反应未下降,系镇痛无效,占 25%,与对照组比较差异显著(P<0.05)(如表 8-1)。

表 8-1　电针鼻部"肺"、"鼻尖"穴对疼痛反应的影响

组别	反应下降	反应不下降	合计
	例数（%）	例数（%）	
对照组	8（33）	13（62）	21
鼻针组	15（75）	5（25）	20

与体针组比较,36 例电针"足三里""上巨虚"穴后,疼痛反应下降的有 24 例,占 66.7%,二者差异不显著。

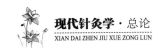

体针组与鼻针组镇痛作用的诱导时间也无显著差异。体针组镇痛有效的 24 例在针刺后 15 分钟内很快发生镇痛作用,且疼痛反应下降超过对照值 50 帕以上的有 15 例,占 62.5%;镇痛作用发生较晚,在 15~40 分钟内疼痛反应才下降,超过对照值 50% 以上的有 9 例,占 37.5%。鼻针组镇痛有效的 15 例,诱导期在 15 分钟之内的有 9 例,占 60%;在 15~40 分钟之内的有 6 例,占 40%。

这一实验结果提示,针刺全息穴位不但对其对应的整体部位发生特异性作用,而且还对整体性机能产生广泛影响。

另外,还有人观察了电针猫耳"神门"穴对牙髓刺激诱发电位的影响(按:"神门"穴位于"盆腔神经丛"对应的耳廓位区内,并非牙髓的投射区)[20]。实验者先进行了急性实验,他们用半导体电麻仪,模拟临床情况,以 50~100 伏、30 次/秒的尖波电流刺激猫耳"神门"穴,诱导 30 分钟。结果 8 只实验动物在诱导期内已见 CTF、VPM 和皮层诱发电位的波幅有所下降,诱导后均降低,比较各诱发电位的均值,以 CTF 诱发反应下降最明显,达 −32%(P<0.005),持续 20 分钟之久,于第 30 分钟时仍维持在 −22%,20 分钟后逐渐恢复。VPM 诱发电位在电针 30 分钟后亦下降,但程度较轻,约为 −15%(P<0.025),20 分钟后逐渐恢复。皮层诱发电位亦降低,约为 −15%(P<0.005),10 分钟后即大体恢复到对照水平(图 8-3)。

研究者还对猫进行了慢性实验[53]。电针穴位的刺激强度为 2~10 伏特。每次穴位电针刺激 7 分钟,在后 3 分钟里同时给牙髓刺激。穴位刺激前记录诱发电位作为对照,针刺至第 7 分钟时,停针 0 分、5 分、10 分、20 分时,观察电针穴位后大脑皮层诱发电位的变化。

电针穴位后,大脑皮层诱发电位 I 和 II 的波幅都降低。停止电针穴位后皮层 I 由 220 微伏降为 120 微伏,计降低 46%;皮层 II 由 140 微伏降为 80 微伏,计降低 43%。

在 7 只猫的实验中,电针耳"神门"7 次,电针合谷共 9 次,电针足三里共 8 次,电针后皮层 I 和 II 的电位变化如表 8-2、图 8-4 所示。由图可见,电针耳神门、足三里、合谷均可使皮层 I 和 II 波幅降低,电针进行中最明显,停针后逐渐恢复[53]。

在这个实验中,尽管电针耳"神门"所引起的皮层 I 和 II 的电位下降程度较电针足三里、合谷的效应为小,但的确证实了电针全息耳穴能够产生广泛的非特异性效应。

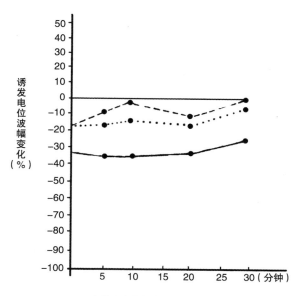

—中脑中央背盖束诱发电位变化
-- 皮层诱发电位变化
……丘脑腹后内侧核诱发电位变化
0 线示单纯牙髓刺激时诱发电位之对照水平

图 8-3 耳神门穴电针诱导 30 分钟后牙髓刺激诱发电位变化的均值曲线
（电针频率 30 次／秒,强度 50-100 伏）

表 8-2 电针耳神门等穴对皮层诱发电位的影响

穴位	脑部位	电针时	停 0	停 5 分	停 10 分	停 20 分
耳神门	皮层Ⅰ	−18.2	−11.4	+1.7	−0.3	−7.6
	皮层Ⅱ	−6.5	−11.9	−13.9	−4.4	−11.8
	CTF	−28.0	−23.0	−2.0	−1.0	+7.0
	VPM	−6.0	+1.0	−4.0	−2.0	−1.0
合谷	皮层Ⅰ	−30.1	−21.8	−14.4	−7.6	+13.0
	皮层Ⅱ	−30.4	−16.4	−9.5	−23.6	−6.2
	CTF	−30.5	−24.0	−6.0	0	+14.0
	VPM	−12.0	−15.0	−9.0	−14.0	−5.0
足三里	皮层Ⅰ	−33.6	−31.6	−20.7	−4.1	−6.4
	皮层Ⅱ	−8.2	−6.7	−13.4	−11.2	−20.6
	CTF	−41.0	−40.0	−20.0	−17.0	−19.0
	VPM	−4.0	0	−14.0	0	−10.0

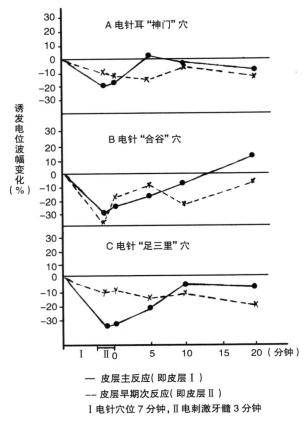

图 8-4　电针不同穴位对大脑皮层诱发电位的影响

　　在研究传统体穴的信息传递机制方面,根据大量的实验事实可以从神经生理学角度提出了这样的信息传递通路:由穴位(1)的感受器出发,针刺信号,主要经由躯体神经中的Ⅱ、Ⅲ类传入纤维(a)到达脊髓(2)背角就地与痛觉冲动(按:也与其他病理冲动发生作用)相互作用,并经腹外侧索(b)传至脑干(3)网状结构、网状巨细胞核和中缝核等结构,继续同痛觉信号相互作用,并再经中央被盖束(c),上行触发丘脑(4)中央中核→大脑皮层(5)→基底节(6)尾核,这一可能的抑制性回路,对丘脑(4)束旁核痛敏神经元的活动进行抑制;同时中缝大核、网状巨细胞核等脑干(3)的抑制性输出,又经背外侧索下行到脊髓背角(2),再对那里的痛觉输入进行下行抑制(图 8-5)[21]。针刺信号到达脊髓背角后,还经过中间神经元对传出性神经元(包括躯体运动神经元和内脏运动神经元)的活动进行调节;针刺信号到达丘脑后,通过下丘脑－垂体,对内分泌系统进行调整；进一步通过神经－内分泌系统，再对免疫系统进行调整。在这一机制中，针刺的节段性效应比已观察过的高位中枢部位所产生的效应要明显得多。针刺的腧穴和病灶处在相同或相近节段的情况下，针刺效应大大明显于二者远属节段情况下的效果，这就是说针刺的节段性效应是一种最基本的效应。

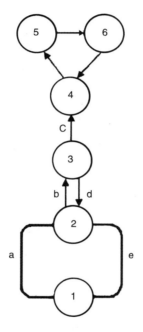

1代表穴位；2-6分别代表脊髓、脑干、丘脑、大脑皮层、基底神经节(尾核)；a代表外周传入通路，b代表脊髓腹外侧索，C代表中央被盖束，d代表脊髓背外侧索，e代表外周传出通路。

图8-5　针刺效应神经传导通路示意图

我们认为，针刺分布于四肢的全息穴位所产生的全息－广泛性效应也具有与上述相同的神经机制。事实上，全息反射径路所经过的空间轨迹也与此类同(头面部的全息穴位的输入信息是由脑神经传入到相应的神经核)，只不过这种机制在联系全息穴位与相应整体部位的过程中保持着高度特异性。

在整体性镇痛方面，针刺全息穴位所产生的信息，还可能通过全息－广泛性联系作用到OLS(内源性鸦片样物质)能神经元，使OLS释放增加、活性增强，从而使脑内OLS含量增高，相应组织的灌出液和脑室液及血中的OLS的含量或活性增高，以起到镇痛作用；也可能影响其他中枢神经介质的水平，如5-羟色胺、乙酰胆碱、儿茶酚胺及多种生

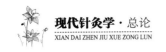

物活性物质,从而产生镇痛作用。

针刺全息穴位对整体性机能的调节还可能与内分泌系统有关,通过全息－广泛性联系而影响到下丘脑－垂体的活动,从而对整体性机能做出广泛调节。

二、全息－节段性效应

除了上面的两种效应外,还必须注意到针刺全息穴位所产生的第三种效应:全息－节段性效应。已有大量的实验事实证明,针刺传统体穴所产生的某些效应与神经的节段性支配有关,即有部分效应的产生范围取决于有关神经节段的分布空间。但必须清楚,这种效应与前面已经讨论过的两种效应:全息－特异性效应、全息－广泛性效应是不一样的,为了区别,我们将其称之为"全息－节段性效应"。这三种效应的产生机制既相互联系又有重大区别。针刺某一全息穴位时,上述三种效应同时产生,但就某一效应器来讲,却不一定同时受到这三种作用的影响。假若针刺的全息穴位和该穴对应的效应器官接受相同节段神经的支配,那么该器官所表现出来的反应则是这三种效应叠加的结果;假若针刺的全息穴位和该穴所对应的效应器分别接受不同节段神经的支配,则该效应器所表现出来的反应就是其中两种效应:全息－特异性效应与全息－广泛性效应叠加的结果;假若针刺的全息穴位和非对应的效应器官接受相同节段的支配,则效应器官所表现出来的反应就是另外两种效应:全息－广泛性效应和全息－节段性效应叠加的结果;假若针刺的全息穴位和非对应的效应器官分别接受不同节段神经的支配,则效应器官所表现出来的反应就只是一种效应,即全息－广泛性效应[15-18]。

必须要说明的是,在第一篇的第六章曾专门介绍针刺作用的四大规律,即针刺的双向调节作用规律、针刺手法的基本作用规律、针刺时间的基本作用规律、针刺作用的时效规律。虽然耳穴及其他全息穴位的信息传递机制有其特殊性,但耳穴及其他全息穴位针刺效应的产生同样遵循这四大规律。

▶ 参考文献 ◀

[1] 陈少宗. 全息生物医学研究与临床应用 [M]. 济南 : 黄河出版社 ,1991:54

[2] 陈少宗. 中枢内的第三投射系统 [J]. 潜科学杂志 ,1990, (3):52

[3] 陈少宗. 脑科学研究中一个被忽视的中医学问题 [J]. 医学与哲学 ,1993, (3):1

[4] M.H.cho. 医道の日本 .1977,（11）:16

[5] M.H.cho. 医道の日本 .1978,（2）:32

[6] 陈少宗 . 全息生物医学研究与临床应用 [M]. 济南 : 黄河出版社 ,1991:59

[7] 陈少宗 . 全息耳针疗法 [M]. 北京 : 华夏出版社 ,1995:7

[8] 臧郁文 . 中国针灸临床治疗学 [M]. 青岛 : 青岛出版社 ,2003:234

[9] Kvirchishvili.V.I.Projections of Different Boay Parts on the Surface of the Conchae Auriculae iu Humans and Animals.Am.J.Aeup.1974,（3）:208

[10] 北京医学院基础部 . 家兔实验性腹膜炎和胃溃疡的耳廓皮肤低电阻点的分布 [C]. 全国针灸针麻学术讨论会论文摘要（一）,1979:17

[11] 上海市耳针协作组 . 全国中西医结合研究工作经验交流会资料选编 [M]. 北京 : 人民卫生出版社 ,1961:75

[12] 沈锷 , 等 . 生理学报 ,1962,（1）:78

[13] 陈少宗 . 中枢内神经细胞的全息联系结构在动物界的存在范围 [C]. 第三届全国生物全息律学术讨论会论文 ,1985

[14] 陈少宗 . 全息生物医学研究与临床应用 [M]. 济南 : 黄河出版社 ,1991:72

[15] 陈少宗 . 针刺耳穴及其他全息穴位所产生的三种效应 [J]. 齐鲁中医药情报 ,1990,（3）:12

[16] 陈少宗 . 全息生物医学研究与临床应用 [M]. 济南 : 黄河出版社 ,1991:82

[17] 陈少宗 . 全息耳针疗法 [M]. 北京 : 华夏出版社 ,1995:29

[18] 臧郁文 . 中国针灸临床治疗学 [M]. 青岛 : 青岛出版社 ,2003:244

[19] 全国针刺麻醉学习班 . 针刺麻醉原理的探讨（二）[M]. 北京 : 人民卫生出版社 ,1974:100

[20] 全国针刺麻醉学习班 . 针刺麻醉原理的探讨（二）[M]. 北京 : 人民卫生出版社 ,1974:279

[21] 中医研究院 . 针灸研究进展 [M]. 北京 : 人民卫生出版社 ,1881:114

第九章
耳穴及耳针疗法的几个理论问题

几十年来,耳廓医学中的许多重大问题一直悬而未决,譬如耳穴有没有一个统一的定位方式? 有没有一个统一的命名原则? 耳廓阳性反应点的产生机制都是一样的吗? 同一疾病过程中所产生的数个阳性反应点对疾病的诊断价值相同吗? 针刺这些病理反应区时,对疾病过程的影响是一样的吗? 针刺耳穴治疗疾病的机制是怎样的? 等等。下面将根据我们多年的研究对上述问题逐一进行讨论。

第一节 耳穴的定位方式与命名原则

不论是耳穴的定位方式,还是耳穴的命名原则,目前都极不统一,非常繁乱复杂,让人看了眼花缭乱。随着耳针疗法的不断发展和普及,新的穴位不断地被发现,这种混乱局面也显得越来越严重,如此发展下去会给国内外交流带来许多麻烦,这一问题已经到了引起人们的注意,国家技术监督局于 1992 年 10 月 16 日发布了"耳穴名称与部位"国家标准(GB13734–92),该标准于 1993 年 5 月 1 日实施。"耳穴名称与部位"国家标准的发布、实施距今已经历了十四周年。这期间,该国家标准对于推动、方便耳针疗法的学术发展和交流提供了一个十分重要的语义平台,但随着学术研究的不断深入,"93 耳穴国标"也暴露了一些问题 [1,2]。在国家中医药管理局的支持下,2007 年中国针灸学会启动了对"93 耳穴国标"的修订工作,这符合耳针疗法学术发展的内在要求。

一、命名与定位耳穴存在的问题

（一）关于耳穴的命名

历史上耳穴的命名方式混乱不一,概括起来不下如下数种:

（1）以传统体穴命名耳穴。当前,国内外有这样一个情况,即正在逐步把某些传统的经络穴位搬到耳廓上来,并以其体穴名字命名耳穴,如耳廓上的体穴有委中、三里、三焦、太阳、风府、涌泉、通里、合谷、神门等。

（2）以疾病的病名或者症状命名耳穴。根据某种疾病在该处产生阳性反应,或者针刺该点对某种疾病有特殊的疗效,或者针刺该点对某种疾病的某一症状有缓解作用,于是对该部位的命名便采用了该疾病的病名或症状名,如高血压点、血吸虫点、渴点等等。

（3）以机体的组织器官的解剖名称命名耳穴,如耳廓上的心、肝、脾、肺、肾、手、足、颈、胸、脑、眼等等。这是目前命名耳穴的主要方式。

（4）除上述几种方式之外,还有以药物名和其他方式命名耳穴的,如阿托品点、支点等等。

由于多种命名方式的共存,使得同一个耳穴具有了多个名字,譬如神门穴,该穴位于对耳轮上角与下角分叉处,原系由北京的一位中医发现的,他发现该位点有镇静安神的作用,和手少阴心经的神门穴有些类似的功效,于是将该穴区取名为神穴;后由一些单位将其改成了神门穴。在上世纪 70 年代,解放军某医院因用该点治疗盆腔炎获得显著疗效,而将其命名为盆腔穴。而法国学者 Nogier, P. 则把该点命名为阑尾关节点,日本人则称之为阴交点。一个耳穴竟有五六个名字,这种混乱不堪的局面已十分严重。

另有一些以病名或症状命名的穴位,往往给人造成一种假象,似乎这些穴位只能治疗用其命名的这一种疾病,或只能消除或改善用其命名的这一个症状。其实不然,实践证明许多这样的穴位能够治疗与其对应整体部位的多种疾病。还有人要把传统的经络穴位搬到耳廓上来,这样做并无实际意义,投射到耳廓上的体穴并不具有原来体穴的功效和作用。尽管耳廓是整体的一个"缩影",每一组织器官在上面都有相应的代表区,每一条经脉、每一个体穴也都有自己的投射区,但不应忘记,耳廓毕竟不是整体的一个机械性缩影,它包含的信息量也远较整体少得多,传统的经络穴位投射到耳廓之后,毕竟已不是原来的经络穴位。再者,传统经穴的大小本来就十分有限（据日本学者的客观测定,每个经穴的大小为 5 个直径约 5 毫米的加圆面）,那么投射到耳廓之后它还有多大呢?临床上能够准确找到耳廓上的"体穴"吗?针刺耳廓上的"经络"所起的作用是什么呢?耳廓上的"经络"还有联络脏腑肢节、运行气血的功能吗?我们对此的回答是否定的[2]。

（二）关于耳穴的定位

在历史上,耳穴的定位同耳穴的命名一样混乱,据不完全统计,仅在肺区和气管区有关呼吸系统的穴位就有七个之多,如肺气肿点、内肺点、外肺点、结核点、支气管点、支气

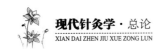

管炎点、支气管扩张点等。难道每一组织器官的各种不同的疾病在其对应的耳区内都有一个固定不变的代表点吗？回答当然是否定的[3]。

除了一区或一穴(特指某一器官的对应耳区)定有多个穴位外，还有同一个穴名而在多处定位的现象，如阑尾一穴，据不完全统计，其定位有二十余处，譬如阑尾1、阑尾2、阑尾3、阑尾4、阑尾痛点1、阑尾痛点2、阑尾痛点3、阑尾痛点4、阑尾痛点5……，这二十多个阑尾穴分别分布于耳廓的不同部位。

的确，阑尾炎发生时，能够在耳廓的多个部位出现阳性反应点，但是这种命名和定位耳穴的方式、方法是极不妥当的。人类有数以百计、千计的疾病，并且许多疾病能够在多个耳区内出现压痛反应，假若按照这样的原则定位耳穴的话，耳穴的数量是不可想象的，由此而导致的混乱局面也是极难收拾的。实际上，按照科学的方式定位耳穴的话，阑尾穴只有一个位置，当然，名字也就只有一个。这里所指的科学方式就是组织器官的类皮层投射规则(即各组织器官在耳廓代表区的分布类似于它们在大脑皮层的投射规律)，我们提出并坚持这一观点的依据后面还会谈到。至于这一观点似乎与一些现象或事实相矛盾的问题(如阑尾穴只有一个位置，但发生阑尾炎时，却在耳廓的数个耳区内出现压痛反应)也曾有专文作过讨论[4,5]。

另外，还有部分耳穴的提出和定位是推测性的，这种推测大多是根据器官的位置解剖关系进行的。譬如上腭和下腭之间的舌穴等。要清楚，虽然全部耳穴都应按照胚胎倒影的投射规律来定位(最早由 Nogier, P. 和 Bourdigl, R. 等人提出)，但这只不过是个方式和原则(严格讲来，认为耳穴是按照胚胎倒影的规律来分布的是不够妥当的。从总体上讲，耳穴的分布是倒置的，但各器官代表区的大小却不符合胎儿各部分之间的比例，而更接近于各器官在大脑皮层的投射规律)，耳廓毕竟不是整体的一个机械性缩影，每一组织器官的具体投射区，在上述原则(即类皮层投射原则)指导下，尚需通过严格的科学实验才能准确定出。所以，像这类推测性的穴位缺乏实验依据，它们定位的准确性值得考虑。

总之，二十世纪60年代至90年代，耳针疗法研究同传统针灸学的研究一样，均展现了崭新的局面，国内及国际学术交流日趋活跃，但随着对耳针疗法研究的不断深入，却出现了交流上的许多困难，而这些困难主要源于耳穴的"同名不同位"或"同位不同名"等命名、定位耳穴方面的混乱[1,2]。在"93耳穴国标"实施之前，耳穴命名和定位方面的混乱已严重影响了耳针疗法研究和交流的进一步发展。

"93耳穴国标"(即国标 GB/T134734-92)正是在上述背景下，经过耳针疗法领域诸多专家数年的努力才建立起来的。该标准的建立,消除了任意增添耳穴所造成的混乱,为初学者提供了入门的阶梯,也为耳针疗法的教学、研究及国内外学术交流奠定了语义学基础。

二、"93 耳穴国标"修订的必要性

关于"93 耳穴国标"(即国标 GB/T134734–92)的修订,我们曾专文进行过讨论[1],"93耳穴国标"建立之后,消除了任意增添耳穴所造成的混乱,为初学者提供了入门的阶梯,也为耳针疗法的教学、研究及国内外学术交流奠定了语义学基础。

国家标准的建立不是为了制约学术的发展,而是为了有利于推动学术的健康发展。国家标准的建立应当与时俱进,应当与学术发展相适应。经过十三年的发展,"93 耳穴标准"也逐渐暴露出了一些问题,即在"命名"、"定位"方面存在着一些不足。

关于命名原则,"93 耳穴国标"中规定:

1.选取耳穴的原则:有广泛实践基础,临床上常用的,诊疗效果较好的耳穴。

2.耳穴的命名原则:在符合上述原则的基础上,还应具备下列特征之一。

1)目前国际上公认或使用的耳穴名称。如肾上腺、交感等。

2)见于传统医学文献并经实践证明确有应用价值的耳穴名称,如耳中、耳尖等。

3)根据人体部位和器官,在耳廓上命名的耳穴名称,如心、肩等。

4)用耳廓的解剖术语命名的耳穴名称,如上耳根、角窝中等。

可以看出,"93 耳穴国标"的命名原则,实际上包括了两个原则:第一个是"耳穴的纳入"原则,即"93 耳穴国标"中命名原则的第一条:选取耳穴的原则;第二个是耳穴的命名原则,即"93 耳穴国标"中命名原则的第二条。在"93 耳穴国标"中,耳穴的纳入原则和耳穴的命名原则被混为一谈了。事实上,这两个原则是有重大区别的。"耳穴的命名原则"应当遵循耳穴分布的内在规律性,命名后的耳穴系统作为一种特定的符号系统应当能够反映这种规律性。而"耳穴的纳入原则"则不同,"纳入原则"只要遵循"实用性"或"标志性"就可以了。那么耳穴分布的内在规律性是什么呢?国内外由大量研究证实,耳穴的分布特征就如一个倒置的胎儿,各个器官系统在耳廓上都有一个特定的位置,反映区域投射区,其基本规律是头面部相关的穴位分布在耳垂,上肢相关的六穴分布在耳舟,躯干相关的穴位分布在对耳轮体部和对耳轮上、下脚,内脏相关的穴位多集中在耳甲腔和耳甲艇。耳穴的这一分布特征已得到越来越多的临床和实验研究的证实。目前,国

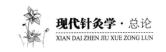

内外的各种版本的耳针疗法著作大部遵循了耳穴的这一分布规律,该分布规律也得到了全息生物医学理论强有力的支持。基于上述研究的结果,我们认为,命名耳穴的原则应当能够体现耳穴的分布特征和规律,能够体现耳穴与相应部位之间的特异相关性。这应当是命名耳穴的唯一原则。根据这一原则,应当运用器官或部位的解剖学名称命名耳廓上与其对应的耳穴,这一方法应当作为命名耳穴的主要方法。除了主要命名方法之外,还应根据客观情况确立命名耳穴的补充方法。补充命名方法只适用于尚未确定其特异性相关部位或特异性相关器官,并具有特殊作用的耳穴,但这类耳穴只有少数几个,只是作为一种特例存在。

总结一下上述的讨论:

1. 修订后的耳穴国标的命名原则:能够体现耳穴的分布特征,或能够体现耳穴与相关部位之间的特异相关性,并方便学习和使用。

2. 修订后的耳穴国标的命名方法:

①主要方法:运用器官或部位的解剖学名称命名耳廓上与其相对应的耳穴。

②补充方法:对公认或广泛使用的个别经验穴,且不适合用主要命名方法进行命名的耳穴,暂且保留原来的名称。

3. 关于耳穴的纳入原则:有广泛的实践基础,临床常用,治疗效果较好的耳穴。

根据上述命名原则、命名方法、纳入原则,"93 耳穴国标"中,部分耳穴应当去掉或重新命名,如耳轮上的耳中应改为"腹腔神经丛";去掉三角窝中的角窝中、神门,三角窝原 5 个区 5 个穴改为 3 个区 3 个穴,由三角窝顶点向耳轮方向依次命名为"盆腔神经丛"、"附件"(睾丸或精宫)、"子宫";对耳屏处的对屏尖、缘中两个耳穴合并为一个耳穴,命名为"皮质区",与大脑皮质相对应,与"皮质下"区、"脑干"区两个耳穴相呼应;耳甲艇内的胰区独立命名;"93 耳穴国标"中,胰胆为一个耳穴,应将肝、胰胆两个耳穴改为肝胆、胰两个耳穴,因为肝胆的解剖生理关系更为密切。三焦、内分泌两个耳穴应合并为一个耳穴,命名为"下丘脑"区,与内分泌的高级中枢下垂脑相对应,与耳穴中的皮质区、皮质下区、脑干区相呼应。因为内分泌是一个非常庞大的系统,该系统包括的许多腺体分布在身体的多个部位,其中的任何一个腺体都不能代表内分泌系统,因此"内分泌"这个耳穴的命名应当修正。三焦穴的命名缺乏依据,从针刺三焦穴的作用来分析,应将其归并到"下丘脑"这个耳穴中。另外,应当增添的三个耳穴分别是:前列腺、乳腺、甲状腺,因为前列腺是男性的重要器官,前列腺相对应的耳穴在临床上具较多应用价值;乳腺在女性是重要器官,甲状腺也是重要器官,都具有较重要的临床意义。

根据前面的讨论,新增加的耳穴或合并后新形成的耳穴或重新命名的耳穴有前列腺、乳腺、甲状腺、盆腔神经丛、子宫、附件(睾丸)、皮质区、下丘脑、视觉中枢1、视觉中枢2、牙1、牙2、胰、肝胆、腹腔神经丛,共计15个。去掉或合并掉的耳穴有艇角、艇中、角窝上、角窝中、神门、对屏尖、缘中、三焦、内分泌、盆腔,内生殖器、屏间前、屏间后、垂前、风溪、屏尖、耳中、胰胆、肝,共计19个,如此一来,耳穴国标"GB/T134734-92"耳廓前面的82个穴位,减少至77个(均未包括上耳根、下耳根、耳迷根、耳背沟4穴及耳背心、肝、脾、肺、肾5穴)。耳穴国标"GB/T134734-92"中,耳廓前面的82个穴位中,使用主要命名方法命名(以器官或部位名称)的耳穴只有59个,占71%;其他方法命名的耳穴,则高达24个(包括艇角、艇中、角窝上、角窝中、神门、对屏尖、缘中、三焦、内分泌、屏间前、屏间后、垂前、风溪、屏尖、耳中、耳尖、结节、轮1、轮2、轮3、轮4、上屏、下屏、交感),占29%。在我们提出的"修订方案"中,耳廓前面的77个耳穴中,使用主要命名方法命名的耳穴增加到68个,占88%,比耳穴国标"GB/T134734-92"增加了9个;使用补充命名方法命名的耳穴则减少到9个(分别是耳尖、结节、轮1、轮2、轮3、轮4、上屏、下屏、交感),仅占11%,比耳穴国标"GB/T134734-92"减少了15个,而且这9个耳穴中有6个分布在耳轮部分,这种状况对耳穴的命名原则和主要的命名方法已不构成明显冲击(图11-13为国标GB/T134734-92耳穴定位图,图11-14、11-15为修订耳穴定位图)。

关于耳穴的定位,原耳穴国标中有"定位原则"一条:"93耳穴国标"采用以分区定位为主,区点结合的方法:

①明确规定表示耳廓位置的名词术语。

②划定耳廓基本标志线,澄清各解剖结构之分野,在各部位结构的基础上以解剖标志分区标定穴位。

③介绍与耳穴分区定位有关的耳廓表面解剖名称。

④根据耳廓表面解剖结构补充设立若干耳穴定位标志点。

⑤穴经(区)覆盖全部耳廓表面。

"93耳穴国标"的定位原则实际上讲的是定位方法,原则与方法是有区别的,所以"定位原则"字样应改为"定位方法"。

另外,除了"93耳穴国标"需要修订之外,目前正起草的"耳穴方法操作规范"(征求意见稿)也有不少地方需要修订,如第一条范围:本标准规定了中医针灸耳穴疗法(耳

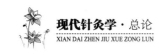

穴毫针、耳穴压丸、耳穴埋针及耳穴刺络)操作的定义、方法、注意事项及禁忌症。其中"中医针灸耳穴疗法"的称谓不妥,因为在耳穴疗法中并不涉及"灸法"的问题,所以这句话应改为"刺激耳穴疗法"。还有,关于耳穴疗法的注意事项,应明确注明"孕妇禁用生殖系统对应的耳穴";"耳穴部位皮肤有红肿、破损、疤痕者禁用"。这两条应当作为各种耳穴疗法的共同条款。关于针刺部位感染的处理,征求意见稿中要求"及时涂 2.5% 碘酒。"这种处理明显不妥,正确处理方法应当是:红肿未破损者,局部严格消毒后,用三棱针点刺肿胀处,以充分减压,并敷以无菌棉球;红肿破损者,保持引流通畅,并每日用生理盐水清洗,然后敷以无菌棉球[1]。

第二节　耳穴命名、定位方式的统一及其依据

早在二十世纪 50 年代,法国里昂医学院的医学博士 Nogier, P. 教授就提出了人耳属于一胚胎倒影,在 1975 年由法国、德国的 Nogier, P.、Bourdigl, R. 和 Bahr, F. 等人出版的耳穴分布图中,把机体的各个器官系统全部按胚胎倒影的投射原则就其代表区进行了定位,并用各器官的解剖名称对其作了命名。

前边谈过,全部耳穴都应按照胚胎倒影的投射规律来定位,但这只不过是个方式和原则,如果按照胚胎倒影投射的方法定位耳穴还有不妥之处,至少是不严格的。因为胎儿在子宫内生长发育过程中,胎体的各个部分的解剖比例也在不断地发生变化,也就是说各器官系统的解剖比例并不是固定不变的,以早期胎儿各部的解剖比例和晚期胎儿各部的解剖比例定位耳穴,其结果是不一样的。所以,按胚胎倒影投射的方法定位耳穴是有缺陷的。故此我们提出应结合各组织器官的"类皮层投射"原则来定位耳穴。提出并坚持这一观点的依据来自几十年来的临床和实验室研究。

在临床上,耳廓全息病理形态学的研究是有巨大说服力的。这方面的研究证实了每一组织器官发生疾病都可在特定的耳区内产生组织学变化,而且这种特定的位区只有一个[6]。实验室的许多实验也都证实了每一器官在耳廓上只有一个投射[7-9]。

近些年来,穴位分布全息律的发现为定位、命名耳穴的类皮层投射原则提供了直接理论依据。虽然我们是不赞成张颖清关于全息穴位实质的看法,但是,相对独立的部分能够反映整体的病理变化是客观事实。这样一来,无论是耳穴的分布,还是面穴等的分布都成了"穴位分布全息律"的一些特例了。因此,机体的任何一组织器官在耳廓上都

有特定的投射区,而且只有一个投射区。这些投射区构成了整体在耳廓的"缩影"。这就是我们提出定位、命名耳穴的"类皮层投射"原则的理论依据。

必须指出的是,按照"类皮层投射"原则把全身各组织器官都投射到耳廓的话,则有数百个耳穴(Nogier, P.等人1975年出版的耳穴分布图中有205个),如此数量的耳穴全部塞到小小的耳廓上的话,这会给临床实践带来许多困难,特别是对初学者来说更是如此。因为每个耳穴平均仅占0.2~0.3平方厘米左右的面积,要想准确记忆和准确取穴是不容易的。所以,可根据临床需要删去部分耳穴,而只保留部分重要的常用耳穴即可。目前,我国常用的耳穴有八十个左右,这个数目是比较实用的[10,11]。

第三节　耳穴研究中"矛盾"问题的讨论

我们十分强调发病器官和相应耳穴的对应关系,即对耳廓来讲,每一组织器官在其上面只有一个代表区,整体某部发生了病变时,大都在其对应的耳区内产生特异性病理反应。

1985年在山东省针灸学会举办的一次针灸学术讨论会上,我发表了《全息生物医学概要》一文,接着又在该会组织的"山东省高级针灸进修班"上作了题为《全息生物医学的发展与现状》的报告,在这两次报告及后来发表的论文、出版的著作中[4,11-15],我曾就有关耳穴研究中出现的所谓与上述观点相矛盾的一些客观现象(如临床上发现,许多疾病除了在对应的耳区内产生压痛反应外,还可在其非对应的耳区内产生压痛反应)作过讨论。但是,在许多同行和专家提出的疑问当中,仍以上述类似的问题为最多。所以,这里有必要就与耳穴的"类皮层投射"原则相"矛盾"的有关现象作进一步的讨论。

一、临床研究中的"矛盾"现象

临床上确有这样的几种现象:(一)一个耳穴(特指某一器官的投射区)可以产生多个阳性反应点;(二)一种疾病可在数个耳区内产生病理反应;(三)几个不同部位的疾病可以在同一耳区内出现反应。这些现象是否与耳穴的"类皮层投射"原则相矛盾呢? 回答是否定的。

关于一个穴区内产生多个阳性反应点的现象,如肺区和支气管区分布有呼吸系统疾病的多个病理反应点(像肺气肿点、结核点、内肺点、外肺点……),这是完全可能的。因

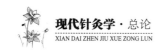

为耳穴并不是一些质点,而是一些大小不等、形态各异的小区域。另一方面,某器官所发生的各种不同性质的疾病所累的自身部位不尽相同,所以这些疾病在该器官的对应耳区内产生的阳性反应"点"的位置也各有所异;就是同一种疾病在发病器官的相应耳区内所产生的阳性反应"点"的位置也不是固定不变的,往往也要随着病变部位的变化而变化。譬如原发性支气管肺癌患者,其耳廓肺区的阳性反应部位随癌肿发生的部位不同而不同;再如肺结核患者,因结核灶的部位、范围并非一致,所以耳廓肺区内的阳性反应的位置也不同。当然,这种位置的变化范围不会超越该器官在耳廓的投射区。因此,没有必要对每一器官的各种疾病都规定一个固定不变的反应点,那样做并没有什么实际意义,根本不能为临床实践提供方便。

第二种情况:一种疾病在数个耳区内产生阳性反应的现象也是客观存在的,譬如血吸虫病,苏州某部队医院将其反应点(即血吸虫点)定在耳廓的大肠区与阑尾区之间(按:实际上就是大肠区。因阑尾较小,在解剖上仅仅是大肠的一小部分结构);南京、泰兴等地则定在胃的后上方与肝脾交界处(按:确切一点讲就是在肝脾区);广州中山医院则定在前列腺区与大肠区之间(按:实际上是大肠区)。事实上,发生血吸虫病时,上述各位区(大肠区、肝区、脾区)均可产生阳性反应。这是为什么呢?这需要从整个病理过程谈起。

流行病学的研究证实,血吸虫有多种,但在我国流行的主要是日本血吸虫。日本血吸虫的寄生方式比较复杂,其尾蚴、童虫、成虫、虫卵均有致病作用。由于其各生长期的生活方式不同,所以它们寄生的部位及由其所导致的病理改变也各有所异。尾蚴依靠穿刺腺的分泌物钻入皮肤,可引起皮炎,产生变态反应的症状;童虫移到肺部,可因机械性损伤引起微血管的破裂、栓塞、局部组织的点状出血,或因其代谢产物及死后的分解产物引起变态反应,导致肺部的炎症;成虫往往寄生于血管内,而引起静脉内膜炎和静脉周围炎;虫卵引起的病变最为严重,可引起肝脏和肠壁组织的严重损伤。寄生于肝脏的虫卵可导致肝硬变;由于门静脉各分支的阻塞而引起门静脉高压,进一步导致肝脾肿大、出血倾向等一系列的功能障碍和结构破坏。在肠壁内的虫卵可引起肠黏膜的充血水肿,甚至形成溃疡。

以上的各种病理损害均可在损伤部位的对应耳区内产生阳性反应。因此,苏州、南京、泰兴、广州等地的不同发现是不足为怪的,但都不是问题的全部。

谈到这里,有人可能会提出这样的问题:既然血吸虫病患者的病损部位如此广泛,为什么主要肝区、肠区、脾区出现反应呢？这是因为，阳性反应区的位置、多少与疾病的病程、病情有关，而观察者对病例选择又缺乏随机性造成的。在国内的一般情况是这样，由于病房数量过少和病员量相差悬殊，就大多数疾病来讲，无疑都是病情处在相对较重阶段而接受住院治疗的机会最多，血吸虫病也不例外。由于虫卵引起的病变最为严重，所以此种情况的患者住院接受治疗的机会比其他各种情况都要多；加之这一阶段病程较长，后遗症也严重。因而病例来源就会发生很大地偏向性，于是在耳廓病理反应点的探测上便出现了有人提出的那种现象。不难理解，耳穴的类皮层投射式分布得到了更有力的支持。所谓的"矛盾"是不存在的。

有人针对上面的讨论曾提出过这样一个问题：发生急性阑尾炎时，在无并发症的情况下，病变部位仅仅局限于阑尾部，这和血吸虫病的特点正好相反，但是为什么也会在多个耳区内产生压痛反应呢？

临床事实确是如此，在急性阑尾炎发生时，不但在耳廓的阑尾投射区出现压痛反应，而且还可在阑尾的非投射区出现压痛反应。在这样的事实面前，耳穴分布的"类皮层投射"原则似乎又面临着一次挑战。

在解决类似这样的一些比较棘手的问题过程中，传统中医学的整体观念给了我们很大启示。不要忘记，人是一个有机的工作整体，各器官系统在结构上是有严密组织，在功能上是密切配合，协同活动的。急性阑尾炎时，尽管病灶是局限的（无并发症时），但发生抗病反应的器官系统绝非仅限于阑尾，而是整个机体都处在应急状态，像神经系统、内分泌系统、免疫系统等等都要做出反应；另外，体温的升高还会引起机体的代谢活动加强。这一系列生理机能为了应急而发生的改变，有时是比较剧烈的，而所有这些变化都可在相应的耳区内产生反应。因为耳廓压痛反应或敏感反应的产生并不只限于病灶的对应耳区。有人曾对42名健康男女大学生进行实验性大量水负荷（每公斤体重饮水25毫升）实验，观察饮水前后耳廓肾区的压痛情况，结果发现，饮水前肾区无压痛者，饮水后肾区出现明显压痛敏感31例[16]。这证实，不但发生疾病时可在病灶相应的耳区产生阳性反应，而且组织器官生理机能正常范围内的强烈调整也会在相应的耳区内产生反应。阑尾炎患者在其非对应耳区内的阳性反应的产生机理与此有关，也可以说是病灶影响了其他组织器官的结果。因此，阑尾炎患者在多个耳区内产生阳性反应的事实与耳穴分布的"类皮层投射"是没有矛盾的，与中枢内神经细胞的全息联系规律是相统一的。既然存在第二种情况，第三种现象的出现也就是顺理成章的事了。

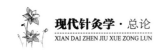

二、实验研究中的"矛盾"现象

北京医学院基础医学系曾经进行过家兔实验性腹膜炎耳廓电阻的探测和家兔实验性胃溃疡耳廓电阻的探测研究[17]，家兔发生胃溃疡或腹膜炎之后，耳廓上可出现许多低电阻点，它们都分布于耳廓的凹面皮肤下1/3。这个区域位于耳轮脚基部的上方，因有数条浅静脉分布，又把该区叫做"血管区"。区中有一条横崤叫做对耳轮下脚。比较21只胃溃疡家兔双耳的低阻点，发现低阻点分布大致对称，其中10只集中分布在对耳轮下脚的上面，有2只集中分布在对耳轮下脚的下面，有9只集中分布在对耳轮下脚的上下。分布在上面的10只，有3只偏后方，有7只居中。患腹膜炎的8只家兔，出现的低阻点则散在分布于血管区。

有人认为，在上述实验中有些现象是与耳穴分布的"类皮层投射"原则相矛盾的，譬如在胃溃疡的家兔，为什么有的反应点产生于对耳轮下脚的上面？有的反应点产生在对耳轮下脚的下面？有的在对耳轮下脚的上下则皆有反应？为什么胃溃疡的反应区分布在腹膜炎的反应区之内？为什么胃溃疡和腹膜炎发生时，耳廓的血管区内会产生多个低阻点？当我们对人体穴位分布全息律及耳穴的全息性分布特点有了充分的认识之后，就会发现，这些现象的发生并没有什么难以理解的。作为第一个问题－胃溃疡家兔耳廓低阻点的位置不同，这主要是由于胃溃疡产生的部位及范围不同所造成的。前边已谈过，耳穴作为各器官系统的投射区实际上是一些大小不等、形态各异的小区域，病理反应的部位是要随着病灶位置、范围的不同而不同的，而这恰恰是一个没有引起大家重视的问题。第二个问题－胃溃疡的病理反应区在腹膜炎的反应区之内，这也是容易理解的。耳穴的分布是各器官系统的平面投射，在一个平面内是无法展现所有的组织器官的，也就是说有些投射区是重叠在一起的，因而便出现了上述实验中所发生的现象。这两个问题弄清楚之后，其他的现象就容易理解了。

应该说明一点，在许多探讨耳廓皮肤电阻与内脏疾病关系的动物试验中，研究者常常忽视了手术创伤对动物局部和全身所造成的影响，这是一个很大的错误。实验中如不排除这种影响在耳廓阳性反应形成中的作用，很难得出一个正确的结果。这里的目的是想努力解决耳穴研究中出现的一些与人体穴位分布全息律或耳穴分布的"类皮层投射"原则似乎是相"矛盾"的现象。在结束讨论之前作一回顾就会发现，无论是临床研究中，还是基础实验中，出现的一些所谓的"矛盾"问题，其实都不矛盾。反过来，这些现象的产生正是由于受到穴位分布全息律或类皮层投射原则支配的结果。

三、耳穴的特异性与耳穴的直接反应、间接反应

所谓耳穴的特异性，就是指某一耳穴与其他耳穴在诊断和治疗上的差异性。目前，对于耳穴的特异性尚无统一的看法，有人非常强调耳穴的特异性，认为在临床上应严格按照解剖投影或脏象、经络学说推断病情或作为取穴的依据；而有的人根据许多耳穴有共同作用和一个耳穴可有多种功能的事实出发（如几个耳穴可在某一种疾病中同时出现压痛反应或低阻反应；一个耳穴也可在几种疾病中出现压痛反应或低阻反应），认为耳穴没有特异性。而更多的人则主张耳穴具有相对特异性。

上述看法，有其正确的一面，也有其错误的一面，因为那都只是对部分客观现象的片面总结，而没有从本质上来认识这一问题。这里将根据全息生物医学理论，把耳廓反应区分为直接反应区和间接反应区，并从这一角度出发对耳穴的特异性作了进一步的讨论。

（一）耳穴在诊断上的特异性

根据我们的研究，任何器官在耳廓都只有一个投射区，各器官只与其所对应的耳区有直接的信息通道联系 – 全息反射联系[18-20]，这就决定了任何器官与其所对应的耳区之间的关系和与其非对应的耳区之间的关系具有本质性差别。这种联系上的差别决定了病灶对应耳区内的病理反应与病灶非对应耳区内的病理反应具有本质性差别，这种差别又进一步决定了病灶对应耳区内的病理反应与病灶非对应耳区内的病理反应临床应用价值的不同。所以，首先要区分两类本质不同的病理反应，一类是直接病理反应，另一类是间接病理反应。所谓直接病理反应就是在病灶的对应耳区内产生的反应。这类病理反应的某些类型与病灶的位置及其性质有着高度特异相关性，也可以说，非某种疾病不在该区内产生这种反应。所谓间接病理反应就是在病灶的非对应耳区内产生的病理反应，这类反应与病灶位置及疾病性质之间均无特异性联系。间接病理反应的特点是可由不同器官的多种疾病所引起，其产生是由于病灶影响了其他组织器官的生理机能的结果[21-23]。在此之前，人们在讨论耳穴的特异性问题时，从没有人注意到这两类反应的本质性差别，大多数认识都只是部分现象的总结，所以片面性是不可避免的。

直接病理反应不但有定位诊断的高度特异性，而且也有极大的定性诊断价值。作为直接病理反应，耳廓全息病理形态学的改变是能够说明问题的。譬如胃部的一些疾病：急性胃炎、慢性胃炎、慢性胃炎急性发作、胃下垂、胃溃疡、胃出血，它们都只在相应的耳廓胃区内出现组织学的改变，而其它的耳区则无此反应，这就是耳穴在定位诊断上

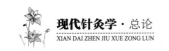

的特异性。同是在胃穴内出现反应,而各种胃部疾病在耳廓胃区内的组织学改变又各有所异,急性胃炎者的胃穴呈点状红晕,有光泽;慢性胃炎的胃穴呈片状白色,边缘不清,有的皮肤增厚(多见于肥厚性胃炎);慢性胃炎急性发作者的耳廓胃区呈白色片状或点状,边缘红晕,有光泽,有的则呈点状或片状红晕;胃下垂者的耳廓胃区的外缘近对耳轮处呈白色片状,或片状增厚,边缘不清;胃溃疡的耳廓胃区呈白色点片状或暗灰色边缘红晕、整齐,有光泽;急性胃出血的耳廓胃区呈点状红晕或充血,边缘不整齐,有光泽;慢性胃出血(隐血)的耳廓胃区呈白色点状,边缘暗灰或红晕。这就是耳穴在定性诊断上的特异性[6]。

有人曾通过下面的例子对上述结论提出异议:肾炎患者不但在肾区出现良导,而且还可在膀胱区、内分泌区、肾炎点等部位出现良导;肺结核患者不但在肺区产生敏感反应,而还可在大肠区、肾区产生敏感反应[18]。如果耳穴具有高度特异性的话,这又当如何解释呢?的确,有许多疾病可在多个耳区内产生良导、低阻或压痛之类的反应。要解释这种"矛盾"现象,还要从前面讲过的那两类反应谈起。从病理反应产生的原因和过程来讲,肾炎、肺结核除了在病灶对应耳区内产生一类非对应耳区内没有的反应–病理形态学变化之外,还在其对应的耳区内产生和非对应耳区内相同性质的病理反应,如压痛、低阻、良导。认为耳穴没有特异性或只有"相对"特异性的观点大都是由这些反应得出的。已经谈过,间接反应与病灶之间并无本质性联系,凡是某一器官的病理改变影响到这些反应区所对应的整体部位的功能时,都有可能产生这些间接的敏感反应。间接反应的性质虽然和直接反应的部分类型相一致,但是二者在数量上的差异还是比较明显的。天津有单位对耳廓良导点的测定做了大量工作后发现,每种疾病的良导点并不固定于一个耳区,多数表现为几个耳区同时出现良导现象,并且良导点产生的位置与各种疾病的病理过程所涉及的部位有关;虽然同一种疾病可在几个耳区产生良导反应,但是各良导点的导电量是不同的,其中病灶所对应的耳区导电量为最高[19]。而这一点正是一般人没有注意到的。他们进一步认为,比较同一耳廓各良导点的导电量的高低,从中找出导电量最高的位区,对于疾病的定位诊断可能有比较确切的意义。所以,指标性质的非特异性并不等于指标数量的非特异性。非常明显,同一性质的反应指标在直接反应和间接反应中数量差异的忽略,必然得出直接反应和间接反应没有本质不同的错误认识。综合利用"没有差异"的直接反应和间接反应来诊断疾病,耳穴的特异性自然是不存在的,或者认为是一种相对成分为主的特异性。也就是说,对直接反应和间接反应差异的忽视,使得后者掩盖了前者的特异性,这种掩盖给人们造成了一种错觉:耳穴的特异性似存在,而似又不存在。在这种困难的选择下,折中 – "耳穴的特异性是相对"的观点为大多数人所赞成。我们认为这种折中的观点只不过是回避问题的一种方式。

总之,耳穴不但有定位诊断上的高度特异性,而且有些性质的病理反应还有定性诊断上的特异性。问题的关键是要明确区分直接病理反应和间接病理反应,因为二者与病灶的关系有本质性差异,耳穴的特异性取决于直接病理反应,更慎重一点讲是取决于直接病理反应的某些类型。

（二）耳穴在治疗上的特异性

在治疗上,耳穴也有特异性,这一点的确定基于两个方面的依据:一是针刺点和对应器官之间的直接联系与针刺点和非对应器官之间的间接联系的不同,也就是直接反应区和间接反应区的不同。针刺间接反应点对发病器官的调节是一种间接作用,即通过对间接反应点所对应的组织器官的调节,而间接影响发病的器官功能。这种间接作用对疾病的康复具有积极意义,耳针疗法中配穴的意义也就在这里。但是,这种间接作用对发病器官本身未必产生明显影响,因为间接反应点与病灶之间没有全息反射联系。第二个方面,耳针临床中常常遇到这样的一些事例,如呃逆、落枕、急性扭伤等疾病,针刺后留针期间没有获得疗效者,往往将针尖向某个方向稍微移动,则症状立即消失或减轻。针尖移动前后的疗效差别,说明耳针疗法治疗疾病并不是任意针刺那一点就能获得疗效的。M.H.Cho 及中国人民解放军总医院、中国科学院动物研究所的实验研究也证实针刺耳穴主要对其对应的整体部位产生作用。

第四节　耳穴 "缩影" 式分布现象的本质

自诺吉尔(Nogier, P.)发现了耳穴的 "整体缩影"（以下简称 "缩影"）式分布以来,人们就一直为这种特殊形式的穴位分布及其与对应整体部位之间所具有的特异性联系所困扰。经过大量研究,结合耳穴的这种 "缩影" 式分布与早已应用于临床的虹膜诊断点的分布、足反射区(足穴) 的分布、面部诊疗区(面穴) 的分布、鼻部诊疗区(鼻穴) 的分布所具有的共同特点,才确信的确存在着穴位的这种 "缩影" 式分布。但是,在过去很长一段时间内,人们对耳穴 "缩影" 式分布现象背后的东西几乎一无所知。直到进入二十世纪 80 年代后,也就是张颖清发现了著名的 "穴位分布全息律" 之后,人们才对上述特

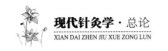

例的深层意义开始有了一些认识[24-28]。

但是，"穴位分布全息律"原始概念的内涵是模糊不清的。"穴位分布全息律"是"生物全息律"在人体及高等动物的体现，后者的最初表述是：生物体的任何一相对独立部位的每一点的化学组成相对于这一部分的其他位点，都和整体上这点所对应的化学组成相似程度较大，这些点在这一相对独立部分的分布规律与其所对应的部位在整体的分布规律相同。简言之，生物体每一相对独立的部分在化学组成的模式上与整体相同，是整体成比例的缩小。并且，在每相联的两个相对独立的部分，化学组成相似程度最大的两个端点－相同的两极，总是处于相隔最远的位置，从而总是对立的两极联在一起。在这个定义中有一个基本的概念：相对独立的部分。张颖清对这个概念的最初定义是：有着相对独立的机能和相对独立营养区的部分。五年后，张颖清又将其定义为：在功能或结构上与周围的部分有相对明显边界的部分。这两种定义都是不妥当的，因为这样定义均不能恰当揭示相对独立部分的特有属性，据此无法确定这一概念的外延。所以，我们对上述定义作了进一步的修正：所谓相对独立的部分是指由几种组织所构成的具有一定形态和机能、并分布有各器官信息区的基本结构单位[30-32]。穴位分布全息律作为生物全息律在人体的体现，并不是指相对独立部分在化学组成的模式上与整体相同。对穴位分布全息律进行修正和补充之后的表述为：机体的任何一相对独立部分（如耳廓、虹膜、面部、鼻部等）的各个位区都能够反映特定整体部位的活动信息，如果针刺这些位区则都能够调节被其反映的整体部位的功能，这些位区如果以其所反应和（或）调节的整体部位的解剖名称来命名，则它们在各相对独立部分上的分布规律与其所反应和（或）调节的部位在倒立整体的空间排布规律相似，使相对独立部分犹如倒立整体的"缩影"[28,29]。这些位区就称为全息穴位，这一规律就称为"穴位分布全息律"[29-31]。如此看来，早已发现的许多独特的穴位系统，如耳穴、面穴、鼻穴、手穴、足穴等均成了穴位分布全息律的一些特例。至此，人们对耳穴的"缩影"式分布才有了一个初步的理论认识，因而不再把耳穴的这种分布视为孤立的和不可理解的个例了。

由于耳穴系统是穴位分布全息律的一种情况，所以许多人认为耳穴"缩影"式分布现象的本质是穴位分布的全息律。事实上，穴位分布的全息律所揭示的也是一种现象，或者说是对同一类现象的理论概括，而这种概括并不是耳穴及其他全息穴位的本质。那么穴位"缩影"式或全息性分布现象的本质是什么呢？也就是说是什么机制决定了穴位的这种"缩影"式或全息性分布呢？我们认为中枢内可能存在着一个全息联系系统，但该系统的基本部分不是发生在丘脑向大脑皮层的投射,而是在脑干的网状结构。关于全息反射联系(即中枢内神经细胞的全息联系律)的详细论述可参见第八章的内容。

正是因为中枢内神经细胞的全息联系律决定了耳穴及其他全息穴位与对应整体部位之间的特异性联系,这一全息反射联系就是耳穴及其他全息穴位与对应整体部位之间进行信息传递的机制,所以,耳穴及其他全息穴位的 "缩影" 式分布的本质只能是中枢内神经细胞的全息联系律[26,27,32]。

第五节　需要补充和修正的几个问题

一、耳廓间接反应的产生

耳廓间接反应产生的主要原因当然是病理过程自身。除此之外,还有一个重要原因 – 人为干扰,这主要是指药物治疗所产生的不良反应。这一点是以前没有注意到的,并常常被归于前一种情况。

云南玉溪地区第二期耳针学习班成员曾做过这样一个实验[33],他们用玉卫 22 型探测器,以上耳根及上肢大陵为基准电阻,探测确诊为肺结核和无肺结核的对照组各 170例,结果如下表 9–1 所示。

表 9–1　肺结核患者与无肺结核者的主要良导反应点的比较

组别	例数	主要良导点发生的例数及比率		
		结核点(％)	大肠区(％)	肾区(％)
结核组	170	147（86.4）	142（83.5）	132（77.5）
对照组	170	9（5.3）	90（53.0）	70（41.2）

测试者认为,耳穴结核点(肺区内)或结核点加大肠区良导可作为诊断成人肺结核的参考,本法在普查中可作为筛选的依据之一。

耳廓的大肠区、肾区在这里成了主要的良导点,但是它们产生的确切原因和真实意义值得认真考虑,因为测试者没有注意到常规用药对患者大肠和肾脏机能的影响。在肺结核病人,除了大肠、肾脏的继发性病变外,药物的副作用是不容忽视的。我们知道,

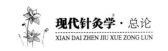
一般抗痨药的副作用是比较广泛和严重的，如利福平可引起消化道不适、肝脏损害，链霉素、卡那霉素、卷曲霉素均可引起肾脏损害、听力下降，乙胺丁醇、对氨水杨酸、氨硫尿等均可引起较重的胃肠道反应。而抗结核药的用法又比较特殊 – 联合用药。所以，多数患者的消化道、肾脏要受到抗痨药不同程度的影响。这提示肺结核病患者，其大肠区、肾区良导点的产生与病理过程本身并具有必然联系，因此其临床意义和作用值得商榷。

另外，根据前面的讨论，结核点应改为肺区，因为结核点并不是固定不变的一个点。肺结核发生时，患者耳廓肺区内的良导"点"的位置因病灶的位置而异。结核点的命名与血基点的命名方式犯了同样的错误，如果许多耳穴都以这种方式命名的话是十分混乱的。

二、对耳穴概念的修正

所谓耳穴，传统中医学是指脏腑、经络之气输注于体表的部位。腧与"输"通，有转输的含义，"穴"有孔隙的意思。根据传统的理论可对耳穴作如下表述：耳穴是指脏腑、经络之气输注于耳廓体表的部位。但是，这种表述是极不完善的，因为每个耳穴都是现代医学解剖器官的投射区，而中医学的脏腑概念与现代解剖学的器官概念，多数是名同而意异，也就是二者分属于不同的概念范畴，内涵并不一致；再者，中医学关于"气"之概念的内涵也是模糊不清的。一个概念中含有一个内涵不清的概念，或者说用一个尚待定义的内涵来下新的定义，这是违背定义规则的。所以，必须对耳穴的概念做出如下修正：耳穴是指各器官的信息在耳廓上输入、输出的特定位区。如果推广开来的话，全息穴位的定义就是：各器官的信息在相对独立部分（全息元）上输入、输出的特定位区。耳穴及其他全息穴位不是指点，也不是圈，而是大小不等的区，是信息输入、输出的门户。信息比传统中医学中的"气"更基本[34]。

三、耳穴的定位方法

（一）躯体部位投射区的定位方法

有实验证实，刺激躯体的任何部位都可在被刺激部位的对应耳区内出现反应，并且反应的潜伏期只有一、二十秒左右的时间；同样，若刺激耳廓的某一位区亦可在被刺激耳区的对应整体部位迅速出现反应。这就说，躯体受刺激的部位与其所对应的耳廓位区之间、耳廓受刺激的位区与其所对应的躯体部位之间都存在着一种犹如钥匙和锁孔一样的对应关系。利用刺激部位和反应部位之间的这种迅速应答关系，便可进行躯体各部的投射定位。但必须注意,所使用的刺激强度应以被试者无痛苦感或不适感为原则,因为过强的刺激会引起其他部位甚至全身机能的变化,不利于准确定位耳穴 [34]。

（二）内脏器官投射区的定位方法

尽管直接病理反应具有定位诊断上的高度特异性,但是由于技术上的原因,我们尚无法对所有性质的病理反应进行理论所要求的那种临床意义的现实分析。

耳穴特异性病理反应的典型 – 耳廓全息病理形态学的变化是比较客观的。利用组织器与相应耳区之间的这种特异性相关关系,可以比较准确地定位内脏各器官在耳廓的投射位区 [34]。

▰ 参考文献 ◢

[1] 陈少宗 . 关于修订 "93 耳穴国标" 的意见 [J]. 医学与哲学 : 临床决策版 ,2008,29（2）:76

[2] 陈少宗 . 全息耳针疗法 [M]. 北京 : 华夏出版社 ,1995:14

[3] 陈少宗 . 全息耳针疗法 [M]. 北京 : 华夏出版社 ,1995:16

[4] 陈少宗 . 全息生物医学研究与临床应用 [M]. 济南 : 黄河出版社 ,1991:45

[5] 陈少宗 . 全息耳针疗法 [M]. 北京 : 华夏出版社 ,1995:20

[6] 王忠 , 等 . 耳针 [M]. 上海 : 上海科学技术出版社 ,1984:50

[7] M.H.cho. 医道の日本 .1977,（11）:16

[8] 全国针刺麻醉学习班 . 针刺麻醉原理的探讨（二）[M]. 北京 : 人民卫生出版社 ,1974:139

[9] 沈锷 , 等 . 生理学报 ,1962,（1）:78

[10] 陈少宗 . 全息耳针疗法 [M]. 北京 : 华夏出版社 ,1995:18

[11] 臧郁文 . 中国针灸临床治疗学 [M]. 青岛 : 青岛出版社 ,2003:239

[12] 陈少宗 . 耳穴 "矛盾" 问题的讨论 [J]. 针灸学报 ,1990,（2）:9

[13] 陈少宗 . 全息耳针疗法 [M]. 北京 : 华夏出版社 ,1995:19

[14] 陈少宗 . 针灸讲座资料汇编 [G]. 山东针灸学会 ,1985:81

[15] 陈少宗 . 耳针疗法基础研究的新进展 [J]. 中医药信息 ,1987,（1）:24

[16] 商景贤 , 等 . 中西医结合研究论文集 [J]. 哈尔滨医科大学 ,1960:46

[17] 北京医学院基础部 . 北京医学院学报 ,1974,（2）:75

[18] 陈少宗 . 全息生物医学研究与临床应用 [M]. 济南 : 黄河出版社 ,1991:44

[19] 陈少宗 . 全息耳针疗法 [M]. 北京 : 华夏出版社 ,1995:7

[20] 陈少宗 . 脑科学研究中一个被忽视的中医学问题 [J]. 医学与哲学 ,1993,（3）:1

[21] 陈少宗 . 全息生物医学研究与临床应用 [M]. 济南 : 黄河出版社 ,1991:46

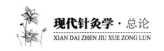
[22] 陈少宗. 全息耳针疗法 [M]. 北京 : 华夏出版社 ,1995:25

[23] 臧郁文. 中国针灸临床治疗学 [M]. 青岛 : 青岛出版社 ,2003:242

[24] 陈少宗. 针刺耳穴及其他全息穴位所产生的三种效应 [J]. 齐鲁中医药情报 ,1990,（3）:12

[25] 陈少宗. 全息耳针疗法 [M]. 北京 : 华夏出版社 ,1995:29

[26] 陈少宗. 耳穴 "缩影" 式分布的本质 [J]. 齐鲁中医药情报 ,1989,（3）:7

[27] 陈少宗. 全息耳针疗法 [M]. 北京 : 华夏出版社 ,1995:33

[28] 陈少宗. 全息生物医学研究与临床应用 [M]. 济南 : 黄河出版社 ,1991:2,49

[29] 陈少宗. 全息生物医学研究与临床应用 [M]. 济南 : 黄河出版社 ,1991:34

[30] 陈少宗. 论穴位分布全息律的科学价值 [J]. 医学与哲学 ,1993,（10）:52

[31] 陈少宗. 穴位全息学说的逻辑混乱与修正 [J]. 上海针灸 ,1998,（2）:49

[32] 臧郁文. 中国针灸临床治疗学 [M]. 青岛 : 青岛出版社 ,2003:234

[33] 玉溪第二期耳针学习班. 玉溪医药资料 ,1975,（1）:6

[34] 陈少宗. 全息耳针疗法 [M]. 北京 : 华夏出版社 ,1995:36,37,38

[35] 陈少宗, 郭振丽, 郭珊珊. 论穴位分布全息律的科学价值 [J]. 医学与哲学(临床论坛版),2008,（2）:63

第四篇

穴位的定位与作用

第十章
经穴的定位与作用

根据现代针灸学理论,每个腧穴主要治疗与之相同或相近神经节段支配区内的疾病,所以,这里所介绍的穴位顺序打破了按照经脉起止或经脉循行方向进行编排的传统习惯,而是按照神经节段支配区由上往下依次排列的。当然,这种腧穴归属的划分并不是绝对的,因为神经重叠支配的缘故,有些腧穴分布着来自不同解剖段的脊髓节段的神经,在这种情况下,这些腧穴划归于上部的神经节段支配区亦可,将之划归于下部的脊髓节段支配区亦可,这类腧穴的归属无论如何划分,它们既可以治疗上部相关神经节段支配区内的病症,又可以治疗下部相关神经节段支配区内的病症。

第一节 颅神经支配区内的经穴

这部分腧穴(约 44 个)大都分布在面部,主要治疗面部、五官及脑部的疾患。

1. 神庭

位置 前发际正中直上 0.5 寸。

局解 在额肌中,分布着三叉神经第一支的额神经支,有额动、静脉。

主治 前额痛、眼痛、脑疾患、神经衰弱。

2. 上星

位置 前发际正中直上 1 寸。

局解 分布着三叉神经第一支的额神经支。

主治 前额痛、脑疾患。

3. 囟会

位置 前发际正中直上 2 寸。

局解 分布着三叉神经第一支的额神经支。

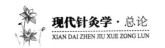

主治 头痛、眩晕、嗜睡症。

4. 前顶

位置 百会穴前 1.5 寸。

局解 在帽状腱膜中,分布着三叉神经第一支的额神经支。

主治 头痛、眩晕、脑疾患。

5. 曲差

位置 神庭穴旁开 1.5 寸。

局解 在额肌中,分布着三叉神经第一支的额神经支,有额内侧动脉。

主治 头痛、眩晕、三叉神经痛及鼻部疾患。

6. 五处

位置 上星穴旁开 1.5 寸。

局解 在额肌中,分布着三叉神经第一支的额神经支,有额内侧动脉。

主治 头痛、眩晕、脑疾患。

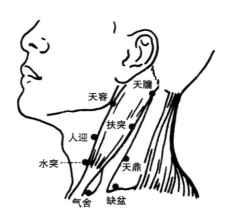

图 10-3 颈部穴位与肌肉的关系侧面观

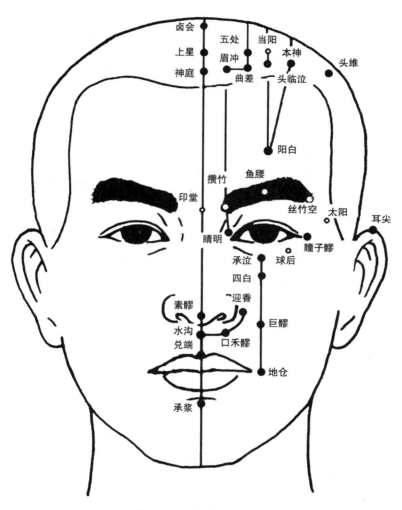

图 10-1　头面部穴正面观

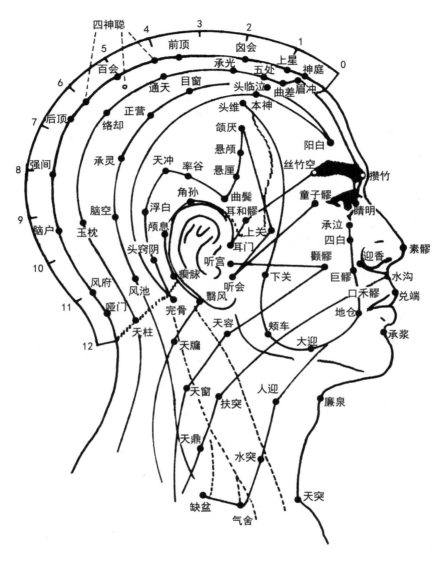

图 10-2　头面部穴侧面观

298

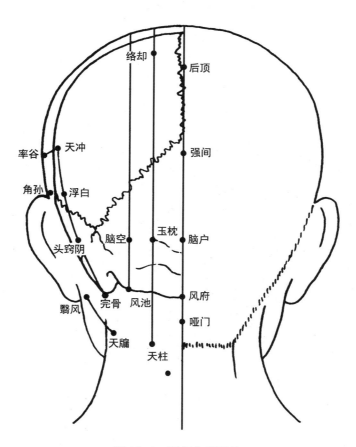

图 10-4　颈部穴背面观

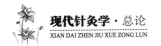
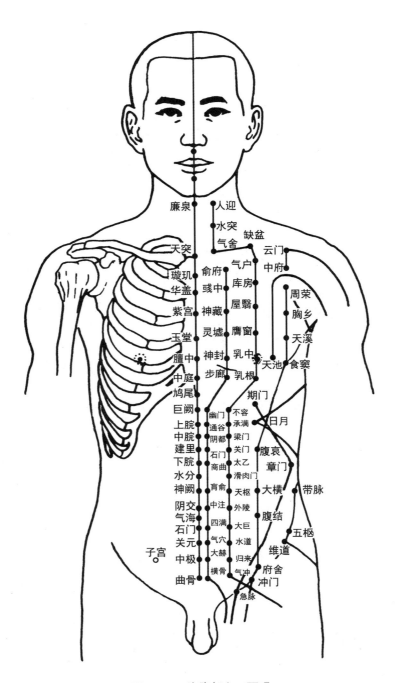

图 10-5　胸腹部穴正面观

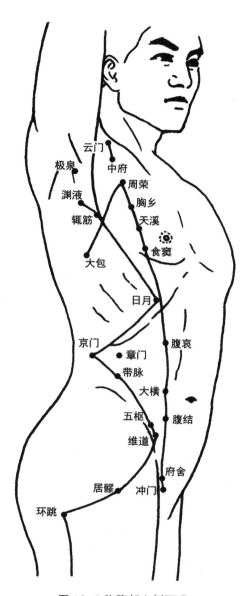

图 10-6 胸腹部穴侧面观

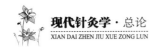

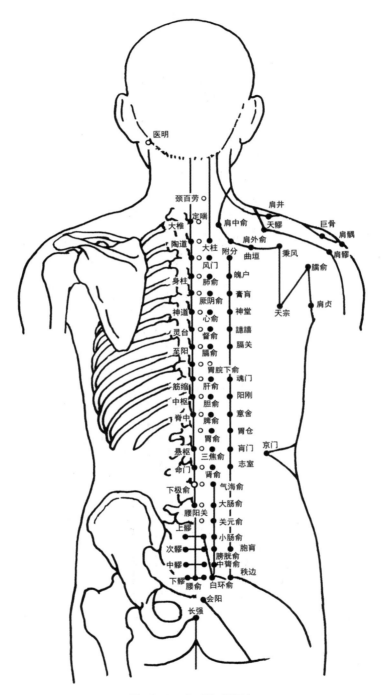

图 10-7 肩、腰、背部穴

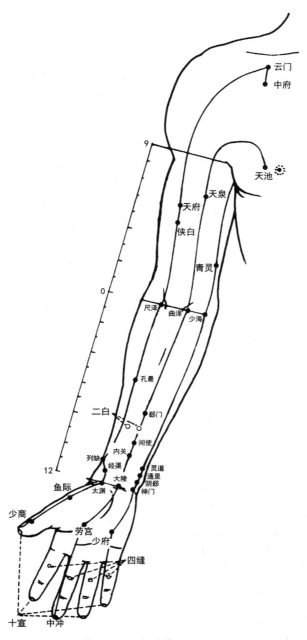

图 10-8 上肢掌面穴(一)

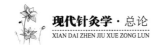
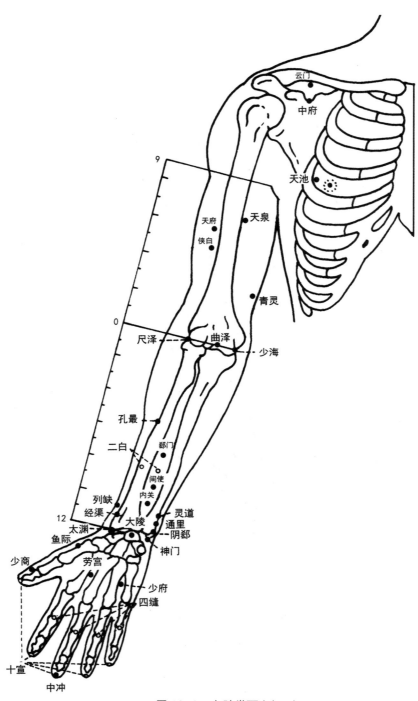

图 10-9　上肢掌面穴（二）

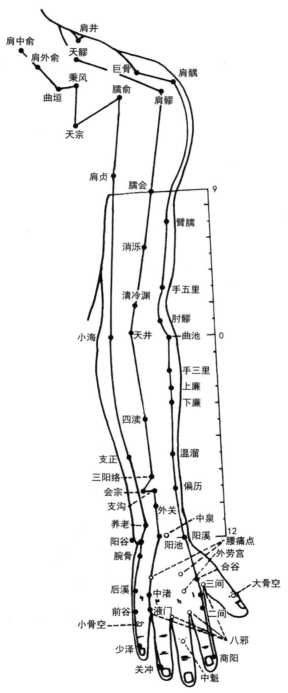

图 10-10 上肢背面穴(一)

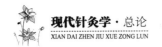

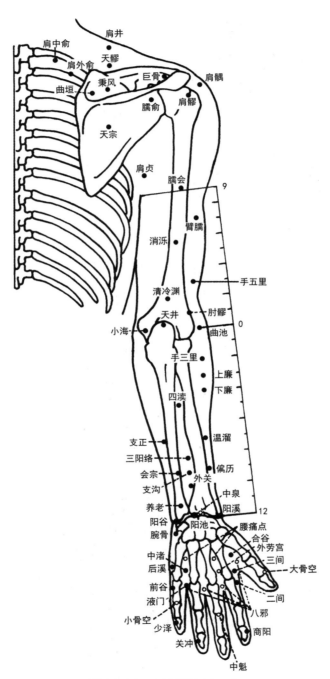

图 10-11 上肢背面穴（二）

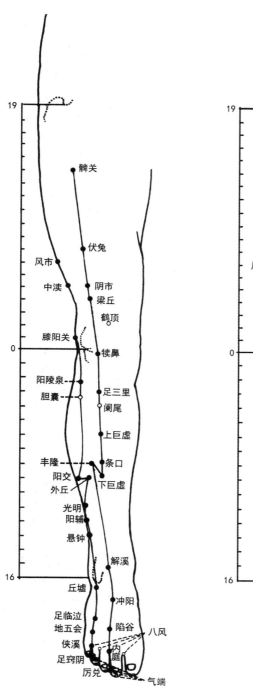

图 10-12 下肢前外侧面穴（一）

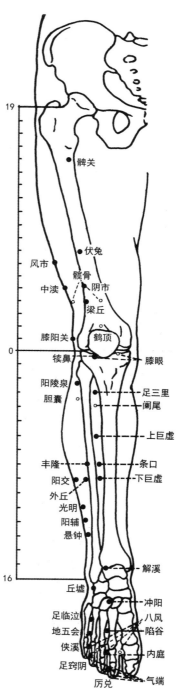

图 10-13 下肢前外侧面穴（二）

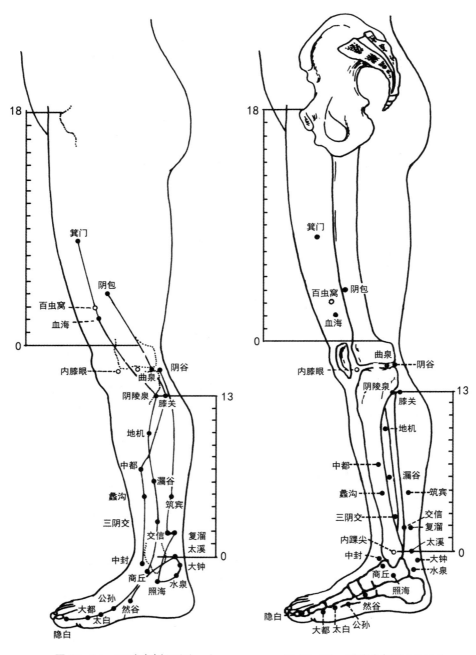

图 10-14 下肢内侧面穴（一）　　　图 10-15 下肢内侧面穴（二）

7. 承光

位置　五处穴后 1.5 寸。

局解　在帽状腱膜中,分布着三叉神经第一支的额神经支和面神经的颞支,有颞浅动脉。

主治　头痛、眩晕、眼痛、鼻塞。

8. 头临泣

位置　阳白穴直上,入发际 0.5 寸。

局解　在额肌中,分布着三叉神经第一支的额神经支和面神经的颞支,有眶上动脉。

主治　眼疾、脑疾、面瘫。

9. 目窗

位置　头临泣穴后 1 寸。

局解　分布着额神经分支,有颞浅动脉。

主治　头痛、眼疾、脑疾。

10. 正营

位置　目窗穴后 1 寸。

局解　在帽状腱膜中,分布着额神经分支,有颞浅动脉。

主治　头痛、脑疾。

11. 本神

位置　神庭穴旁开 3 寸。

局解　在额肌中,分布着额神经分支,有颞浅动脉额支和额外侧动脉。

主治　头痛、眼痛、脑疾。

12. 睛明

位置　目内眦旁约 0.1 寸。

局解　分布着三叉神经第一支的滑车下神经,有睑内侧韧带、内眦动脉。

主治　各种眼病。

附注　禁灸,勿刺伤眼球。

13. 攒竹

位置　眉头凹陷中。

局解　有皱眉肌,分布着三叉神经第一支的额神经,有额内侧动脉。

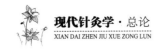

主治 多种眼病、面瘫。

14. 眉冲

位置 眉头直上,神庭穴旁。

局解 在额肌中,分布着三叉神经第一支的额神经,有额内侧动脉。

主治 三叉神经痛、前额头痛。

15. 阳白

位置 目正视,瞳孔直上,眉上1寸。

局解 在额肌中,分布着额神经分支,有额外侧动脉。

主治 眼疾、面瘫、三叉神经痛。

16. 丝竹空

位置 眉梢外凹陷中。

局解 在眼轮匝肌中,分布着额神经分支,有颞浅动脉。

主治 多种眼疾、三叉神经痛、面瘫。

17. 瞳子髎

位置 目外眦旁0.5寸。

局解 在眼轮匝肌和颞肌中,分布着面神经颧支、三叉神经第二支,有颞浅和颞深动脉的分支。

主治 多种眼病、三叉神经痛。

18. 承泣

位置 目正视,瞳孔直下,当眶下缘与眼球之间。

局解 在眼轮匝肌中,分布着眶下神经,有眶下动脉。

主治 多种眼病。

19. 四白

位置 目正视,瞳孔直下,眶下孔凹陷处。

局解 在上唇方肌中,分布着面神经、眶下神经,有眶下动脉。

主治 眼疾、面瘫、三叉神经痛。

20. 印堂

位置 眉心的正中,直对鼻尖。

局解 在额肌中,分布着额神经分支,有额内侧动脉。

主治　前额痛、鼻塞。

21. 听会

位置　耳屏间切迹前,下颌骨髁状突后缘,张口时有凹陷。

局解　分布着颞浅动脉分支。深部有腮腺和面神经、颈外动脉。

主治　耳鸣、耳聋、三叉神经痛、牙痛。

22. 听宫

位置　耳屏前,下颌骨髁状突后缘,张口呈现凹陷处。

局解　局部解剖同听会穴。

主治　耳鸣、耳聋、三叉神经痛、牙痛。

23. 耳门

位置　耳屏上切迹前,下颌骨髁状突后缘凹陷处。

局解　分布着耳颞神经和颞浅动脉。

主治　耳鸣、耳聋、牙痛、三叉神经痛。

24. 和髎

位置　鬓发后缘,平目外眦,颞浅动脉后缘。

局解　分布着耳颞神经、面神经的颞支。

主治　偏头痛、三叉神经痛、面瘫。

25. 曲鬓

位置　耳前鬓发后缘直上,平角孙穴。

局解　在耳前肌中,分布着耳颞神经、面神经的颞支,有颞浅动脉的分支。

主治　偏头痛、三叉神经痛。

26. 素髎

位置　在鼻尖的正中。

局解　分布着三叉神经第一支的鼻睫神经,有鼻背动脉。

主治　鼻部疾患,可抢救脱虚、昏迷。

27. 水沟

位置　人中沟中央近鼻孔处。

局解　在口轮匝肌中,分布着三叉神经的第二支和面神经颊支,有唇上动脉。

主治　面瘫、三叉神经痛,可抢救虚脱、晕厥等。

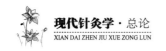

28. 兑端

位置　上唇尖端,红唇与皮肤相接处。

局解　分布着面神经颊支和眶下神经,有唇上动脉。

主治　三叉神经痛、面瘫。

29. 龈交

位置　上唇系带与齿龈相接处。

局解　分布着三叉神经的分支,有唇上动脉。

主治　齿龈肿痛。

30. 承浆

位置　颏唇沟的中点。

局解　在口轮匝肌中,分布着颏神经,有唇下动脉。

主治　三叉神经痛、牙痛、面瘫。

31. 迎香

位置　鼻唇沟中,平鼻翼的下缘。

局解　在上唇方肌中,分布着面神经颊支、眶下神经。

主治　多种鼻疾、面瘫、三叉神经痛。

32. 巨髎

位置　目正视,瞳孔直下,平鼻翼下缘处。

局解　上唇方肌中,神经分布同迎香。

主治　三叉神经痛、牙痛、面瘫。

33. 地仓

位置　口角旁 0.4 寸。

局解　在口轮匝肌中,分布着三叉神经第二、三支和面神经颊支。

主治　面瘫、面肌痉挛、三叉神经痛。

34. 大迎

位置　下颌角前 1.3 寸骨陷中。

局解　在咬肌附着部前缘,分布着面神经和三叉神经的分支,有面动脉。

主治　牙痛、三叉神经痛、腮腺炎。

35. 颊车

位置　下颌角前上方一横指凹陷中,咀嚼时咬肌隆起处。

局解　在咬肌附着部,皮下为腮腺,分布着三叉神经和面神经的分支。

主治　三叉神经痛、牙痛、腮腺炎。

36. 下关

位置　颧弓与下颌切迹之间的凹陷中。

局解　在腮腺和咬肌中,有三叉神经和面神经的分支,分布着面横动脉。

主治　牙痛、三叉神经痛、耳鸣、耳聋、面瘫。

37. 颧髎

位置　目外眦直下,颧骨下缘凹陷中。

局解　在咬肌起始部,分布着三叉神经和面神经的分支,有面横动脉。

主治　牙痛、三叉神经痛、面瘫。

38. 上关

位置　下关穴直上,颧弓上缘。

局解　在颞肌中,分布着三叉神经和面神经的分支,有颞浅动脉。

主治　偏头痛、三叉神经痛、牙痛、面瘫。

39. 悬厘

位置　头维与曲鬓穴弧形连线的下 1/4 与上 3/4 交界处。

局解　在颞肌中,分布着面神经和三叉神经的分支,有颞浅动脉额支。

主治　偏头痛、三叉神经痛。

40. 悬颅

位置　头维穴至曲鬓穴弧形连线的中点。

局解　在颞肌中,分布着三叉神经和面神经的分支,有颞浅动脉。

主治　偏头痛、三叉神经痛、面瘫。

41. 颔厌

位置　头维与曲鬓穴弧形连线的上 1/4 与下 3/4 交界处。

局解　在颞肌中,分布着面神经和三叉神经的分支,有颞浅动脉。

主治　偏头痛、三叉神经痛。

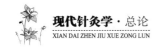

42. 头维

位置 额角发际直上 0.5 寸。

局解 在颞肌上缘,分布着面神经和三叉神经的分支,有颞浅动脉。

主治 头痛、三叉神经痛。

43. 率谷

位置 耳尖直上,入发际 1.5 寸。

局解 在颞肌中,分布着耳颞神经、枕小神经,有颞浅动、静脉的额支。

主治 头痛、枕项部痛。

44. 太阳

位置 眉梢与目外眦之间向后约 1 寸凹陷处。

局解 在颞肌中,分布着三叉神经第二、三支,有颞浅动脉分支。

主治 偏头痛、三叉神经痛、眼痛。

第二节 颈髓节段支配区内的经穴

颈髓(C_{1-8})节段支配区内的腧穴包括上部颈髓节段(C_{1-4})支配区内的腧穴和下部颈髓节段(C_{5-8})支配区内的腧穴两部分。

一、上部颈髓节段(C_{1-4})支配区内的腧穴

这部分腧穴(约 32 个)大都分布在枕部、颈项部,主要治疗枕部、颈项部的病症,有的可以治疗脑部、膈肌的病症。

1. 百会

位置 后发际直上 7 寸。

局解 分布着发自颈髓$_2$(C_2)节段的枕大神经,有颞浅动脉和枕动脉吻合的动脉网。

主治 巅顶痛、枕神经痛,亦可治疗神经衰弱、精神失常及脱肛。

2. 后顶

位置 强间穴直上 1.5 寸。

局解 分布着来自 C_2 的枕大神经,有枕大动脉的分支。

主治 枕神经痛、颈项痛。

3. 强间

位置　脑户穴直上 1.5 寸。

局解　分布着来自 C_2 的枕大神经,有枕大动脉的分支。

主治　枕神经痛、项强,亦可治疗精神失常。

4. 脑户

位置　在枕外隆凸上缘的凹陷处。

局解　分布着发自 C_2 的枕大神经,有枕动脉的分支。

主治　枕部疼痛、颈项强痛、眩晕。

5. 通天

位置　承光穴后,平百会穴的两旁。

局解　分布着来自 C_2 的枕大神经,有颞浅动脉和枕动脉吻合的动脉网。

主治　后头痛、眩晕。

6. 络却

位置　通天穴后,平强间穴的两旁。

局解　在枕肌停止部,分布着来自 C_2 的枕大神经,有枕动脉。

主治　枕肌和斜方肌痉挛疼痛、项强。

7. 玉枕

位置　络却穴后,平脑户穴的两旁。

局解　在枕后隆凸外侧稍上,分布着来自 C_2 的枕大神经,有枕动脉。

主治　枕部痛、项强痛、眩晕。

8. 承灵

位置　正营穴后,平百会和通天穴。

局解　分布着来自 C_2 的枕大神经、三叉神经下颌支的耳颞神经的分支,有颞浅动脉和枕动脉吻合的动脉网。

主治　头痛、颈项酸痛。

9. 脑空

位置　承灵穴后,平脑户和玉枕穴。

局解　分布着来自 C_2 的枕大神经、枕小神经的分支,有枕动脉。

主治　枕部疼痛、肩项部肌肉痉挛。

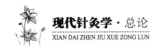

10.天冲

位置 耳根后缘直上,平强间穴和络却穴。

局解 分布着来自 C_2 的枕小神经,有耳后动脉。

主治 后头痛、颈项部痛。

11.浮白

位置 耳根上缘向后入发际1寸,平脑户穴。

局解 在耳后肌中,分布着来自 C_2 的枕小神经、来自 C_{2-3} 的耳大神经、面神经的耳后支。

主治 颈项强痛、膈肌痉挛、胸胁痛、呼吸困难、面神经麻痹。

12.头窍阴

位置 浮白穴下,乳突的根部。

局解 在耳后肌中,分布着来自 C_2 的枕小神经、来自 C_{2-3} 的耳大神经。

主治 颈项痛、膈肌痉挛、胸胁痛。

13.角孙

位置 耳尖处的发际。

局解 在耳上肌中,分布有来自 C_2 的枕小神经和三叉神经第三支的耳颞神经,有颞浅动脉和耳后动脉的分支。

主治 颈项强痛、牙痛、三叉神经痛。

14.颅息

位置 耳后,翳风穴与角孙穴沿耳轮连线的上 1/3 与下 2/3 交界处。

局解 在耳后肌中,分布着来自 C_2 的枕小神经,有耳后动脉。

主治 枕小神经疼痛、项强。

15.瘈脉

位置 乳突中央,翳风与角孙沿耳轮连线的下 1/3 与上 2/3 交界外。

局解 在耳后肌中,分布着来自 C_2 的耳大神经,有耳后动脉。

主治 颈项强痛、呃逆、呕吐。

16.翳风

位置 乳突的前下方,平耳垂下缘的凹陷中。

局解 分布着来自 C_{2-3} 的耳大神经,该部皮下有面神经的耳后支通过,深部正当面神经穿出茎乳孔处。

主治 面瘫、项强、呃逆、语言障碍,亦可治疗耳鸣、耳聋。

17. 天容

位置 下颌角后,耳垂根部下 1 厘米,胸锁乳突肌终止部的前缘。

局解 在腮腺的后缘,分布着来自 C_{2-3} 的耳大神经,深部有颈内静脉。

主治 颈项痛、呃逆、呼吸困难、胸胁痛、语言不利。

18. 风府

位置 枕外隆凸直下和第一颈椎之间的凹陷处。

局解 分布着来自 C_2 的枕大神经、来自 C_3 的第三枕神经,有枕动脉的分支。深部是枕寰间隙,为延髓和脊髓的交界处。

主治 颈项部痛、舌骨肌麻痹,亦可治疗精神病、癫痫。

附注 严格把握针刺深度。

19. 风池

位置 胸锁乳突肌与斜方肌之间,平风府穴。

局解 分布着来自 C_2 的枕大神经、枕小神经,有枕动脉、静脉。

主治 项背强痛、头痛、晕眩,亦可治疗神经衰弱、癫痫、精神病。

附注 深部为延髓,应严格把握针刺深度和角度。

20. 完骨

位置 乳突后下方凹陷中。

局解 在颞骨乳突根部后缘,分布着来自 C_{2-3} 的耳大神经和来自 C_2 的枕小神经。

主治 颈项肌肉痉挛、语言障碍、呃逆。

21. 哑门

位置 风府穴直下一节,在第一颈椎与第二颈椎之间。

局解 分布着来自 C_3 的第三枕神经,有枕动脉的分支。深部椎管内有脊髓。

主治 颈项强痛、语言障碍、声音嘶哑、呃逆。

附注 不可深刺。

22. 天柱

位置 哑门穴旁开 1.3 寸,当斜方肌外侧缘凹陷中。

局解 分布着来自 C_2 的第三枕神经、来自 C_2 的枕小神经,有枕动、静脉的分支。

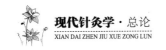

| 主治 | 枕肌、颈项肌、肩胛肌的痉挛疼痛。 |

| 附注 | 不可向内上方深刺，以免刺伤脊髓。 |

23. 天牖

| 位置 | 乳突后下方，胸锁乳突肌的后缘，约平下颌角处。 |

| 局解 | 分布着来自 $C_{2\sim3}$ 的耳大神经、来自 C_2 的枕小神经，有耳后动脉。 |

| 主治 | 颈项肌痉挛疼痛、呃逆、呼吸困难、胸胁痛。 |

24. 天窗

| 位置 | 喉结旁开 3.5 寸，即扶突穴后 0.5 寸，胸锁乳突肌后缘的中点。 |

| 局解 | 正当来自 $C_{2\sim3}$ 的耳大神经、来自 C_2 的枕小神经、来自 $C_{2\sim3}$ 的颈皮神经、来自 $C_{3\sim4}$ 的锁骨上神经丛、颈神经丛的发出部。 |

| 主治 | 颈项肌肉和肩胛部肌肉痉挛疼痛、胸胁痛、舌骨肌麻痹、呃逆、呼吸困难。 |

25. 扶突

| 位置 | 人迎穴外侧，胸锁乳突肌的肌腹中央凹陷处。 |

| 局解 | 分布着来自 $C_{2\sim3}$ 的颈皮神经、来自 $C_{3\sim4}$ 的锁骨上神经、副神经，胸锁乳突肌下有迷走神经、颈内静脉，有来自甲状颈干的颈升动脉。 |

| 主治 | 舌骨肌麻痹、斜颈，亦可治疗甲状腺疾患。 |

26. 人迎

| 位置 | 在胸锁乳突肌前缘，平甲状软骨上缘。 |

| 局解 | 在颈总动脉的分叉处，稍外有舌下神经降支，后方有迷走神经，分布着来自 $C_{2\sim3}$ 的颈皮神经。 |

| 附注 | 此穴禁针、禁灸。 |

27. 廉泉

| 位置 | 在喉结上方的凹陷处，即舌骨体下缘和甲状软骨切迹围成的空间内。 |

| 局解 | 在左右甲状舌骨肌的中间，分布着舌下神经降支、来自 $C_{2\sim3}$ 的颈皮神经，有甲状腺上动脉。 |

| 主治 | 舌肌瘫痪、流涎、舌下肿痛。 |

| 附注 | 针刺不要过深，进针后，患者不要作吞咽动作，防止弯针或断针。 |

28. 天鼎

| 位置 | 在胸锁乳突肌下部后缘，与甲状软骨下缘平高。 |

局解　分布着来自 $C_{2~3}$ 的颈皮神经,有来自甲状颈干的颈浅动脉和颈外静脉。该穴正当膈神经的通路,深部是臂神经丛。

主治　膈肌痉挛、颈肩部疼痛,亦可治疗扁桃体炎、咽喉肿痛。

29.水突

位置　在胸锁乳突肌下部的前缘,同甲状软骨下缘平高。

局解　分布着来自 $C_{2~3}$ 的颈皮神经,深部有颈总动脉,沿该动脉之前有舌下神经降支,该动脉之外有迷走神经通过。

主治　舌肌麻痹、咽喉肿痛。

30.缺盆

位置　锁骨上窝中央,前正中线旁开 4 寸。

局解　在颈阔肌中,分布着来自 $C_{3~4}$ 的锁骨上神经,有肩胛上动脉。深部有锁骨下动脉,臂神经丛从锁骨上部通过。

附注　该穴正对肺尖部,禁止针刺。

31.气舍

位置　人迎穴直下,锁骨上。

局解　分布着来自 $C_{2~3}$ 的颈皮神经。深部有颈总动脉,有迷走神经与交感神经干通过。

主治　咽喉肿痛。

32.天突

位置　胸骨上窝正中。

局解　分布着来自 $C_{2~3}$ 的颈皮神经、来自 $C_{1~4}$ 颈丛的肌支,内部为胸骨舌骨肌、胸骨甲状肌,有从甲状颈干来的甲状腺下动脉,深部有气管,再往下在胸骨柄后方有左右无名静脉和主动脉弓。

主治　舌骨肌麻痹,亦可治疗咳喘、咽喉痛、甲状腺疾病。

附注　严格掌握针刺的方向和深度。

二、下部颈髓节段($C_{5~8}$)支配区内的腧穴

这部分腧穴大都分布在肩胛区、上肢,主要治疗颈肩区、上肢的病症,有些腧穴还可治疗膈肌、心肺的病症。

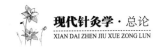

（一）分布在肩胛区及其周围的腧穴

这部分腧穴（约 12 个）多与胸髓节段无关。

1. 肩中俞

位置 大椎穴旁开 2 寸，即第七颈椎棘突下旁开 2 寸。

局解 表层是斜方肌，深层是肩胛提肌，分布着来自 C_6 的后支，来自 $C_{3\sim5}$ 的肩胛背神经、副神经，有颈横动脉。

主治 颈肩背部酸痛、肩胛上提无力、肝区疼痛。

2. 肩外俞

位置 第一胸椎刺突下旁开 3 寸。

局解 表层是斜方肌，深层是肩胛提肌和小菱形肌，分布着来自 $C_{6\sim7}$ 的后支、来自 $C_{3\sim5}$ 的肩胛背神经、副神经，有颈横动脉。

主治 颈肩背部酸痛、肩胛部活动障碍、肝区疼痛。

3. 肩井

位置 大椎穴与肩髃穴连线的中点。

局解 表层为斜方肌，下层在肩胛提肌和冈上肌之间，分布着来自 $C_{3\sim4}$ 的锁骨上神经、来自 $C_{3\sim5}$ 的肩胛背神经、来自 $C_{5\sim6}$ 的肩胛上神经、副神经，有肩胛上动脉。

主治 颈肩背部肌肉痉挛疼痛、副神经麻痹、呃逆、肝区疼痛。

附注 深部为肺尖，不可深刺。

4. 天髎

位置 肩井穴直下，肩井穴与肩胛冈上缘的中点。

局解 皮下是斜方肌，深层是冈上肌，分布着来自 $C_{3\sim4}$ 的锁骨上神经、来自 C_5 的肩胛上神经、副神经，有肩胛上动脉。

主治 颈肩背部酸痛、肩胛部活动障碍、胸胁痛、呃逆。

5. 曲垣

位置 肩胛骨冈上缘内侧凹陷中。

局解 在斜方肌和冈上肌中，分布着来自 $C_{3\sim4}$ 的锁骨上神经、来自 C_5 的肩胛上神经、副神经，有肩胛上动脉。

主治 颈肩背部和臂部疼痛或麻木、呃逆、肝区痛。

6. 秉风

位置　天宗穴直上,肩胛骨冈上缘中央。

局解　在斜方肌和冈上肌中,分布着来自 $C_{3\sim4}$ 的锁骨上神经、来自 C_5 的肩胛上神经、副神经,有肩胛上动脉。

主治　颈肩背部酸痛、臂部活动障碍、呃逆、肝区痛。

7. 天宗

位置　秉风穴直下,肩胛骨冈下窝的中央。

局解　在冈下肌中,分布着来自 $C_{5\sim6}$ 的肩胛上神经,有旋肩胛动脉。

主治　肩臂酸痛、呃逆、胸胁痛。

8. 肩贞

位置　腋后皱襞直上 1 寸。

局解　在三角肌后缘,下层是大圆肌,分布着来自 $C_{5\sim8}$ 的肩胛下神经、来自 $C_{5\sim6}$ 的腋神经、臂内侧皮神经,有旋后肱动脉的分支。

主治　肩背臂部酸痛、呃逆、肝区痛或胸胁痛。

9. 臑俞

位置　腋后皱襞直上,肩胛冈下缘凹陷中。

局解　在三角肌中,分布着来自 $C_{5\sim6}$ 的腋神经、来自 $C_{3\sim4}$ 的锁骨上神经、臂外侧皮神经和臂后皮神经,有肩胛上动脉、旋肩胛动脉和旋后动脉的分支。

主治　肩臂部疼痛或活动障碍、胸胁痛、呃逆。

10. 巨骨

位置　在肩胛关节内侧,锁骨与肩胛冈接合部的凹陷处。

局解　浅层是三角肌,深层是冈上肌的集合部,分布着来自 $C_{5\sim6}$ 的腋神经、来自 C_5 的肩胛上神经、来自 $C_{3\sim4}$ 的锁骨上神经,有肩胛动脉的分支。

主治　肩胛部痛、肩关节周围炎、呃逆。

11. 肩髎

位置　在肩峰的后下方,肩髃穴与臑俞穴连线的中点,举臂时,该穴处呈一凹陷。

局解　上层是三角肌,下层是冈下肌,分布着来自 $C_{5\sim6}$ 的肩胛上神经和腋神经、来自 $C_{3\sim4}$ 的锁骨上神经、臂外侧皮神经,有复杂的动脉网。

主治　肩部疼痛或运动障碍、胸胁痛、呃逆。

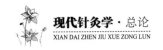

12. 肩髃

<u>位置</u> 三角肌上部,肩峰与肱骨大结节之间,上臂外展平举时肩前呈现的凹陷处。

<u>局解</u> 上层是三角肌,下层是冈下肌,分布着来自 $C_{5~6}$ 的肩胛上神经和腋神经、来自 $C_{3~4}$ 的锁骨上神经、臂外侧皮神经,有复杂的动脉网。

<u>主治</u> 肩臂疼痛不举、呃逆。

(二)分布在上肢的前内侧的腧穴

这部分腧穴(约 26 个)中大部分与胸髓节段有关,但前 5 个穴位与胸髓节段的关系较远。

1. 天泉

<u>位置</u> 上臂掌侧,腋前皱襞顶端水平线下 2 寸,肱二头肌长、短头之间。

<u>局解</u> 分布着来自 $C_{5~7}$ 的肌皮神经、臂内侧皮神经,有肱动脉的分支。

<u>主治</u> 上臂掌侧痛、前臂屈曲障碍。

2. 天府

<u>位置</u> 腋前皱襞上端向外的水平线下 3 寸,肱二头肌外缘。

<u>局解</u> 分布着来自 $C_{5~7}$ 的肌皮神经、臂外侧皮神经,有桡侧副动脉、头静脉。

<u>主治</u> 肩臂外侧痛、前臂运动障碍、胸胁痛。

3. 侠白

<u>位置</u> 肱二头肌的外侧缘,天府穴下 1 寸。

<u>局解</u> 分布着来自 $C_{5~7}$ 的肌皮神经、臂外侧皮神经,有桡侧副动脉、头静脉。

<u>主治</u> 肩臂外侧痛、上肢运动障碍。

4. 尺泽

<u>位置</u> 肘横纹中,肱二头肌腱桡侧。

<u>局解</u> 在肱肌的起始部,分布着来自 $C_{5~8}$ 的桡神经、来自 $C_{5~7}$ 的肌皮神经,有桡侧返动脉。

<u>主治</u> 肘部疼痛、前臂运动障碍,亦可治疗呼吸系统疾病。

5. 孔最

<u>位置</u> 在尺泽与太渊穴的连线上,腕横纹上 7 寸。

<u>局解</u> 浅层是肱桡肌的内侧缘,深层是拇长屈肌的外侧缘,深部有来自 $C_{5~8}$ 的桡神经和桡动脉通过,分布着前臂外侧皮神经。

主治　前臂运动障碍、伸腕无力,亦可治疗咳喘、咯血。

6. 列缺

位置　桡骨茎突上方,腕横纹上 1.5 寸。

局解　在旋前方肌中,分布着来自 $C_7 \sim T_1$ 的正中神经、桡神经、前臂外侧皮神经,有桡侧动脉的分支。

主治　血管性头痛、项强、扁桃体炎、心悸、咳喘、手腕无力。

7. 经渠

位置　桡骨茎突内缘,腕横纹上 1 寸。

局解　在旋前方肌中,分布着来自 $C_{5\sim8}$ 的桡神经、来自 $C_7 \sim T_1$ 的正中神经、前臂外侧皮神经,有桡动、静脉通过。

主治　桡神经麻痹、咳喘、心悸、头痛、扁桃体炎。

8. 太渊

位置　在手掌侧腕横纹的桡侧端,桡侧腕屈肌腱的外侧,拇长肌腱的内侧。

局解　在旋前方肌的下缘,分布着来自 $C_{5\sim8}$ 的桡神经、来自 $C_7 \sim T_1$ 的正中神经、前臂外侧皮神经,有桡动脉。

主治　手臂麻木、咳喘、心悸、咽喉肿痛。

附注　针刺时要避开桡动脉。

9. 鱼际

位置　第一掌骨的中点,赤白肉际。

局解　在拇短展肌的停止部,分布着来自 $C_8 \sim T_1$ 的正中神经,有桡动脉。

主治　咳喘、心慌、头痛、头晕、咽喉肿痛、腮腺炎。

10. 少商

位置　拇指的桡侧,距指甲角约 0.1 寸。

局解　分布着发自 $C_6 \sim T_1$ 的正中神经的指掌侧固有神经,有指掌侧固有动脉形成的动脉网。

主治　咽喉肿痛、腮腺炎、头痛、急性眼炎。

11. 曲泽

位置　肘窝正中,肱二头肌腱的尺侧缘。

局解　在来自的 $C_6 \sim T_1$ 正中神经和肱动脉的通路上,皮下有正中静脉,分布着臂内

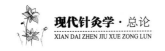

侧皮神经和前臂内侧皮神经。

主治　心痛、心悸、咳喘、手臂麻木。

12. 郄门

位置　在掌长肌腱和桡侧腕屈肌腱之间,腕横纹上 5 寸。

局解　深部是来自的 $C_6\sim T_1$ 正中神经的通路,有骨间掌侧动脉,分布着前臂内侧皮神经、前臂外侧皮神经。

主治　多种心脏疾患、咳喘,亦可治疗精神病。

13. 间使

位置　在掌长肌腱和桡侧腕屈肌腱之间,腕横纹上 3 寸。

局解　深部有来自 $C_6\sim T_1$ 的正中神经通过,有骨间掌侧动脉,前臂内侧皮神经、前臂外侧皮神经司皮肤感觉。

主治　多种心脏疾患、前臂麻木,亦可治疗精神病。

14. 内关

位置　在掌长肌腱与桡侧腕屈肌腱之间,腕横纹上 2 寸。

局解　深部有来自的 $C_6\sim T_1$ 正中神经通过,有掌侧骨间动脉,分布着前臂内侧皮神经、前臂外侧皮神经。

主治　心脏疾患、手臂麻木,亦可治疗疟疾、高血压、呕吐。

15. 大陵

位置　在掌侧腕横纹的正中,掌长肌腱和桡侧腕屈肌腱之间。

局解　深部有来自 $C_6\sim T_1$ 的正中神经通过,正中神经掌皮支司皮肤感觉,有骨间掌侧动脉。

主治　多种心脏疾患、手臂麻木、头痛,亦可治疗精神病、癫痫。

16. 劳宫

位置　掌心横纹中,第三掌骨与第四掌骨之间。

局解　在掌腱膜中,有正中神经(来自 $C_6\sim T_1$)与尺神经(来自 $C_7\sim T_1$)合成的指掌侧总神经,有尺动脉、桡动脉合成的掌浅弓,由正中神经司皮肤感觉。

主治　心悸、心痛、咳喘、手臂麻木。

17. 中冲

位置　在中指末节的尖端,距指甲约 0.1 寸。

局解 分布着来自 C_5~T_1 的正中神经的指掌侧固有神经,有指掌侧固有动脉形成的动脉网。

主治 心脏疾患,亦可治疗热病、中暑。

18. **极泉**

位置 在腋窝的前外侧壁(腋平线上),紧靠胸大肌下缘和肱二头肌短头的内侧缘。

局解 深部正当腋动脉移行于肱动脉的持续部,有尺神经和正中神经通过,分布着臂内侧皮神经、肋间神经、来自于 C_5~T_1 的胸前神经、肌皮神经。

主治 心悸、心痛、胸胁痛、肩臂酸痛。

19. **青灵**

位置 肱二头肌的内侧缘,少海穴上 3 寸。

局解 在肱二头肌的内侧缘,下层是肱肌,深部是来自的 C_6~T_1 正中神经、来自 C_7~T_1 的尺神经的通路,有肱动脉、贵要静脉,分布着来自 C_{6-7} 的肌皮神经、臂内侧皮神经。

附注 此处有重要的动、静脉,同时皮肤肌肉特别敏感,为禁针穴。

20. **少海**

位置 在肱骨内上髁前面,肘横纹尺侧凹陷中。

局解 在肱肌停止部,分布着来自 C_{6-7} 的肌皮神经、臂内侧皮神经、前臂内侧皮神经,有尺侧下副动脉。

主治 心痛、肘部痛、手臂麻木。

21. **灵道**

位置 通里穴上,距腕横纹 1.5 寸。

局解 在尺侧腕屈肌腱的桡侧,是来自 C_7~T_1 的尺神经与尺动脉的通路,分布着尺神经的分支、前臂内侧皮神经。

主治 多种心脏疾患、咳喘、尺神经麻痹、手臂麻木。

22. **通里**

位置 神门穴上,距腕横纹 1 寸。

局解 在尺侧腕屈肌与指浅屈肌之间,是尺神经和尺动脉的通路,分布着来自 C_7~T_1 的尺神经、来自 C_6~T_1 的正中神经、前臂内侧皮神经。

主治 多种心脏疾患、手臂麻木、头痛、咽喉肿痛。

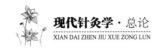
23. 阴郄

位置 神门穴上,距腕横纹 0.5 寸。

局解 在尺侧腕屈肌和指浅屈肌之间,是尺神经和尺动脉的通路,分布着来自的 $C_7 \sim T_1$ 正中神经、前臂内侧皮神经。

主治 心脏疾患、血管性头痛、手臂麻木,亦可治疗盗汗、暴暗。

24. 神门

位置 在手腕掌侧横纹的尺侧,尺侧腕屈肌腱的桡侧缘之凹陷处。

局解 在尺神经和尺动脉的通路上,分布着来自 $C_7 \sim T_1$ 的尺神经和前臂内侧皮神经。

主治 心脏疾患、手臂麻木,亦可治疗神经衰弱、精神病。

25. 少府

位置 在第四、五掌骨之间,平劳宫穴。

局解 在骨间肌中,分布着来自 $C_7 \sim T_1$ 的尺神经,有指掌侧总动脉。

主治 心脏疾患、手臂麻木。

26. 少冲

位置 小指桡侧指甲角旁约 0.1 寸。

局解 分布着来自 $C_7 \sim T_1$ 的尺神经,有指掌侧固有动脉的网。

主治 心肺疾患,亦可治疗精神病、热病、昏迷。

(三)分布在上肢后外侧的腧穴

这部分腧穴(约 35 个)中的半数与胸髓节段有关,但前 15 个穴位与胸髓节段的关系较远。

1. 臂臑

位置 肱骨的外侧,三角肌尖端的后缘,肱三头肌的外侧缘,曲池穴上 7 寸。

局解 分布着来自 $C_{5 \sim 8}$ 的桡神经、来自 $C_{5 \sim 6}$ 的腋神经、臂外侧皮神经,有旋肱后动脉。

主治 肩臂疼痛、举臂困难。

2. 手五里

位置 在肱骨的外侧,肱三头肌外缘,曲池穴上 3 寸。

局解 深部有来自 $C_{5 \sim 8}$ 的桡神经、桡侧副动脉,表层分布着臂外侧皮神经、臂后皮神经。

主治 肘臂疼痛、麻木。

3. 肘髎

位置　曲池穴外上方 1 寸,肱骨的边缘。

局解　在肱桡肌的起始部,分布着来自 $C_{5~8}$ 的桡神经、臂后皮神经,有桡侧副动脉。

主治　肘臂疼痛、上肢麻木。

4. 曲池

位置　屈肘,肘横纹桡侧端的凹陷中。

局解　在桡侧腕长伸肌的起始部,肱桡肌的外侧,分布称来自 $C_{5~8}$ 的桡神经、前臂外侧皮神经和臂后皮神经。

主治　肘臂疼痛、上肢不遂,亦可治疗高血压,能提高免疫机能。

5. 手三里

位置　在阳溪与曲池穴的连线上,曲池穴下 2 寸。

局解　分布着来自 $C_{5~8}$ 的桡神经、前臂背侧皮神经和前臂外侧皮神经,有桡动脉的分支。

主治　手臂麻木、上肢不遂。

6. 上廉

位置　在阳溪穴与曲池穴的连线上,曲池穴下 3 寸。

局解　在桡侧腕长伸肌的后方,桡侧腕短伸肌的上方。分布着来自 $C_{5~8}$ 的桡神经、前臂背侧皮神经和前臂外侧皮神经,有桡动脉的分支。

主治　手臂麻木、上肢不遂。

7. 下廉

位置　在阳溪穴与曲池穴的连线上,曲池穴下 4 寸。

局解　在桡侧腕短伸肌中,分布着来自 $C_{5~8}$ 的桡神经、前臂背侧皮神经、前臂外侧皮神经,有桡动脉的分支。

主治　桡神经麻痹、手臂麻木。

8. 温溜

位置　在阳溪穴与曲池穴的连线上,阳溪穴上 5 寸。

局解　分布着来自 $C_{5~8}$ 的桡神经、前臂背外侧皮神经。有桡动脉的分支。

主治　手臂麻木或不遂,亦可治疗咽喉肿痛、腹痛。

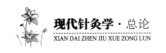

9. 偏历

位置 在阳溪穴与曲池穴的连线上,阳溪穴上3寸.

局解 在拇短伸肌腱和拇长伸肌腱之间,分布着来自C_{5-8}的桡神经的分支、前臂外侧皮神经。

主治 手臂麻木,亦可治疗牙痛、目赤、咽喉肿痛。

10. 阳溪

位置 腕背横纹的桡侧端,拇短伸肌腱和拇长伸肌腱之间的凹陷中。

局解 分布着桡神经的浅支,有桡动脉的分支。

主治 手腕痛、桡神经麻痹,亦可治疗头痛、眼炎、咽喉肿痛。

11. 臑会

位置 肩髎穴下3寸,三角肌的后缘。

局解 在肱三头肌外侧头的上部,分布着来自C_{5-6}的腋神经、臂外侧皮神经,有旋肱后动脉。

主治 颈肩臂部疼痛、上肢运动障碍。

12. 消泺

位置 清冷渊上3寸。

局解 在肱三头肌中,分布着来自C_{6-8}的桡神经、臂后皮神经和臂外侧皮神经,有桡侧副动脉。

主治 颈肩及后臂部疼痛、上肢运动障碍。

13. 清冷渊

位置 尺骨鹰嘴上2寸。

局解 在肱三头肌腱中,分布着来自C_{6-8}的桡神经、臂后皮神经和臂内侧皮神经,有桡侧副动脉。

主治 肩及后上臂部疼痛、上肢运动障碍。

14. 天井

位置 肱骨后面,鹰嘴窝的凹陷中。

局解 在肱三头肌腱中,分布着来自C_{6-8}的桡神经、臂后皮神经、臂内侧皮神经,有肘关节动脉网。

主治 肘部痛、上肢运动障碍,亦可治疗癫痫。

15. 四渎

位置 尺骨与桡骨之间,肘下 5 寸。

局解 在指总伸肌与尺侧腕伸肌之间,分布着来自 $C_{5~8}$ 的桡神经的肌支、前臂背侧皮神经,有骨间背侧动脉。

主治 手臂麻木、上肢运动障碍,亦可治疗牙痛、咽喉肿痛。

16. 合谷

位置 手背,第一、二掌骨之间,约平第二掌骨的中点。

局解 在第一骨间背侧肌中,分布着来自 $C_8~T_1$ 的正中神经、来自 $C_{5~8}$ 的桡神经的浅支,有来自桡动脉的掌背动脉。

主治 手臂麻木、咳喘、胁痛、牙痛、三叉神经痛、咽喉肿痛、面瘫、腮腺炎。

17. 三间

位置 握拳,当第二掌骨小头桡侧后凹陷中。

局解 在第二掌骨和第一骨间背侧肌之间,分布着来自 $C_{5~8}$ 的桡神经、来自 $C_6~T_1$ 的正中神经的指掌侧固有神经,有桡动脉的掌背动脉。

主治 手臂麻木、咳喘、牙痛、咽喉肿痛。

18. 二间

位置 握拳,当食指桡侧掌指关节前凹陷中。

局解 分布着来自 $C_{5~8}$ 的桡神经、来自 $C_6~T_1$ 的正中神经的指掌侧固有神经,有桡动脉的指背动脉。

主治 手臂麻木、咽喉肿痛、牙痛、头痛。

19. 商阳

位置 食指桡侧端,距指甲角约 0.1 寸。

局解 分布着来自 $C_6~T_1$ 的正中神经的指掌侧固有神经,有指掌侧固有动脉形成的动脉网。

主治 手指麻木、头痛、咽喉肿痛、牙痛。

20. 三阳络

位置 尺骨与桡骨之间,腕背横纹上 4 寸。

局解 在指总伸肌和小指固有伸肌之间,下层是拇长伸肌和拇短伸肌,分布着来自 $C_6~T_1$ 的正神经,有骨间背侧动脉。

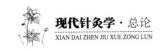

主治 手臂不遂或麻木,亦可治疗暴喑。

21. 会宗

位置 支沟穴尺侧 1 寸。

局解 在尺侧腕伸肌和小指固有伸肌之间,分布着来自 C_6~T_1 的正中神经、前臂内侧和背侧皮神经,有骨间背侧动脉。

主治 手臂麻木、上肢运动障碍。

22. 支沟

位置 尺骨与桡骨之间,腕背横纹上 3 寸。

局解 在指总伸肌和小指固有伸肌之间,分布着来自 C_6~T_1 的正中神经的分支,深部有正中神经通过,有骨间背侧动脉。

主治 手臂麻木或疼痛、上肢不遂、心脏疾患、胸胁痛,亦可治疗暴喑、耳鸣。

23. 外关

位置 尺骨与桡骨之间,腕背横纹上 2 寸。

局解 在指总伸肌和小指固有伸肌之间,分布着来自 C_6~T_1 的正中神经,有骨间背侧动脉。

主治 手臂麻木或疼痛、上肢不遂、心悸、胸胁痛、头痛、眼肿痛,亦可治疗高血压。

24. 阳池

位置 腕背横纹中,指总伸肌腱尺侧缘凹陷中。

局解 分布着来自 C_7~T_1 的尺神经的手背支和桡神经浅支,有腕背侧动脉。

主治 腕痛、尺神经麻痹。

25. 中渚

位置 握拳,第四、五掌骨小头后缘之间凹陷中,液门穴后 1 寸。

局解 分布着来自 C_7~T_1 的尺神经的指背神经。

主治 手臂麻木或疼痛、头痛、目赤、咽喉肿痛。

26. 液门

位置 握拳,第四、五指之间,掌指关节前凹陷中。

局解 分布着来自 C_7~T_1 的尺神经的指背神经,有尺动脉的指背动脉。

主治 手臂麻木或疼痛、头痛、目赤、咽喉肿痛。

27. 关冲

位置 第四指尺侧,指甲角旁约 0.1 寸。

局解 分布着来自 $C_7\sim T_1$ 的尺神经的指掌侧固有神经,有指掌侧固有动脉形成的动脉网。

主治 目赤、头痛、咽喉肿痛。

28. 小海

位置 在肱骨的内上髁与尺骨鹰嘴之间的凹陷处。

局解 在尺侧腕屈肌起始部,为来自 $C_7\sim T_1$ 的尺神经通过之处,分布着尺神经、臂内侧皮神经和前臂内侧皮神经,有尺侧下副动脉。

主治 手臂麻木、尺神经麻痹、肘部疼痛、头痛,亦治疗癫痫。

29. 支正

位置 阳谷穴与小海穴的连线上,阳谷上 5 寸。

局解 在尺侧腕伸肌的尺侧缘,分布着来自 $C_6\sim T_1$ 节段的神经,有骨间背侧动脉。

主治 手臂麻木或疼痛、头痛,亦治癫狂。

30. 养老

位置 以掌向脚,当尺骨小头桡侧缘的凹陷中。

局解 在尺侧腕伸肌腱的尺侧,分布着来自 $C_7\sim T_1$ 的尺神经手背支、桡神经、前臂内侧皮神经,有腕背侧动脉。

主治 手臂麻木、头痛,亦可治疗视力下降。

31. 阳谷

位置 腕背横纹尺侧端,尺骨小头前凹陷中。

局解 在尺侧腕伸肌腱的尺侧缘,分布着来自 $C_7\sim T_1$ 的尺神经的手背支、桡神经,有腕背动脉。

主治 腕臂疼痛、头痛、口腔疾患。

32. 腕骨

位置 手背尺侧,第五掌骨底和三角骨之间的凹陷中。

局解 在尺侧腕伸肌停止部的外缘、小指展肌中,分布着来自 $C_7\sim T_1$ 的尺神经的手背支、桡神经,有尺动脉。

主治 手指及腕部疼痛或麻木、肩臂颈痛、眼痛。

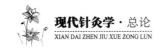

33. 后溪

位置 握拳,第五掌骨小头后方尺侧,掌横纹端赤白肉际凹陷处。

局解 在小指展肌和第五掌骨之间,分布着来自 $C_7 \sim T_1$ 的尺神经的指背神经,有掌背动脉。

主治 手臂疼痛或麻木、头痛项强、牙痛、咽喉肿痛,亦可治疗癫狂、疟疾。

34. 前谷

位置 握拳,第五掌指关节前尺侧,横纹头赤白肉际凹陷处。

局解 分布着来自 $C_7 \sim T_1$ 的尺神经的指背神经,有尺动脉的指背动脉。

主治 手臂麻木、头项痛、目赤、咽喉肿痛。

35. 少泽

位置 小指尺侧指甲角旁约 0.1 寸。

局解 分布着来自 $C_7 \sim T_1$ 的尺神经的指掌侧固有神经,有尺动脉的指掌侧固有动脉。

主治 手指麻木、头痛、目赤、咽喉肿痛、咳喘,亦可治疗乳汁不足、乳腺炎。

第三节　胸髓节段支配区内的经穴

胸髓($T_{1\sim12}$)节段支配区内的腧穴包括上部胸髓($T_{1\sim5}$)节段支配区内的腧穴和下部胸髓($T_{6\sim12}$)节段支配区内的腧穴两部分。

一、上部胸髓($T_{1\sim5}$)节段支配区内的腧穴

这部分腧穴(约 39 个)大都分布在胸部、背侧上部,主要治疗所在躯体部位、胸腔内器官的疾患。

1. 大椎

位置 在第七颈椎棘突和第一胸椎棘突之间的凹陷处。

局解 在斜方肌的起始部,皮下有棘上韧带,深部有棘间韧带,分布着包括来自 C_8 的颈神经后支、副神经,有颈横动脉的分支。

主治 颈项肌痉挛疼痛、咳喘,亦可治疗精神病、疟疾、发烧。

2. 璇玑

位置 前正中线,胸骨柄的中央,正对第一肋骨端凹陷处。

局解 分布着来自 C_4 的锁骨上神经、来自 T_1 的肋间神经前皮支,有胸廓内动脉的穿支。

主治 咳喘、心悸、胸痛,亦可治疗咽喉肿痛。

3. 俞府

位置 锁骨下缘,前正中线旁开 2 寸。

局解 有胸大肌与锁骨下肌,分布着来自 $C_5{\sim}T_1$ 的胸前神经、来自 $C_{3\sim4}$ 的锁骨上神经、来自 $C_{5\sim7}$ 的锁骨下神经肌支、来自 T_1 的肋间神经前皮支,有胸廓内动脉。

主治 呼吸系统疾患、肋间神经痛、膈肌痉挛或麻痹。

4. 气户

位置 锁骨下方,锁骨和第一肋骨邻接部、前正中线旁开 4 寸。

局解 浅层是胸大肌,深层是锁骨下肌,分布着来自 $C_5{\sim}T_1$ 的胸前神经、来自 $C_{3\sim4}$ 的锁骨上神经、来自 $C_{5\sim7}$ 的臂丛的锁骨下肌支,有上肋间动脉。

主治 呼吸系统疾患、膈肌痉挛或麻痹、肩胸部疼痛。

5. 云门

位置 锁骨下缘,前正中线旁开 6 寸。

局解 在胸大肌的上部,分布着来自 $C_5{\sim}T_1$ 的胸前神经、来自 T_1 的肋间神经、来自 $C_{3\sim4}$ 的锁骨上神经,皮下有头静脉通过,深部正当腋动脉的起点,有胸肩峰动脉,有臂神经丛。

主治 呼吸系统疾患、心脏疾患、呃逆、肩胸部痛。

6. 陶道

位置 在第一、第二胸椎棘突间的凹陷处。

局解 在斜方肌的起始部,皮下有棘上韧带,深部有棘间韧带,分布着包括来自 $C_8{\sim}T_1$ 在内的下位颈神经和上位颈神经的后支、副神经,有颈横动脉分支。

主治 头项强痛、咳喘、心悸,亦可治疗疟疾、精神病。

7. 大杼

位置 第一胸椎棘突下旁开 1.5 寸。

局解 浅层是斜方肌,深层是小菱形肌、上后锯肌和骶棘肌,分布着来自包括 T1 的胸神经后支和肋间神经、来自 $C_{4\sim5}$ 的肩胛背神经、副神经。

主治 头项强痛、肩背部酸痛、咳喘、心悸、肝区痛。

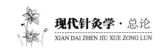

8. 华盖

位置　前正中线,胸骨角的中点。

局解　分布着来自 T_1 的肋间神经前皮支,有胸廓内动脉的穿支。

主治　多种呼吸系统疾病、上胸部痛,亦可治疗咽喉肿痛。

9. 彧中

位置　在第一、第二肋骨之间,前正中线旁开 2 寸。

局解　在胸大肌中,分布着来自 T_1 的肋间神经和来自 C_5~T_1 的胸前神经,有肋间动脉。

主治　呼吸系统的多种疾患、肋间神经痛。

10. 库房

位置　在第一二肋骨之间,前正中线旁开 4 寸。

局解　在胸大肌中,深部是肋间肌,分布着来自 C_5~T_1 的胸前神经、来自 T_1 的肋间神经,有肋间动脉。

主治　呼吸系统疾患、肋间神经痛。

11. 中府

位置　前正中线旁开 6 寸,平第一肋间隙。

局解　在上部胸大肌中,深部是前锯肌、肋间肌,分布着来自 C_5~T_1 的胸前神经、来自 $C_{5~7}$ 的胸长神经、来自 T_1 的肋间神经,有胸肩峰动脉。

主治　呼吸系统的多种疾患、心脏病、上胸壁痛。

12. 风门

位置　在第二胸椎棘突下旁开 1.5 寸。

局解　浅层是斜方肌,深层是大菱形肌、上后锯肌和骶棘肌,分布着来自 T_2 的胸神经后支和肋间神经、来自 $C_{4~5}$ 的肩胛背神经、副神经,有腰横动脉降支。

主治　项背部酸痛、咳喘、心悸、相应的肋间神经痛。

13. 附分

位置　第二胸椎棘突下旁开 3 寸。

局解　在肩胛冈内侧端的边缘,浅层是斜方肌,深层是大小菱形肌边缘,分布着来自 T2 的胸神经后支和肋间神经、来自 $C_{4~5}$ 的肩胛背神经、副神经,有颈横动脉分支。

主治　颈项肩背部酸痛、咳喘、肋间神经痛。

14. 紫宫

位置 前正中线,平第二肋间隙处。

局解 分布着来自 T_2 的肋间神经前皮支,有胸廓内动脉的穿支。

主治 呼吸系统的多种疾患、心脏疾患、肋间神经痛。

15. 神藏

位置 在第二、第三肋之间,前正中线旁开 2 寸。

局解 在胸大肌中,分布着来自 $C_5 \sim T_1$ 的胸前神经、来自 T_2 的肋间神经,有肋间动脉。

主治 呼吸系统疾患、心脏疾患、肋间神经痛。

16. 屋翳

位置 在第二肋间隙,前正中线旁开 4 寸。

局解 在胸大肌中,分布着来自 $C_5 \sim T_1$ 的胸前神经、来自 T_1 的肋间神经,有肋间动脉。

主治 咳嗽、气喘、心悸、肋间神经痛。

17. 周荣

位置 在第二肋间隙中,前正中线旁开 6 寸。

局解 在胸大肌中,深层依次是胸小肌、前锯肌、肋间肌,分布着来自 $C_5 \sim T_1$ 的胸前神经、来自 $C_{5 \sim 7}$ 的胸长神经、来自 T_2 的肋间神经,有胸外侧动脉。

主治 咳喘、心悸、上部胸胁痛。

18. 身柱

位置 在第三、第四胸椎棘突之间的凹陷处。

局解 在斜方肌的起始部,皮下有棘上韧带,深部有棘间韧带,分布着来自 T_3 的胸神经后支、副神经,有颈横动脉的降支和肋间动脉的后支。

主治 咳喘、心悸、肩背酸痛,亦可治疗癫痫。

19. 肺俞

位置 在第三胸椎棘突下旁开 1.5 寸。

局解 浅层是斜方肌,深层是大菱形肌、上后锯肌和骶棘肌,分布着副神经、来自 $C_{4 \sim 5}$ 的肩胛背神经、来自 T_3 的胸神经后支和肋间神经,有颈横动脉降支和肋间动脉后支。

主治 咳喘、心悸、肩背酸痛,亦可治疗潮热、盗汗。

20. 魄户

位置 第三胸椎棘突下旁开 3 寸。

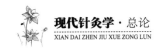

局解 浅层是斜方肌,深层是大菱形肌,分布着来自 $C_{4\sim5}$ 的肩胛背神经、来自 T_3 的胸神经后支和肋间神经、副神经,有颈横动脉降支。

主治 咳喘、心悸、肩背酸痛。

21. 玉堂

位置 前正中线,平第三肋间隙处。

局解 分布着来自 T_3 的肋间神经前支,有胸廓内动脉的穿支。

主治 咳喘、心悸、胸胁痛、乳腺病。

22. 灵墟

位置 第三肋间隙,前正中线旁开 2 寸。

局解 在胸大肌中,分布着来自 T_3 的肋间神经、来自 $C_5\sim T_1$ 的胸前神经,有肋间动脉。

主治 咳嗽、气喘、心悸、胸胁痛、乳腺病。

23. 膺窗

位置 第三肋间隙,前正中线旁开 4 寸。

局解 在胸大肌中,深部依次是胸小肌、肋间肌,分布着来自 T_3 的肋间神经、来自 $C_5\sim T_1$ 的胸前神经,有胸肩峰动脉的胸肌支和肋间动脉。

主治 咳喘、心悸、胸胁痛、乳腺病。

24. 胸乡

位置 第三肋间隙,前正中线旁开 6 寸。

局解 在胸大肌中,深层有胸小肌、前锯肌、肋间肌,分布着来自 $C_5\sim T_1$ 的胸前神经、胸长神经、来自 T_3 的肋间神经,有胸外侧动脉。

主治 咳喘、心悸、胸胁痛。

25. 厥阴俞

位置 第四胸椎棘突下旁开 1.5 寸。

局解 浅层是斜方肌,深层是骶棘肌,分布着来自 T_4 的胸神经后支、副神经。

主治 心悸、心痛、咳喘。

26. 膏肓俞

位置 在第四胸椎棘突下旁开 3 寸。

局解 浅层是斜方肌,深层是大菱形肌,分布着来自 T_4 的胸神经后支和肋间神经、来自 $C_{4\sim5}$ 的肩胛背神经、副神经。

主治　咳嗽、气喘、心脏病、胸胁痛。

27. 膻中

位置　前正中线,平第四肋间隙。

局解　分布着来自 T_4 的肋间神经前皮支,有胸廓内动脉的分支。

主治　多种心脏疾患、呼吸系统疾患、胸胁痛。

28. 神封

位置　第四肋间隙,前正中线旁开 2 寸。

局解　在胸大肌中,分布着来自 T_4 的肋间神经、来自 $C_5 \sim T_1$ 的胸前神经,有肋间动脉。

主治　咳喘、心悸、乳腺病、胸胁痛。

29. 乳中

位置　第四肋间隙乳头的正中。

局解　在胸大肌中,深部有胸小肌、肋间肌,分布着来自 $C_5 \sim T_1$ 的胸前神经、来自 T_4 的肋间神经,有胸肩峰动脉的胸肌支和肋间动脉。

附注　禁针、禁灸。

30. 天池

位置　第四肋间隙,乳头外侧 1 寸。

局解　在胸大肌中,深层是胸小肌、肋间肌,分布着来自 $C_5 \sim T_1$ 的胸前神经、来自 T_4 的肋间神经,有胸外侧动脉。

主治　呼吸系统疾病、心脏病、乳腺病。

31. 天溪

位置　第四肋间隙,前正中线旁开 6 寸。

局解　在胸大肌的外下缘,深层有前锯肌、肋间肌,分布着来自 T_4 的肋间神经、来自 $C_{5\sim7}$ 的胸长神经,有胸外侧动脉。

主治　呼吸系统的多种疾患、心脏病、胸胁痛、乳腺病。

32. 辄筋

位置　第四肋间,渊腋穴前 1 寸。

局解　在胸大肌的外侧、前锯肌中,深层是肋间肌,分布着来自 $C_{5\sim7}$ 的胸长神经、来自 T_4 的肋间神经,有胸外侧动脉。

主治　咳喘、胸胁痛。

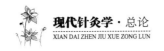

33. 渊腋

　位置　举臂,腋中线直下第四肋间。

　局解　在前锯肌和肋间肌中,分布着来自 T_4 的肋间神经、来自 $C_{5~7}$ 的胸长神经,有肋间动脉和胸外侧动脉。

　主治　咳喘、胸胁痛。

34. 神道

　位置　在第五、六颈椎棘突间的凹陷处。

　局解　在斜方肌和大菱形肌的起始部,皮下是棘上韧带,深部是棘间韧带,分布着来自 T_5 的胸神经后支、副神经、来自 $C_{4~5}$ 的肩胛背神经,有肋间动脉后支。

　主治　心悸、心痛、咳喘、肋间神经痛。

35. 心俞

　位置　第五胸椎棘突下旁开 1.5 寸。

　局解　在斜方肌和骶棘肌中,分布着来自 T_5 的胸神经后支、副神经,有肋间动脉后支。

　主治　多种心脏疾患、咳喘,亦可治疗盗汗。

36. 神堂

　位置　第五胸椎棘突下旁开 3 寸。

　局解　在斜方肌、大菱形肌中,分布着来自 $C_{4~5}$ 的肩胛背神经、副神经、来自 T_5 的胸神经后支。

　主治　心脏疾患、咳喘、脊背酸痛。

37. 步廊

　位置　第五肋间隙,前正中线旁开 2 寸。

　局解　在胸大肌中,分布着来自 T_5 的肋间神经、来自 $C_5~T_1$ 的胸前神经,有肋间动脉。

　主治　咳喘、心悸、胸胁痛。

38. 乳根

　位置　第五肋间隙,前正中线旁开 4 寸。

　局解　在胸大肌中,深部有腹外斜肌、肋间肌,有来自 $C_5~T_1$ 的胸前神经、来自 T_5 的肋间神经,有肋间动脉。

　主治　咳喘、心悸、乳腺病、胸胁痛。

39. 食窦

位置　第五肋间隙,前正中线旁开 6 寸。

局解　在前锯肌中,深部是肋间肌,分布着来自 C_5~T_1 的胸长神经、来自 T_5 的肋间神经,有胸外侧动脉。

主治　咳喘、心悸、胸胁痛

二、下部胸髓($T_{6~12}$)节段支配区内的腧穴

这部分腧穴(约 57 个)大都分布在腹部、背侧下部,主要治疗上腹部、下腹部内器官及相应躯体部位的病症。

1. 灵台

位置　第六胸椎棘突下凹陷中。

局解　在大菱形肌与斜方肌起始部,有棘上韧带和棘间韧带,分布着来自 T_6 的胸神经后支、副神经、肩胛背神经,有肋间动脉后支。

主治　咳喘、脊背痛、上腹痛。

2. 督俞

位置　第六胸椎棘突下旁开 1.5 寸。

局解　有斜方肌、背阔肌、骶棘肌,分布着来自 T_6 的胸神经后支、副神经、胸背神经,有肋间动脉后支。

主治　咳喘、心痛、上腹痛。

3. 譩譆

位置　第六胸椎棘突下旁开 3 寸。

局解　在斜方肌外缘、大菱形肌下缘,主要分布着来自 T_6 的胸神经后支,有颈横动脉降支、肋间动脉后支。

主治　咳喘、脊背痛、呕吐,亦可治疗疟疾。

4. 中庭

位置　胸剑联合的中点。

局解　分布着来自 T_6 的肋间神经前皮支,有胸廓内动脉的穿支。

主治　咳喘、胁痛、上腹痛。

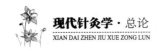
5.大包

位置 腋中线直下第六肋间隙。

局解 在前锯肌、肋间肌中,分布着来自 T_6 的肋间神经、胸长神经,有胸外侧动脉。

主治 咳喘、胁痛、上腹痛。

6.至阳

位置 第七胸椎棘突下凹陷处。

局解 有棘上韧带、棘间韧带,分布着来自 T_6 的胸神经后支、副神经,有肋间动脉后支。

主治 肝、胆、脾、胃、胰的疾患及脊背痛。

7.膈俞

位置 第七胸椎棘突下旁开1.5寸。

局解 有斜方肌、背阔肌、骶棘肌,分布着来自 T_7 的胸神经后支、副神经,有肋间动脉后支。

主治 肝、胆、脾、胰、胃的疾患。

8.膈关

位置 第七胸椎棘突下旁开3寸。

局解 在背阔肌中,分布着来自 T_7 的胸神经、胸背神经,有肋间动脉后支。

主治 肝、胆、脾、胰、胃的疾患。

9.鸠尾

位置 剑突下,脐上7寸。

局解 在腹白线起始部、分布着来自 T_7 的肋间神经,有腹壁上动脉、上静脉分支。深部正对肝左叶。

主治 肝、胆、脾、胃、胰的疾患,亦可治疗肋软骨炎。

10.巨阙

位置 前正中线,脐上6寸。

局解 分布着来自 T_7 的肋间神经前皮支,有腹壁上动脉分支。深部正对肝左叶。

主治 肝、胆、胃、胰、脾的疾患。

11.上脘

位置 前正中线,脐上5寸。

局解 在脐上腹白线中,分布着来自 $T_{7~8}$ 的肋间神经前皮支,有腹壁上动脉分支。

主治 肝、胆、胃、胰、脾的疾患。

12. 幽门

位置 巨阙穴旁开 0.5 寸。

局解 在腹直肌内缘,分布着来自 T_7 的肋间神经,有腹壁上动脉的分支。

主治 肝、胆、脾、胰、胃的疾患。

13. 不容

位置 巨阙穴旁开 2 寸。

局解 在腹直肌中,分布着来自 T_7 的肋间神经,有腹壁上动脉。

主治 肝、胆、胃、脾、胰的疾患。

14. 腹通谷

位置 上脘穴旁开 0.5 寸。

局解 腹直肌内缘,分布着来自 $T_{7~8}$ 的肋间神经,有腹壁上动脉的分支。

主治 肝、胆、胃、脾、胰的疾患。

15. 承满

位置 上脘穴旁开 2 寸。

局解 在腹直肌内,分布着来自 $T_{7~8}$ 的肋间神经,有腹壁上动脉。

主治 肝、胆、胃、脾、胰的疾患。

16. 中脘

位置 前正中线,脐上 4 寸。

局解 在脐上腹白线中,分布着来自 T_8 的肋间神经前皮支,有腹壁上动脉的分支。

主治 胃、肝、胆、脾、胰的疾患。

17. 阴都

位置 中脘穴旁开 0.5 寸。

局解 在腹直肌内缘,分布着来自 T_8 的肋间神经,有腹壁上动脉的分支。

主治 胃、肝、胆、脾、胰的疾患。

18. 梁门

位置 中脘穴旁开 2 寸。

局解 在腹直肌内,分布着来自 T_8 的肋间神经,有腹壁上动脉。

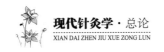

主治 胃、肝、胆、脾、胰的疾患。

19. 建里

位置 前正中线,脐上3寸。

局解 在脐上腹白线中,分布着来自 $T_{8\sim9}$ 的肋间神经前皮支,有腹壁上动脉的分支。

主治 肝、胆、胃、脾、胰的疾患。

20. 石关

位置 建里穴旁开0.5寸。

局解 在腹直肌内,分布着来自 $T_{8\sim9}$ 的肋间神经,有腹壁上动脉的分支。

主治 胃、肝、胆、脾、胰的疾患。

21. 关门

位置 建里穴旁开2寸。

局解 在腹直肌内,分布着来自 $T_{8\sim9}$ 的肋间神经,有腹壁上动脉。

主治 胃、肝、胆、脾、胰的疾患。

22. 期门

位置 乳头直下,第八肋间隙。

局解 在腹直肌内,分布着来自 T_8 的肋间神经,有腹壁上动脉。

主治 肝、胆、胃、十二指肠、脾、胰的疾患。

23. 日月

位置 期门穴直下,第九肋软骨附着部的下缘。

局解 有腹外斜肌、腹内斜肌、腹横肌,分布着来自 $T_{8\sim9}$ 的肋间神经,有腹壁上动脉。

主治 肝、胆、胃、十二指肠、脾、胰的疾患。

24. 筋缩

位置 第九胸椎棘突下凹陷处。

局解 有棘上韧带、棘间韧带,分布着来自 T_9 的胸神经后支、副神经。

主治 胃、十二指肠、肝、胆、脾、胰的疾患。

25. 肝俞

位置 第九胸椎棘突下旁开1.5寸。

局解 有腰背筋膜、骶棘肌,分布着来自 T_9 的胸神经后支,有肋间动脉后支。

主治 肝、胆、胃、十二指肠、脾、胰的疾患。

26. **魂门**

位置 第九胸椎棘突下旁开 3 寸。

局解 在背阔肌中,分布着来自 T_9 的胸神经后支、胸背神经,有肋间动脉。

主治 肝、胆、胃、十二指肠、脾、胰的疾患。

27. **下脘**

位置 前正中线,脐上 2 寸。

局解 在腹白线上,分布着来自 $T_{9\sim10}$ 的肋间神经前皮支,有腹壁上动脉的分支。

主治 胃、十二指肠、肝、胆、脾、胰的疾患。

28. **商曲**

位置 下脘穴旁开 0.5 寸。

局解 在腹直肌内缘,分布着来自 $T_{9\sim10}$ 的肋间神经前股,有腹壁上动脉的分支。

主治 胃、十二指肠、肝、胆、脾、胰的疾患。

29. **太乙**

位置 下脘穴旁开 2 寸。

局解 在腹直肌中,分布着来自 T_9 的肋间神经,有腹壁上动脉。

主治 胃、十二指肠、肝、胆、脾、胰的疾患。

30. **中枢**

位置 第十胸椎棘突下凹陷处。

局解 有棘上韧带、棘间韧带,分布着来自 T_{10} 的胸神经后支、副神经,有肋间动脉后支。

主治 小肠、脾、胰、肾脏疾患。

31. **胆俞**

位置 第十胸椎棘突下旁开 1.5 寸。

局解 有腰背筋膜、骶棘肌,分布着来自 T_{10} 的胸神经后支,有肋间动脉后支。

主治 小肠、脾、胰、肾的疾患。

32. **阳纲**

位置 第十胸椎棘突下旁开 3 寸。

局解 在背阔肌中,分布着来自 T_{10} 的胸神经后支、胸背神经,有肋间动脉后支。

主治 脾、胰、肾、睾丸、卵巢的疾患。

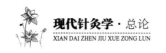

33. 水分

位置　前正中线,脐上 1 寸。

局解　在脐上腹白线内,分布着来自 T_{10} 的肋间神经前皮支,有腹壁上动脉的分支。

主治　胃、小肠、睾丸、卵巢的疾患。

34. 滑肉门

位置　水分穴旁开 2 寸。

局解　在腹直肌中,分布着来自 T_{10} 的肋间神经,有腹壁上动脉。

主治　小肠的多种疾患及睾丸、卵巢的疾患。

35. 腹哀

位置　日月穴直下约 1.5 寸,前正中线旁开 4 寸。

局解　有腹外斜肌、腹内斜肌、腹横肌,分布着来自 T_{10} 的肋间神经,有腹壁上动脉。

主治　小肠及睾丸、卵巢、肾的疾患。

36. 神阙

位置　脐的正中。

局解　分布着来自 T_{10} 的肋间神经前皮支,有腹壁上动脉的分支。

主治　小肠的多种疾患及肾、睾丸、卵巢的疾患。

附注　只灸,禁针。

37. 肓俞

位置　神阙穴旁开 0.5 寸。

局解　在腹直肌内缘,分布着来自 T_{10} 的肋间神经,有腹壁上动脉分支。

主治　小肠的多种疾患及肾、睾丸、卵巢的疾患。

38. 阴交

位置　神阙穴直下 1 寸。

局解　在脐下腹白线内,分布着来自 T_{10} 的肋间神经前皮支,有腹壁下动脉的分支。

主治　小肠、睾丸、卵巢的疾患。

39. 中注

位置　阴交穴旁开 0.5 寸。

局解　在腹直肌内缘,分布着来自 T_{10} 的肋间神经,有腹壁下动脉的分支。

主治　小肠、睾丸、卵巢、肾脏的疾患。

40. 天枢

位置 神阙穴旁开 2 寸。

局解 在腹直肌内,分布着来自 T_{10} 的肋间神经,有腹壁上、下动脉。

主治 小肠、大肠的多种疾病。

41. 气海

位置 脐直下 1.5 寸。

局解 在脐下腹白线中,分布着来自 T_{10} 的肋间神经前皮支,有腹壁下动脉的分支。

主治 小肠、大肠及肾、睾丸、卵巢的疾患。

42. 石门

位置 脐直下 2 寸。

局解 在脐下腹白线中,分布着来自 $T_{11\sim12}$ 的肋间神经前皮支。

主治 肾脏、睾丸、卵巢及大肠、小肠的疾患。

43. 四满

位置 石门穴旁开 0.5 寸。

局解 在腹直肌中,分布着来自 $T_{11\sim12}$ 的肋间神经,有腹壁下动脉的分支。

主治 肾脏、睾丸、卵巢、小肠、结肠的疾患。

44. 外陵

位置 阴交穴旁开 2 寸。

局解 在腹直肌中,分布着来自 T_{11} 的肋间神经,有腹壁下动脉。

主治 小肠、结肠、肾脏、睾丸、卵巢的疾患。

45. 大横

位置 脐中旁开 4 寸。

局解 有腹外斜肌、腹内斜肌、腹横肌,分布着来自 T_{11} 的肋间神经,有腹壁浅动脉、腰动脉。

主治 小肠、结肠、肾脏等的疾患。

46. 章门

位置 第十一肋端。

局解 有腹外斜肌、腹内斜肌、腹横肌,分布着来自 $T_{10\sim11}$ 的肋间神经,有肋间动脉。

主治 小肠、大肠、肾脏、睾丸、卵巢的疾患。

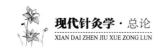

47. 脊中

位置　第十一胸椎棘突下凹陷中。

局解　有棘上韧带、棘间韧带,分布着来自 $T_{10\sim11}$ 的胸神经后支,有肋间动脉后支。

主治　脊背疼痛、小肠、大肠、肾脏等的疾患。

48. 脾俞

位置　第十一胸椎棘突下旁开 1.5 寸。

局解　有腰背筋膜、骶棘肌,分布着来自 T_{11} 的胸神经后支,有肋间动脉后支。

主治　小肠、结肠、肾脏、睾丸、卵巢的疾病。

49. 意舍

位置　第十一胸椎棘突下旁开 3 寸。

局解　在背阔肌中,分布着来自 T_{11} 的胸神经后支、胸背神经,有肋间动脉后支。

主治　小肠、结肠、肾脏及睾丸、卵巢的疾患。

50. 大巨

位置　石门穴旁开 2 寸。

局解　在腹直肌中,分布着来自 $T_{11\sim12}$ 的肋间神经,有腹壁下动脉。

主治　小肠、结肠、肾脏及睾丸、卵巢的疾患。

51. 腹结

位置　大横穴下 1.3 寸左右。

局解　有腹外斜肌、腹内斜肌、腹横肌,分布着来自 $T_{11\sim12}$ 的肋间神经,有腹壁浅动脉。

主治　小肠、结肠、肾脏等的疾患。

52. 带脉

位置　章门直下平脐处。

局解　有腹外斜肌、腹内斜肌、腹横肌,分布着来自 T_{11} 的肋间神经,有腰动脉。

主治　上泌尿系(肾脏、输尿管)、睾丸、卵巢、小肠、结肠的疾患。

53. 胃俞

位置　第十二胸椎棘突下旁开 1.5 寸。

局解　有腰背筋膜、骶棘肌,分布着来自 T_{12} 的胸神经后支,有肋间动脉后支.

主治　大肠、上泌尿系的疾患。

54. 胃仓

位置 第十二胸椎棘突下旁开 3 寸。

局解 在背阔肌中,分布着来自 T_{12} 的胸神经后支、副神经、胸背神经,有肋间动脉后支。

主治 上泌尿系、大肠的疾患。

55. 关元

位置 脐直下 3 寸。

局解 在脐下腹白线中,分布着来自 T_{12} 的肋下神经皮支,有腹壁下动脉分支。

主治 大肠、上泌尿道疾患,治疗生殖系统病症有良效。

56. 气穴

位置 关元穴旁开 0.5 寸。

局解 在腹直肌中,分布着来自 T_{12} 的肋下神经前股,有腹壁下动脉的分支。

主治 大肠、肾脏疾患,治疗生殖系统、泌尿系统下部的疾患有良好疗效。

57. 京门

位置 在腹部侧面第十二肋软骨的尖端部。

局解 有腹外斜肌、腹内斜肌,分布着来自 T_{12} 的肋神经,有肋下动脉。

主治 上泌尿系、大肠的疾患。

第四节 腰髓节段支配区内的经穴

腰髓节段(L_{1-5})支配区内的腧穴包括分布在腰腹部的腧穴、下肢前外侧面的腧穴、下肢后内侧面的腧穴三个部分。主要治疗盆腔内器官、腰腿部的疾患。

一、分布在腰腹部的腧穴

这部分腧穴(约 24 个)主要治疗盆腔内器官、腰腿部的疾患。

1. 悬枢

位置 第一腰椎棘突下凹陷中。

局解 有棘上韧带、棘间韧带,分布着来自 $T_{12}\sim L_1$ 的神经,有腰动脉后支。

主治 大肠、肾脏及盆腔内器官的疾患,腰脊痛。

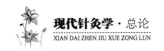

2. 命门

位置 第二腰椎棘突下凹陷中。

局解 有棘上韧带、棘间韧带,分布着来自 L_2 的腰神经后支,有腰动脉后支。

主治 泌尿生殖系统(主要是盆腔内器官)、直肠的疾患,腰脊痛。

3. 腰阳关

位置 第四腰椎棘突下凹陷中。

局解 有棘上韧带、棘间韧带,分布着来自 L_4 的腰神经后支,有腰动脉后支。

主治 腰脊痛及盆腔内器官的疾患。

4. 三焦俞

位置 第一腰椎棘突下旁开 1.5 寸。

局解 有腰背筋膜、骶棘肌,分布着来自 L_1 的腰神经后支,有腰动脉后支。

主治 肾脏、盆腔内器官的疾患。

5. 肾俞

位置 第二腰椎棘突下旁开 1.5 寸。

局解 有腰背筋膜、骶棘肌,分布着来自 L_2 的腰神经后支,有腰动脉后支。

主治 肾脏、盆腔内诸器官的疾患。

6. 气海俞

位置 第三腰椎棘突下旁开 1.5 寸。

局解 有腰背筋膜、骶棘肌,分布着来自 L_3 的腰神经后支,有腰动脉后支。

主治 盆腔内诸器官的疾患。

7. 大肠俞

位置 第四腰椎棘突下旁开 1.5 寸。

局解 有腰背筋膜、骶棘肌,分布着来自 L_4 的腰神经后支,有腰动脉后支。

主治 腰痛、坐骨神经痛、闭孔神经痛。

8. 关元俞

位置 第五腰椎棘突下旁开 1.5 寸。

局解 有腰背筋膜、骶棘肌,分布着来自 L_5 的腰神经后支,有骶中动脉后支。

主治 坐骨神经痛、股外侧皮神经炎。

9. 小肠俞

【位置】　第一骶椎棘突下旁开 1.5 寸。

【局解】　有腰背筋膜、骶棘肌,分布着来自 L_5 的腰神经后支,有骶中动脉后支。

【主治】　坐骨神经痛。

10. 肓门

【位置】　第一腰椎棘突下旁开 3 寸。

【局解】　在背阔肌中,分布着来自 L_1 的腰神经后支、胸背神经,有腰动脉后支。

【主治】　肾脏及盆腔内诸器官的疾患。

11. 志室

【位置】　第二腰椎棘突下旁开 3 寸。

【局解】　在背阔肌中,分布着来自 L_2 的腰神经后支、胸背神经,有腰动脉后支。

【主治】　盆腔内诸器官的病症。

12. 中极

【位置】　脐直下 4 寸。

【局解】　在脐下腹白线中,分布着来自 T_{12} 的肋下神经的前皮支、来自 T_{12}~L_4 的髂腹下神经,有腹壁下动脉的分支。

【主治】　盆腔内器官的多种疾病。

13. 曲骨

【位置】　脐直下 5 寸,耻骨上缘正中。

【局解】　在锥状肌停止部的中间,分布着来自 T_{12} 的肋下神经的前皮支、来自 T_{12}~L_4 的髂腹下神经,有腹壁下动脉分支和阴部外动脉。

【主治】　泌尿生殖系统的多种疾患。

14. 大赫

【位置】　中极穴旁开 0.5 寸

【局解】　在腹直肌中,分布着来自 T_{12} 的肋下神经的前皮支、来自 T_{12}~L_4 的髂腹下神经,有腹壁下动脉的分支。

【主治】　生殖泌尿系统的多种疾患。

15. 横骨

【位置】　曲骨穴旁开 0.5 寸。

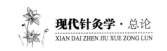
局解 有锥状肌、腹直肌。分布着来自 T_{12} 的肋下神经的前皮支、来自 $T_{12}~L_4$ 的髂腹下神经,有腹壁下动脉、阴部外动脉。

主治 泌尿生殖系统的多种疾患。

16. 水道

位置 关元穴旁开 2 寸。

局解 在腹直肌下部近外侧缘处,分布着来自 T_{12} 的肋下神经的前皮支、来自 $T_{12}~L_4$ 的髂腹下神经,有腹壁下动脉。

主治 泌尿生殖系统及大肠的疾患。

17. 归来

位置 中极穴旁开 2 寸。

局解 在腹直肌下部的外缘,分布着来自 $T_{12}~L_4$ 的髂腹下神经,有腹壁下动脉。

主治 大肠、泌尿生殖系统的疾患。

18. 气冲

位置 曲骨穴旁开 2 寸。

局解 在腹直肌停止部的外侧,分布着来自 $T_{12}~L_4$ 的髂腹下神经、髂腹股沟神经,有腹壁下动脉、旋髂浅动脉。

主治 泌尿生殖系统、大肠的疾患。

19. 急脉

位置 耻骨联合下旁开 2.5 寸。

局解 在髂腹股沟管皮下环处,为精索或子宫圆韧带的通过处,分布着髂腹股沟神经和生殖股神经,有阴部外动脉。

附注 禁针。本穴不常用。

20. 府舍

位置 中极穴旁开 2 寸。

局解 有腹外斜肌腱膜、腹内斜肌,分布着来自 $T_{12}~L_4$ 的髂腹下神经、髂腹股沟神经和肋下神经,有腹壁浅动脉、旋髂动脉。

主治 大肠、泌尿生殖系统的疾患。

21. 冲门

位置 曲骨穴旁开 3.5 寸。

局解　分布着来自 $T_{12}\sim L_4$ 的髂腹股沟神经,有腹壁下动脉和旋髂浅动脉。

主治　生殖泌尿系统的疾患。

22. 五枢

位置　髂前上棘前 0.5 寸。

局解　在腹外斜肌的下缘,深部是腹内斜肌,分布着来自 $T_{12}\sim L_4$ 的髂腹下神经、肋下神经,有旋髂浅动脉。

主治　泌尿生殖系统、大肠的疾患。

23. 维道

位置　五枢穴前下 0.5 寸。

局解　有腹外斜肌腱膜、腹内斜肌,分布着来自 $T_{12}\sim L_4$ 的髂腹下神经、髂腹股沟神经和肋下神经,有腹壁浅动脉、旋髂动脉。

主治　大肠、泌尿生殖系统的疾患。

24. 居髎

位置　髂前上棘与股骨大转子联线的中点。

局解　分布着来自 L_{2-3} 的股外侧皮神经、来自 $L_4\sim S_1$ 的臀上神经,有旋髂浅动脉。

主治　泌尿生殖系统、大肠的疾患及坐骨神经痛、股外侧皮神经炎。

二、分布在下肢前外侧面的腧穴

这部分腧穴(约 4 个)主要治疗盆腔内器官、腰腿部的疾患。

1. 髀关

位置　髂前上棘与髌骨外缘的连线上,平臀沟处。

局解　在股直肌的上端,缝匠肌和阔筋膜张肌之间,分布着来自 L_{2-4} 的股神经肌支、来自 L_{4-5} 的臀上神经、来自 L_{2-3} 的股外侧皮神经,有旋股外侧动脉。

主治　盆腔内器官疾患、股外侧皮神经炎、下肢痛。

2. 伏兔

位置　髂前上棘与髌骨外缘的连线上,髌骨外上缘上 6 寸。

局解　在股直肌内,分布着来自 L_{2-4} 的股神经,有旋股外侧动脉的降支。

主治　股部痛、盆腔内器官疾患。

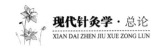

3. 阴市

位置　髌骨外上缘上 3 寸。

局解　在股直肌和股外侧肌之间,分布着来自 L_{2-4} 的股神经,有旋股外侧动脉降支。

主治　盆腔内器官疾患、下肢运动障碍。

4. 梁丘

位置　髌骨外上缘上 2 寸。

局解　在股直肌和股外侧肌之间,分布着来自 L_{2-4} 的股神经,有旋股外侧动脉降支。

主治　盆腔内器官疾患、膝关节疼或运动障碍。

三、分布在下肢后内侧面的腧穴

这部分腧穴(约 5 个)主要治疗盆腔内器官、腰腿部的疾患。

1. 阴廉

位置　曲骨穴旁开 2 寸,直下 2 寸。

局解　在耻骨肌的内侧缘,分布着来自 $T_{12}{\sim}L_4$ 的髂腹股沟神经、闭孔神经、股神经,有阴部动脉。

主治　泌尿生殖系统的疾患。

2. 足五里

位置　曲骨穴旁开 2 寸,直下 3 寸。

局解　在耻骨肌的内侧缘,分布着来自 $T_{12}{\sim}L_4$ 的髂腹股沟神经、闭孔神经、股神经,有阴部动脉。

主治　泌尿生殖系统的疾患。

3. 阴包

位置　股骨内上髁上 4 寸,缝匠肌后缘。

局解　分布着来自 L_{2-4} 的闭孔神经、股神经前皮支。深部有股动脉通过。

主治　盆腔内器官疾患、膝关节运动障碍。

4. 箕门

位置　髌骨内上缘上 8 寸,股四头肌内侧缘凹陷处。

局解　在长收肌的下端,分布着来自 L_{2-4} 的闭孔神经、股神经,有股动脉。

主治　泌尿生殖系统的疾患。

5. 血海

位置　髌骨内上方 2 寸处。

局解　在缝匠肌和股内侧肌之间,分布着来自 L_{2-4} 的闭孔神经、股神经肌支、隐神经,有膝上内动脉。

主治　泌尿生殖系统的疾患、膝关节运动障碍。

第五节　骶髓节段支配区内的经穴

骶髓节段(S_{1-5})及尾神经支配区内的腧穴包括分布在骶部的腧穴、下肢前外侧且与腰髓(主要是 L_{4-5})节段有关的腧穴、下肢后内侧且与腰髓节段(主要是 L_{2-5})有关的腧穴三部分。

一、分布在骶部的腧穴

这部分腧穴(约 12 个)大都分布在骶神经支配区内,主要治疗盆腔内器官的疾患、骶部和腰部疼痛。

1. 上髎

位置　第一骶后孔中。

局解　在腰背筋膜和骶棘肌中,分布着来自 S_1 的骶神经后支,有骶外侧动脉。

主治　骶部痛、坐骨神经痛。

2. 次髎

位置　第二骶后孔中。

局解　在腰背筋膜中,分布着来自 S_2 的骶神经后支,有骶外侧动脉。

主治　盆腔内器官疾患。

3. 中髎

位置　第三骶后孔中。

局解　在腰背筋膜中,分布着来自 S_3 的骶神经后支,有骶外侧动脉。

主治　盆腔内器官疾患、骶部痛。

4. 下髎

位置　第四骶后孔中。

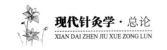

局解 在腰背筋膜中,分布着骶神经后支,有骶外侧动脉。

主治 盆腔内器官疾患、骶部痛。

5. 腰俞

位置 在骶管裂孔处。

局解 在腰背筋膜起始部,分布着骶神经后支,有骶中动脉的后支。

主治 盆腔内器官疾患。

6. 膀胱俞

位置 第二骶椎棘突下旁开 1.5 寸。

局解 在腰背筋膜中,骶棘肌的起始部,分布着来自 S_2 的骶神经后支,有骶中动脉后支。

主治 泌尿生殖系统疾患、骶部痛、大肠的疾患。

7. 中膂俞

位置 第三骶椎棘突下旁开 1.5 寸。

局解 在腰背筋膜中,臀大肌起始部,分布着来自 S_3 的骶神经后支,有臀上动脉。

主治 盆腔内器官疾患、骶部痛。

8. 白环俞

位置 第四骶椎棘突下旁开 1.5 寸。

局解 在臀大肌中,分布着来自 $L_4 \sim S_1$ 的臀下神经和骶神经后支,深部有臀下动脉。

主治 盆腔内器官疾患、腰骶部痛、坐骨神经痛。

9. 秩边

位置 第四骶椎棘突下旁开 3 寸。

局解 有臀大肌、梨状肌,分布着来自 $L_4 \sim S_1$ 的臀神经、第一和二骶神经的分支,有臀上动脉,深部有坐骨神经通过。

主治 腰痛、坐骨神经痛、盆腔内器官疾患。

10. 会阳

位置 尾骨尖旁开约 0.5 寸。

局解 在臀大肌的起始部,分布着来自 $L_4 \sim S_1$ 的臀下神经、来自尾丛的肛门尾骨神经,有肛门动脉。

主治 盆腔内器官疾患、坐骨神经痛。

11. 长强

位置　尾骨尖下约 0.5 寸。

局解　在尾骨尖和肛门外括约肌中,分布着来自 S_{2-4} 的阴部神经,有阴部内动脉的分支。

主治　盆腔内器官疾患、肛周疾患。

12. 会阴

位置　男性在阴囊根部与肛门的中间,女性在大阴唇后联合与肛门的中间。

局解　在球海绵体肌的中央,分布着来自 S_{2-4} 的会阴神经,有阴部内动脉的分支。

主治　盆腔内器官、肛周、外阴部的疾患。

二、分布在下肢前外侧、且与腰髓(主要是 L_{4-5})节段有关的腧穴

这部分腧穴(约 44 个)主要治疗腰腿部疾患、盆腔内器官疾患。

1. 犊鼻

位置　髌骨下缘髌韧带外侧凹陷中。

局解　分布着来自 $L_4{\sim}S_1$ 的胫神经和腓总神经的关节支,有膝关节动脉网。

主治　膝关节疼痛或运动障碍。

2. 足三里

位置　犊鼻穴下 3 寸,胫骨前嵴外一横指处。

局解　在胫骨前肌和趾长伸肌之间,分布着来自 $L_4{\sim}S_1$ 的腓总神经,深部为来自 $L_4{\sim}S_3$ 的胫神经,有胫骨前动脉。

主治　坐骨神经痛、膝关节运动障碍,治疗胃肠疾病有良效,能够增强机体的免疫机能。

3. 上巨虚

位置　足三里穴下 3 寸。

局解　在胫骨前肌中,分布着来自 $L_4{\sim}S_1$ 的腓深神经、腓肠外侧皮神经,有胫骨前动脉。

主治　下肢运动或感觉障碍,治疗肠道疾患有较好疗效。

4. 条口

位置　上巨虚下 2 寸。

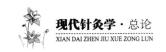
局解　在胫骨前肌、趾长伸肌中,分布着来自 $L_4\sim S_1$ 的腓深神经、腓肠外侧皮神经,有胫前动脉。

主治　腰腿疼痛、下肢运动障碍,亦可治疗肠道疾病。

5. 丰隆

位置　条口穴外 1 寸。

局解　在胫骨前肌肌腹的外侧缘,分布着来自 $L_4\sim S_1$ 的腓总神经,有胫前动脉的分支。

主治　腰腿痛、下肢运动障碍,亦可治疗大肠疾患、精神病。

6. 下巨虚

位置　上巨虚穴下 3 寸。

局解　在胫骨前肌和趾长伸肌的接近处,深部是足大趾长伸肌,分布着来自 $L_4\sim S_1$ 的腓总神经,有胫前动脉。

主治　腰腿痛、下肢运动障碍,亦可治疗肠道疾患。

7. 解溪

位置　足背踝关节横纹的中央,足大趾长伸肌腱与趾长伸肌腱之间。

局解　在小腿十字韧带中,分布着腓总神经和胫神经的分支,有胫前动脉。

主治　足腕痛或运动障碍,亦可治疗肠道疾患。

8. 冲阳

位置　内庭穴上 5 寸。

局解　在趾长伸肌腱的内侧缘,分布着来自 $L_4\sim S_1$ 的胫神经和腓浅神经,有足背动脉。

主治　足关节疼痛、下肢运动障碍或麻木,亦可治疗大肠的疾患。

9. 陷谷

位置　内庭穴上 2 寸,第二、三跖骨间隙中。

局解　在第二趾、第三趾的趾长伸肌腱之间,分布着来自 $L_4\sim S_1$ 的胫神经和腓浅神经,有足背动脉。

主治　下肢麻木或不遂,亦可治疗大肠的疾患。

10. 内庭

位置　足背第二、三趾间的缝纹端。

局解　在第二趾短伸肌腱的外侧,分布着来自 $L_4\sim S_1$ 的胫神经和腓浅神经,有足背动脉。

主治 下肢麻木,亦可治疗便秘、癫狂。

11. 厉兑

位置 第二趾外侧趾甲角旁约 0.1 寸。

局解 分布着来自 L_5~S_1 的腓浅神经、趾背神经,有胫前动脉的趾背动脉。

主治 下肢麻木,亦可治疗癫狂。

12. 环跳

位置 股骨大转子与骶管裂孔连线的外 1/3 与内 2/3 交界处。

局解 有臀大肌、臀中肌中,分布着来自 L_4~S_1 的臀上神经,来自 L_5~S_2 的臀下神经,有臀上动脉和臀下动脉。

主治 坐骨神经痛、腰痛、下肢运动或感觉障碍。

13. 风市

位置 大腿外侧中间腘横纹水平线上 7 寸。

局解 在股外侧肌和股二头肌之间、髂胫束中,分布着采自 L_{2-4} 的股神经、来自 L_4~S_2 的腓总神经、来自 L_4~S_3 的胫神经、来自 L_{2-3} 的股外侧皮神经,有旋股外侧动脉。

主治 腰腿痛、盆腔内器官疾患。

14. 中渎

位置 风市穴直下 2 寸。

局解 在股外侧肌和股二头肌之间、髂胫束中,分布着采自 L_{2-4} 的股神经、来自 L_4~S_2 的腓总神经、来自 L_4~S_3 的胫神经、来自 L_{2-3} 的股外侧皮神经,有旋股外侧动脉。

主治 坐骨神经痛、股外侧皮神经炎、盆腔内器官疾患。

15. 膝阳关

位置 阳陵泉穴上 3 寸,股骨外上髁边缘凹陷中。

局解 在股二头肌腱的前方,分布着来自 L_4~S_3 的胫神经和腓总神经,有膝关节动脉网。

主治 膝关节痛、下肢麻痹。

16. 阳陵泉

位置 腓骨小头前下方凹陷处。

局解 在腓骨长肌和趾长伸肌之间,正对来自 L_4~S_2 的腓总神经分为腓浅神经与

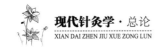

腓深神经的分叉处,分布着腓肠外侧皮神经,有胫前动脉分支。

主治 下肢麻木或麻痹,治疗胆道疾患、特别是胆道蛔虫有良效。

17. 阳交

位置 外丘穴后 1 寸。

局解 在腓骨长肌的附着部,分布着来自 $L_4 \sim S_1$ 的腓浅神经,有腓动脉分支。

主治 下肢麻痹或麻木、坐骨神经痛。

18. 外丘

位置 外踝上 7 寸,腓骨前缘。

局解 在趾长伸肌和腓骨长肌之间,分布着来自 $L_4 \sim S_2$ 的腓浅神经和腓深神经,有胫前动脉的分支。

主治 腰腿痛、下肢运动障碍。

19. 光明

位置 外踝上 5 寸,腓骨前缘。

局解 在趾长伸肌和腓骨短肌之间,分布着来自 $L_4 \sim S_2$ 的腓浅神经和腓深神经,有胫前动脉的分支。

主治 下肢麻痹或麻木,坐骨神经痛。

20. 阳辅

位置 外踝上 4 寸,腓骨前缘稍前。

局解 在趾长伸肌和腓骨短肌之间,分布着来自 $L_4 \sim S_2$ 的腓浅神经和腓深神经,有胫前动脉的分支。

主治 坐骨神经痛、下肢麻痹。

21. 悬钟

位置 外踝上 3 寸,腓骨前缘。

局解 在趾长伸肌和腓骨短肌的邻近部,分布着来自 $L_4 \sim S_2$ 的腓浅神经和腓深神经,有胫前动脉的分支。

主治 坐骨神经痛、下肢麻痹。

22. 丘墟

位置 外踝前下方,趾长伸肌腱外侧凹陷中。

局解 在腓骨短肌腱上缘,分布着来自 $L_4 \sim S_2$ 的腓浅神经和腓深神经的分支,有胫前动脉的外踝前动脉。

主治 踝关节扭伤、足腕痛、坐骨神经痛。

23. 足临泣

位置 第四、五跖骨间的后端凹陷处,侠溪上 1.5 寸。

局解 在第五趾长伸肌腱之后,分布着来自 L_4~S_2 的腓浅神经,有足背动脉。

主治 足部痛、下肢麻痹、盆腔内疾患。

24. 地五会

位置 第四、五跖骨之间的前端,侠溪穴上 1 寸。

局解 在第五趾长伸肌腱的前面,分布着来自 L_4~S_2 的腓深神经和腓浅神经的分支,有胫前动脉的足背动脉。

主治 足部痛、下肢麻痹、盆腔内器官疾患。

25. 侠溪

位置 足背,第四、五趾间的缝纹端。

局解 在第四、第五趾长伸肌腱之间,分布着来自 L_4~S_2 的腓浅神经的分支,有足背动脉。

主治 下肢麻木、盆腔内器官疾患。

26. 足窍阴

位置 第四趾外侧趾甲角旁约 0.1 寸。

局解 分布着来自 L_4~S_2 的腓浅神经的趾背神经,有胫前动脉的趾背动脉。

主治 足趾麻木、生殖系统疾患。

27. 承扶

位置 臀沟中央。

局解 分布着来自 L_5~S_2 的臀下神经、股后皮神经,深部有来自 L_4~S_3 的坐骨神经,有臀下动脉。

主治 腰背痛、坐骨神经痛、盆腔内器官疾患。

28. 殷门

位置 承扶穴下 6 寸。

局解 在股二头肌和半腱肌之间,深部有坐骨神经通过,有股深动脉的穿支,分布着来自 L_4~S_2 坐骨神经的分支和股后皮神经。

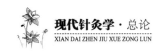

主治 腰背部痛、坐骨神经痛、盆腔内器官疾患。

29. 浮郄

位置 委阳穴上1寸。

局解 在股二头肌内侧,分布着来自 L_4~S_2 的腓总神经、来自 L_4~S_3 的胫神经、股后皮神经,有膝上外侧动脉的分支。

主治 坐骨神经痛、下肢麻痹、盆腔内器官疾患。

30. 委阳

位置 腘横纹外端,股二头肌腱内缘。

局解 分布着来自 L_4~S_1 的腓总神经、来自 L_4~S_3 的胫神经、股后皮神经,有膝上外动脉和膝下外动脉。

主治 腰腿痛、膝关节痛、盆腔内器官疾患。

31. 委中

位置 腘窝横纹正中。

局解 在股二头肌、半腱肌、半膜肌及腓肠肌的内、外侧头等围成的腘窝中,有来自 L_4~S_3 的胫神经通过,分布着股后皮神经。

主治 腰膝痛、坐骨神经痛、下肢麻痹。

32. 合阳

位置 委中穴下2寸。

局解 在腓肠肌内、外头的会合部,分布着来自 L_4~S_3 胫神经的分支、腓肠内侧皮神经。

主治 腰痛、坐骨神经痛、生殖系统疾患。

33. 承筋

位置 合阳与承山穴连线的中点。

局解 在腓肠肌两肌腹间,分布着来自 L_4~S_3 胫神经的分支、腓肠内侧皮神经,有胫后动脉。

主治 腰痛、坐骨神经痛、腓肠肌痉挛、大肠的疾患。

34. 承山

位置 腓肠肌两肌腹之间凹陷的顶端。

局解 分布着来自 L_4~S_3 胫神经的分支、腓肠内侧皮神经,有胫后动脉。

主治　腰痛、坐骨神经痛、盆腔内器官疾患。

35. 飞扬

位置　昆仑穴直上 7 寸。

局解　在腓肠肌外肌腹移行于跟腱处,分布着来自 $L_4{\sim}S_2$ 胫神经的分支和腓肠外侧皮神经,有腓动脉。

主治　腰痛、坐骨神经痛、下肢麻痹。

35. 附阳

位置　昆仑穴直上 3 寸。

局解　在腓骨短肌中,分布着来自 $L_5{\sim}S_1$ 胫神经的分支、腓肠外侧皮神经,有腓动脉。

主治　坐骨神经痛、下肢麻痹。

37. 昆仑

位置　外踝与跟腱之间凹陷中。

局解　在腓骨短肌中,分布着来自 $L_4{\sim}S_2$ 的腓浅神经、腓肠神经,有踝后动脉、腓动脉。

主治　坐骨神经痛、下肢麻痹、踝关节痛、生殖系统疾患。

38. 仆参

位置　昆仑直下,赤白肉际。

局解　分布着腓肠神经的跟外侧支,有腓动脉的分支。

主治　足跟痛、下肢麻痹。

39. 申脉

位置　外踝下缘凹陷中。

局解　在小趾展肌的上缘,分布着来自 $L_5{\sim}S_2$ 胫神经的分支,有腓动脉分支。

主治　腰腿痛、下肢麻痹、月经病。

40. 金门

位置　在足外侧,当外踝前缘直下,骰骨下缘处。

局解　在小趾展肌的上缘,分布着来自 $L_5{\sim}S_2$ 胫神经的分支,有足底外侧动脉。

主治　腰腿痛、下肢麻痹。

41. 京骨

位置　第五跖骨粗隆下,赤白肉际。

局解　在小趾展肌中,分布着来自 $S_{1\text{-}2}$ 胫神经的足底外侧神经,有足底外侧动脉。

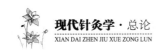

主治 腰腿痛、下肢麻痹、泌尿生殖系统疾患。

42. 束骨

位置 第五跖骨小头后缘,赤白肉际。

局解 在小趾展肌的前端,分布着来自 S_{1-2} 胫神经的足底外侧神经,有足底外侧动脉。

主治 腰腿痛、下肢麻痹、盆腔内器官疾患。

43. 足通谷

位置 第五跖趾关节前缘,赤白肉际。

局解 分布着来自 S_{1-2} 胫神经的足底外侧神经,有足底外侧动脉。

主治 腰腿痛、下肢麻木、生殖泌尿系统的疾患。

44. 至阴

位置 足小趾外侧趾甲角旁约 0.1 寸。

局解 分布着来自 $L_4{\sim}S_2$ 的腓浅神经、腓肠神经,有趾骨动脉。

主治 腰腿痛、生殖泌尿系统疾患,灸该穴治疗胎位不正有良效。

三、分布在下肢后内侧、且与腰髓节段(主要是 L_{2-5})有关的腧穴

这部分腧穴(约 27 个)主要治疗腰腿疾患、盆腔内器官疾患。

1. 阴陵泉

位置 胫骨内侧髁下缘凹陷中。

局解 在缝匠肌的附着部,分布着来自 L_{2-4} 股神经的隐神经、来自 $L_4{\sim}S_2$ 的胫神经,有膝下内动脉。

主治 腰痛、膝关节痛、大肠及泌尿生殖系统疾患。

2. 地机

位置 阴陵泉穴下 3 寸。

局解 在胫骨后缘和比目鱼肌之间,分布着来自 L_{2-4} 股神经的隐神经、来自 $L_4{\sim}S_2$ 的胫神经,有胫后动脉的分支。

主治 腰痛、下肢麻痹、盆腔内器官疾患。

3. 漏谷

位置 三阴交穴上 3 寸。

局解 在比目鱼肌中,分布着来自 L_{2-4} 的隐神经、来自 $L_4{\sim}S_2$ 的胫神经,有胫后动

脉的分支。

主治　泌尿生殖系统和肠道疾患、腰腿痛。

4. 三阴交

位置　内踝上 3 寸,胫骨内侧面后缘。

局解　在比目鱼肌和趾长屈肌之间,深部有足大趾长屈肌,分布着来自 L_{2-4} 的隐神经、来自 L_4~S_3 的胫神经,有胫后动脉。

主治　泌尿生殖系统的多种疾患、肠道疾患、腰腿痛,可提高机体的免疫机能。

5. 商丘

位置　内踝前下方凹陷中。

局解　在小腿十字韧带的下方,分布着来自 L_{2-4} 的隐神经、来自 L_4~S_2 的腓浅和腓深神经,有内踝前动脉。

主治　踝关节痛、大肠和膀胱等盆腔内器官疾病。

6. 公孙

位置　第一跖骨底的前缘赤白肉际。

局解　在足大趾展肌中和足大趾长屈肌上缘,分布着来自 L_5~S_3 的胫神经,有足底内侧动脉。

主治　大肠、泌尿生殖系统疾患。

7. 太白

位置　第一跖骨小头后缘,赤白肉际。

局解　在足大趾展肌中和足大趾长屈肌上缘,分布着来自 L_5~S_3 的胫神经,有足底内侧动脉。

主治　大肠、泌尿生殖系统疾患。

8. 大都

位置　足大趾内侧,第一跖趾关节前缘,赤白肉际。

局解　分布着来自 L_5~S_3 的胫神经,有足底内侧动脉。

主治　生殖泌尿系统、肠道疾患。

9. 隐白

位置　足大趾内侧趾甲角旁约 0.1 寸。

局解　分布着来自 L_5~S_2 腓浅神经的趾背神经、来自 L_{2-4} 的隐神经,有趾背动脉。

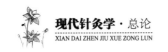

主治 泌尿生殖系统和大肠的疾患。

10. 曲泉

位置 屈膝,当膝内侧横纹头上方的凹陷中。

局解 在半膜肌停止部,分布着来自 $L_{2\text{-}4}$ 股神经的分支、来自 $L_4\sim S_3$ 的胫神经,有膝关节动脉网。

主治 泌尿生殖系统疾患、膝关节痛。

11. 膝关

位置 阴陵泉穴后 1 寸。

局解 在腓肠肌内侧头的上部,分布着来自 $L_{2\text{-}4}$ 股神经的隐神经、来自 $L_4\sim S_3$ 的胫神经,有膝下内动脉。

主治 膝关节痛、盆腔内器官疾患。

12. 中都

位置 内踝上 7 寸,胫骨后缘。

局解 在胫骨后缘和比目鱼肌之间,分布着来自 $L_{2\text{-}4}$ 股神经的隐神经、来自 $L_4\sim S_2$ 的胫神经,有胫后动脉的分支和大隐静脉。

主治 下肢疼痛或麻痹、盆腔内器官疾患。

13. 蠡沟

位置 内踝上 5 寸,胫骨后缘。

局解 在胫骨后缘和比目鱼肌之间,深部是胫骨后肌。分布着来自 $L_{2\text{-}4}$ 股神经的隐神经、来自 $L_4\sim S_2$ 的胫神经,有胫后动脉的分支和大隐静脉。

主治 生殖泌尿系统疾患、下肢麻痹。

14. 中封

位置 内踝前 1 寸,胫骨前肌腱内缘。

局解 分布着来自 $L_4\sim S_2$ 腓浅神经的分支、来自 $L_{2\text{-}4}$ 股神经的隐神经,有内踝前动脉。

主治 泌尿生殖系统疾患、踝关节痛。

15. 太冲

位置 足背第一、二跖骨底之间凹陷中。

局解 在足大趾长伸肌腱的外侧缘,分布着来自 $L_4\sim S_2$ 的腓深神经,深部有来自 $L_5\sim S_3$ 的胫神经,有足背动脉的分支。

主治　下肢麻痹、泌尿生殖系统的疾患。

16. 行间

位置　足背第一、二趾间的缝纹端。

局解　分布着来自 L_4~S_2 的腓深神经,深部有来自 L_5~S_3 的胫神经,有足背动脉的分支。

主治　下肢麻痹、泌尿生殖系统疾患。

17. 大敦

位置　第一趾外侧趾甲角旁 0.1 寸。

局解　分布着来自 L_4~S_2 腓深神经的趾背神经,有趾背动脉。

主治　泌尿生殖系统、肠道疾患。

18. 阴谷

位置　屈膝,腘窝内侧,半腱肌与半膜肌之间。

局解　分布着来自 L_4~S_3 胫神经的分支,有腘动脉分支。

主治　生殖系统疾患、膝腘部疼痛。

19. 筑宾

位置　太溪穴直上 5 寸。

局解　在腓肠肌内侧肌腹下方,深部有胫后动脉和来自 L_4~S_3 的胫神经通过,分布着胫神经的分支。

主治　腓肠肌痉挛、生殖系统疾患。

20. 交信

位置　复溜穴前 0.5 寸。

局解　在趾长屈肌中,分布着来自 L_{2-4} 的股神经的隐神经、来自 L_5~S_2 的胫神经分支,有胫后动脉。

主治　泌尿生殖系统疾患、下肢麻痹。

21. 复溜

位置　太溪穴上 2 寸。

局解　在比目鱼肌的下部,分布着来自 L_4~S_2 的胫神经分支,有胫后动脉。

主治　生殖系统疾患、下肢麻痹、腰痛。

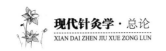

22. **照海**

位置 内踝下缘凹陷中。

局解 在足大趾展肌停止部,有胫后动脉、来自 L_4~S_3 的胫神经通过,分布着胫神经的分支。

主治 泌尿生殖系统疾患、足腕痛。

23. **水泉**

位置 太溪穴下 1 寸。

局解 在足大趾长屈肌腱的后下方,分布着来自 L_5~S_2 的胫神经分支,有胫后动脉的分支。

主治 泌尿生殖系统疾患。

24. **大钟**

位置 太溪穴下 0.5 寸稍后,跟腱内缘。

局解 在跟腱的下端,有来自 L_4~S_3 的胫神经和胫后动脉通过,分布着小腿内侧皮神经。

主治 泌尿生殖系统疾患。

25. **太溪**

位置 在内踝与跟腱之间的凹陷处。

局解 有来自 L_4~S_3 的胫神经和胫后动脉通过,分布着小腿内侧皮神经。

主治 泌尿生殖系统疾患。

26. **然谷**

位置 足舟骨粗隆前下缘凹陷中。

局解 在足大趾展肌中,足大趾长屈肌的上缘,分布着来自 L_5~S_3 的胫神经,有足底内侧动脉。

主治 泌尿生殖系统疾患。

27. **涌泉**

位置 足底中,第二、三跖骨之间凹陷处。

局解 在跖腱膜中,分布着来自 L_5~S_3 的足底内侧、外侧神经,有足底弓动脉。

主治 泌尿生殖系统疾患,治疗小儿抽搐有良效。

第十一章
耳穴的定位和作用

　　耳穴不是一些质点,而是一些大小不等、形态各异的小区域。耳穴既能够反映对应器官或对应整体部位的疾病,又能够治疗其对应整体部位的疾病。

　　耳穴的分布具有一定的规律。每个耳穴如果都以与其所对应器官的解剖学名称来命名,则耳穴的分布规律与各个器官系统在整体的空间排布规律相类似,好像整体在耳廓上的一个倒置的缩影。各器官在耳廓上的投射区的基本分布规律为:耳垂与头面部

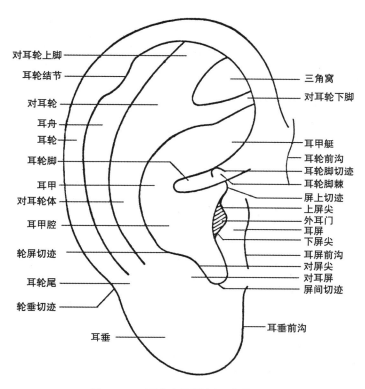

图 11-2　耳廓表面解剖示意图

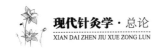

相对应；耳舟与上肢相对应；躯干、下肢与对耳轮体部及对耳轮上下脚相对应；内脏的投射区集中于耳甲艇和耳甲腔处（图11-1、11-2）。

第一节　耳廓的解剖结构

一、耳廓的表面解剖

在长期进化过程中，人与哺乳类动物耳不仅分化为内耳、中耳、外耳三个部分，而且各部分的结构也高度复杂起来。这里根据需要只把耳廓的解剖结构作些介绍（图11-2）。

（一）耳轮：耳廓最外圈的卷曲部分。

（二）耳轮脚：耳轮深入到耳腔内的横行突起部分。

（三）耳轮尾：耳轮末端与耳垂的交叉处。

（四）耳轮结节：耳轮后上方的一个不太明显的小结（肥大部分），是动物耳尖的遗迹，又称达尔文结节。

（五）耳轮棘：在耳轮与耳轮脚的交界处，因该处有软骨突起如棘状而得名。

（六）对耳轮：在耳轮的内侧，与耳轮相对的隆起部，上部有两个分叉，一个向上，一个向下。对耳轮由对耳轮体部、对耳轮上脚和对耳轮下脚组成。

（七）对耳轮体部：即对耳轮垂直走向的主干部分。

（八）对耳轮上脚：对耳轮向上分叉的一枝。

（九）对耳轮下脚：对耳轮向下分叉的一枝。

（十）三角窝：对耳轮上脚与对耳轮下脚之间的三角形凹窝。

（十一）耳舟：耳轮和对耳轮之间的凹沟，又称舟状窝。

（十二）耳屏：耳廓前面的瓣状突起，又称耳珠。

（十三）屏上切迹：耳屏上缘与耳轮脚之间的凹沟。

（十四）对耳屏：对耳轮下方、与耳屏相对的隆起部。

（十五）屏间切迹：耳屏与对耳屏之间的凹陷。

（十六）耳垂：耳廓最下部无软骨的皮垂。

（十七）屏轮切迹：对耳轮与对耳屏之间的切迹。

（十八）耳甲艇：耳轮脚以上的耳腔部分，又称耳甲窝。

（十九）耳甲腔：耳轮脚以下的耳腔部分。

（二十）外耳道开口：在耳甲腔内，被耳屏遮盖着的孔窍。

二、耳廓的组织结构和感受器

耳廓由弹力纤维、软骨、软骨膜、韧带、退化了的耳肌及覆盖在最外层的皮下组织和皮肤构成。

耳廓前面的皮肤薄、皮下组织少、与软骨膜结合紧密，而背面则比较松弛。真皮为致密的结缔组织，内含毛囊、皮脂腺、汗腺及神经和血管等。耳廓上部和下部的毛囊密度相差较大，据中国医科大学组织胚胎教研组统计，在皮质下、内分泌、心、肺、肾上腺等耳廓下部的穴位处分布有较多的毛囊，其密度约为60~100个左右/5.2平方厘米，而在肾、膝、子宫等耳廓上部的穴位处毛囊较少，其密度仅为20个左右/5.2平方厘米。

耳廓的上2/3有软骨支架，下1/3无软骨，仅为充满脂肪的皮垂。软骨基质内无神经纤维，但在软骨膜及靠近软骨的皮下组织中分布着较多的神经纤维，而且多与血管伴行，越靠近表皮分支越细，最后成为游离的神经末梢。有人发现，三角窝、耳甲艇，特别是耳甲腔的神经丛比耳廓前面的其他部位要多一些。

耳穴前面皮肤的游离神经末梢由有髓和无髓神经纤维两大类构成：

（一）真皮内的树状游离神经末梢；

（二）在真皮内，毛囊根部的类篮状纤维，也就是彭氏神经丛，又称毛囊感受器。

另外，研究还发现，耳穴皮肤中除了分布有上述两种游离的神经末梢之外，还有环层小体；耳穴软骨膜中亦有环层小体；耳肌内除有神经末梢之外，尚有高尔基型腱器官，露菲尼样末梢和肌梭。

三、耳廓的神经支配

（一）耳廓上主要神经分支的分布

耳廓上的神经分布非常丰富，有的是与脊髓颈2、3、4节段相联系的躯体神经；有的是与脑干相联系的脑神经；还有的是来自颈交感神经节，伴随脊神经行走并沿血管分布的交感神经。

躯体神经主要有耳大神经、枕小神经，脑神经主要有三叉神经及面神经、舌咽神经和迷走神经的混合支。

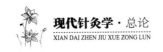

1. 耳大神经

耳大神经来自颈丛,由第二、三、四颈神经形成,向耳廓内侧面耳垂方向上行,分出耳上支和耳下支。其功能是主管感觉。

(1)耳上支:自耳大神经分出后,又分成上、下两支,分布于耳廓内侧面。

上支:分布于耳轮处,并有分支与枕小神经吻合。

下支:分布于耳廓外侧面及对耳轮、三角窝处。

(2)耳下支:在耳廓内侧面的耳垂根部又分成三支。

耳垂支:分布于耳垂皮下软组织内,有小支穿至耳垂的外侧面,并和耳颞神经耳屏支的分支相交通。

中支:进一步分成两支行走于耳垂的内侧面,较小的一支从屏间切迹的下方穿出,分布于耳垂外侧面;较大的一支由相当于耳穴的额区,枕区穿出,至耳廓的外侧面,进一步分成三至五支,分布于耳轮、耳舟、对耳轮、对耳屏、三角窝、耳甲腔、耳甲艇的外缘。

上支:在耳廓的内侧面又分成两支。一支穿过软骨边缘至耳廓的外侧面,分布于耳舟,其小分支穿过软骨后,分布到耳甲艇;另一支在耳廓内侧面沿耳缘上升。

2. 枕小神经

枕小神经也来自颈丛,主要由第二颈神经组成,并常有第三颈神经加入。枕小神经有两个分支。

(1)上支:有二至三个小分支到达耳廓外侧面,有一小分支分布于三角窝内,并有小分支绕过软骨,延伸至外侧面对耳轮处。

(2)下支:到外侧面分为三小支,分布于耳廓顶端耳轮处,并有分支在耳轮内侧面边缘与耳大神经相吻合。

3. 耳颞神经

耳颞神经来自三叉神经的下颌神经,在其离开下颌神经后,有三条分支进入耳廓。

(1)外耳道支:分布于外耳道的前壁和前上壁。其主干在耳轮脚的根部分成数支,穿出耳廓外侧面,分布于耳轮脚上方及附近的耳甲部。

(2)耳屏支:分布于耳屏的前面、背面,少数还分布于耳垂近耳根处。

(3)耳前支:分布于耳轮脚、耳轮升部、三角窝。耳轮升支与枕小神经之间有交通支。

4. 迷走神经、舌咽神经和面神经的混合支

迷走神经从颈静脉神经节发出一分支后,再和附近的舌咽神经的一个分支合成耳

支,在茎乳孔处又与面神经交通,穿出鼓乳裂后,又分成两支。其中一支穿过外耳道软骨,分布于耳廓外侧面;另一支与茎乳孔出口处的面神经的耳后支吻合,其主干位于耳廓内侧面中部耳后肌深层,有数个分支穿过软骨,分布于耳轮脚根部及附近的耳甲腔、耳甲艇,有的绕过耳轮脚延伸向上,也有的有分支到达三角窝。

5. 交感神经

交感神经来自脊髓胸 1~5 节段。交感神经沿血管分布,在血管壁上缠绕着粗细不等的交感纤维。血管之间也有各种交感神经纤维相互连接。

（二）耳廓各部分的神经分布

耳廓各个解剖部位的神经分布如下:

1. 耳轮部:分布有耳大神经、枕小神经和三叉神经耳颞支。

2. 耳轮脚及其周围部分:分布有三叉神经耳颞支及迷走神经、舌咽神经、面神经的混合支。

3. 对耳轮部:主要分布有耳大神经。

4. 对耳轮上脚:分布有耳大神经、枕小神经。

5. 对耳轮下脚:分布有耳大神经及舌咽神经、面神经、迷走神经的混合支。

6. 三角窝:分布有耳大神经、枕小神经、三叉神经的耳颞神经及面神经、迷走神经、舌咽神经的混合支。

7. 耳舟部分:分布有耳大神经、枕小神经。

8. 耳屏:分布有三叉神经的耳颞神经。

9. 屏上切迹:分布有三叉神经的耳颞神经。

10. 对耳屏:分布有耳大神经及面神经、迷走神经、舌咽神经的混合支。

11. 屏间切迹:分布有三叉神经的耳颞神经及面神经、迷走神经、舌咽神经的混合支。

12. 耳垂:分布有耳大神经、三叉神经的耳颞神经。

13. 耳甲艇:分布有三叉神经的耳颞神经、耳大神经及面神经、迷走神经、舌咽神经的混合支。

14. 耳甲腔:分布有耳大神经及面神经、迷走神经、舌咽神经的混合支。

总之,耳廓的神经分布是比较丰富的,一个解剖部分往往分布有数种不同来源的神经纤维。

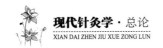

第二节 耳廓的划线与分区

一、耳廓基本标志线的划定（GB/T134734-92）

（一）耳廓基本标志线的划定（图11-3）

1. 耳轮内缘：即耳轮与耳廓其他部分的分界线，也就是耳轮与耳舟、三角窝、耳甲等部的分界线。

2. 耳甲折线：耳甲内平坦部与隆起部之间的折线。

3. 对耳轮脊线：对耳轮体及其上脚、下脚最凸起处的连线。

4. 耳舟凹沟线：耳舟部最凹处的连线。

5. 对耳轮耳舟缘：对耳轮与耳舟的分界线，即对耳轮脊与耳舟凹沟之间的中线。

6. 三角窝凹陷处后缘：三角窝内较低平的三角形区域的后缘。

7. 对耳轮三角窝缘：对耳轮上、下脚与三角窝的分界线，即对耳轮上、下脚脊与三角窝凹陷处后缘之间的中线。

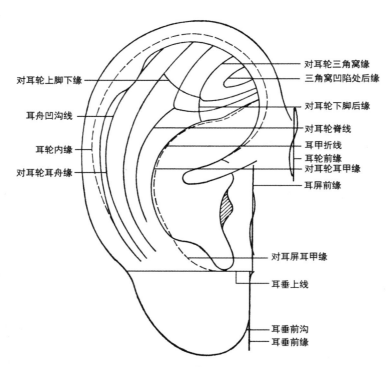

图11-3 耳廓基本标志线示意图

8. 对耳轮耳甲缘：对耳轮与耳甲的分界线，即对耳轮及对耳轮下脚脊与耳甲折线之间的中线。

9. 对耳轮上脚下缘：对耳轮上脚与对耳轮体的分界线，是从对耳轮上、下脚分叉处向对耳轮耳舟缘所作的垂线。

10. 对耳轮下脚后缘：对耳轮下脚与对耳轮体的分界线，是从对耳轮上、下脚分叉处向对耳轮耳甲缘所作的垂线。

11. 耳垂上线：耳垂与耳廓其他部分的分界线，是沿屏间切迹软骨下缘与轮垂切迹所作的直线。

12. 对耳屏耳甲缘：对耳屏与耳甲的分界线，即对耳屏内侧面与耳甲的折线。

13. 耳屏前缘：耳屏外侧面与面颊部的分界线，即耳屏前沟所作的直线。

14. 耳轮前缘：耳轮与面部的分界线，即沿耳轮前沟所作的直线。

15. 耳垂前缘：耳垂与面颊的分界线，即沿耳垂前沟所作的直线。

耳廓基本标志线的划定参见图 11-3。

（二）耳廓辅助标志点、线的设定

1. A 点：在耳轮内缘上，耳轮脚切迹至对耳轮下脚间中上 1/3 交界处。

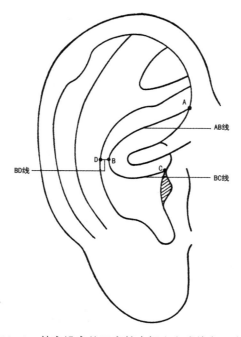

图 11-4　补充设定的耳廓基本标志点或线条示意图

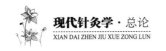

2.D 点：在耳甲内，由耳轮脚消失处向后作一水平线与对耳轮耳甲缘相交处。

3.B 点：耳轮脚消失处至 D 点连线的中后 1/3 交界处。

4.C 点：外耳门后缘上 1/4 与下 3/4 交界处。

5.AB 线：从 A 点向 B 点所作的一条与耳甲艇缘弧度大体相仿的曲线。

6.BC 线：从 B 点向 C 点所作的一条与耳轮脚下缘弧度大体相仿的曲线。

耳廓标志点、线的设定见图 11-4。

二、耳廓各部的分区（GB/T134734-92）

（一）耳轮部的分区

耳轮脚为耳轮 1 区。将耳轮脚切迹到对耳轮下脚上缘之间的耳轮部分划为三等分，自下而上依次为耳轮 2 区、耳轮 3 区、耳轮 4 区。对耳轮下脚上缘到对耳轮上脚前缘之间

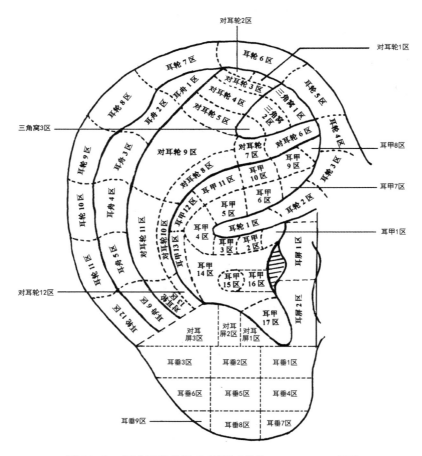

图 11-5　标准耳廓分区示意图（GB/T134734-92 正面）

的耳轮部为耳轮 5 区,对耳轮上脚前缘到耳尖之间的耳轮部为耳轮 6 区,耳尖到耳轮结节上缘为耳轮 7 区,耳轮结节上缘到耳轮结节下缘为耳轮 8 区。将耳轮结节下缘到轮垂切迹之间的耳轮部分为 4 等份,自上而下依次为耳轮 9 区、耳轮 10 区、耳轮 11 区、耳轮 12 区(图 11–5、11–6)。

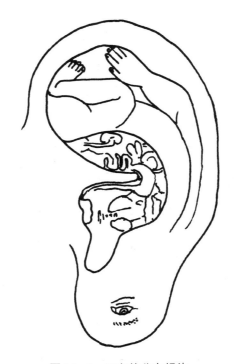

图 11–1　耳穴的分布规律

（二）耳舟部的分区

耳舟分为 6 等分,自上而下依次为耳舟 1 区、耳舟 2 区、耳舟 3 区、耳舟 4 区、耳舟 5 区(图 11–5、11–6)。

（三）对耳轮部的分区

对耳轮上脚分为上、中、下三等分,再将上 1/2 分为前后两等分,前 1/2 为对耳轮 1 区,后 1/2 为对耳轮 2 区,下 1/2 为对耳轮 3 区,中 1/3 为对耳轮 4 区,下 1/3 为对耳轮 5 区。

将对耳轮下脚分为前、中、后 3 等分,前 2/3 为对耳轮 6 区,后 1/3 为对耳轮 7 区。将对耳轮体沿耳甲缘的弧度分为前 1/4 和后 3/4 两部分,再将对耳轮体上下分为 5 等分,

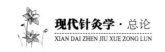
前上 2/5 为对耳轮 8 区,后上 2/5 为对耳轮 9 区,前中 2/5 为对耳轮 10 区,后中 2/5 为对耳轮 11 区,前下 1/5 为对耳轮 12 区,后下 1/5 为对耳轮 13 区。耳轮部的分区详见图 11-5、11-6。

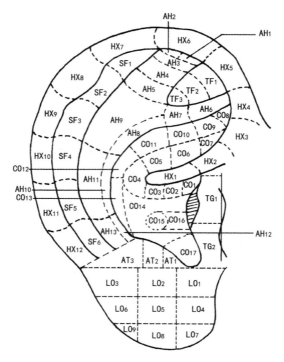

图 11-6 标准耳廓分区代号示意图(GB/T134734-92 正面)

(四)三角窝部的分区

三角窝的耳轮内缘至对耳轮上、下脚分叉处分为前、中、后三等分,再将前 1/3 分为上 1/3 和下 2/3 两部分,上 1/3 为三角窝 1 区,下 2/3 为三角窝 2 区;中 1/3 为三角窝 3 区;再将后 1/3 分为上下两等分,上 1/2 为三角窝 4 区,下 1/2 为三角窝 5 区。三角窝部的分区详见图 11-5、11-6。

(五)耳屏部的分区

耳屏外侧面分为上、下两等分,上部为耳屏 1 区,下部为耳屏 2 区(图 11-5、11-6)。耳屏内侧面亦分为上、下两等分,上部为耳屏 3 区,下部为耳屏 4 区(图 11-7、11-8)。

（六）对耳屏部的分区

由对屏尖及对屏尖至轮屏切迹连线为中点，分别向耳垂上线作两条垂线，将对耳屏外侧面和其后部分为前、中、后三个区域，前为对耳屏 1 区，中为对耳屏 2 区，后为对耳屏 3 区（图 11-5、11-6）；对耳屏内侧面为对耳屏 4 区（图 11-7、11-8）。

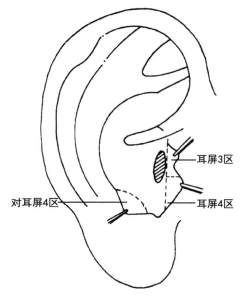

图 11-7　标准耳廓分区示意图
（GB/T134734-92 内侧面）

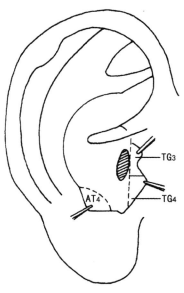

图 11-8　标准耳廓分区代号示意图
（GB/T134734-92 内侧面）

（七）耳甲部的分区

BC 线前段与耳轮脚下缘间分为 3 等分，前 1/3 为耳甲 1 区，中 1/3 为耳甲 2 区，后 1/3 为耳甲 3 区。ABC 线前方，耳轮脚消失处为耳甲 4 区。

AB 线前段与耳轮脚上缘及部分耳轮内缘间分为 3 等分，后 1/3 为耳甲 5 区，中 1/3 为耳甲 6 区，前 1/3 为耳甲 7 区。

对耳轮下脚下缘前中 1/3 交界处与 A 点连线，该线前方的耳甲艇部为耳甲 8 区。将 AB 线前段与对耳轮下脚下缘间耳甲 8 区以后的部分分为前后两等分，前 1/2 为耳甲 9 区，

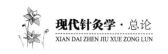

后 1/2 为耳甲 10 区。

在 AB 线后段上方的耳甲艇部,将耳甲 10 区后缘与 BD 线之间分成上、下两等分上 1/2 为耳甲 11 区,下 1/2 为耳甲 12 区。

由轮屏切迹至 B 点作连线,该线后方 BD 线下方的耳甲腔部为耳甲 13 区。

以耳甲腔中央为圆心,圆心与 BC 线作距离的 1/2 为半径作圆,该圆形区域为耳甲 15 区。过 15 区最高点和最低点分别向外耳门后壁作两条切线,切线中间为耳甲 16 区。15 区、16 区周围为耳甲 14 区。

将外耳门的最低点与对耳屏耳甲缘相连,再将该线以下的耳甲腔部分为上、下两等分。上 1/2 为耳甲 17 区,下 1/2 为耳甲 18 区。

耳甲部的分区详见图 11-5、11-6。

（八）耳垂部的分区

在耳垂上线到耳垂下缘最低点之间作两条等距离水平线,再以第二水平线上引两条垂直等分线,将耳垂分为 9 个区,上部由前到后依次为耳垂 1 区、2 区、3 区;中部由前到后依次为耳垂 4 区、5 区、6 区;下部由前到后依次为耳垂 7 区、8 区、9 区。详见图 11-5、11-6。

第三节　对 GB/T134734-92 耳廓的分区及耳穴定位、命名的修订

一、对国标 GB/T134734-92 耳廓分区的修订

我们根据对全息生物医学的研究,认为 GB/T134734-92 关于耳廓各部的分区应当做适当修订[1-3]。修订后的耳廓各部的分区见图 11-9、图 11-10、图 11-11。

图 11-5（GB/T134734-92）中三角窝 1、三角窝 2 合并为三角窝 1,三角窝 3 改为三角窝 2,三角窝 4、三角窝 5 合并为三角窝 3。也就是将三角窝由耳轮缘到三角窝顶点等距分为 3 个区,依次为三角窝 1、三角窝 2、三角窝 3,分别是子宫、卵巢（睾丸）、盆腔神经丛,由 GB/T134734-92 原来的 5 个区简化为 3 个区（图 11-10）。

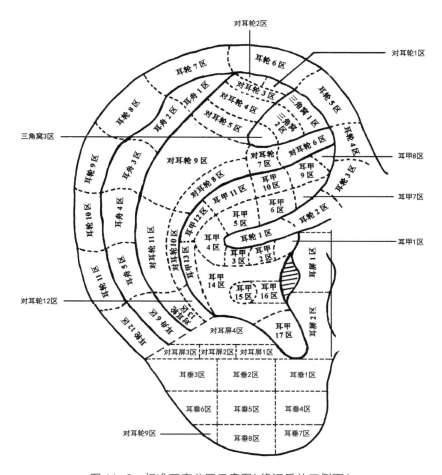

图 11-9　标准耳廓分区示意图(修订后的正侧面)

图 11-5(GB/T134734-92)中耳甲 17、耳甲 18 区合并为一个区,即耳甲 17,为下丘脑区,是调节植物神经和内分泌功能的重要穴位(图 11-10)。

图 11-7(GB/T134734-92)中对耳屏分为 4 个区,修订后将对耳屏分为 5 个区,即(GB/T134734-92)原来的 1、2、3 区所处的区域分为上 2/3、下 1/3 两个区,下 1/3 部分由前向后还是对耳屏 1、对耳屏 2、对耳屏 3,但所占区域明显缩小;上 2/3 为对耳屏 4 区,对耳屏内侧面的原 4 区改为 5 区,4 区与 5 区相对应(图 11-11、11-12)。

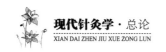

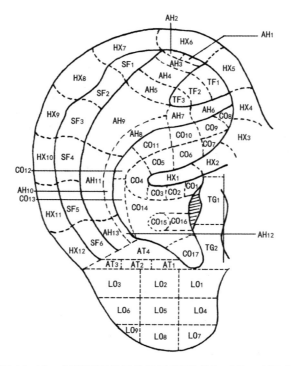

图 11-10　标准耳廓分区代号示意图(修订后的正侧面)

二、对国标 GB/T134734-92 耳穴定位、命名的修订

关于国标 GB/T134734-92 耳穴定位、命名的修订,在第六章中曾做过专门讨论,根据前面的讨论,新增加的耳穴或合并后新形成的耳穴或重新命名的耳穴有前列腺、乳腺、甲状腺、盆腔神经丛、子宫、附件(睾丸)、皮质区、下丘脑、视觉中枢 1、视觉中枢 2、牙 1、牙 2、胰、肝胆、腹腔神经丛,共计 15 个。去掉或合并掉的耳穴有艇角、艇中、角窝上、角窝中、神门、对屏尖、缘中、三焦、内分泌、盆腔、内生殖器、屏间前、屏间后、垂前、风溪、屏尖、耳中、胰胆、肝,共计 19 个,如此一来,耳穴国标 "GB/T134734-92" 耳廓前面的 82 个穴位,减少至 77 个(均未包括上耳根、下耳根、耳迷根、耳背沟 4 穴及耳背心、肝、脾、肺、

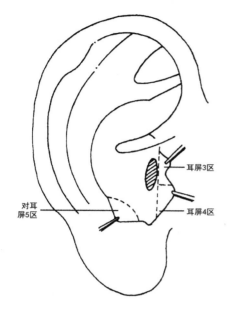

图 11-11　标准耳廓分区示意图
（修订后的内侧面）

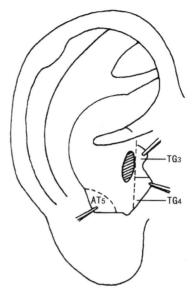

图 11-12　标准耳廓分区代号示意图
（修订后的内侧面）

肾 5 穴）。耳穴国标"GB/T134734-92"中,耳廓前面的 82 个穴位中,使用主要命名方法命名(以器官或部位名称)的耳穴只有 59 个,占 71%;其他方法命名的耳穴,则高达 24个(包括艇角、艇中、角窝上、角窝中、神门、对屏尖、缘中、三焦、内分泌、屏间前、屏间后、垂前、风溪、屏尖、耳中、耳尖、结节、轮 1、轮 2、轮 3、轮 4、上屏、下屏、交感),占 29%。在我们提出的"修订方案"中,耳廓前面的 77 个耳穴中,使用主要命名方法命名的耳穴增加到 68 个,占 88%,比耳穴国标"GB/T134734-92"增加了 9 个;使用补充命名方法命名的耳穴则减少到 9 个(分别是耳尖、结节、轮 1、轮 2、轮 3、轮 4、上屏、下屏、交感),仅占11%,比耳穴国标"GB/T134734-92"减少了 15 个,而且这 9 个耳穴中有 6 个分布在耳轮部分,这种状况对耳穴的命名原则和主要的命名方法已不构成明显冲击(图 11-13 为国标 GB/T134734-92 耳穴定位图,图 11-14、11-15 为修订耳穴定位图)。

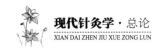

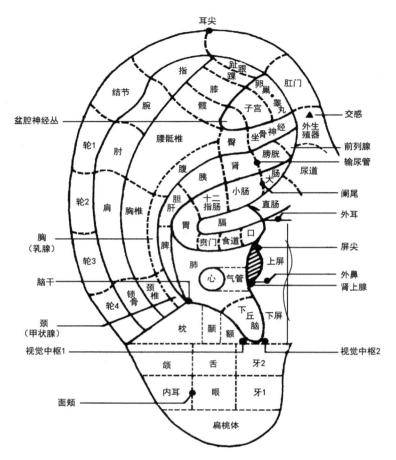

图 11-13　标准耳穴定位示意图
（"耳穴国标 GB/T134734-92" 正面图）

第四节　耳穴的位置和作用

本书所介绍的耳穴均为我本人修订后的穴位（图 11-14、图 11-15 ）。

一、耳轮部的耳穴

1. 腹腔神经丛 Fuqiangshenjingcong（HX_1）

位置　在耳廓中部，当耳轮脚处，即耳轮 1 区（图 11-9、11-14 ）。

主治　肝、胆、胃、肠等器官的多种疾病。

按语　该穴在"耳穴国标 GB/T134734-92"中定位为耳中穴，其曾用名有：神经官能症点、神经丛点、膈。我们认为将该区定为命名为腹腔神经丛更为恰当。

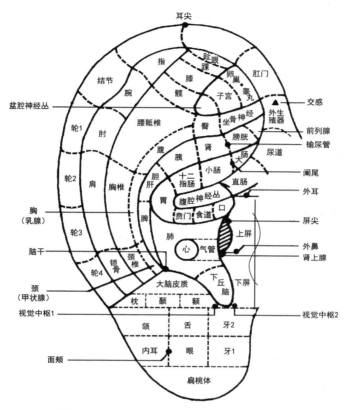

图 11-14 耳穴定位示意图（对"耳穴国标 GB/T134734-92"修订后的正面图）

2. 直肠 Zhichang（HX$_2$）Rectam

`位置`　在耳轮脚棘前上方的耳轮处，即耳轮 2 区（图 11-9、11-14）。

`主治`　脱肛、细菌性痢疾引起的里急后重、内外痔等直肠和肛周的疾病。亦可诊断直肠及肛周的疾病。

3. 尿道 Niaodao（HX$_3$）Urethra

`位置`　在直肠上方的耳轮处，即耳轮 3 区（图 11-9、11-14）。

`主治`　尿潴留、遗尿、尿道炎、尿道结石。亦可诊断尿道疾病。

4. 外生殖器 Waishengzhiqi（HX$_4$）External genitals

`位置`　尿道穴上方的耳轮处，即耳轮 4 区（图 11-9、11-14）。

`主治`　阳萎、急性睾丸炎、阴道炎、外阴白斑等外生殖器疾病。亦可诊断外生殖器

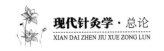

的疾病。

5. 肛门 Gangmen（HX₅）Anus

位置 在三角窝前方的耳轮处，即耳轮 5 区（图 11-9、11-14）。

主治 痔疮。亦可诊断痔疮。

6. 耳尖 Erjian（HX₆、₇i）Ear apex

位置 耳轮顶端，将耳廓向前对折，耳廓上端的耳轮处。即耳轮 6、7 区交界处（图 11-9、11-14）。

主治 多种炎症引起的发烧、高血压病、神经衰弱。

7. 结节 Jiejie（HX₈）Node

位置 当耳轮结节处，即耳轮 8 区（图 11-9、11-14）。

作用 主治高血压病、脑血管疾病、脑外伤引起的半身运动或感觉障碍。

8. 轮 1 Luny1（HX₉）Helix1

位置 耳轮结节下方，即耳轮 9 区（图 11-9、11-14）。

主治 多种炎症引起的发烧、高血压病。

9. 轮 2 Luner（HX₁₀）Helix2

位置 在轮 1 下方，即耳轮 10 区（图 11-9、11-14）。

主治 多种炎症引起的发烧、高血压病。

10. 轮 3 Lunsan（HX₁₁）Helix10

位置 在轮 2 下方，即耳轮 11 区（图 11-9、11-14）。

主治 多种炎症引起的发烧、高血压病。

11. 轮 4 Lunsi（HX₁₂）Helix4

位置 在轮 3 下方，即耳轮 12 区（图 11-9、11-14）。

主治 多种炎症引起的发烧、高血压脑病。

二、耳舟部的耳穴

12. 指 Zh I（SF₁）Finger

位置 在耳舟最上方，即耳舟 1 区（图 11-9、11-14、11-15）。

主治 末梢神经炎、雷诺氏症等手部疾病。

13. 腕 Wan（SF₂）Wrist

位置　在指区的下方,即耳舟 2 区(图 11–9、11–14、11–15)。

主治　腕关节扭伤、腕管综合征等腕部疾病。

14. 肘 Zhou（ SF_3 ）

位置　在腕穴下方,即耳舟 3 区(图 11–9、11–14、11–15)。

主治　肱骨外上髁炎、肘部外伤等。

15. 肩 Jan（ $SF_{4、5}$ ）Shoulder

位置　在肘区的下方,即耳舟 4 区、5 区(图 11–9、11–14、11–15)。

主治　肩关节周围炎、肩周围软组织损伤等。

16. 锁骨 Suogu（ SF_6 ）Clavicle

位置　在肩穴下方,即耳舟 6 区(图 11–9、11–14、11–15)。

主治　肩关节周围炎、颈肩部软组织劳损。

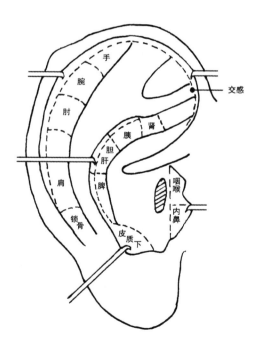

图 11–15　标准耳穴定位示意图(内侧面)

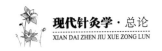

三、对耳轮上脚部的耳穴

17. 跟 Gen（AH₁）Heel

位置 在对耳轮上脚的前上部,即对耳轮 1 区(图 11-9、11-14)。

主治 足跟部疼痛。

18. 趾 Zhi（AH₂）Ton

位置 在对耳轮上脚的后上方,即对耳轮 2 区(图 11-9、11-14)。

主治 末梢神经炎、足部软组织损伤。

19. 踝 Huai（AH₃）Ankle

位置 在跟和趾两穴下方,即对耳轮 3 区(图 11-9、11-14)。

主治 踝关节扭伤。

20. 膝 Xi（AH₄）Knee

位置 对耳轮上脚的中 1/3 处,即对耳轮 4 区(图 11-9、11-14)。

主治 膝关节扭伤、膝关节炎。

21. 髋 Kuan（AH₅）Hip

位置 对耳轮上脚的下 1/3 处,即对耳轮 5 区(图 11-9、11-14)。

主治 髋关节疼痛、坐骨神经痛、闭孔神经痛。

四、对耳轮下脚部的耳穴

22. 坐骨神经 Zuogushenjing（AH₆）Sciatic nearer

位置 对耳轮下脚的前 2/3,即对耳轮 6 区(图 11-9、11-14)。

主治 坐骨神经痛

23. 交感 Jiaogan（AH₆ₐ）Sympathesis

位置 对耳轮下脚的末端与耳轮交界处,即对耳轮 6 区的前端(图 11-9、11-14、11-15)。

主治 内脏平滑肌痉挛、植物神经功能紊乱。该穴还是耳针麻醉的常用穴。

24. 臀 Tun（AH₇）Buttocks

位置 对耳轮下脚的后 1/3 处,即对耳轮 7 区(图 11-9、11-14)。

主治 坐骨神经痛、臀神经痛。

五、对耳轮体部的耳穴

25. 腹 Fu（AH_8）Abdomen

位置 对耳轮体前部的上 2/5 处,即对耳轮 8 区(图 11-9、11-14)。

主治 腹膜炎。

按语 腹区与腰区重叠在一起。

26. 腰骶椎 Yaodlzhui（AH_9）Lumbosacral vertebrae

位置 对耳轮体部的后上 2/5 处,腹穴后方,即对耳轮 9 区(图 11-9、11-14)。

主治 腰部软组织扭伤、腰骶椎骨质增生、骶髂关节炎。

27. 胸 Xiong（AH_{10}）Chest

位置 对耳轮体前部的中 2/5 处,即对耳轮 10 区(图 11-9、11-14)。

主治 肋间神经痛、乳腺小叶增生、急性乳腺炎初期。

28. 胸椎 Xiongzhui（AH_{11}）Thoracic vertebrae

位置 对耳轮体的中后 2/5 处,胸穴后方,即对耳轮 11 区(图 11-9、11-14)。

主治 胸椎疾病。

29. 颈 Jing（AH_{12}）Neck

位置 在对耳轮体前部的下 1/5 处,即对耳轮 12 区(图 11-9、11-14)。

主治 颈部软组织损伤。

30. 颈椎 Jingzhui（AH_{13}）Cervical vertebrae

位置 对耳轮体部后下 1/5 处,颈穴后方,即对耳轮 13 区(图 11-9、11-14)。

主治 颈椎骨质增生、颈部软组织损伤。

31. 乳腺 Ruxian（AH_{10}）

位置 胸区内,对耳轮体前部的中 2/5 处偏下,即对耳轮 10 区的下部(图 11-9、11-14)。

主治 乳腺小叶增生、乳腺炎等乳腺疾病。

按语 乳腺穴与胸区重叠在一起,为新增耳穴。

32. 甲状腺 Jiazhuangxian（AH_{12}）

位置 颈区内,对耳轮体前部的中 1/5 处偏下,即对耳轮 12 区的下部(图 11-9、11-14)。

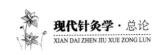
| 主治 | 甲状腺机能障碍等甲状腺腺疾病。 |

| 按语 | 甲状腺穴与颈区重叠在一起,为新增耳穴。 |

六、三角窝部的耳穴

33. 卵巢(睾丸) Luanchao(Gaowan)(TF$_{21}$)

| 位置 | 三角窝前 1/3 处,即三角窝 1 区(图 11-9、11-14)。 |

| 主治 | 月经紊乱、不孕、性功能障碍等。 |

| 按语 | 该穴由 GB/T13734-92 中的角窝上与内生殖器两个区合并而成。 |

34. 子宫 Zigong(TF2)

| 位置 | 三角窝中 1/3 处,即三角窝 2 区(图 11-9、11-14)。 |

| 主治 | 月经功能紊乱、子宫内膜炎、子宫颈炎、前列腺炎、前列腺增生、遗精、阳萎。 |

还可诊断内生殖器的疾病。

| 按语 | 该穴在 GB/T13734-92 中为角窝上穴。 |

35. 盆腔神经丛 Penqiangshenjingcong(TF$_3$)

| 位置 | 三角窝后 1/3 部,即三角窝 3 区(图 11-9、11-14)。 |

| 主治 | 盆腔炎、附件炎、功能性月经功能紊乱。 |

| 按语 | 该耳穴在 GB/T13734-92 中为神门穴、盆腔穴。 |

七、耳屏部的耳穴

36. 上屏 ShangPing(TG$_1$)Upper tragus

| 位置 | 耳屏外侧面的上 1/2 处,即耳屏 1 区(图 11-9、11-14)。 |

| 主治 | 单纯性肥胖症。 |

37. 下屏 xiaping(TG$_2$)Lower tragus

| 位置 | 耳屏外侧面的下 1/2 处,即耳屏 2 区(图 11-9、11-14)。 |

| 主治 | 单纯性肥胖症。 |

38. 外耳 Waier(TG$_{1u}$)Externalear

| 位置 | 屏上切迹前方近耳轮部,即耳屏 1 区上缘处(图 11-9、11-14)。 |

| 主治 | 中耳炎、听力减退。 |

39. **外鼻** Wdibi（TG$_{1、2i}$）Externalnose

位置　耳屏外侧面中部，即耳屏 1、2 区之间（图 11-9、11-14）。

主治　过敏性鼻炎、单纯性肥胖症。

40. **肾上腺** Shenshangxian（TG$_{2p}$）Adrenal

位置　耳屏下部游离缘的尖端，即耳屏 2 区后缘处（图 11-9、11-14）。

主治　风湿性关节炎、腮腺炎、间日疟、低血压等。

41. **咽喉** Yanhou（TG$_3$）Pharynx and larynx

位置　耳屏内侧面的上 1/2 处，即耳屏 3 区（图 11-11、11-15）。

主治　急慢性咽炎、急慢性喉炎、扁桃体炎。

42. **内鼻** Neibi（TG$_4$）Internal nose

位置　耳屏内侧面的下 1/2 处，即耳屏 4 区（图 11-11、11-15）。

主治　鼻炎、副鼻窦炎、鼻出血。

43. **视觉中枢 1** Shijuezhongshu1（TG$_{2l}$）

位置　屏间切迹前下方耳屏最下部，即耳屏 2 区下缘处（图 11-9、11-14）。

主治　青光眼、假性近视、视网膜炎、虹膜睫状体炎。

按语　GB/T13734-92 将该区命名为屏间前。

八、对耳屏部的耳穴

44. **视觉中枢 2** Shijuezhongshu1（AT$_{1l}$）

位置　屏间切迹后下方对耳屏前下部，即对耳屏 1 区下缘处（图 11-9、11-14）。

主治　假性近视、青光眼。

按语　GB/T13734-92 将该区命名为屏间后。

45. **额** E（AT$_1$）Forehead

位置　对耳屏外侧面下 1/3 的前部，即对耳屏 1 区（图 11-9、11-14）。

主治　额窦炎、三叉神经痛。

按语　该穴较 GB/T13734-92 中的定位区域减小。

46. **颞** Nie（AT$_2$）Temple

位置　对耳屏外侧面下 1/3 的中部，即对耳屏 2 区（图 11-9、11-14）。

主治　三叉神经痛、偏头痛。

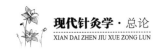

按语 该穴较 GB/T13734-92 中的定位区域减小。

47. 枕 Zhen（AT₃）Occiput

位置 对耳屏外侧面下 1/3 的后部，即对耳屏 3 区（图 11-9、11-14）。

主治 后头痛、枕神经痛、美尼尔氏综合征。

按语 该穴较 GB/T13734-92 中的定位区域减小。

48. 大脑皮质 Danaopizhi（AT₄）

位置 对耳屏外侧面上 2/3，即对耳屏 4 区，与对耳屏内侧面的皮质下区（即对耳屏 4 区）相对应（图 11-9、11-14）。

主治 主治神经衰弱、脑血管痉挛、脑血栓后遗症、头痛头晕等各种脑病，月经功能紊乱、下垂脑功能紊乱、高血压病等。

按语 大脑皮质为新增耳穴，该耳穴包括 GB/T13734-92 中对屏尖、缘中穴及其周围区域，即 GB/T13734-92 中额、颞、枕三区上 2/3 的区域。去掉对屏尖、缘中两穴。

49. 皮质下 Pizhixia（AT₅）Sub-cortex

位置 对耳屏内侧面，即对耳屏 5 区（图 11-11、11-15）。

主治 锥体外系的各种脑病、植物神经功能紊乱等。该穴还是耳针麻醉的主要穴位。

按语 该耳穴在 GB/T13734-92 中为对耳屏 4 区。

50. 脑干 Naogan（AT₃、₄ᵢ）Brainstem

位置 在轮屏切迹处，即对耳屏 4、5 区与对耳轮之间的区域（图 11-9、11-14）。

主治 神经系统发育不全、脑血管痉挛、脑血栓后遗症、休克、过敏、假性球麻痹。

九、耳轮脚周围的耳穴

51. 口 Kou（CO1）Mouth

位置 耳轮脚下方前 1/3 处，即耳甲 1 区（图 11-9、11-14）。

主治 口腔炎、牙痛、面瘫、戒断综合征。

52. 食道 Shidao（CO₂）Esophagus

位置 耳轮脚下方中 1 / 3 处，即耳甲 2 区（图 11-9、11-14）。

主治 食道炎、食道痉挛、假性球麻痹。

53. 贲门 Penmen（CO_3）Cardia

位置 耳轮脚下方后 1/3 处,即耳甲 3 区(图 11-9、11-14)。

主治 反流性食道炎、贲门失弛缓症、贲门痉挛。

54. 胃 Wei（CO_4）Stomach

位置 耳轮脚消失处,即耳甲 4 区(图 11-9、11-14)。

主治 急慢性胃炎、胃溃疡、胃痉挛。还可以诊断胃部的多种疾病。

55. 十二指肠 Shierzhichang（CO_5）Duodenum

位置 耳轮脚上方与 AB 线之间的后 1/3 处,即耳甲 5 区(图 11-9、11-14)。

主治 十二指肠炎、消化性溃疡、幽门痉挛、奥狄氏括约肌痉挛。还可以诊断十二指肠的多种疾病。

56. 小肠 Xiaochang（CO_6）Small intestine

位置 耳轮脚上方与 AB 线之间的 1/3 处,即耳甲 6 区(图 11-9、11-14)。

主治 急慢性肠炎、肠痉挛、肠功能紊乱。

57. 大肠 Dachang（CO_7）Large In-testme

位置 耳轮脚上方与 AB 线之间的前 1/3 处,即耳甲 7 区(图 11-9、11-14)。

主治 急慢性肠炎、肠痉挛、肠功能紊乱、习惯性便秘。

58. 阑尾 Lanwei（$CO_{6、7i}$）Appendix

位置 大、小肠两穴之间,即耳甲 6、7 区交界处(图 11-9、11-14)。

主治 单纯性阑尾炎。还可诊断阑尾炎。

十、耳甲艇部的耳穴

59. 前列腺 Qianliexian（CO_8）

位置 在耳甲艇前部,对耳轮下脚下方前部,即耳甲 8 区(图 11-9、11-14)。

主治 前列腺炎、性功能障碍。

按语 GB/T13734-92 将该区命名为艇角。该穴的曾用名为前列腺,我们认为将该区命名为前列腺穴更为妥当。

60. 膀胱 Pangguang（CO_9）Bladder

位置 在耳甲艇部,对耳轮下脚下方中部,即耳甲 9 区(图 11-9、11-14)。

主治 膀胱炎、膀胱结石、尿潴留、尿失禁。

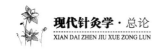

61. 肾 Shen（CO_{l0}）Kidney

位置 在耳甲艇部,对耳轮下脚下方后部,即耳甲 10 区(图 11-9、11-14)。

主治 肾小球肾炎、肾结石、肾性高血压。还可诊断肾脏疾病。

62. 输尿管 Shuniaoguan（$CO_{9、10i}$）Ureter

位置 在耳甲艇部,肾与膀胱两穴之间,即耳甲 9、10 区交界处(图 11-9、11-14)。

主治 输尿管结石。

63. 胰 Yi（CO_{11}）Pancreas

位置 在耳甲艇的后上部,即耳甲 11 区(图 11-9、11-14、11-15)。

主治 急慢性胰腺炎、糖尿病。还可诊断胰胆的疾病。

按语 GB/T13734-92 将该区命名为胰胆穴,我们认为胰区应单独命名。胆区与肝区并为一起同时命名。

64. 肝胆 Gandan（CO_{12}）Liver and Gallbladder

位置 在耳甲艇的后下部,即耳甲 12 区(图 11-9、11-14、11-15)。

主治 急慢性肝炎、胆囊炎、胆结石。可以诊断肝脏疾病。

按语 GB/T13734-92 将该区命名为肝穴,我们认为应将胆区从胰胆区中分出与肝区并为一起同时命名。

十一、耳甲腔部的耳穴

65. 脾 Pi（CO_{13}）Spleen

位置 在 BD 线下方,耳甲腔的后上方,即耳甲 13 区(图 11-9、11-14、11-15)。

主治 脾脏肿大、脾功能异常。

66. 心 Xin（CO_{15}）Heart

位置 耳甲腔正中凹陷处,即耳甲 15 区(图 11-9、11-14)。

主治 心律失常、冠心病心绞痛及心肌梗死。可以诊断心脏疾病。

67. 气管 Qiguan（CO_{16}）Trachea

位置 在心区与外耳门之间,即耳甲 16 区(图 11-9、11-14)。

主治 急慢性支气管炎、支气管哮喘。可以诊断支气管的病变。

68. 肺 Fei（CO_{14}）Lung

位置 在心区和支气管区的周围,即耳甲 14 区(图 11-9、11-14)。

主治　肺炎、支气管哮喘。可诊断肺部疾病。

69. 下丘脑　Xiaqiunao（CO_{17}）

位置　在外耳门后下方,肺下部的屏间切迹处,即耳甲 17 区（图 11-9、11-14）。

主治　单纯性肥胖症、男性性功能障碍、月经功能紊乱等各种内分泌功能紊乱。

按语　GB/T13734-92 将该区命名为三焦、内分泌两穴,根据我们的观察,该区具有调节内分泌机能的重要作用,但内分泌是一个庞大的系统,将该区命名为内分泌穴也不妥当。

十二、耳垂部的耳穴

70. 牙1　Ya1（LO_1）Tooth

位置　在耳垂正面前上部,即耳垂 1 区（图 11-9、11-14）。

主治　多种原因引起的牙痛、牙髓炎、牙周炎。

按语　GB/T13734-92 中将该区命名为牙穴。我们将其命名为牙 1 穴,与其下部的牙 2 穴相对应。

71. 舌　She（LO_2）Tongue

位置　在耳垂正面中上部,即耳垂 2 区（图 11-9、11-14）。

主治　舌炎、口腔炎、舌肌瘫痪。

72. 颌　He（LO_3）Jaw

位置　在耳垂正面后上部,即耳垂 3 区（图 11-9、11-14）。

主治　下颌关节功能紊乱、多种原因引起的牙痛,还可作为拔牙的耳麻用穴。

73. 牙2　Ya2（LO_4）Tooth

位置　在耳垂正面前上部,即耳垂 4 区（图 11-9、11-14）。

主治　多种原因引起的牙痛、牙髓炎、牙周炎。

按语　GB/T13734-92 中将该区命名为垂前穴。我们将其命名为牙 2 穴,与其上部的牙 1 穴相对应。

74. 眼　Yc6n（LO_5）Eye

位置　在耳垂正面中央部,即耳垂 5 区（图 11-9、11-14）。

主治　假性近视、急性结膜炎、角膜炎、视网膜炎。

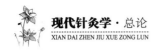

75. 内耳 Neier（LO$_6$）Internal ear

位置 在耳垂正面后中部，即耳垂 6 区（图 11-9、11-14）。

主治 中耳炎、听力减退、美尼尔氏综合。

76. 面颊 Mianjia（LO$_{5、6i}$）Cheek

位置 在耳垂正面，眼区与内耳区之间，即耳垂 5、6 区交界处（图 11-9、11-14）。

主治 三叉神经痛、周围性面神经麻痹、病毒性腮腺炎。

77. 扁桃体 Biantaoti（LO$_{7、8、9}$）Tonsil

位置 在耳垂正面下部，即耳垂 7、8、9 区（图 11-9、11-14）。

主治 主治急慢性扁桃体炎、急慢性咽炎。

后 记

在准备"现代针灸学理论与临床丛书"撰写计划的同时,我接到了山东中医药大学校长武继彪教授、副校长高树中教授的邀请,真诚希望我能回母校工作,这让我大感意外,原因有二:一是自己不曾有过离开山东省中医药研究院针灸研究所的打算;二是像自己这种早已过天命之年的人,理论上不是高等院校招揽的对象。不曾有过离开原单位的想法不是我不喜欢更高、更好的平台环境,只因为不想愧对对我寄予厚望的山东省针灸科学研究所创始人臧郁文老师,臧老师当年把我从山东大学调入山东省针灸科学研究所,就是希望我能够为该所的业务发展有所贡献,这也是早年分别婉拒吴富东教授(时任山东中医药大学针推学院院长)、李志超教授(时任中国中医科学院针灸研究所研究室主任)、谷世喆教授(时任北京中医药大学针推学院院长)希望我去他们那里工作的主要原因。加之满足于自己倡导、构建现代针灸学体系的自由学术环境,自然也就没有了其他的更多想法。

二位校长的真诚邀请既让我感动,也勾起了我的很多思绪。自 1980 年步入中医针灸学领域至今已 38 年,至少自己觉得这几十年来在学术追求上不敢有过懈怠,而这样一份坚持,与许多老师的鼓励、支持、期望密切相关。特别不能忘怀的是,大学求学期间,一直从事中医理论与中医系统论研究的祝世讷教授、省中医院针灸科主任方吉庆教授都曾在专业上给予过特别指导和帮助,并在毕业时希望我能留校工作;山东大学全息生物学研究所所长张颖清教授冒着酷暑,骑着自行车到学校沟通我的去向问题;时任母校的中医系主任赵纯修教授、校党委书记张奇文教授对我去山东大学工作学习给予了巨大支持。1989 年,在时任省委书记梁步庭、省长赵志浩的大力支持下,成立了山东省针灸科学研究所,臧郁文教授又把我从山东大学调入针灸研究所。几十年来,无论环境条件如何变化,正是由于得到了许多老师、前辈的鼓励、支持,自己的那份坚持才一直不曾放弃。但今已物非人亦非,自己也不知不觉早已步入了天命之年,此等情形之下,二位校长依然坚持邀请,并认定天命之年并非学术追求的分水岭,的确是对我的莫大鼓励! 自此之后当继续认真研究学问以求为母校的针灸学术发展贡献一份力量,"现代针灸学理论与临床丛书"的出版也算是回馈母校的一份礼物。

陈少宗

2018 年 9 月于济南长清大学城

图书在版编目（CIP）数据

现代针灸学 . 总论 / 陈少宗著 . — 青岛 : 青岛出版社 , 2018.10
（现代针灸学理论与临床）
ISBN 978-7-5552-6767-6
Ⅰ . ①现… Ⅱ . ①陈… Ⅲ . ①针灸疗法—临床应用Ⅳ . ① R246

中国版本图书馆 CIP 数据核字（2018）第 179644 号

山东中医药大学创新基金资助项目

书　　　名	现代针灸学·总论	
著　　　者	陈少宗	
丛 书 名	现代针灸学理论与临床丛书	
出 版 发 行	青岛出版社	
社　　　址	青岛市海尔路 182 号（266061）	
本社网址	http://www.qdpub.com	
邮购电话	13335059110　0532-68068026（兼传真）　85814750（兼传真）	
责任编辑	傅　刚　E-mail:qdpubjk@163.com	
封面设计	光合时代	
照　　　排	青岛双星华信印刷有限公司	
印　　　刷	青岛双星华信印刷有限公司	
出版日期	2018 年 10 月第 1 版　2018 年 10 月第 1 次印刷	
开　　　本	16 开（787mm×1092mm）	
印　　　张	26	
字　　　数	400 千	
书　　　号	ISBN 978-7-5552-6767-6	
定　　　价	128.00 元（精装本）	

编校印装质量、盗版监督服务电话　4006532017　0532-68068638
建议陈列类别：针灸学